面颈部整形美容结构解剖学教程

Structural Anatomy Course of Facial and Neck Plastic Surgery

主　编　王志军　白承新　王　岩

主　审　高景恒　郭树忠

副主编　刘志刚　马晓艳　刘容嘉　石　恒
党　宁　王　建　冯　迪　李高峰
王志明　师俊莉　樊雯君

编　委（按姓名汉语拼音排序）

安金翠　白承新　常兴华　陈　灿
陈利利　陈　倩　党　宁　樊雯君
冯　迪　冯守运　何明达　蒋　朔
焦士程　李高峰　李冠一　李　伟
李　颖　李　月　刘容嘉　刘志刚
吕　宁　吕广旭　马晓艳　师俊莉
石　恒　苏晓玮　田红军　王高洁
王国明　王鹤霏　王　建　王洁晴
王　娜　王　楠　王　岩　王志军
王志明　温艳玲　谢尚生　徐文豪
杨家富　杨丽湘　张　晨　周　安

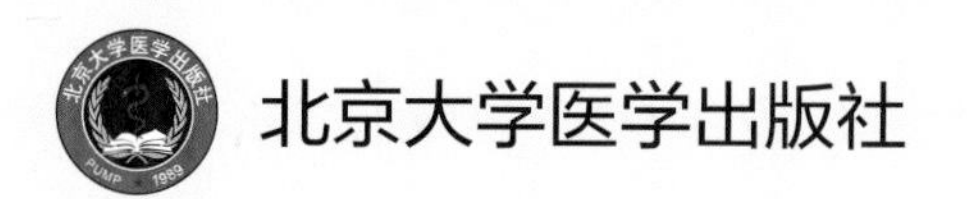

北京大学医学出版社

MIANJINGBU ZHENGXING MEIRONG JIEGOU JIEPOUXUE JIAOCHENG

图书在版编目（CIP）数据

面颈部整形美容结构解剖学教程 / 王志军，白承新，王岩主编．—北京：北京大学医学出版社，2023. 5
ISBN 978-7-5659-2806-2

Ⅰ．①面…　Ⅱ．①王…②白…③王…　Ⅲ．①面－美容－整形外科手术－教材②颈－美容－整形外科手术－教材　Ⅳ．①R622

中国国家版本馆 CIP 数据核字（2023）第 007281 号

面颈部整形美容结构解剖学教程

主　　编：王志军　白承新　王　岩
出版发行：北京大学医学出版社
地　　址：（100191）北京市海淀区学院路 38 号　北京大学医学部院内
电　　话：发行部 010-82802230；图书邮购 010-82802495
网　　址：http://www.pumpress.com.cn
E-mail：booksale@bjmu.edu.cn
印　　刷：北京信彩瑞禾印刷厂
经　　销：新华书店
责任编辑：李　娜　　**责任校对**：靳新强　　**责任印制**：李　啸
开　　本：889 mm × 1194 mm　1/16　　**印张**：18.75　　**字数**：450 千字
版　　次：2023 年 5 月第 1 版　2023 年 5 月第 1 次印刷
书　　号：ISBN 978-7-5659-2806-2
定　　价：398.00 元

谨以此书，向学生的恩师、德高望众的前辈

高景恒教授致以崇高的敬意。

主编简介

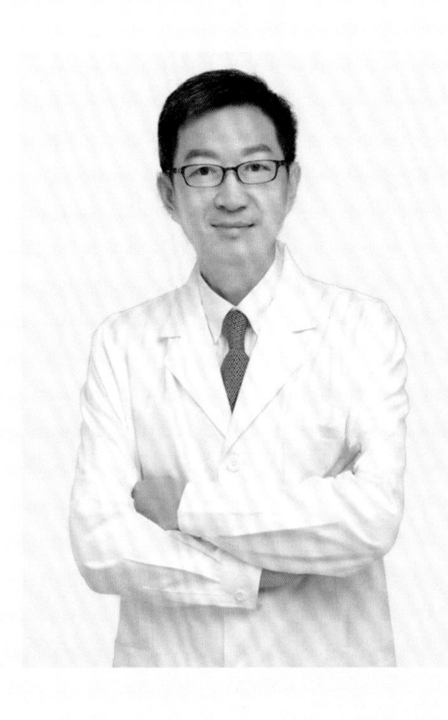

王志军　医学博士，主任医师，教授，博士生导师，享受国务院政府特殊津贴。现任西安国际医学中心整形医院副院长、面部年轻化研究所所长。志德之美医生集团创始人。1988—2003 年，在辽宁省人民医院工作。1999—2003 年，任辽宁省人民医院整形美容分院院长。2003—2014 年，作为大连市引进人才到大连大学附属新华医院工作，历任副院长兼整形外科主任、院长。2014 年至今任大连大学整形外科研究所所长。

现任中国研究型医院学会整形外科学专业委员会副主任委员，中国修复重建外科专业委员会委员，国际美容整形外科学会（ISAPS）资深委员，《中国美容整形外科杂志》副主编、执行主编。《中华整形外科杂志》《中国美容医学》《医学与哲学》编委。曾任中华医学会医学美学与美容学分会第二、三、四届副主任委员，中华医学会整形外科学分会常委兼副秘书长、面部年轻化学组组长，中国医师协会美容与整形医师分会第三、四届副会长，中国非公立医疗机构协会整形与美容专业委员会副主任委员及医疗管理分委会主任委员。

长期以来致力于面神经的基础与临床研究以及 SMAS 除皱术的研究。发表学术论文 120 篇，主编、副主编、参编专著 19 部，主译专著 1 部。在国内外首次描述了：颈阔肌悬韧带的形态与功能、SMAS- 颧颊部韧带的形态与功能、SMAS 分区与结构、SMAS 的中心腱理论、颞中筋膜的形态学及其意义、面神经腮腺外分支的走行平面、微机质心法界定外周面神经的安全区与危险区、面神经腮腺外分支的集中吻合、颞支蒂瓣概念、动态面型与静态面型概念、面部皮下脂肪的分布与分区、面颈部结构解剖学理论、动态结构解剖学概念、东西方人种面部解剖学结构性差异。曾荣获国家级“突出贡献医学专家”称号。

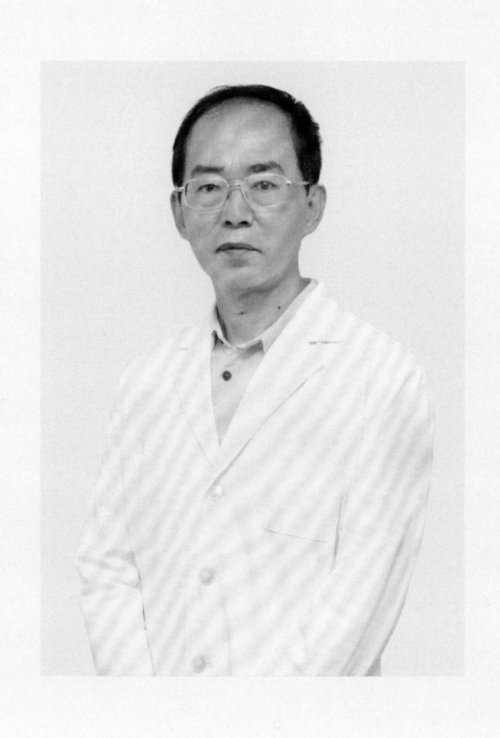

白承新　临床医学专家，麻醉学专业主任医师。在临床病理学、药理学、影像诊断学等领域有深入研究，在整形外科学、美容外科学、临床解剖学等领域有很大贡献，是许多专著、期刊的绘图者。

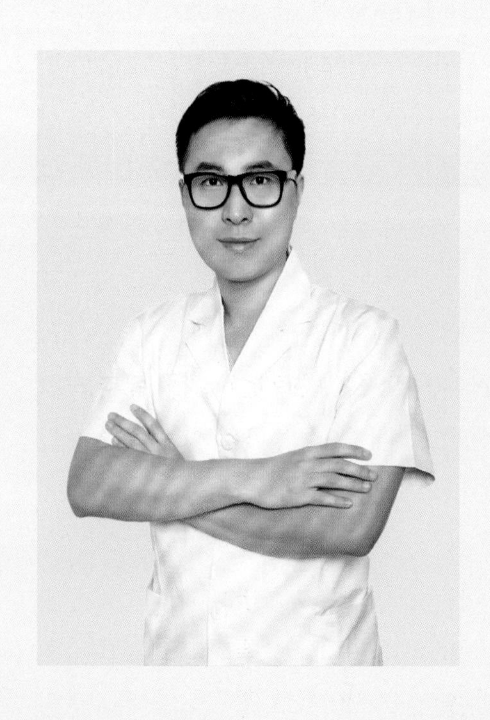

王　岩　医学硕士，主治医师，美容主诊医师，毕业于遵义医学院。师从著名整形外科专家王志军教授。在王志军教授的指导下长期从事解剖学科研、教学等相关工作，具有扎实的解剖学功底，尤其在头面颈部间隙理论及层状解剖学上提出了独到的学术观点，为手术面部年轻化提供了理论基础。在整形美容头面颈部精细解剖上积累了丰富的实践和教学经验，多次受邀在国际性会议及教育培训班上做解剖和手术演示。

主编《面部透明质酸与肉毒毒素高阶注射》，发表学术论文 6 篇（第一作者 4 篇）。擅长超高位 SMAS 面部提升术及颈阔肌成形术等面部年轻化手术、动态重睑术、动态理念的重睑修复术、上睑下垂矫正术、脂肪移植及注射美容治疗等。现任中国非公立医疗机构协会整形与美容专业青年委员会副主任委员、形体雕塑与脂肪移植学组委员，中华医学会整形外科学分会脂肪移植学组委员、面部年轻化学组委员等职务。

序言

面部年轻化手术是美容外科领域最复杂的手术之一。外科医生通过精准操作，对面部组织进行逐层解剖梳理，去除多余的组织，并复位固定老化松垂的组织，使之恢复到年轻状态，从而实现面容年轻化的目的。

面部年轻化手术之所以比较难和复杂，主要是因为面部解剖结构比较复杂。除了占据面部重要位置的口、鼻、眼、耳等器官之外，面部还密集分布有血管和神经，如果手术损伤了神经特别是面神经，有可能影响面部表情肌的运动，从而导致口眼歪斜等严重并发症。因此，熟悉解剖对做好面部年轻化手术的重要性怎么强调都不过分。外科医生需要知道面部各器官的毗邻关系，熟悉组织的解剖层次，搞清楚血管和神经的走向，能够辨识出所有手术刀下的组织精细结构，这样才能做到心中有数，在分离解剖组织的同时不至于伤害到重要的解剖结构。

要想熟悉面部解剖，首先要进行面部尸体解剖的研究。既往我们对面部各个器官的研究比较深入，但对面部皮肤软组织的解剖研究并不深入。过去十余年，在面部年轻化手术与技术临床需求的推动下，对面部皮肤、皮下组织、表情肌、各种韧带和脂肪间隙的精细解剖研究进行得越来越深入。

过去的解剖研究多是由解剖学家主持，外科医生们更多地利用解剖学者们的研究成果来指导临床实践。但随着手术技术日渐精细化和复杂化，需要临床医生结合手术需求亲自开展临床解剖研究。这样的解剖研究有的放矢，研究成果更易于指导临床手术操作。

外科医生做解剖研究需要熟悉解剖研究方法，并能够热爱这份工作。实事求是地讲，多数外科医生是“拿来主义”，并不能静下心来做解剖研究。而王志军教授和他的学生们，特别是王岩医生，多年来坚持做解剖研究，这一点难能可贵！也正是因为这一点，他们成了真正的临床解剖学家，并成为很多整形外科医生的解剖老师。

如果只有解剖研究，而没有临床实践，解剖研究的意义就会很有限。只有将解剖研究与临床手术密切结合起来，其研究成果才更具有指导意义。在手术台上发现问题，到解剖室做深入解剖研究，再将研究结果指导外科手术，通过这样的模式才能精准地发现问题、解决问题，其研究成果才更加实用。

几十年来，王志军教授所率领的团队就是这样一边做解剖研究，一边做临床技术创新。久而久之，他们成了国内面部临床解剖做得最多的团队，也成了国内面部年轻化手术做得最多的团队。大量的解剖研究与临床实践使他们有能力在精细解剖面部结构、恢复面部组织年轻化形态的同时，把并发症降到最低。因为丰富的临床实践经验和解剖研究成果积累，他们同时也成为国内面部临床解剖培训开展得最多、最好的团队。

好的外科医生一生做三件事：做手术、做研究、做教学，即所谓“医教研”，能同时做好这三件事的医生并不多，但王志军教授的团队做到了这一点。正因为如此，他们赢得了广大求美者的信任和同行的广泛尊重。

郭树忠

西安国际医学中心整形医院院长

前　言

人们常说解剖太重要了，是整形美容医生的基础课。是的，解剖是十分重要，但仅仅理解到此还是不够的。整形美容医生是按照形式美法则，在人体美学和容貌美学理论指导下，通过解剖分离或者不解剖分离与缝合（被称为“微整形”）的操作后，达到容貌或者形体的美化改善。重建或者恢复功能者，是为修复重建工作，不在本书阐述的内容。单就面颈部整形美容工作而言，医生在“脸上”操作，肯定需要懂“脸上的解剖”。此处的懂解剖，就是上面说的“基础课”之意。但这仅仅是入门，是学会了整形美容的基本操作技能。笔者认为，整形美容医生的职业发展经历如下“三部曲”：

- 了解局部解剖学知识，会简单操作，基本等于学会了。
- 熟悉较多解剖学结构，在美学理论指导下，娴熟地解剖分离和缝合。已成为创造满意度的医生。
- 全面系统掌握解剖学结构，理解这些结构的功能和动态变化，在美学、整形外科原则和伦理学原则指导下，智慧地解剖分离和缝合。已成为具备批判性思维，创新发展，并广受欢迎的医生。

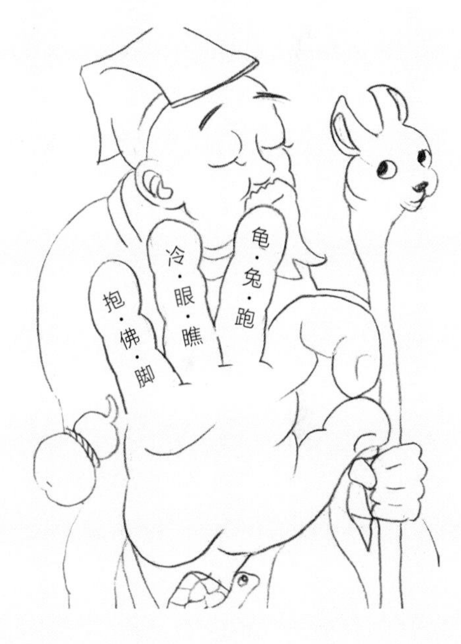

如果以上整形美容医生职业发展的“三部曲”成立，则说明了整形美容解剖学不仅仅是基础课，同时还是基础知识、基本技能。关于后者，郭树忠教授有过生动描述：手术是开着发动机修车，解剖是关着发动机修车。面颈部结构解剖学便是如此：它是学会基本操作的入门课，是创新发展、提升效果的“钥匙”，是检验技术、材料、药物、方法的“试金石”。

美国的 Rod J. Rohrich 是世界著名的整形外科学者（现任《美国整形美容外科》杂志主编）。他在 2017 年撰文说：现代整形外科医生依靠精通本民族的解剖学知识和掌握精细的技术恢复患者的形态和功能。他强调了解剖学知识的重要性，更强调了“本民族”解剖学知识的重要性。面颈部结构解剖学知识和理论具有很大的种族差异性，应用在不同民族时，会产生张冠李戴的效果。国人和西方人的面颈部解剖学特别是结构解剖学存在着各方面的差异。如未能认识和理解这一点，西方人先进的整形美容解剖学知识包括技术、学术思想，一旦被照搬照抄，有可能产生不适宜、不适用、不消化的情况。无论是鼻成形术还是眼睑成形术，特别是面部年轻化等方面，若干年的引进和实践均已显现出上述“三不”问题。

蒙古人种与高加索人种在面颈部整形美容解剖学方面的结构性差异主要包括：①外鼻皮

肤厚薄差异很大，鼻支架强度差异较大；②重睑和内眦结构不同，上、下睑软组织厚度差别很大；③颧弓高低和长短差别很大，颧突位置和大小差别很大；④表浅肌肉腱膜系统（superficial musculoaponeurotic system，SMAS）肌性部分和筋膜性部分两者比例差别较大，中国人的眼轮匝肌和颈阔肌面积远比西方人大得多；等等。这些内容将在本书的各个章节分别详述。在此，笔者需要提醒读者的就是：解剖学重要，种族差异性更重要。

除上述外，尚有如下几点需要讨论和强调。

1. 分区 形势越发展，面颈部科学严谨的分区越显重要。无论是科学研究、学术交流、业务沟通，还是大量的临床实践，都需要一份“军用地图”——相当于客观但却是人为进行的分区。做手术犹如打仗，医生只有在同样的“军用地图”上做策划、定方案，才能保证手术方式的规范、合理、正确。然而，如此重要的面颈部分区目前却没有这样的“军用地图”。现存的分区中，有的要么模糊不清，没有边界（如颊部、颧部），有的要么随意、任性称谓（如太阳穴、“苹果肌”、额头……）。在本书中，我们按照临床实用结合解剖结构的原则，将面部分成了 14 个区。

2. 层次 澳大利亚的 Mendelson 医生最伟大的贡献是阐明了面颈部软组织虽然是一个整体，但却有着明显的层次排布特征。每一层都有独特而又丰富的功能，蕴含着大量已知和未知的信息。举例来说，作为第三层的 SMAS 仅仅是为了当今的面部年轻化而存在的吗？显然不是。单就复杂表情进化的漫长过程，细微局部和广阔整体之间的调节与离合机制，就能立项数十个课题，几个章节也难以阐述清楚。皮下脂肪、面部间隙、面部韧带、脂肪垫（团）、面神经分支，所有这些结构与组织无不是如此，均在人的面颈部发挥着丰富而精彩的生命活力美的神奇作用。“生命活力美”这个词很重要，笔者在彭庆星教授的论著中经常见到。通过常年实践，笔者自觉理解了一点儿，并反过来再将其应用于临床思维和科研思维中。值得指出的是，技术是冷的，解剖是静的，而整形美容医生是焕发人生命活力美的使命担当者。因此，从动态解剖学习研究入手，从功能结构解剖学学习研究入手，深入理解生命活力美的形态与结构基础后，方能在临床工作中担当起避免损伤、主动重建的任务。本书中有大量描述动态、功能、表情的内容。当然，在既无动物建模可能性，也无试验数据支持的当前，有些内容值得商榷，也请各位专家学者批评指正。

3. 结构 就解剖学特征来讲，面颈部软组织多数是“结构解剖学”，类似于脑组织。后者，中枢的大量功能是由排布在脑组织中的结构发出命令，如各种脑神经核、海马。它们星罗棋布、立体安排。但是，它们均是看不见、摸不着的。这与胸腹腔的器官解剖学大相径庭。我们是否可以断言：美容外科年轻医生能将 5 层中的 1～2 层干净利索分离清楚后，再按规范缝合好，已属上乘水平；美容外科资深医生能将 5 层中的 2～3 层干净利索分离清楚后，再按规范缝合好，则属上乘水平。但是，又有多少外科医生能清晰完整地解剖分离出表情肌、面神经、脂肪垫，以及重要韧带、间隙等，这些与效果、安全息息相关的结构呢？按照外科学原则，“没有优良的分离，就不会有优良的缝合”，那么效果和安全又如何保证呢？面部软组织结构要么十分纤细、薄弱，要么颜色、质地与周围组织不易分清，虽不完全等同于脑组织，但却类似。由此，是否可以断言：如果美容外科医生向神经外科医生学习，学习他们勤奋阅片，并在老师的严格带教下，熟练掌握中枢神经系统的结构解剖学知识和理论后，再操刀（针、线）手术，或许能保证安全，并获得医患双方共同期待的优良效果。

顺便说一件小事，笔者在原来学习研究面颈部解剖学的基础上，碰上了“取净异物”这一挑战。为什么说是挑战呢？异物好比老鼠，取净异物如同猫抓老鼠的游戏。异物存在于表情肌内、面神经周围、深部结构内，熟练掌握深部解剖学知识，特别是结构解剖学知识，就成为首当其冲的任务。恰逢此时，白承新主任医师和李冠一医师帮助团队看磁共振成像检查片子，以作出严谨的“三定诊断”……其间，他们教会我也会看一点片子。这帮助我的解剖学知识又上了一个新台阶。从此，我理解了神经外科医生学习解剖学的重要方法。我期待今后的整形美容专业能开设影像学的有关课程。

面部软组织层次与结构的关系是：结构排布在层次中。虽然结构是立体安排，但仍需在临床应用中按层分离、缝合操作，方能属上乘的技能，即顺层摸“瓜”（结构）是正确的选择。

4. 功能　提起“功能”二字，常常让医生们想起“生理学”，因为它是讲述人体功能的重要基础课，也就是说，我们的思维已被强势固化为功能即是生理功能，思维的框架是呼吸、消化、神经、循环、内分泌、泌尿、生殖、运动八大“系统”。“颜值”和“表演”如果是功能的话，往往约定俗成为社会功能，相关内容只在表演系、演讲沟通技巧等社会科学或艺术专业里涉及。对于不学习、不研究面颈部结构解剖学的“导师们”，又如何大讲特讲基于严格形态学的机能学呢？没有办法，只能归功于天才、天赋、技巧、演技派、把握能力等这些只可意会、不能言传的“悟性学”。我认为“颜值”包括两类：静态容貌美和动态的表情。表情是内在心理情绪反映在面颈部的表现。表情有喜、怒、哀、乐、悲、恐、惊等多种，其内涵的形态结构基础理所当然就会多种多样。因此，学习研究这些复杂形态结构的方法学，势必是按其形态特点分类或按其功能（机能）特点分类的。

事实上，按照后者分类更有意义。可以预言，按照生命活力美特征规律的整形美容才更有意义。在目前的临床实践中，不按此规律的方法已产生了许多新的并发症，如僵滞的双眼皮、面笑鼻不笑的僵化鼻、眉呆目滞的眼区美容、“肉笑皮不笑”的面部年轻化、高耸显眼的“苹果肌”……这些新并发症产生的原因就是人们对面颈部有动态属性的形态结构未予以重视。深究其根本原因，是由于人类面部表情运动高度进化，在生物界是独一无二的，所以无法建立动物模型。正是由于同样的原因，在 30 年前，我放弃了“面瘫诊治”的博士课题。本书中叙述了大量表情功能的内容和“动态结构”的内容，然而却是推论式的描述和叙述，少有试验（实验）的结果、结论作为依据。其主要原因也是无法建模。这些推论的唯一依据是“形态结构是功能机制的基础”。因此，关于这些动态、功能解剖学的“理论和知识”是否可靠，还请各位同道验证和指正并审慎参考。

顺便提及的是，本专业的许多方式方法、材料器械缺乏严格动物模型的实验依据。本着尊重生命、敬畏健康的根本原则，有必要对此持审慎、负责任的态度。医生是科学技术工作者，是人类健康的守护神，希波克拉底誓词是始终的原则和初心。

5. 教与学　在临床医学各个专业中，恐怕没有像整形美容专业如此这般地重视相关解剖学的继续教育。说它是继续教育，是因为这是走出了校门、走上了医生职业生涯后的教育与培训。然而，在学校学习的“人体解剖学”中几乎没有整形美容解剖学的相关内容。所以，其实质又不是继续教育。自 2004 年以来，我与团队成员（王建、王娜、王岩、杨科等）一直在做这方面的教学工作。

我对此感受颇深，也自然积累了体会和经验。

首先是态度问题。学习面颈部整形美容解剖学要突出一个“真”字。认真务实的态度极其重要。在这方面，王岩、王建医生给大家做了良好的示范。在国外医生的教学工作中，东南亚和韩国医生的学习态度也给我留下了深刻印象。至于欧美高年资医生，他们的学习态度着实令人感动。郭树忠教授和刘毅教授曾参加过我们的集体备课，他们严谨细致、一丝不苟的精神也给所有授课老师上了一课。

其次是方法问题。由于面颈部结构解剖学的特性，以及层次与结构菲薄、纤细、精巧的特性，致使许多时候是看不见、摸不着的。即使很多人了解 SMAS、面部韧带、面神经分支的知识，也很少看到有人能熟练地分离、厘清这些结构。这说明上述特性是客观存在的。我建议面颈部结构（功能）解剖学的学习与教授可参考以下几点。

第一，参加各种解剖培训之前，最好全面系统阅读过相关知识和理论，记忆局部结构名词术语，理解层次、结构、功能特征。发展至今，经验已经告诉我们：任何把“培训班、学习班”当成面颈部结构（功能）解剖学学习启蒙“神器”的想法，都是行不通的。很有可能是启蒙着来、蒙起着走。因此，要把“启”（起）点前移。这也是我们撰写本书的初衷之一。

第二，在面颈部解剖学学习过程中，须有自己动手的机会。为什么这样说呢？郭树忠教授的话很有道理：解剖是关着发动机修车，手术是开着发动机修车。道理之一就是解剖除了是基础知识，对我们来讲应该是基本技能之一。如果想减少临床“试错”的机会，掌握更精湛的技能，就要亲自动手，认真解剖，才能收到事半功倍之效。

第三，知行合一，结合临床。时时处处地结合临床学习面颈部结构解剖学，这一点十分必要。只有如此，才能理解，才能记住。也只有这样，才能学好解剖学并促进临床工作。切忌“说一套，做一套”，切忌两者脱节地钻牛角尖。

第四，教学与培训要系统深入。上述教学培训除了要有标本上的技能操作培训之外，知识理论的完整性、系统性同样是检验教学效果的重要环节。根据年资、知识结构等差异，精心安排成套、成系列的完整教学计划，方能收到良好的效果。

本书共 15 章，分总论和各论两部分。所谓总论与各论并非严格区分和具有十分的重要意义，只是按专著编写的要义，强调总论内容是基础，是台阶，说明“层次”是理解和掌握面颈部解剖学的“钥匙”，说明结构与功能的重要性。除此之外，我们尽量避免将此书变成另外一本关于技能、技术的专著，所以不写技术、技能操作的内容。我们只谈原则和宗旨，并将其列为“临床意义”。这样做的目的是为了将实用性牢固地建立在科学性和先进性的基础上。如果实用性是子弹的话，先进性、科学性就是瞄准星和扳机，只有都一一具备，才能不让子弹乱飞。总之，必须经过严谨、严格的基本理论和基础知识教育，高标准的基本技能才能顺理成章。

2019 年 6 月于北京

目 录

总 论

各 论

总　论

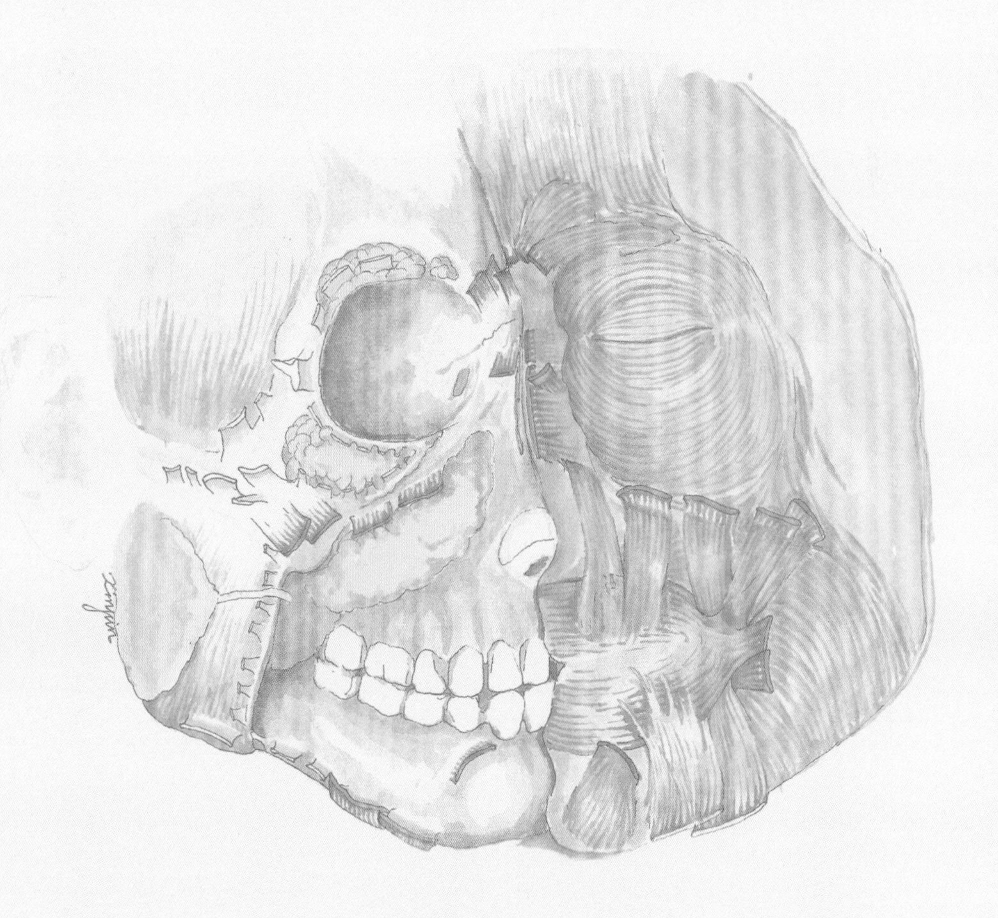

导　言

面颈部整形美容结构解剖学主要内容特点及其内在关系

王志军　白承新

面颈部整形美容相关解剖学的内容丰富而又重要。其教学工作比较困难，教学方法比较特殊。为了搞清楚面颈部整形美容结构解剖学特点，指导教学和临床工作，有必要先了解其主要内容的特征性和规律性。

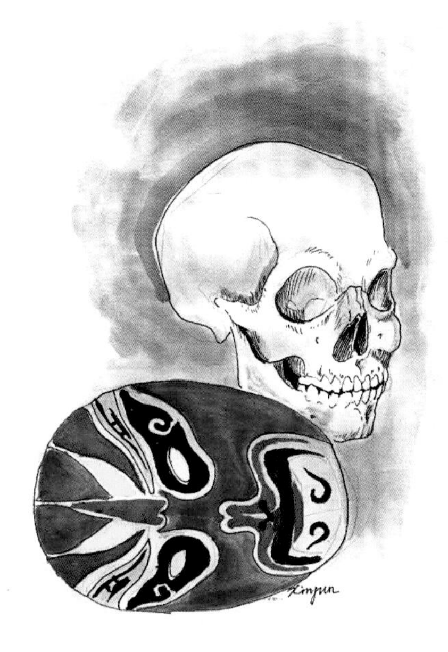

1. **分区**　面颈部多种软组织结构混合，进化成为俗称“颜值”的一体化、精细化的容貌形态。随着美容医学特别是美容外科的快速发展，面部分区精细化是必然的趋势。

2. **层次**　面颈部一体化的软组织结构是以层次排布。所以是“层次、结构解剖学”，有别于传统的“器官解剖学”。此是难点，类似于脑组织。

3. **功能**　面颈部软组织层次、结构形态学是两类“功能”的形态结构基础：第一类是额、眉、鼻、唇的运动，第二类是静态的容貌颜值美学。

4. **动与静的基础**　容貌美分为“动态和静态”两种形式。动态形式的解剖学结构基础有面神经分支、浅层表情肌构成的SMAS，以及辅助灵活性的面部间隙和脂肪垫；静态形式的解剖学结构基础为颅骨和面骨以及由骨发出的真性面部韧带。

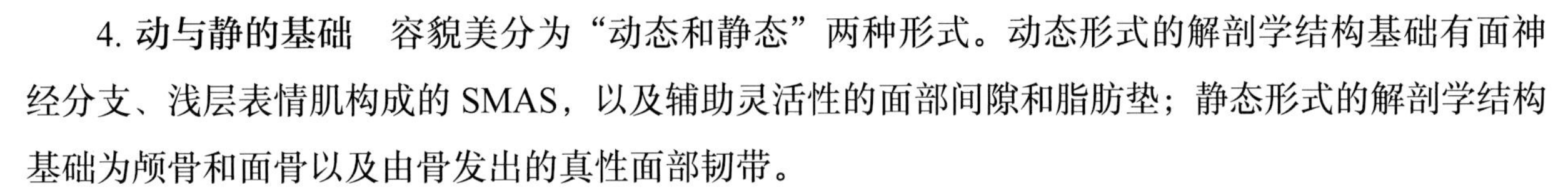

5. **美学参数**　如上所述，容貌形态是由“动态与静态”两种形式组成。动态形式是喜、怒、哀、乐、悲、恐、惊构成的复杂表情动度参数；静态形式是各个部位大小、凸凹、长短、宽窄的静态参数，以及整体脸型和比例参数（如三庭五眼、黄金分割律）。

6. **面部两大功能区**　动态表情绝大部分由正面的眼周区和口周区表达完成，正面也称前面部，为“表情区”。侧面颧弓上下的颞肌和咬肌参与下颌骨咀嚼运动，却和表情无关。侧面也称后面部，为“咀嚼区”。两个区域的分界线是沿眶外侧缘的垂线（Mendelson线）。整形美容的“主战场”在表情区。轮廓整形也涉及咀嚼区，如颞部填充术、颧弓缩降术、咬肌和下颌角切（截）除术。

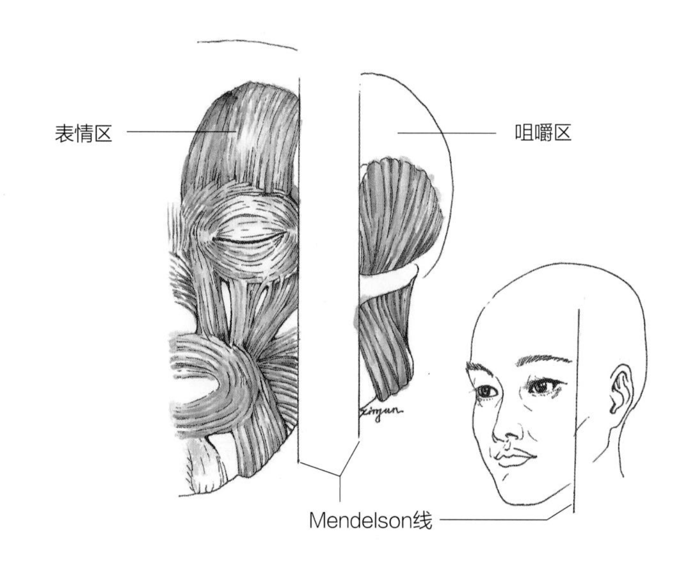

7. **种族差异** 高加索种族和蒙古种族的面颈部解剖差异较大。笔者总结有如下差异：①面颅骨组成的脸型差异较大。最主要的差别表现在颧弓、颧突的位置和大小上：高加索人种的颧弓在耳屏之上，颧弓长、颧突小；蒙古人种的颧弓在耳屏之下，至多齐平，颧弓短、颧突大。②蒙古人种的眼轮匝肌和颈阔肌面积远大于高加索人种。③高加索人种的软组织强度小于蒙古人种，尤其表现在面部韧带方面。④除了第五层以外，余下的皮肤层、皮下脂肪层、SMAS 层的厚度，蒙古人种均较高加索人种要厚。⑤高加索人种的皮下脂肪颜色较深，是蛋黄色；蒙古人种大多数是亮黄色，极少是蛋黄色。

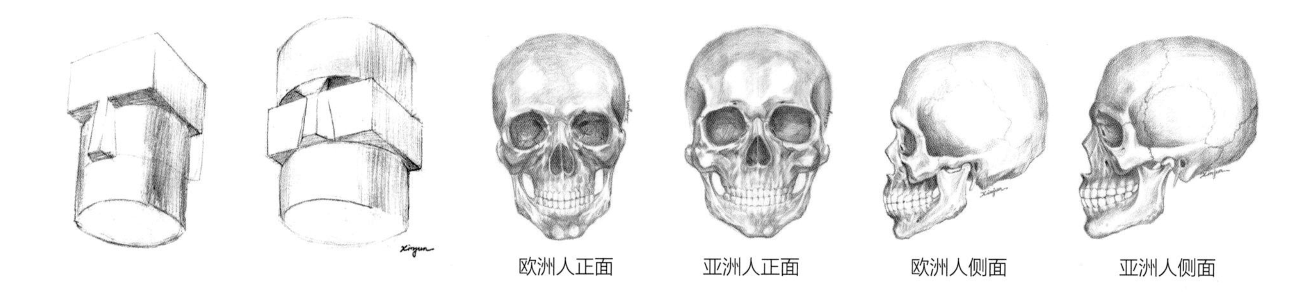

8. **总论部分与各论部分** 本书分为总论和各论两部分。

（1）面颈部绝大多数区域普遍存在五层结构。这部分内容属于总论部分，如皮肤、皮下脂肪、SMAS、面部间隙和深筋膜或骨膜。与这些解剖学内容相关的临床工作多属于面颈部年轻化。

（2）面部某些部位并非具备标准的五层结构，功能特殊。我们将这部分内容归入各论部分，如眼、鼻、唇、颏、耳廓“微整形”相关解剖学，上、下颌骨整形美容相关解剖学等。与这些内容相关的临床工作多属于面部整形美容。

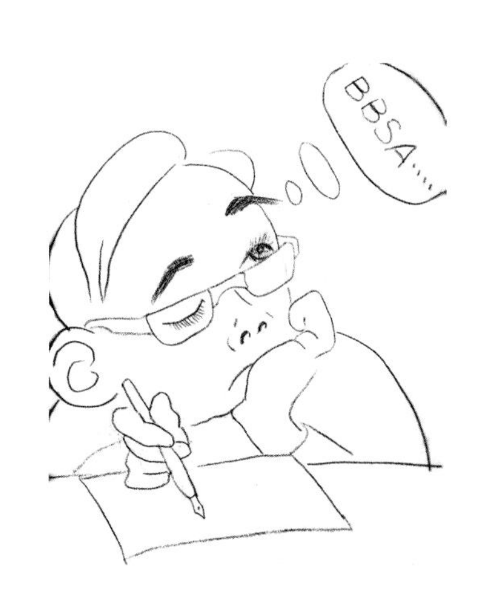

面颈部整形美容解剖学结构较多，按层次排列，关系复杂。为方便学习掌握和应用，有必要重点突破，厘清各种关系，如下表所示。

面颈部整形美容结构解剖学重点内容及其关系

层次结构	重点	关系	临床意义
皮肤	①弹性 ②质地 ③颜色	和皮肤科医生关系密切	采用光电仪器设备、药物治疗
皮下脂肪	①量 ②分布	①和脸型曲线的优良关系密切 ②和动、静态关系密切	①老化是分布出现了问题 ②慎重做增量和减量
SMAS	①面颈部均有SMAS ②大部分老化特征性改变均与SMAS松垂有关	①深面与面神经分支关系密切 ②治疗后动、静态效果与治疗方法有关 ③是多数表情的动力结构	①是A型肉毒毒素的靶向结构 ②年轻化手术时需提紧的结构 ③降肌与提肌的改变有望成为手术年轻化的研究趋势
面部间隙	①是运动的辅助结构 ②有SMAS的部位就有面部间隙	①其顶是第三层 ②其底是第五层 ③其边界是韧带	①是外科的最佳分离平面 ②是脂肪移植和透明质酸填充的理想平面
面部韧带	解剖位置重要	真性韧带纵向连接五层，作为各个面部间隙的边界，往往与神经、血管相伴相邻	①构成面部老化特征性表现的结构 ②年轻化手术需离断韧带
面神经分支	二、三级分支走行平面最重要	颞支和颞中筋膜关系最密切，颧颊支与下颌缘支和咬肌筋膜关系最密切	SMAS除皱术安全、简单：不进入面神经分支走行层次内

第一章

面颈部分区和分层

第一节　面颈部分区

王志军　白承新

传统面颈部分区界线不是很清晰，甚至一个部位有多种名称，或多个部位共用一个名称。有临床意义的传统面部分区方法为：额部、颞区、眉（弓）区、眉间部、鼻部、上唇、下唇、颏部、颧颊部、颊部和颈部分区。颈部分区包括固有颈部和项区。固有颈部以胸锁乳突肌为标志，划分为颈前区、胸锁乳突肌区及颈外侧区三部分。颈前区的境界是胸锁乳突肌前缘、前正中线和下颌骨下缘，呈尖向下、底朝上的三角形，故又名“颈前三角”。颈前区以舌骨为界分舌骨上区与舌骨下区。颈外侧区的边界是胸锁乳突肌后缘、斜方肌前缘和锁骨，是一个尖向上、底朝下的三角形，又名“颈外侧三角”。胸锁乳突肌所被覆的区域叫胸锁乳突肌区。

面颈部还有许多分区方法，与上述大同小异。这些分区方法均有较明显的不足。例如，有些名词称谓为“部”，有些则为“区”。又如，颧部与颊部专指哪两个区域？两者如何划分界线？最重要的问题是有些部位没有称谓，造成临床工作中随意取名，描述与分区五花八门。这些都没有错误，因为整形美容专业使用的都是传统经典解剖学内容。而在曾经的大体解剖学知识范畴中，还没有现如今美容外科技术服务的理论和实践。

为了服务于目前的整形美容专业，特别是美容外科专业，很有必要将面颈部分区细化、科学化。如过细或过繁琐，有可能不实用。所以，核心点是要考虑整形美容的临床应用。后者关系到实用性问题。

综上所述，笔者将面颈部分区如下。

一、面部分区（从中线向外侧）

从上向下，从中线向外侧，面部计有临床意义的 14 个分区（图 1-1），分别以英文字头代表。

1. 额区（F 区）　是额发际线至眉上缘的区域。两侧界线是左右颞肌的前缘。

2. 眉间区（G 区）　是两眉头之间的区域。上界是两侧眉上缘的连接线，下界是鼻区的上界。

3. 鼻区（N 区）　上界是鼻额角转折顶点为中心至两侧鼻面角转折顶点之间的模糊线，实际相当于鼻额缝，下界到鼻尖点和双侧鼻翼基底外下缘的三角形框架，两侧界为上端点与鼻翼基底侧

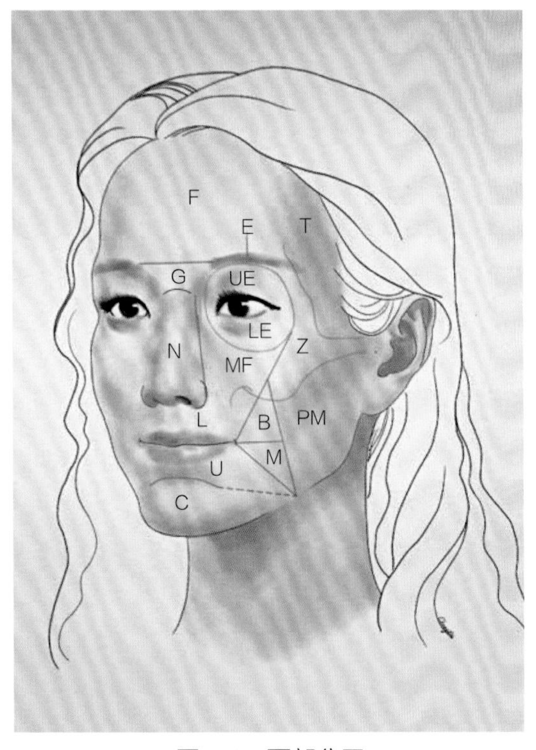

图 1-1 面部分区

缘的连线。此处的上端点是内眦与鼻根转折处的最低点。

4. 上唇区（L 区） 是口裂与鼻下界之间的区域，分成白唇和红唇。两侧界是左右鼻唇沟。

5. 下唇区（U 区） 上界是口裂，下界是颏唇沟，两侧界是木偶沟（口下颌沟）。木偶沟的深面是降口角肌与颈阔肌的分界线。下唇区也有红唇和白唇之分。下唇的白唇区明显小于上唇的白唇区。

6. 颏区（C 区） 两侧界仍然是木偶沟（口下颌沟）。下界是双侧下颌骨颏突骨质部分（硬）与颏肌、降下唇肌、降口角肌等软组织的交界线。上界仍然是颏唇沟。静态时，该界线模糊。做颏肌收缩动作时，颏区皮肤显橘皮样外观，颏区上界也出现与下唇的明显分界线。颏区是固定的，唇区是游离的，这是颏区与唇区的区别。

7. 眉区（E 区） 是左右侧眉所在的位置。

8. 上、下睑区（UE 区、LE 区） 是上下眶缘和内外侧眶缘围起来的近似方形的区域。以睑裂水平线为界分成上睑区和下睑区。

9. 面中区（MF 区） 俗称“苹果肌区”。本文描述的面中区与以往多数作者描述的不同。面中区呈倒三角形：上边是眶下缘，外侧边是眶下缘最外端点与口角的连线，内侧边上半是鼻区的侧界，内侧边下半是鼻唇沟。

10. 颊脂肪垫区（B 区） 位于面中区下外方、口角外上方的三角形区域。三角形底边是口裂水平线口角外侧部分。外边是一条假想线（咬肌前缘）的上 1/2——假想线上端点起自面中区外边的中间点，下端点是木偶线（口下颌沟）的下端点。内边是面中区外边的下 1/2。

11. 蜗轴区（M 区） 位于口角外下方的倒三角形区域。三角形上边是颊脂肪垫区的下边（界），内边是木偶沟，外边是上述假想线（咬肌前缘）的下 1/2。

12. 颞区（T 区） 是传统颞区（部）的范围。前界是颞肌前缘，也可以说是颞上隔和眶外侧缘，下界是颧弓上缘。

13. 颧区（Z 区） 包括 3/4 的颧弓和 1/4 的颧突所在的窄条区域。虽然面积不大，但涉及的整形美容手术却不少。所以单独分出来确有必要和临床意义。

14. 腮腺咬肌区（PM 区） 该区域面积较大，界线清楚：上界是颧弓下缘，下界是下颌角点向前的下颌骨体下缘，后界是下颌角点向上的下颌支后缘，前界是颊脂肪垫区与蜗轴区外边的假想线，实际上相当于咬肌前缘。

面中区、颊脂肪垫区和蜗轴区三区面积不大，但临床意义较大，特别是老化机制复杂。面部年轻化的技术方法虽然多，但效果优良的重复率低。这是由于这些区域的解剖结构比较复杂。比如，蜗轴区对应的第三层结构是颈阔肌的垂直部分，下降力量最直接、最强，对蜗轴和口角所施加的降力也最大，所以松垂较早发生，程度也较重。蜗轴区上边毗邻的颊脂肪垫区也因为颊间隙的活动度较大，所以较早发生松垂；并且因为重力作用被逐渐挤入蜗轴区的颈阔肌深面，既加重了蜗轴区的松垂程度，也促进了蜗轴的运动幅度。后者连带着周围软组织发生了一系列的老化改变。

腮腺咬肌区由于“咬肌前间隙”的存在，加上颈阔肌的拐角随年龄增大越来越倾向于变大，即肌肉走向越来越倾向于变直，故整个腮腺咬肌区松垂较重。至中老年，颈阔肌会将前上端连接的颧脂肪垫和眼轮匝肌外下 1/4 一同下拉、下移，造成面颈部老化的典型表现。

事实上，所有分区对应的深层解剖结构要么是相应的面部间隙，要么是局部的 SMAS，要么是面部韧带（详见第二节“面颈部分区局部结构解剖学”）。

二、颈部分区

颈部分为一个中间区和两个外侧区。两区分界线是双侧胸锁乳突肌前缘。所以，中间区位于左右两个外侧区之间。中间区又根据第一条自然颈横纹而分成上部和下部（图 1-2）。

颈部如此分区只有一个目的，就是为了便于描述颈部老化特征，方便颈部年轻化技术的临床应用。

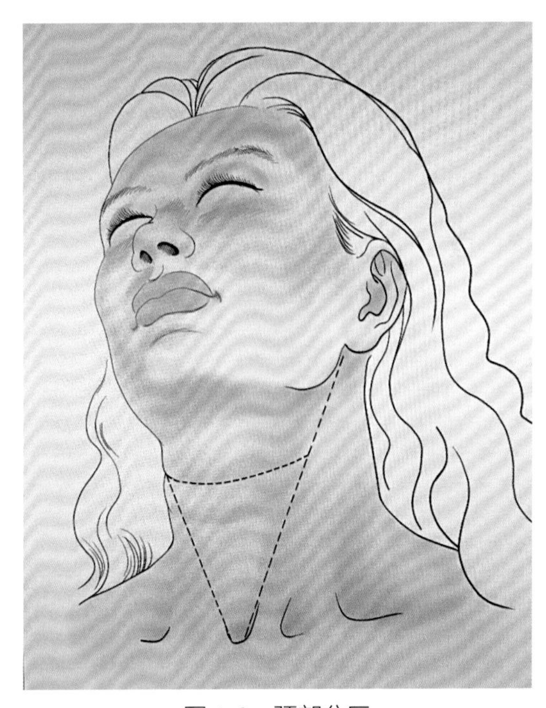

图 1-2　颈部分区

第二节　面颈部分区局部结构解剖学

王志军　白承新

本节的“局部结构解剖学”是将面颈部主要涉及美容外科学及其他美容医学的五层软组织和结构，按照每个区域叙述，实际上是对整体面颈部化整为零的描述。但是，本节内容并非面面俱到，有些区域如上下睑、鼻、唇等，会在其他相关专著或论文中叙述。本节重点是面颈部重点区域和其固有结构的特点及其临床意义、生理作用等的详细描述。

一、额区

额区和颈区同属面积最大、五层软组织均匀排布的区域（图 1-3）。

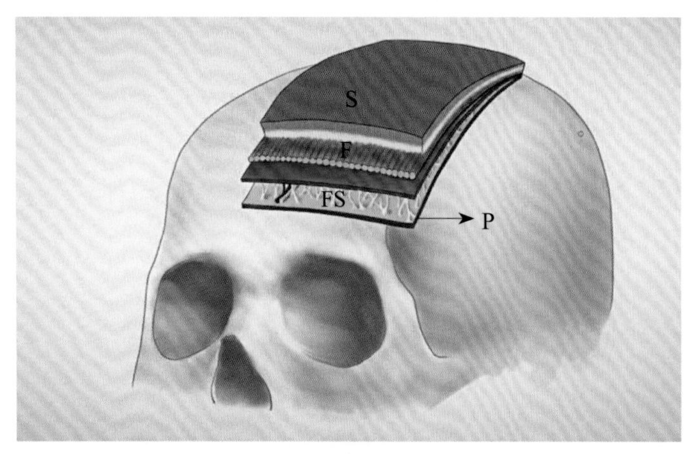

图 1-3 额区层次

S：皮肤和皮下组织；F：额肌和帽状腱膜；FS：额肌后间隙；P：额骨骨膜。

1. **皮肤** 额区皮肤是对 A 型肉毒毒素治疗效果最好的区域。其可能的机制是额肌肌束与真皮的紧密连接被 A 型肉毒毒素放松后产生了许多良性作用，如血运增加、油脂排放通畅等，值得深入研究。关于额区皮肤另一个值得注意的病理生理学特征是创口或切口的瘢痕增生明显。其原因是枕额肌的肌力强，施加在伤口边缘上的张力较大，导致瘢痕增生和进一步被拉宽。这在按照整形美容切口原则下做横行切口时表现更甚。然而又不能违背原则做纵行切口，因此应特别谨慎。目前情况下，只能结合术后各种减张方法，期望降低枕额肌的张力作用，以达到改善瘢痕增生的目的。

2. **皮下脂肪** 额区皮下脂肪很少，越接近额发际缘时越少，在比较瘦的人不能成为一个层次，几乎为无脂肪区。实际上，在额肌与真皮紧密连接状态下，其间夹杂着少部分脂肪颗粒。至下方眉区和眉间区时，皮下脂肪量逐渐增加，终呈层状分布。

有鉴于额区皮下脂肪缺乏完整层次的特点，额部除皱术的皮下分离术式早已不再使用。在“微整形”方法中，线技术的埋没牵引层次是皮下脂肪层，因此在额部也不能适用；因没有“空间”，额部皮下层也不是透明质酸和颗粒脂肪移植填充术的最佳填充层次，首选填充在额肌后间隙（帽状腱膜下间隙）中。

3. SMAS 额肌是面颈部最大的提肌，又通过帽状腱膜与枕肌相连。两者合力，对额区、眉区、眉间区、上睑、眶外侧均有良好的提紧年轻化作用。额肌对上睑和眶外侧的提升作用是通过眉区深面额肌与眼轮匝肌的融合连接完成的。因此，眉区局部切口的提眉术、切眉术不能切断这一重要连接；或者切断、切除后需要吻合、缝合（图 1-4）。

额肌与额部皮肤真皮连接紧密。越是接近额发际缘，这种紧密连接越密集。所以，额横纹总体上是上部细密，下部因有脂肪层（面积和宽窄个体差异大）而皱纹粗大。国人多用 A 型肉毒毒素治疗以减少或消除额横纹，效果重复率近百分之百。然而，当肌张力下降或消失后，眉区、眉间区、上睑和眶外侧的下降甚或松垂是其弊端。必须深入研究和解决这一弊端，才能使 A 型肉毒毒素在额部的应用更加科学有效。

额区的皮肤、少量皮下组织和额肌三层紧密连接，成为一个整体（图 1-5a），在额肌后间隙（图 1-5b 和图 1-6）表面完成表情活动。额肌活动结合眉的协调，更能表达多种表情。西方人额、眉的表情活动比中国人更丰富多彩。国人近年来的审美倾向性是无皱纹、光洁、饱满的额部。

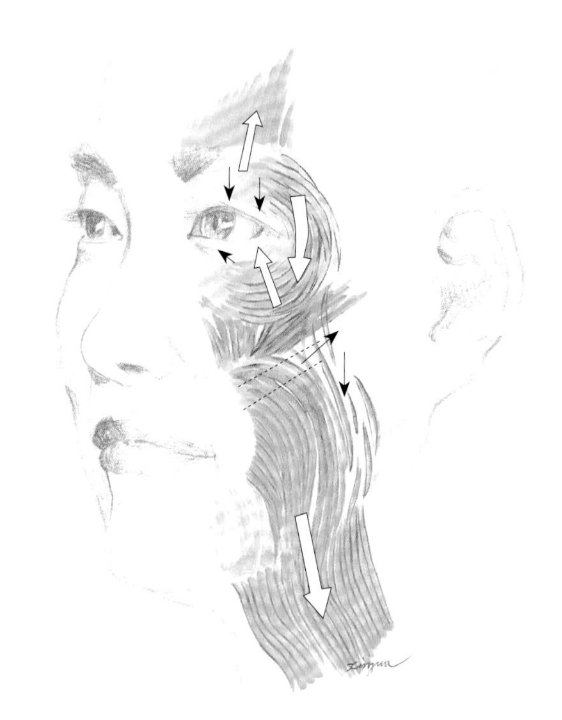

图 1-4 眼轮匝肌 SMAS 及其周围各肌 SMAS 的肌张力方向

额肌张力向上，颈阔肌和眼轮匝肌外侧部分张力合为一个方向：向下。颧肌张力是向外上方。这些张力多数在颧前间隙内“离合”、调节。

4. 额肌后间隙 额肌后间隙实际上是传统解剖学上的“帽状腱膜下间隙”中专指额肌覆盖面积大小范围内的间隙。为了与后文的“颧前间隙”“咬肌前间隙”“隔前间隙”等面部间隙诸多名称和含义一脉相承，本书特称其为额肌后间隙。其界线为：上界是接近额发际缘时延续为帽状腱膜下间隙；下界至眶上缘水平，有许多重要结构同时作为下界：皱眉肌起始部、眶上神经血管束起始部、颞附着等；两侧界是位于额颞骨交界处的面部韧带之一的颞上隔（图 1-6 和图 1-7）。

额肌后间隙的顶是被覆滑动性良好的帽状腱膜之额肌，底是额骨骨膜。间隙中充满被压缩的帽

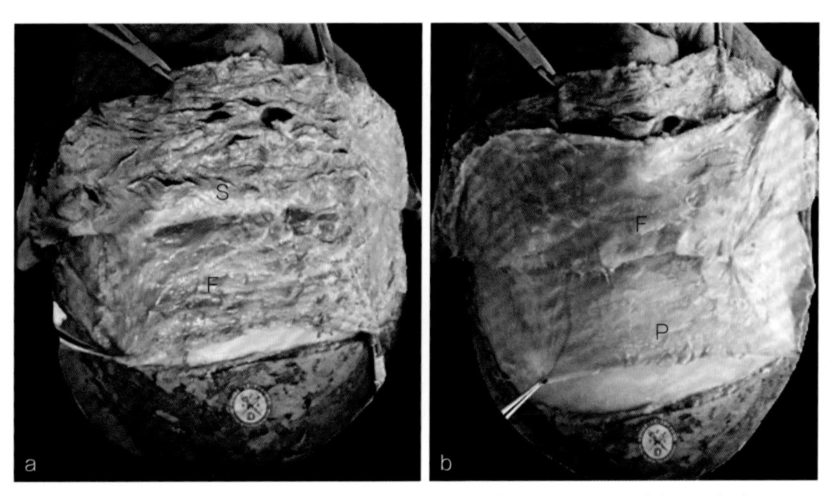

图 1-5 额部皮肤、皮下、帽状腱膜三者的紧密关系类似于头皮

a. 额肌和隔有少量皮下的真皮强行分开。标本中，S 是皮肤和皮下组织，F 是额肌；b. 与图 a 是同一标本，额肌和帽状腱膜（F）与骨膜（P）之间是额肌后间隙。

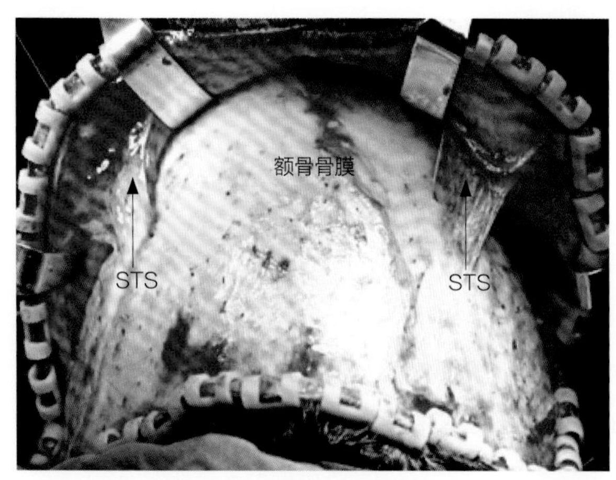

图 1-6　冠状切口除皱术中
示额肌后间隙及其两侧界的颞上隔（superior temporal septum，STS）。拉钩拉起来的是头皮瓣，即皮肤、皮下、额肌及其帽状腱膜。

状腱膜下疏松结缔组织。该组织由大量纤细、纵横交错的（主要是横行的）多种纤维相互交织而成。生理状态下被压缩成极薄的层状。在特殊情况下，如填充时就会张开成海绵状，可容纳几倍于自体体积的填充物（图 1-3）。额肌后间隙通过眉间区的间隙，与鼻间隙（鼻 SMAS 下间隙）相延续（图 1-7）。

5. **额骨骨膜**　额骨骨膜与额骨连接不紧密，很容易从额骨表面掀起。掀起后不修复并不能对额骨造成损害。

二、眉区

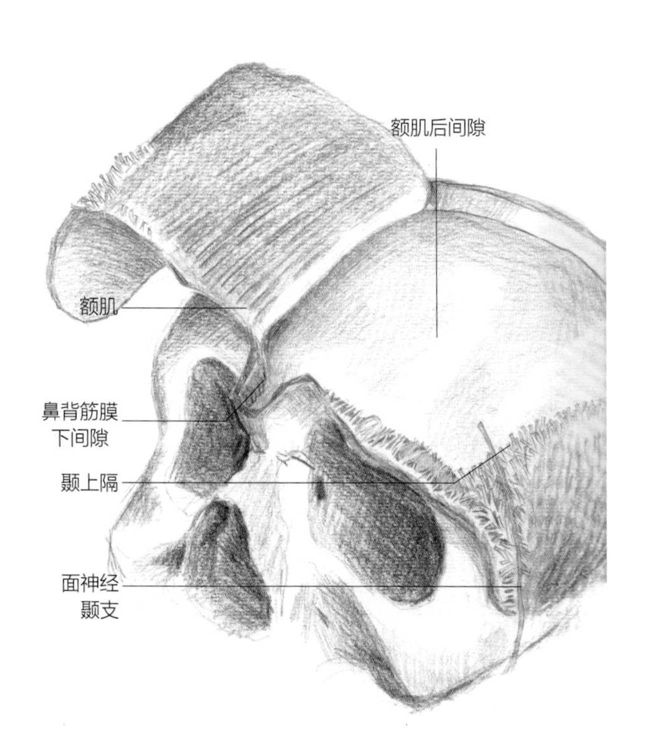

图 1-7　额肌后间隙的构成和毗邻关系

眉区就是眉毛所在的范围。其个体差异较大，总体上位于眉弓的浅面。

1. **皮肤**　眉区皮肤全层含有毛干、毛囊，所以略显致密。

2. **皮下脂肪**　和额区的多数区域相比，眉区已经有了完整的皮下脂肪层，但是颗粒小、致密，不赋予活动性。其含有丰富的毛干、毛囊。老化时，该层皮下脂肪既无萎缩，也不增生。

3. SMAS　眉区 SMAS 是由纵行的额肌和横行的眼轮匝肌交织而成。国人的两者占比是眼轮匝肌面积居多，高加索人种则以纵行的额肌居多。所以，国人的眉与上睑外侧半更包括眼轮匝肌占据的眶外侧部位（女性外眦向外平均 3.0 cm 范围），眼轮匝肌是施以降的张力，而其上方无额肌施以提肌张力。如将这三个部位即眉、上睑外侧部位、眶外侧部位连成一个区域，则形成了一个“易老化区域”。其表现是过早松弛下垂，原因之一是提肌张力小于和窄于降肌的张力，原因之二是由眉脂肪垫赋予的滑动性造成（图 1-7 和图 1-8）。在临床工作中，预防的意义大于治疗。可于中青年时期就在眉下缘偏外侧注射 A 型肉毒毒素，以阻断对易老化区域的降肌张力。此外，眉区手术务必要将切断的额肌与眼轮匝肌连接部吻合，避免仅有的提肌力量由于医源性原因而丧失。

4. **眉间隙**　为了与面部诸多间隙的名称和含义一脉相承，本书特将眉区的面部间隙称为“眉间隙”。它实际上就是额肌后间隙的一部分，但由于其重要性和复杂性，有必要将其单独命名，重点描述。眉间隙的顶是眼轮匝肌，底是眉弓骨膜，下界是眶上缘的眼轮匝肌下韧带及帽状腱膜的返折处（图 1-7 和图 1-8）。

眉间隙内的重要结构有：

（1）皱眉肌的横头和斜头：位于眉间隙的内侧 1/3 或 1/2。

（2）眶上神经血管束：与皱眉肌斜头伴行。要钝性分离开肌束或者切除皱眉肌，方能完全暴露眶上神经血管束。两者的个体差异很大：眶上神经血管束的支数和直径变异大，皱眉肌的体积和走向变异大。

（3）颞附着（亦称眶外侧韧带）：位于眉间隙的外侧 1/2 或 1/3。它是强度很大的真性韧带，起始于眉弓骨表面，穿过眉脂肪垫，紧密连接于眉尾或眉外侧 1/2 真皮深面（图 1-8～1-10）。

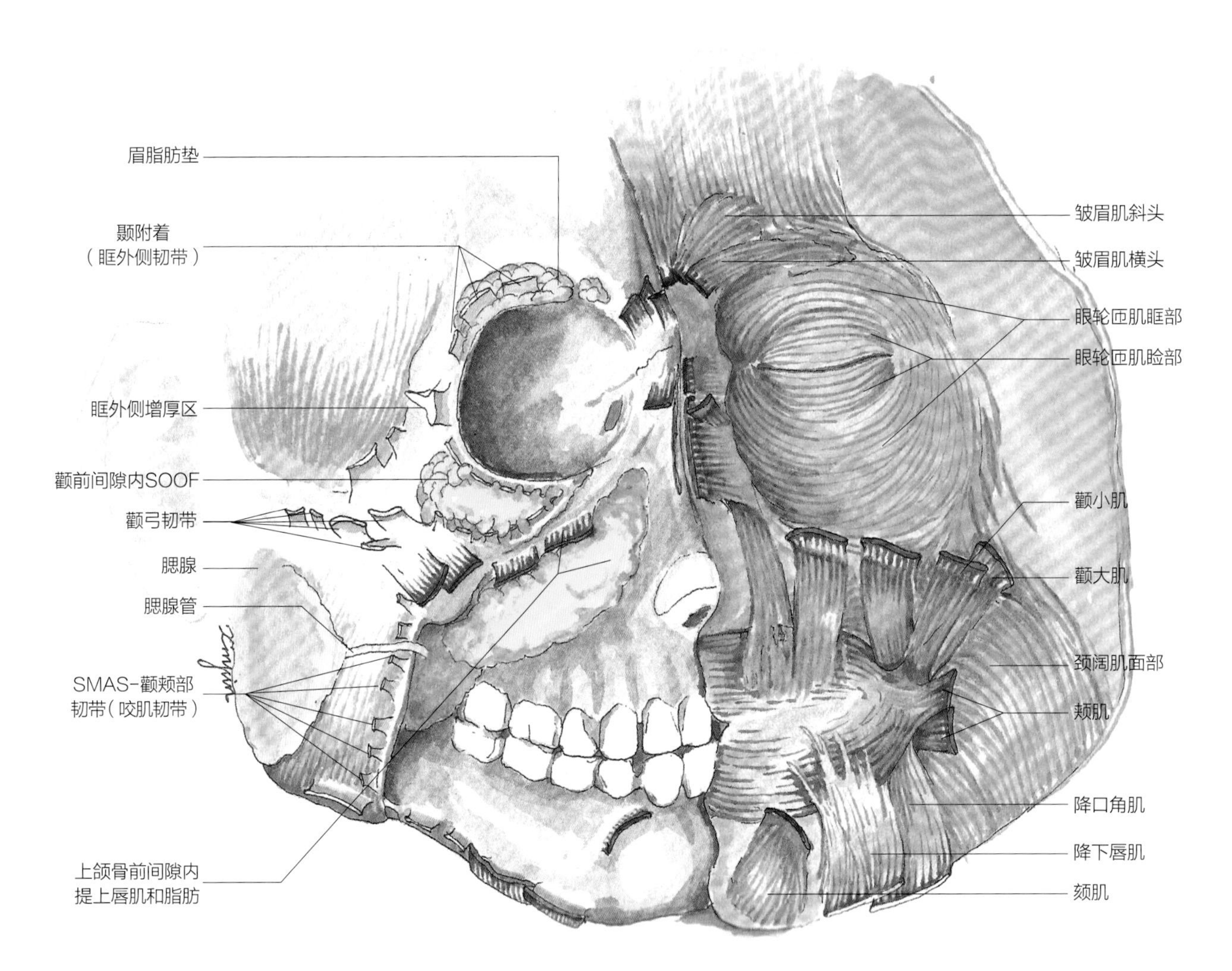

图 1-8　全面部结构、眉区与眉间隙内结构

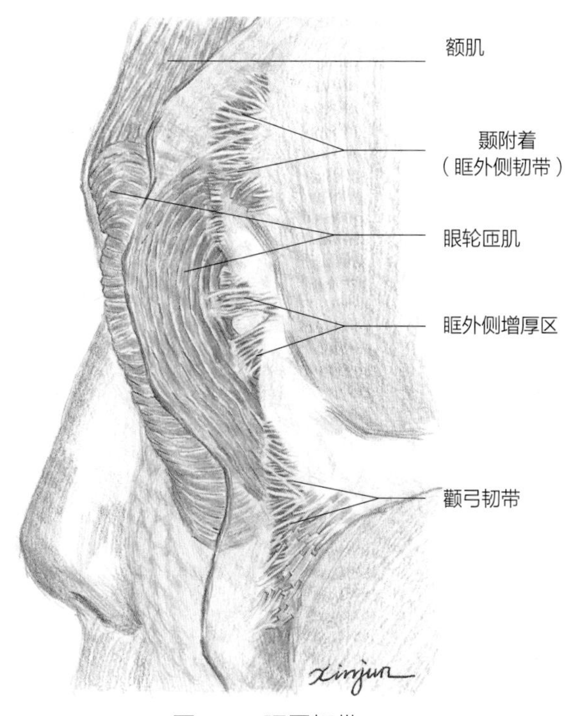

图 1-9　眶周韧带

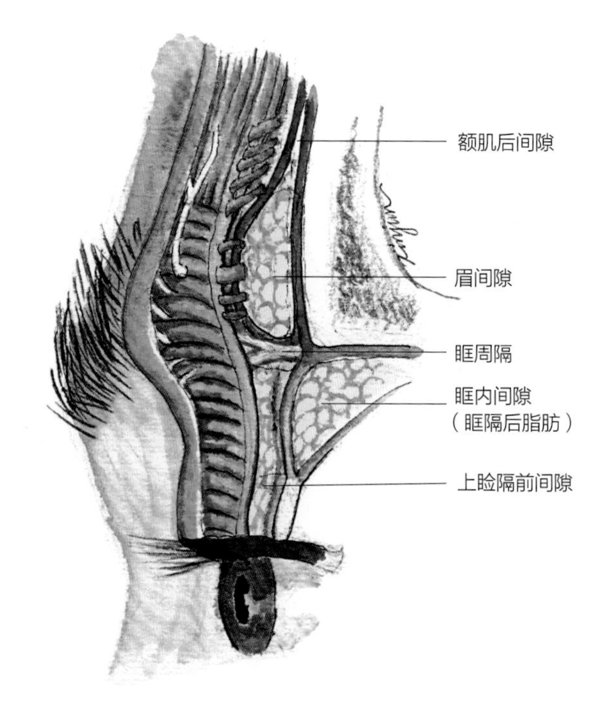

图 1-10　眉间隙构成及毗邻关系

由于眉尾没有额肌的提紧张力作用，加上“眼轮匝肌外侧降肌”的长期下降张力作用，均能使眉尾过早松弛、松垂。因此，颞附着的坚强固定对于保持易老化区域年轻化很重要。

（4）眉脂肪垫：眉间隙内平铺着眉脂肪垫，眉尾侧偏厚，眉头侧偏薄。眉脂肪垫浅面较紧密地附着在眼轮匝肌深面；眉脂肪垫深面有薄层纤维膜，与皱眉肌、眶上神经血管束（内侧）和眉弓骨膜（中间）相隔开。眉脂肪垫及其纤维膜的重要作用是辅助眉的运动。而纤维膜的滑膜作用使眉毛运动既灵活，又隔开了皱眉肌。所以，眉各段可以在同一时间有不同的运动方向，以充分表达表情。“眉目传情”大概就是以此作为形态学基础之一（图 1-11）。

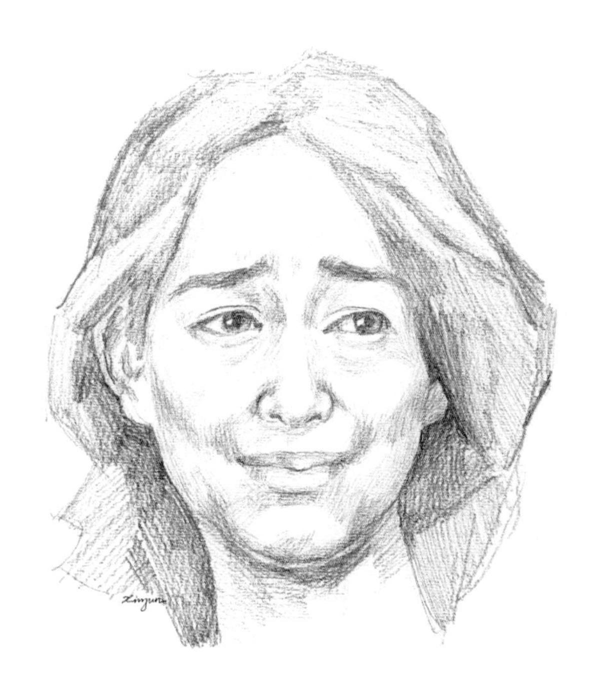

图 1-11　惟妙惟肖的眉毛运动
眉毛运动所能表达的表情是额肌与其拮抗肌（眼轮匝肌、降眉肌、皱眉肌等）相互作用的结果。

国人对“眉飞色舞”的热情女人的认可程度，不如对典雅娴静的女人认可程度高。然而，无论如何不能朝向眉呆目滞的审美文化发展。所以，眉毛的整形美容也必须充分考虑到其运动和表情功能。鉴于此，行眉区填充术时，应考虑将透明质酸和颗粒脂肪填充在眉脂肪垫中，以免破坏和阻碍眉脂肪垫纤维膜与深面结构的滑动性。再者，如何评价线技术的提眉术呢？无效且似乎任何方向的锁定提紧都能使眉区与其他区域共同连接而致局部僵化，值得深入研究和改进。

三、面中区

面中区俗称“苹果肌区”。虽然“苹果肌”一词既不规范，也不符合组织学特性，但却很形象、生动地表述了面中区。形象指的是面中区侧视形态像“苹果”（尽管有些夸张），既有横向弧度，又有纵向弧度；生动指的是侧视时，“苹果肌”的凸起、上下唇构成的凸起和颏凸三者的凸起，即所谓的“三凸侧貌”，使容貌美更加生动和灵动。而且，此三个凸起越接近正确的形态，特别是正确位置，越增加美感；此三个凸起越远离正确的位置而向尾侧下降，老化程度越重。通常情况下，后者是指“苹果肌”凸起最高点下降超过了鼻翼沟水平面。三个凸起既具备侧视的美学特点，又是立体的三维结构，但在整形美容临床工作中常被忽略。因为人们是通过照镜子和照片来观察和判断自己的容颜，而照片是平面的。由此我们发现，无论对于就医者还是医者，常常用鼻唇沟的深浅来评价面中区的整形美容效果是多么的单一（图 1-12 和图 1-13）。

面中区与眶外侧缘垂线之外的面外侧区相比，五层结构并非整齐划一。现分述如下。

1. **皮下脂肪**　面中区皮下脂肪被称为颧脂肪垫（malar fat pad）。“脂肪垫”一词在传统解剖学中意指柔软的、外被覆膜的、流动性程度不等的脂肪团，内含少量或不含纤维结缔组织，典型的指颊脂肪垫和上下睑眶隔后脂肪。然而，此处述及的颧脂肪垫完全不同：颧脂肪垫没有包膜，含丰富的纤维结缔组织。实际上，它就是增厚的皮下脂肪（图 1-14 和图 1-15）。由于颧脂肪垫含有来自深层骨起始的韧带终末部分穿过自身，抵止在真皮深面，故其与皮肤真皮连接十分紧密，钝性分离几乎不可能。周安博士等将颧脂肪垫分成 9 个小区，分别做组织学检查发现，其 3、6 和 9 区的颧脂肪垫内含有的纤维结缔组织量远多于其他区（图 1-16）。

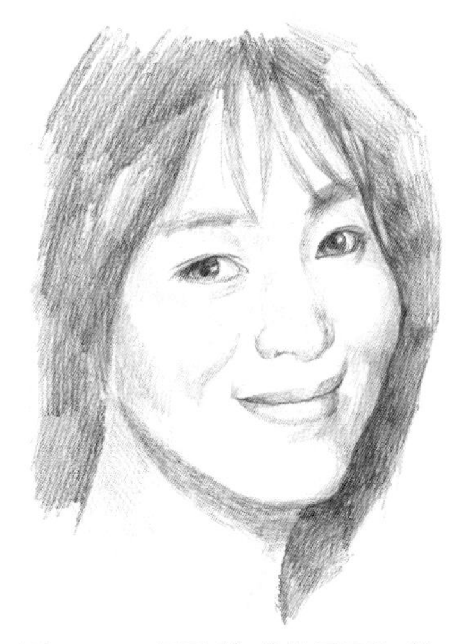

图 1-12　灵动的“苹果肌”外形示意

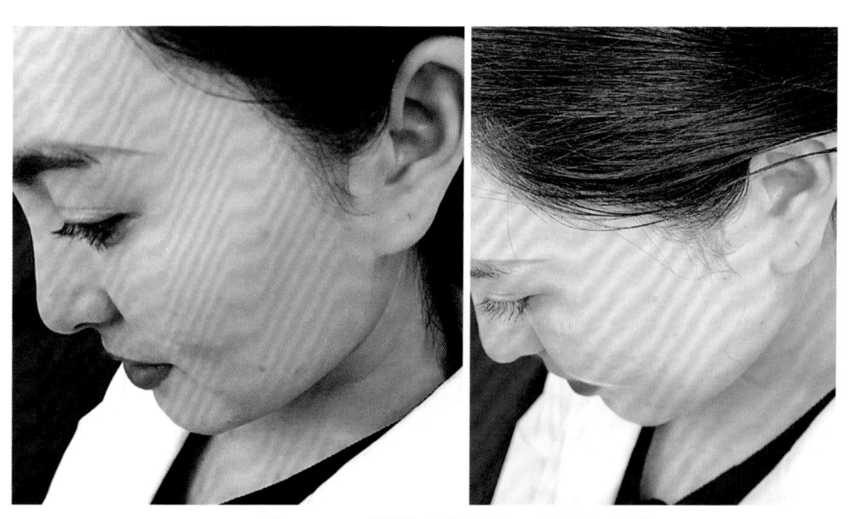

图 1-13　侧视时的颧凸、唇凸和颏凸

三者位置和凸度的正确程度是重要的美学参数。

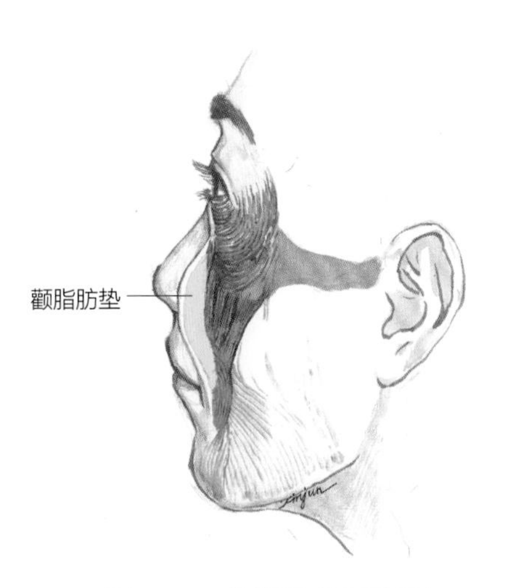

图 1-14 颧脂肪垫示意图

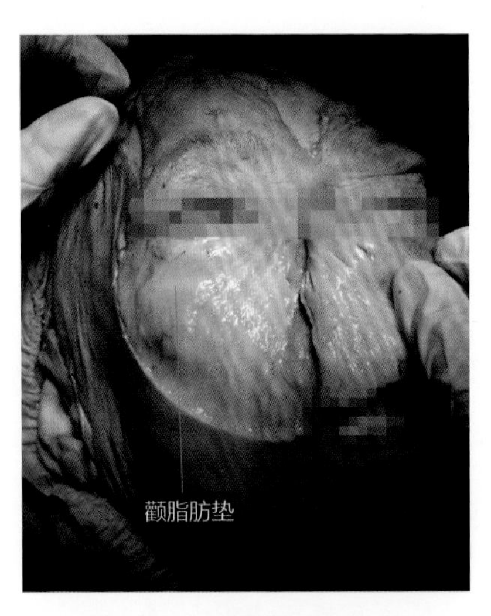

图 1-15 颧脂肪垫解剖图

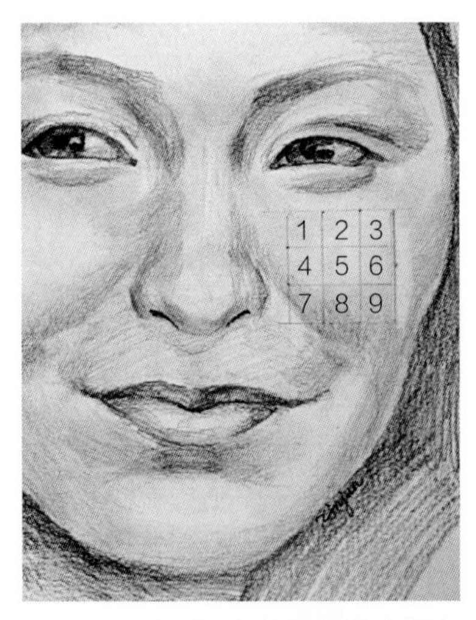

图 1-16 面中区皮下脂肪（颧脂肪垫）分为 9 个小区示意

颧脂肪垫最厚处位于鼻唇沟中点外侧 1.0～2.0 cm。鼻短、上唇长者，颧脂肪垫位于鼻翼外侧 1.8 cm 处。此处相当于上唇颊龈沟的顶部，也就是上颌骨体与牙槽凸过渡骨面低凹处。这种逐渐转薄的过程越均匀，越呈圆润的“苹果”弧度。颧脂肪垫向上过渡，逐渐覆盖在眼轮匝肌和颧凸表面。由于眼轮匝肌及颧突上的颧肌经常运动，因此，颧脂肪垫和眼轮匝肌及颧肌都不是紧密连接的。许多韧带穿过眼轮匝肌边缘及颧肌边缘时均呈“树干状”。这些韧带进入颧脂肪垫后，大量分支形成“树干状”，最后密集地抵止真皮。较大的颧脂肪垫以韧带这种连接形式固定在颧突上，但是中层有颧大、小肌的运动。这些形态学特点都注定了颧脂肪垫的“命运”——即静态结构，被动地过早下移。下移的力量来自于重力引力，还有来自于深层 SMAS（眼轮匝肌，颧大、小肌，提上唇鼻翼肌）运动时的反转力。也就是说，深层提上唇、提口角、提鼻翼的肌肉反复收缩，均试图将远端的鼻翼、上唇、口角向上提，那么浅层连接不紧密的颧脂肪垫将会获得翻转向下的力量。日积月累，最终老化时，上唇口角的深层向上，颧脂肪垫连带着紧密连接的皮肤反转向内下，形成了老化的典型表现：鼻唇沟斜向外上加深，上唇皮肤加长，上红唇内翻、变薄，口角弧形向外下——形成木偶纹的起始端（图 1-17 和图 1-18）。

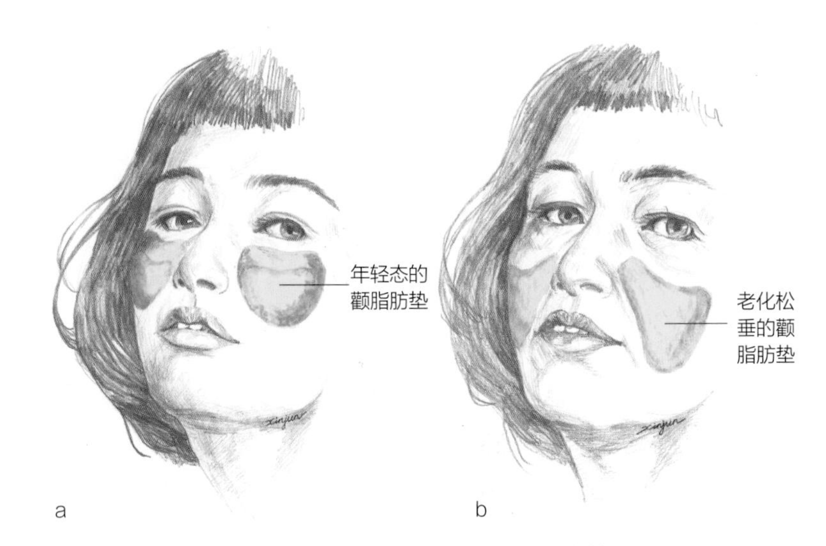

图 1-17 年轻态和老化的颧脂肪垫

a. 大小和位置均正确的颧脂肪垫示意（颧脂肪垫标准的年轻女性）；
b. 老化的颧脂肪垫示意（颧脂肪垫下降、变形，使鼻唇沟加深，口角、上唇下降）。

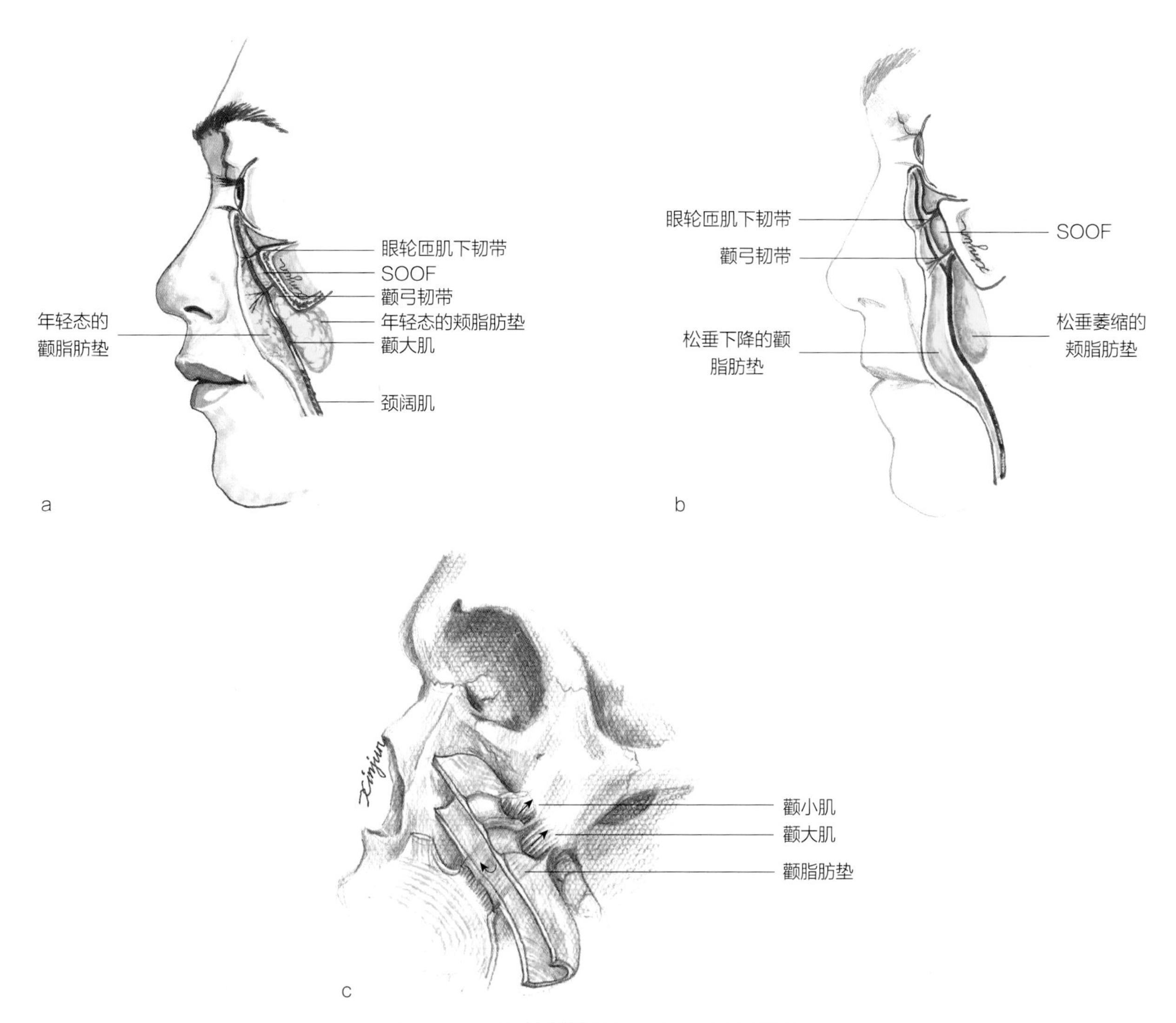

图 1-18　过眶外侧缘的面中区矢状面示意

a. 年轻态的“苹果肌”示意；b. 老化的“苹果肌”示意（面中区各脂肪团均有程度不等地松垂下降）；c. 颧脂肪垫被动下移的机制。

颧脂肪垫为什么又大又厚？其作用和意义很明显。第一，颧脂肪垫有制动的生理作用；第二，对于“颜值”来讲，颧脂肪垫是“苹果肌”的主要软组织成分。因此，“苹果肌”不是“肌”，是描述面中区圆润饱满的轮廓结构。然而，为什么会有制动作用？因为在眼、鼻、口、耳中，眼和口的运动频率及幅度最多、最大。在人类表情的长期进化中，两者的运动肌肉越来越发达。因此，在面中区就布满了运动眼和口的各种表情肌，也必须有防止眼、口运动不协调的机制：机制一，咀嚼肌（口周运动张力来源之一）大幅度后退到颧弓上、下；机制二，眼、鼻之间出现了发育良好的脂肪团之一即颧脂肪垫，其既有隔绝眼口联动的制动作用，也能吸收相互之间影响的张力。

人类由于成为社会的人，表情有了极大的进化。如果说表情是功能的话，其形态结构也必须随之进化，因为形态是功能的基础。所以，本书做了上述推论。当然，这些推论显而易见的缺陷是缺乏大量的实验室研究结果作为依据。

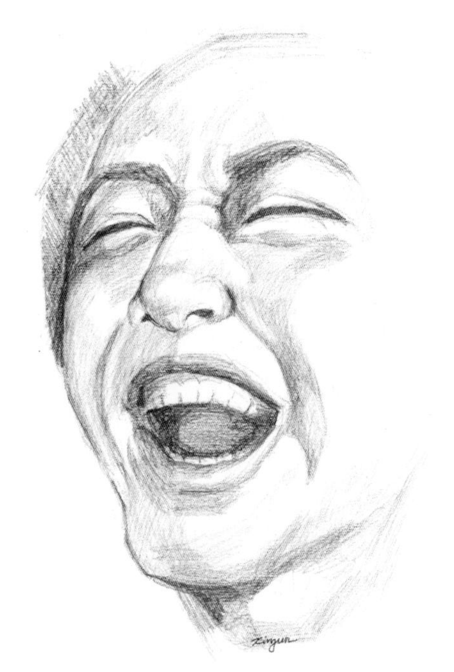

图 1-19 大笑时，鼻翼、上唇、口角大幅度上移，推挤颧脂肪垫和皮肤被动上移

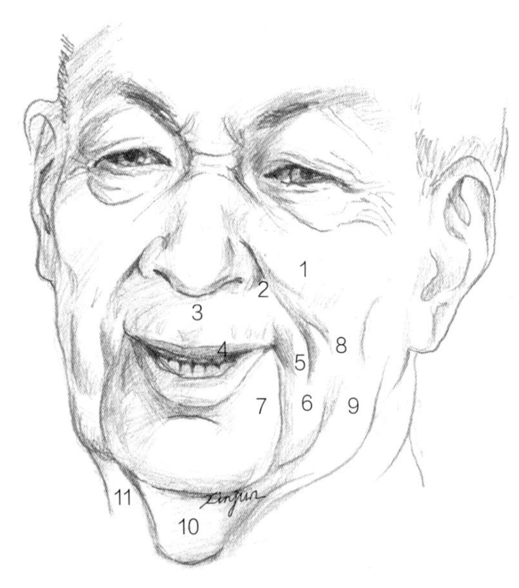

图 1-20 重度老化发生时，深部结构发生退行性老化是外部临床表现的主要原因

颧突下降、扁平化，主要是SMAS浅、深面脂肪团（垫）的松垂下降所致。颧脂肪垫（1）的下降加上面中区SMAS的长期上提张力，致使鼻唇沟向外上方加深（2），上白唇加长（3），上红唇变薄、内翻（4）。深部脂肪团（垫）松垂下降，加上蜗轴（5）的变形下垂，致使“羊腮”出现（5、6），口下颌沟加深（7）。颈阔肌的角度老化，加重了颊脂肪垫区和蜗轴区老化（5、6、7）并扩大化（8、9）。颈阔肌悬韧带的松弛也致使角度老化，导致颏颈角与颌颈角钝化、颌缘不清（10、11）。

关于颧脂肪垫的功能，值得指出的是，面中区颧脂肪垫是静态结构，虽有制动作用，不等于说它是完全不动的。颧脂肪垫随着深面的SMAS收缩，被动地带向外上方（实际上也有小幅度地翻转向内下）。斜向外上方的运动轴向是颧大、小肌的解剖学方位。但这是被动的微量运动，其多数力量来自于上唇口角鼻翼上提、鼻唇沟加深上扬，从而推挤着颧脂肪垫连带皮肤向外上方移动。小幅度移动是微笑，大幅度移动就是大笑（图 1-19）。整形美容技术为了增加生命活力美，只能促进上述运动带来的表情活动，而不能破坏和减少表情活动。所以，注射填充材料应该置于SMAS的深面，其意义在于可避免增加上唇肌肉特别是颧大、小肌的负荷。至于线技术，如果能的话只有按颧肌方向上提颧脂肪垫，才能与颧肌张力方向一致。颧肌（也包括其他一些表情肌）不会有“用进废退”的特点。

2. SMAS 面中区SMAS主要是眼轮匝肌和颧大、小肌及其覆膜。颧大、小肌的覆膜主要位于肌浅面，眼轮匝肌覆膜主要位于肌深面。眼轮匝肌深面覆膜可起到在眶隔膜和眼轮匝肌下脂肪垫（suborbicularis oculi fat，SOOF）、眼轮匝肌后脂肪垫（retroorbicularis oculi fat，ROOF）表面的润滑作用。颧大、小肌浅面的覆膜可起到隔开颧脂肪垫，将所有提力集中到提上唇的主要作用上去。事实上，厚厚的颧脂肪垫不但不能折叠，还能吸收提肌张力。如此，颧肌的全力提紧就作用在上唇了。后者上提折叠，即鼻唇沟加深，久而久之，使鼻唇沟向外上方斜向加深；颧脂肪垫由于重力和蜗轴与颈阔肌降的张力而向外下方下滑，由此形成了面中区各种典型的老化表现（图 1-20）。单侧面神经颧支或颧肌完全性瘫痪后，患侧鼻唇沟消失，面中区连带上唇口角的严重松垂体征，就是上述生理机制的最好证明。

面中区最靠近中线的一块表情肌提上唇鼻翼肌是浅层的，符合SMAS的定义。提上唇肌和提口角肌因为不是浅层表情肌，所以是否按 SMAS 描述，此处可以讨论。事实上，假如无提上唇肌和提口角肌，上唇就会过早地发生外翻性改变，而不是内翻性老化；就不会有对上唇向上运动的均匀调节制衡。因为，颧肌的运动方向是只向外上方，而提上唇肌和提口角肌是垂直上提；提上唇肌和提口角肌虽然肌腹短，起始的骨面距离抵止的上唇很近，但对于上唇运动时整体 SMAS 的局部协调是不可或缺的。鉴于上述理由，将提上唇肌和提口角肌归为 SMAS 范畴。

然而，提上唇肌和提口角肌是否属于 SMAS 并不重要。重要的是，只有了解了它们的解剖学位置，才能在一定程度上理解面中区间隙不典型的原因所在。

3. **间隙**　面中区的间隙比较复杂：在颧突表面以及眶外侧缘与眶下缘的相交处骨平面，有着较大面积的平坦骨面，所以此部位有典型的颧前间隙（有顶、底和边界）。但是，在近乎于半圆柱形的上颌骨表面是不典型的上颌骨前间隙。

（1）颧前间隙：其顶是眼轮匝肌 SMAS，底是颧骨骨膜和颧大肌起始部，上界是眼轮匝肌下韧带，内下界是颧弓韧带（图 1-21）。颧前间隙的内容物主要是 SOOF。颧前间隙的存在是面部组织结构动与静相互转化与相互制衡的典型例证。因为位于该部位的眼轮匝肌 SMAS 的面积及收缩运动幅度最大；同时，它受到来自于内下方颧大肌和外下方颈阔肌的运动影响也最多。颧肌运动张力是向外上，颈阔肌运动张力是向下。而颧前间隙处的眼轮匝肌收缩时，其张力朝向两个方向：外侧部分与颈阔肌张力向下，内侧部分张力向上（闭眼）。因此，不难看出，颧前间隙成为 SMAS 各肌收缩张力的交汇处和离散处（图 1-22）。

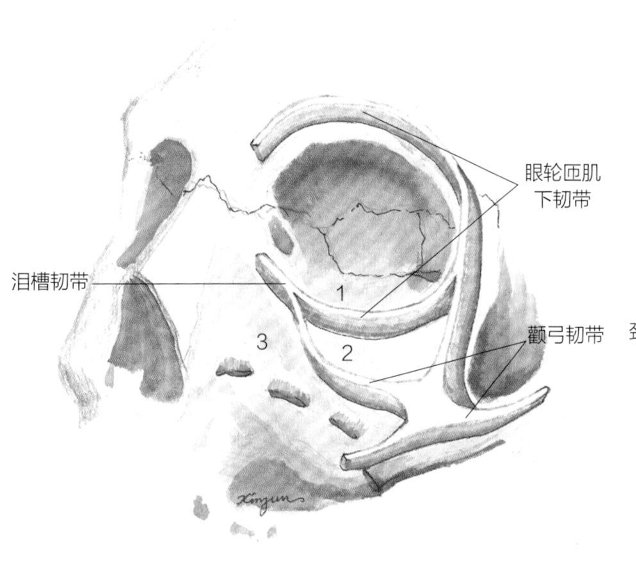

图 1-21　眶周和面中区韧带示意

围绕着眶周和面中区的韧带是几个间隙的边界。其中，泪槽韧带和眼轮匝肌下韧带是（下）隔前间隙（1）的下界，泪槽韧带和颧弓韧带是上颌骨前间隙（3）的上外侧界，眼轮匝肌下韧带又是颧前间隙（2）的上界。

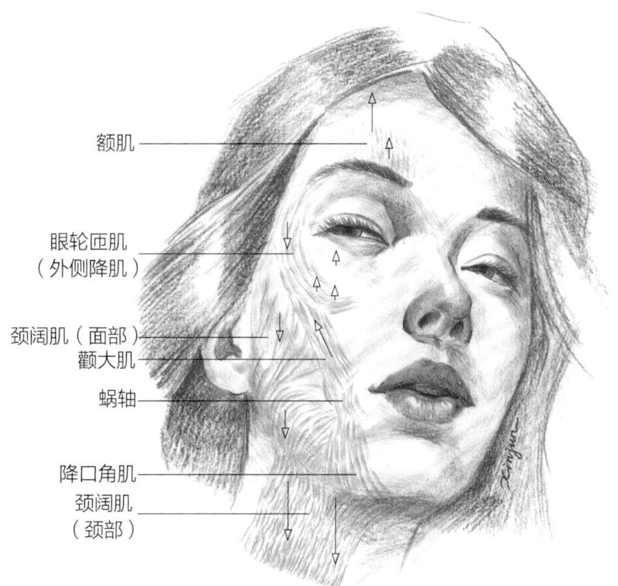

图 1-22　SMAS 张力示意

颧前间隙起着张力整合离合的作用。颧前间隙的顶是眼轮匝肌的最大部分。眼轮匝肌外侧部分借筋膜与颈阔肌连接。国人的眼轮匝肌面积较大，女性由外眦点至眼轮匝肌外缘平均 3.0 cm。而额肌又较窄，所以，眉外侧半、上睑外侧半、眶外侧部分只有眼轮匝肌的下降张力，而无额肌的上提张力。接下去，又是颈阔肌的下降张力。

故而，从发生和进化的观点出发，颧前间隙区域必须有非常坚强的固定装置：颧弓韧带、眼轮匝肌下韧带、眶外侧增厚区；还必须有足够精致的排布及其润滑结构：SOOF、颊脂肪垫、颞中筋膜。笔者认为手术治疗面中区老化时，以“超高位SMAS除皱术（high SMAS face lift）”效果较好。术中：①将颈阔肌沿颌下缘横行切断 5.0～6.0 cm，然后旋转向后上提紧缝合，是将面颈部的降肌阻断，再部分地转化为提肌。②将眼轮匝肌外侧（降肌）部分剪开，切口长度至颧大肌起始部上方约 1.0 cm，然后随着超高位 SMAS——颈阔肌瓣上提 1.0～3.0 cm，较大张力地固定于颞深筋膜上（图 1-23）。超高位 SMAS 手术的术后效果取决于颧弓韧带和 SMAS- 颧颊部韧带的离断程度，向前离断的韧带越多，面中区的年轻化效果就越好。这是现在和将来较长时期内，通过提升面中区来治疗复杂、多样老化的科学有效的方法之一。

（2）上颌骨前间隙：这是一个很不典型的面部间隙。国内外对其的描述和名称不统一。本书将其定位于围绕着半圆柱形上颌骨表面的面部间隙，故称为“上颌骨前间隙”（图 1-17 和图 1-24）。上颌骨前间隙呈近乎于从内上斜向外下的“胃形”。“胃大弯”是提上唇鼻翼肌、鼻唇沟的致密结缔组织和颊龈沟顶黏膜返折形成的界线，“胃小弯”是颧弓韧带形成的界线。“贲门口”处有泪槽韧带、角静脉、眼轮匝肌最内侧束，“幽门口”处有咬肌肌腱、颊脂肪垫、SMAS- 颧颊部韧带和面神经颧颊支的三级分支。上颌骨前间隙的顶是颧大小肌、眼轮匝肌 SMAS，底是上颌骨骨膜及提上唇肌、提口角肌起始腱膜。

上颌骨前间隙的内容物复杂，除了眶下神经血管分支、提上唇肌与提口角肌肌腹外，最多的是脂肪团。后者从上到下包括 SOOF 内侧部分、提上唇肌群深面的脂肪。这些脂肪团多是柔软且有

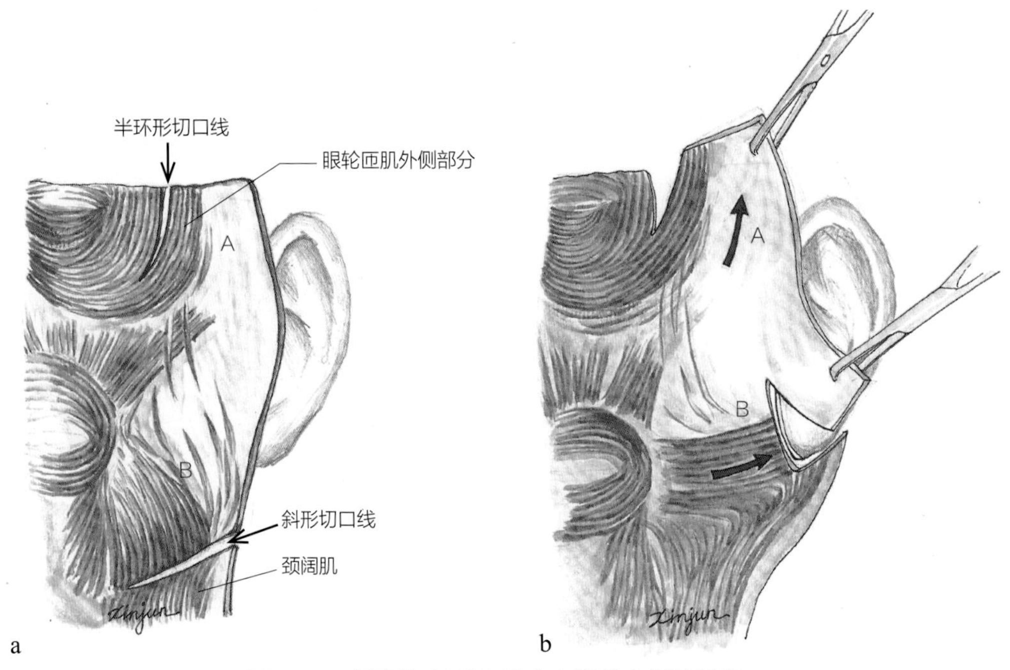

图 1-23　超高位 SMAS 手术中降肌变提肌示意

a. 两个可以改良的降肌部分。眼轮匝肌外侧部分是降肌，颈阔肌越是接近中线的垂直部分，降的张力越大。b. 悬吊固定。眼轮匝肌外侧部分随着超高位 SMAS 瓣（A）提紧固定在颞深筋膜上。剪开的颈阔肌上瓣（B）向上旋转固定在耳垂周围致密区。完成降肌变提肌的过程。

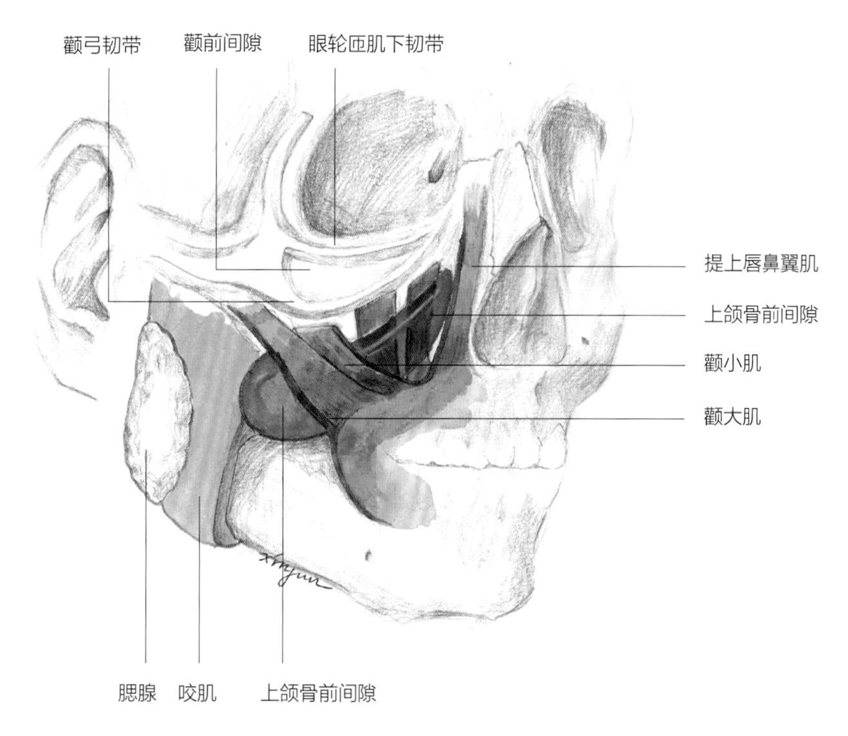

图 1-24　上颌骨前间隙（图中蓝色所占据的位置）示意
上颌骨前间隙形似“胃形”，虽不典型，却较复杂。

包膜的，充填在间隙内和提肌间，主要起润滑作用。这些脂肪团含少量纤维结缔组织，又有包膜包裹，不仅血运较差，而且无固定装置，因此会过早地发生松垂和萎缩。这是面中区容积减少性老化和松垂性老化的主要原因（图 1-18 和图 1-24）。

4. 临床意义　面中区俗称“苹果肌区”，然而却不是“肌”，主要成分是脂肪组织。SMAS 浅面是又厚又大、富含纤维结缔组织且血运佳的颧脂肪垫；SMAS 深面间隙中是丰富柔软、带包膜、血运差的深层脂肪。由上述对面中区局部结构解剖的叙述可以得出结论：该区域是面颈部解剖学内容较多、较复杂的区域。由此决定了对该区域进行各种年轻化治疗时难度较大且操作复杂，治疗效果优良重复率不高。迄今为止，除了眶缘释放下睑成形术（一个伟大的睑袋手术方法）成为常用的、经典的下睑和眶下缘美容外科术式之外，再向下面中部扩展就面临诸多挑战。眶缘释放手术只是离断了泪槽韧带和眼轮匝肌下韧带，仅限于将隔前间隙与颧前间隙、上颌前间隙最上端打开连通，况且，眶缘释放是将上方的眶脂肪向下牵拉固定。这与老化是面中区脂肪团向下松垂的病理学原理不符。

面中区年轻化的难点仍然是复位向下松垂的脂肪团，即 SMAS 浅面的颧脂肪垫和 SMAS 深面的脂肪。关于容积减少性老化问题，目前多采用填充的方法。值得讨论的问题是填充的解剖层次和位置。如不当填充，无论填充到哪个层次都会出现问题。填充在 SMAS 的浅面会增加颧脂肪垫的重量和提肌的负荷，而两者均会加快下垂。若填充在 SMAS 深面，同样也增加了脂肪团的重量，加快下垂。加之一些不当因素导致的“并发症样存活”，会损失“苹果肌”的灵活性，严重者可导致僵化。目前，临床上已经出现了此类并发症。因此，应深入研究这些技术方法的细节，以增进其效果。在这方面，我们尚有较长的路要走。

四、颊脂肪垫区和蜗轴区

由于颊脂肪垫区和蜗轴区的整形美容临床意义重大，故将其单独划出，并以其深部重要结构命名，称为颊脂肪垫区和蜗轴区。这两个区域的特点包括：①区域范围动态变化，即呈现由小到大的改变。青少年时期两个区较小，但到中年和老年时，这两个区域快速增大、下移。②初始时位于下方的蜗轴区面积较大，老化后颊脂肪垫区下移、范围扩大。现将以上两个解剖部位合并后分述如下。

1. **皮肤** 口周区域的特点是颊脂肪垫区和蜗轴区皮肤质地柔软、弹性好。这主要是为了适应口唇、口裂较大范围和角度的运动需要。而该特点使得此区域皮肤的支撑力差，深层组织结构容易聚集于此，使其膨出而显现“羊腮”老化征象。此外，该区域真皮薄、弹性好，但易形成“波纹”。需注意这种性质的皱纹是由多余的皮肤堆积而成，与A型肉毒毒素治疗有效的动力性折叠皱褶的性质完全不同。

2. **皮下脂肪** 围绕蜗轴表面的皮下脂肪区域是多脂肪区。该区域脂肪多，但疏松，完全不像颧脂肪垫那样致密。其机制有二：其一，此区域已无上下颌骨，所以无真性韧带发出的致密结缔组织纤维形成的脂肪隔。其二，为了适应口唇口裂较大范围和较大角度的运动，这里的软组织就不能致密。此外，随着年龄增长，蜗轴周围的皮下脂肪颗粒扁平、肥大、老化明显，这是“羊腮”部位组织量增加、外观膨出的次要原因之一。请注意，该区域虽有增生，但皮下脂肪厚度增加有限，并不能像腹部、大腿那样依靠吸脂法减量。强行盲视下吸脂常常造成局部层次结构破坏及粘连。如有适应证，建议术前行超声检查以定位定量地诊断和指导术中操作。实践证明较为适宜的方案为开放的“减脂术”。

3. **SMAS** 颊脂肪垫区的SMAS是颧大肌与颈阔肌的交汇处。在少部分人，这种交汇是颧大肌与颈阔肌的直接连接（图1-25），大部分人是两者以筋膜连接（图1-22、图1-23），个体差异较大。如果是筋膜因缺少动力和张力，则容易发生松弛、老化。后者也容易使深面的颊脂肪垫膨出下垂而导致“羊腮征”明显。颧肌与颈阔肌的个体差异非常大，几乎是“千人千面”，作者推测是由于颧肌在进化中，而颈阔肌在退化中的缘故，故而颊脂肪垫区的老化也随之表现为“千人千面”。由此，用少数方法解决众多有差异的老化问题，优良效果的重复率会随之下降。

蜗轴区的SMAS以蜗轴为主，加上汇聚到蜗轴的浅层表情肌。浅层表情肌包括颧大肌、颈阔肌、降口角肌，提口角肌和颊肌参与蜗轴的深部构成（图1-26）。

蜗轴的概念始于19世纪。德国解剖学家首次描述蜗轴为口角旁的肌性结构，称之为“Konten”。Lightoller于1925年将其改名为“modiolus”（意为“来自于不同平面的肌肉围绕口角，并向口角旁的一点汇聚，进而互相交织，最后形成一致密活动性的纤维肌性团块”）。因其是周围的表情肌以蜗轴为中心呈放射状排列，类似轮轴形状而得名。笔者将其形容为“中国结”，意思是由索条状材料编织而成的结实结构。蜗轴是一个重要的固定结构，本具有一定的韧性和灵活性。因口唇口裂的形状、大小完全是由蜗轴固定，而口唇口裂又是运动幅度和频率较大的组织结构，故可

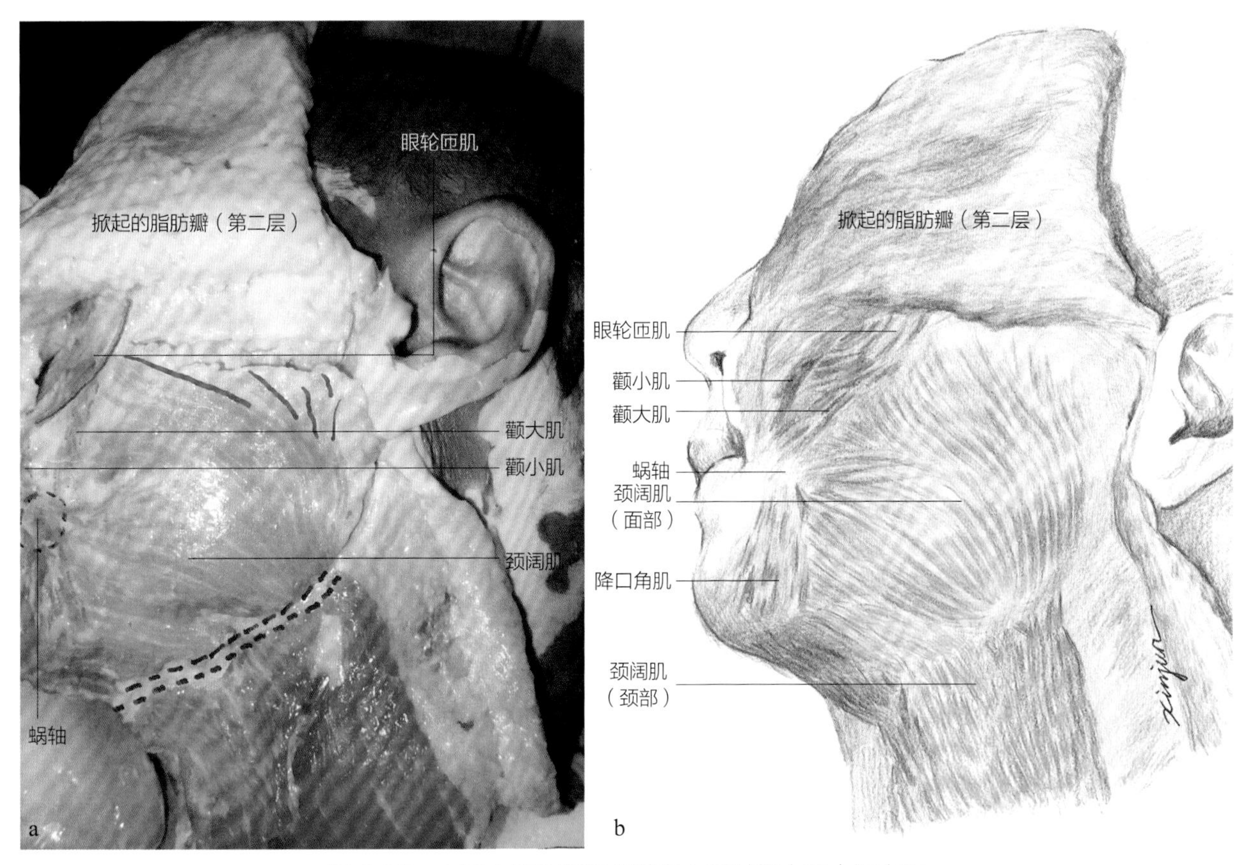

图 1-25　中国人的颈阔肌多数向上超过颧大肌中间水平
a. 颧大肌与颈阔肌直接连接（标本）；b. 颧大肌与颈阔肌直接连接（模式图）。

想而知，蜗轴每天承受的拉力、剪力有多大！人体的眼球和肛门都有重要的韧带将其固定在骨腔边界上，如内外眦韧带、骶尾韧带等。但是，口角却无法固定在上下颌骨上，主要的固定作用只靠这一致密但却是肌性的蜗轴来完成。由于蜗轴是由软组织这种肌性成分编织而成，因此其强度和稳定性无论如何都不如韧带和骨骼。所以，承受着口唇口角日复一日的拉扯运动，蜗轴会变形、老化。老化的趋势是松散和向下倾斜（图 1-26 和图 1-27）。“松散”是退行性变和拉扯力造成的，类似于眼轮匝肌枕（俗称“笑台”）的老化表现。“向下倾斜”的原因有两个，一是因颈阔肌的角度老化造成，二是来自于上方两个间隙内的脂肪团挤压造成。两个间隙包括上颌骨前间隙和颊间隙，脂肪团构成包括上颌骨前间隙内的脂肪和颊脂肪垫。

值得注意的仍然是“颈阔肌角度老化”问题（图 1-28 和图 1-29）。颈阔肌到达面部时，多数肌束是横行到达口角，编入蜗轴中。从量上来讲，蜗轴浅层中来自颈阔肌的成分较多。随着老化的出现，颈阔肌 - 耳韧带和颈阔肌悬韧带对颈阔肌的悬吊固定作用大大减弱，故颈阔肌由原来年轻化的两个角度到达面部，变成老化时的直接纵行进入面部。所以，其对面部各结构包括蜗轴，由原来的间接横向牵拉变成直接的向下牵引动力，其被作者称为“颈阔肌角度老化”。因颈阔肌是最大的表情肌，可想而知，这种向下的收缩张力会有多大。由此，原来蜗轴只有头部和数条“尾翼”（颧肌、提口角肌、降口角肌、颈阔肌……），至老化时，头部下方出现了“躯干”——颈阔肌（图 1-29），构成了木偶纹外侧隆起的重要成分。

蜗轴定义中，另一个关键词是“活动性的纤维肌性团块”。由于人们对蜗轴缺少生理学研究，所以下述内容是推测，是基于形态与功能相辅相成的理论推测。

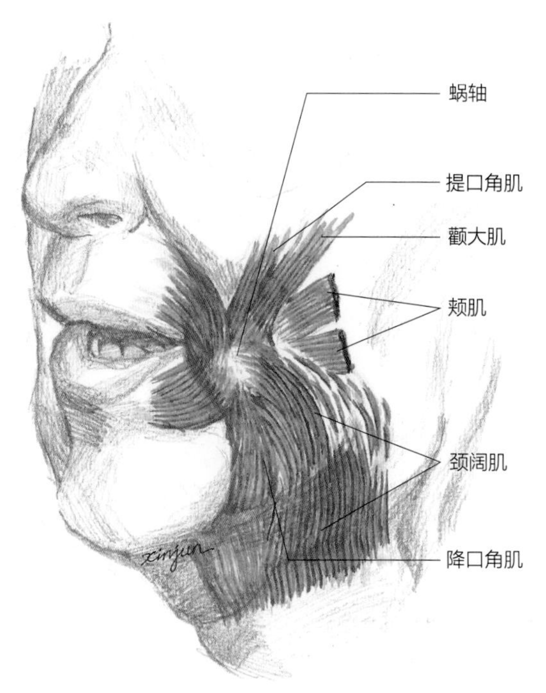

图 1-26 蜗轴由多块表情肌参与构成

在 SMAS 中，颈阔肌对蜗轴的“贡献量”较大，颈阔肌从外侧、下外侧、下方等不同的方向汇入蜗轴。当外侧、下外侧的肌束发生“角度老化”时，会转化成垂直向下的方向和张力，从而影响蜗轴的年轻态。

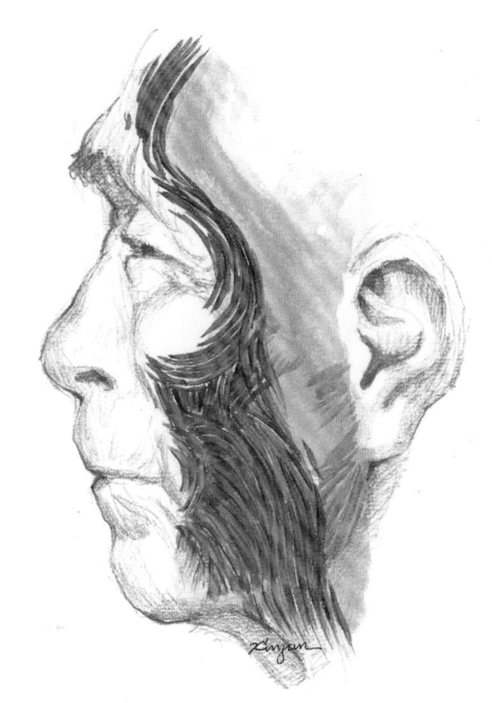

图 1-27 蜗轴老化后，此区域结构紊乱、松弛下垂

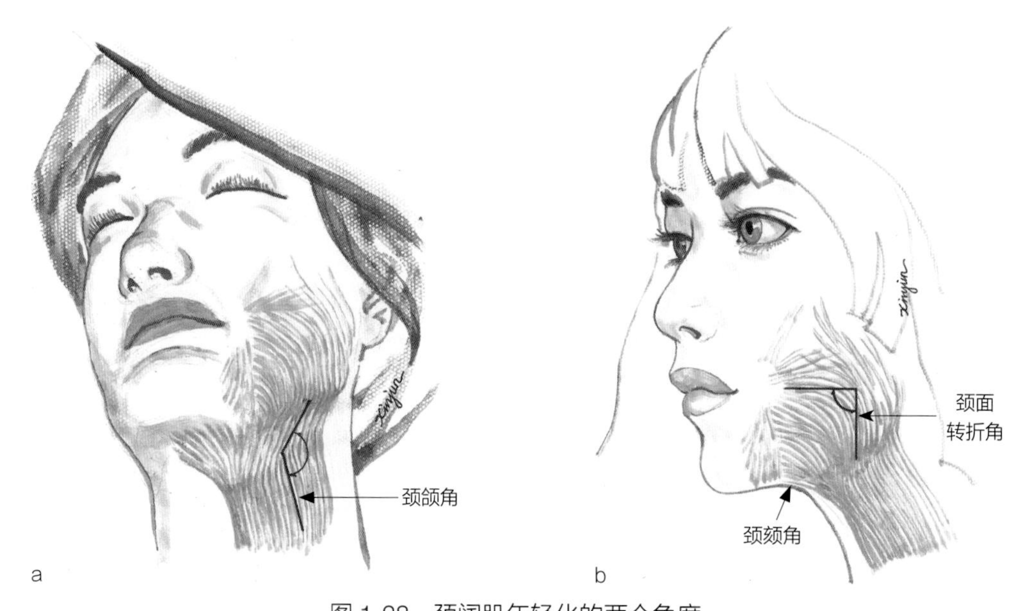

图 1-28 颈阔肌年轻化的两个角度

a. 颈阔肌年轻化的第一个角度：颈颌角；b. 颈阔肌年轻化的第二个角度：颈面转折角。

蜗轴本身虽可以活动，但它却不是口轮匝肌赋予口唇口角运动的动力来源，其动力来源仍然是编入蜗轴中的各表情肌。而神经冲动信号来源于面神经外周各分支。例如，面神经颧支支配颧大小肌，面神经颊支支配颊肌和提口角肌，面神经颈支支配颈阔肌，面神经下颌缘支支配降口角肌。由此，我们认为，各神经分支的神经冲动信号管理相应的表情肌，编入蜗轴后，经过整合再管理口唇和口角的运动，最后完成了复杂多变的口与口周的表情动作及咀嚼辅助运动。这是因为口轮匝肌的大部分肌束和肌纤维来源于蜗轴。所以我们认为，蜗轴是“整合器”更恰当。但无论如何，蜗轴是被动的运动，其表现形式是口周老化的临床表现之一（图1-20、图1-26、图1-27、图1-29）。

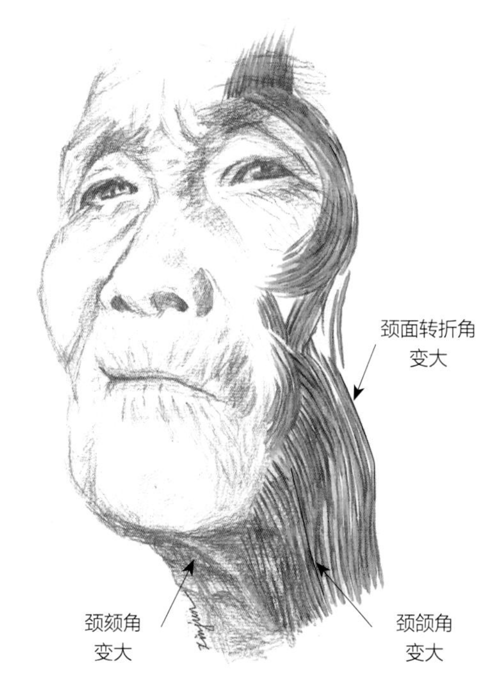

图1-29 蜗轴和颈阔肌的角度老化征象示意

蜗轴老化和颈阔肌的角度老化致使口角外侧、颌缘和颈部出现明显老化征象。继眶周和面中区老化后，面颈部又出现“羊腮”、颌缘不清、颌颈角钝化等明显老化的征象。

口周区域老化于口角外侧发生较早、较重。由上述可见，蜗轴参与了面中区老化的临床表现，这是由于蜗轴本身的松散下移和“随口动而动”的口周运动，如语言表达时口内含着糖球动来动去。对于这些老化特征，目前尚无针对性治疗方法，作者尝试采用三种方法：第一，在行除皱手术时，将颈阔肌沿颌缘切断约6 cm，然后大力向上提紧，固定在后切缘上。此法可改善颈阔肌角度老化，将蜗轴向后上方提紧。第二，在颈阔肌成形术时，将颈阔肌前缘纵缝后横行切开约6 cm（图1-30）。

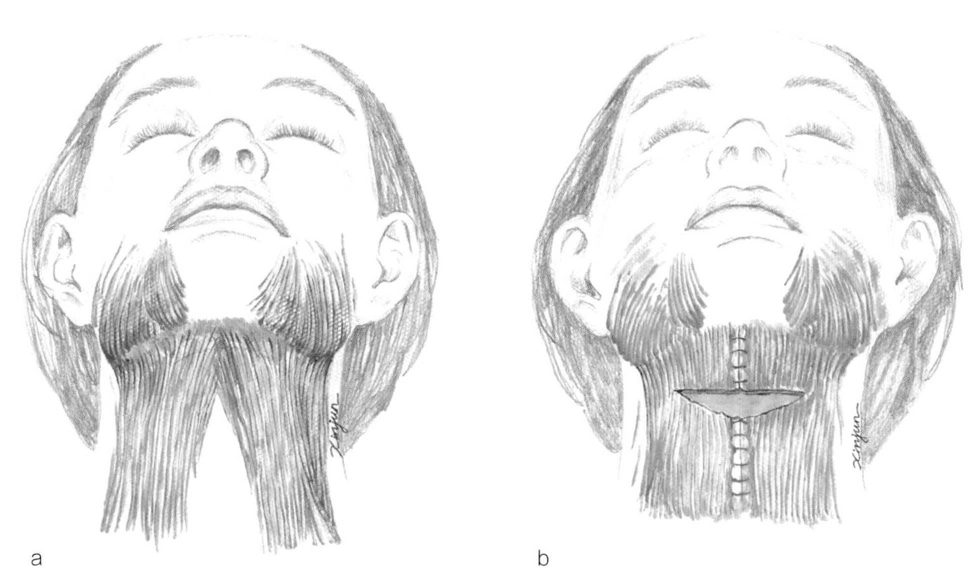

图1-30 颈阔肌“关门”手术示意

a. 颈阔肌正常形态；b. 颈阔肌成形术时的纵缝横切。

此法是将垂直的肌束切断，以阻断其对蜗轴的向下张力。第三，采用 A 型肉毒毒素注射在颌缘下颈阔肌的垂直肌束上。第二和第三种方法机制相似，只是手术和非手术方法的区别。

以上三种治疗方法均存在一个缺陷，即颈阔肌的张力会有所下降。另外，蜗轴的张力和固定作用是否也随之减弱？是否会造成口裂缩短或者形状改变？目前尚不得而知。

4. **间隙** 颊脂肪垫区和蜗轴区的间隙是一个，即颊间隙。其形状大致为竖立的“橄榄形”（图 1-31）。该间隙上方在颧弓深面与颞窝相通，前上方与上颌骨前间隙相通。颊间隙后界上边是颞肌肌腱和咬肌肌腱，后界下边是咬肌前缘。颊间隙的顶是颧大肌、颈阔肌以及蜗轴构成的 SMAS，底是颊肌及其表面的颊筋膜。颊间隙内包括颊脂肪垫、腮腺导管末端、面动脉和面前静脉、面神经的三级分支。至中老年时，上颌骨前间隙内的脂肪也会松垂挤入颊间隙内。这种突入的脂肪团与原已松垂的颊脂肪垫合起来是构成“羊腮”征象的重要原因之一（图 1-31 ~ 1-34）。

前面已述青少年时期颊脂肪垫区和蜗轴区较小，但到中年和老年时这两个区域快速增大、下移。颊间隙虽然原来就存在，但也随着年龄的增长而增大。增大有两个原因：其一是松垂下移的颊脂肪垫多了，下垂挤入颊间隙的上颌骨前间隙内脂肪也多了；其二是构成此间隙的表情肌和咀嚼肌日复一日的运动，加速了组织结构的退行性病变和松散性变化。咬肌前间隙和颊间隙是由表情肌与咀嚼肌共同构成。此两个间隙隔着如“栅栏”一样的 SMAS- 颧颊部韧带（咬肌韧带）相邻（图 1-33）。

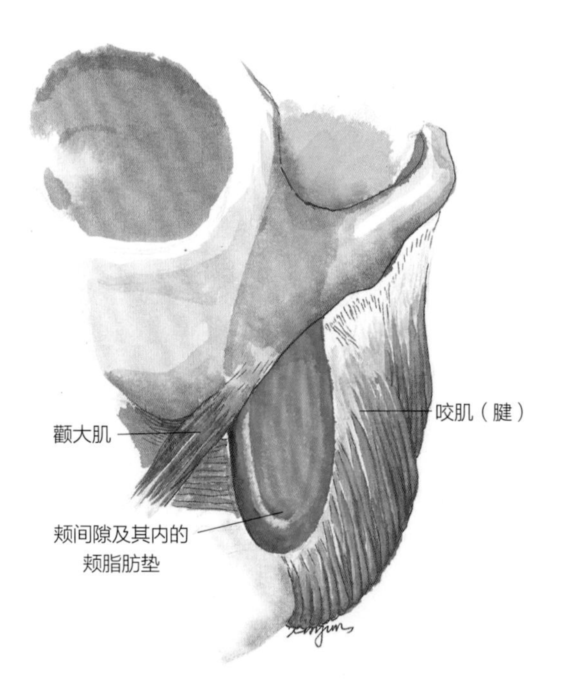

图 1-31 颊间隙及其内的颊脂肪垫

本来颊脂肪垫是有几个突起的，接近中年时悬垂成橄榄形。

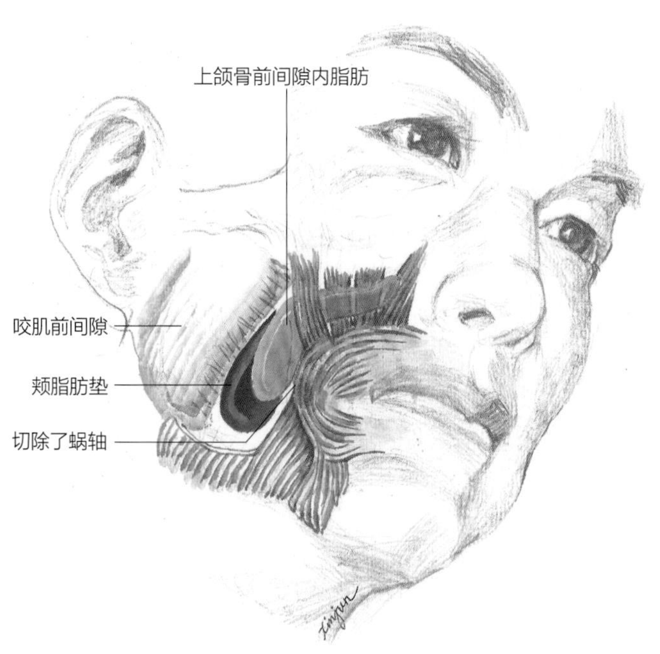

图 1-32 蜗轴深面的颊脂肪垫和松垂挤入颊间隙的上颌骨前间隙内的脂肪

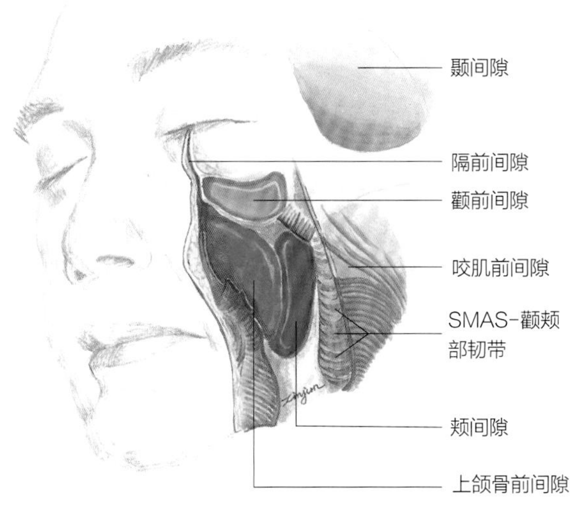

图 1-33 面部主要间隙

其中的颊间隙和咬肌前间隙是由表情肌和咀嚼肌共同构成。颊间隙的后界是咬肌，颊间隙的深面是颊肌，浅面有颧肌和颈阔肌。咬肌前间隙的深面是咬肌，浅面是颈阔肌。

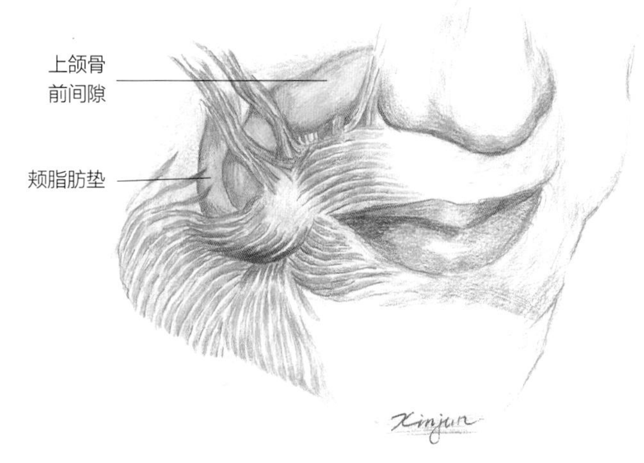

图 1-34 口角外侧囊袋的成因之一

对于颊间隙的增大性老化，目前尚无确切的科学治疗方法。作者的治疗方法是在除皱术中将颊脂肪垫拉出（前面操作时已经离断了 SMAS- 颧颊部韧带），缝合固定在咬肌前间隙内的颧弓与副腮腺下缘凹陷处，然后通过旋转、提紧加强作为颊间隙前壁“房顶”的颈阔肌、蜗轴等 SMAS。颊脂肪垫在患者仰卧位时缝合在咬肌前间隙内，等于缩小了颊间隙的空间；再加强了前壁，术后包扎加上长期戴颈面弹力套，挤压并粘连了颊间隙的空间。以此综合方法，试图减轻改善颊间隙的老化。能否获得预期效果，有待于长期观察和科学改进。

第三节 面颈部软组织层次

王志军 白承新

经常涉及美容外科或者美容医学临床工作的面颈部软组织层次计有五层：皮肤、皮下组织、SMAS、面部间隙、骨膜或深筋膜（图 1-35）。最后一层是骨膜的部位包括额区、颧突区、面中区、鼻区和下颌骨体部，最后一层是深筋膜的部位计有颞区、腮腺咬肌区、上下睑区和颈部。区分第五层究竟是骨膜还是深筋膜，大致分界线就是沿眶外侧缘和咬肌前缘的垂线。

需要说明的是：第一，面颈部软组织并非仅有此五层而已；第二，也不是说美容外科或美容医学临床工作永远不涉及第五层以下的深部组织。这里有许多临床实例，如 A 型肉毒毒素治疗咬肌肥大是针头通过咬肌筋膜（第五层）进入咬肌内；在透明质酸填充颞部时，仍有学者倾向于刺破颞深筋膜（第五层）到达颞部骨膜表面等。

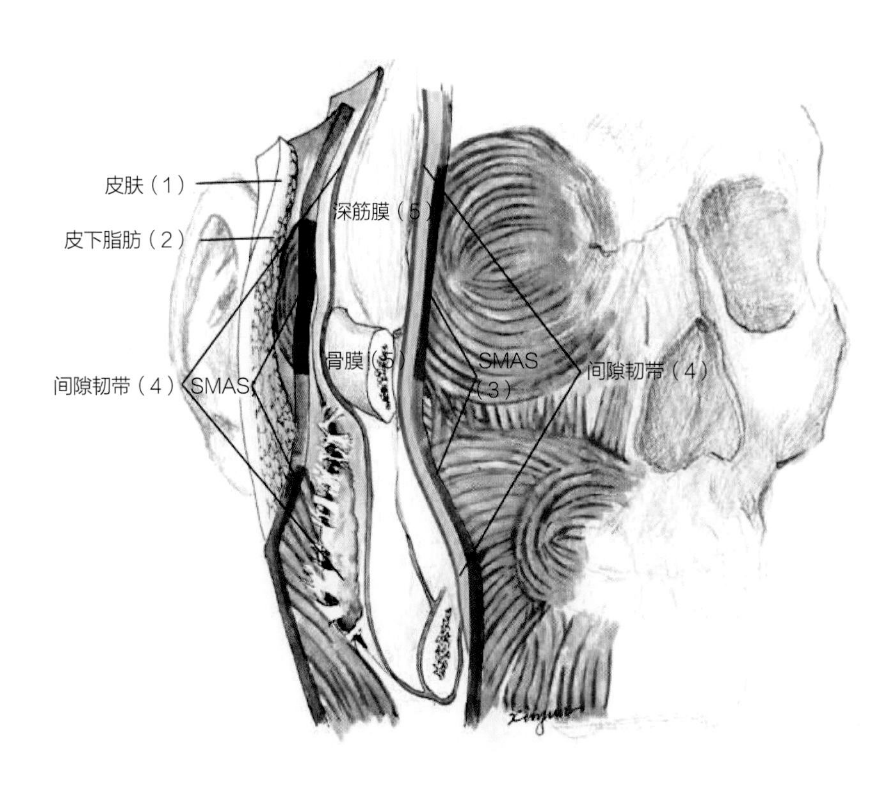

图 1-35 面颈部软组织五个层次

但是，与美容外科或美容医学绝大部分临床工作经常和皮肤、皮下组织、SMAS、间隙、韧带、脂肪垫等组织结构打交道相比，这些例子只能说是少数情况。所以，面颈部软组织五层的结构排布、相互之间的复杂关系等内容仍然是学习的重点。

一、皮肤、皮下脂肪组织

皮肤是人体最大也是重要的器官之一。皮肤由表皮、真皮和皮下脂肪组织构成。表皮、真皮、皮下脂肪组织是同属于皮肤的三层结构。然而在整形美容领域，却往往将其分开。按照面颈部软组织五层的理论，表皮和真皮是第一层，皮下脂肪组织是第二层。此理论的基础源于现实和临床实践。因为整形美容专业在叙述面颈部皮肤时，往往超越了传统的皮肤功能，更关注颜色、弹性、质地，而这些是面颈部“颜值”的要素之一。追求三者的优良效果是美容皮肤科医生的治疗目的。还因为面颈部皮下脂肪的诊断治疗操作不仅仅由美容皮肤科医生担当，美容外科医生也常常涉及。无论是“做减法”的吸脂术、减脂术（手术切除），还是“做加法”的填充术，美容外科医生和美容皮肤科医生均“乐此不疲”，更不用说依靠皮下脂肪层次结构才能起效的线技术年轻化方法了。

然而，由于美学和文化的差异性，以及需要掌握庞杂繁多的解剖学知识，导致许多医生“易进难出”，甚至出现治疗并发症。

关于表皮和真皮的组织结构特征，可参阅相关论文和论著。关于皮下脂肪的数量特点、结构特征及其老化改变等内容，在本书后续章节有详述。在此只叙述具有重要临床意义的几个问题。

1. 不易吸除皮下脂肪的几个部位

（1）颧弓、颧突和紧邻其下缘的带形区域：这是由于颧弓韧带将五层软组织紧密串联在一起的缘故。少量的皮下脂肪组织位于韧带与韧带之间的间隔里，量少、不易吸出。此区域层次不清，组织结构十分致密，盲视下穿插容易误入深层，对面神经颧支、副腮腺和腮腺管造成损伤（图1-36）。

（2）面中区：面中区的皮下脂肪组织增厚，特称为颧脂肪垫。颧脂肪垫虽然是增厚的皮下脂肪组织，但因其十分丰富的皮下脂肪间隔（源于深面韧带的致密纤维结缔组织），使得吸除少量甚至微量脂肪都很困难。吸脂进针孔难以选择也是造成此种困局的原因之一。寻求科学有效的吸脂方法方是正确的解决之道。

（3）额区、颞区、上下睑区、上下唇区、鼻区和耳下、乳突下的颈部：这些部位均不发生明显的皮下老化性脂肪组织增生。临床上也未见有在上述部位吸脂的报道。

以上三个区域中，有的是不易吸脂，有的是不需要吸脂。而颗粒脂肪注射移植术也因皮下脂肪层的结构特征，以下几个部位在临床操作中需予以关注：①谨慎填充脂肪的区域：颧弓、颧突和紧邻其下的带状区域以及面中区；②无充分空间容纳脂肪填充物的区域：额区、颞区、上下睑区、上下唇区、鼻区；③根本不需要以美容为目的填充的区域：耳下、乳突下的颈部。

2. 谨慎吸脂的几个部位　面颈部老化时，一些部位出现皮下脂肪组织增生，多数人脂肪颗粒明显肥大。这些部位是：下颌骨体区域的颈阔肌浅面，颈颌与颈颏转折处的颈阔肌浅面，以及蜗轴的浅面。即便临床上初步印象诊断为这些部位有皮下脂肪组织增生，也应进一步行核磁共振或超声波检查，以进行清晰的定位和定量诊断。明确增生的部位和厚度是指导精准吸脂的必要条件（图1-37）。

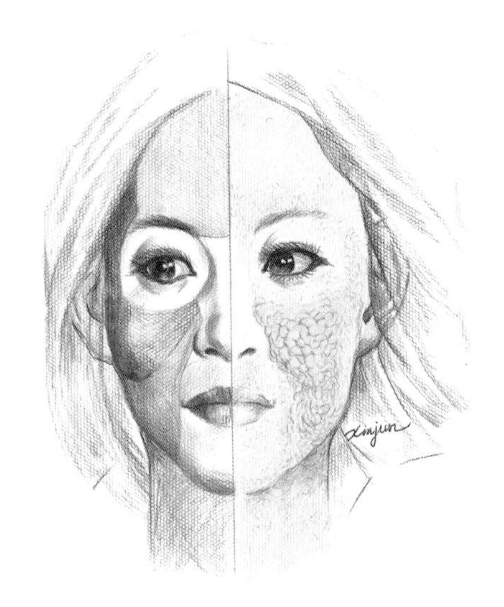

图1-36　不易吸除皮下脂肪的部位

图中右侧红色区域范围不易吸除皮下脂肪，也不易注进颗粒脂肪。不易吸除脂肪的部位还包括蓝色（颞部）、灰色（额部）、绿色（口角外侧）区域，不能吸脂的部位包括上下睑、鼻、唇和颏。

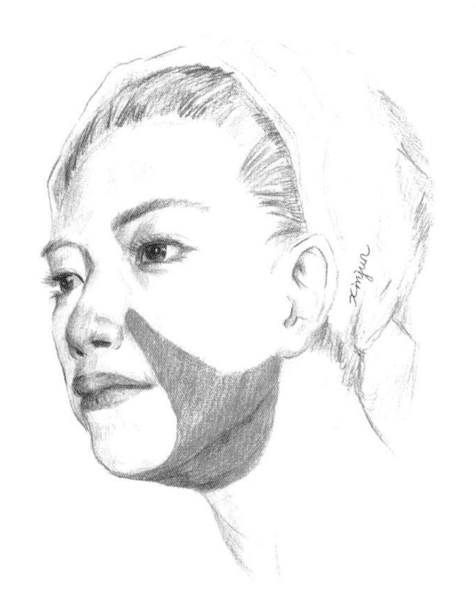

图1-37　谨慎吸脂的几个部位

图中绿色区域代表着面颈部皮下脂肪常见老化增生的部位。老化性脂肪增生与先天脂肪肥厚应区别对待，谨慎选择吸脂术。吸脂术无法解决口角外侧囊袋（“嘟嘟肉”或“嘴边肉”），是因为此部位是SMAS薄弱区，无明显肥厚的皮下脂肪层。

为避免损伤浅面的真皮和深面的SMAS，可选用较细管径的吸脂针（虽然管径细小会使效率下降）。中重度的面部真皮损伤或SMAS损伤均可能引起可见的粘连畸形。作者在临床上也见过由于在颌缘区域吸脂进入颈阔肌深面，而导致面神经下颌缘支损伤的病例。

面颈部吸脂是一项困难的操作，而且由于吸出量有限，导致“面部年轻化”效果并不十分明显，反而会带来纤维化和瘢痕挛缩的问题。因此，吸脂术在面颈部要谨慎选择。未来临床工作的重点是多角度地寻求创新性的解决方案。

3. 线技术年轻化没那么简单 线技术在国内外临床的应用真可谓是“一波三折”。究其原因，作者认为和以下四点有关：第一，其适应证无国际公认的专家共识，导致一些从业者盲目扩大适应证，更有甚者，将线技术变成了“线技术”。日渐火爆的推广宣传和不见增长的术后效果之间的矛盾加剧了公众的失望情绪。第二，未见有正确解剖层次的研究报道。众说纷纭的埋线层次“学说”误导了很多医生，甚至导致无所谓解剖层次的结论。事实上并非如此。有些层次是无效的，有些层次是危险的，有些层次效果不明显却反而产生“僵化脸”（图1-38）。第三，一些从业者无视传统“无分离是假移动，切除多余软组织越多，提紧效果越明显”的定论。第四，由于线材的相容性问题导致产生的包膜以及降解过程中产生的“炎症性纤维化瘢痕”，被一些非正规医疗机构和从业者说成是线技术年轻化的正确结果和效果，这与组织代用品研发和使用原则是背道而驰的。

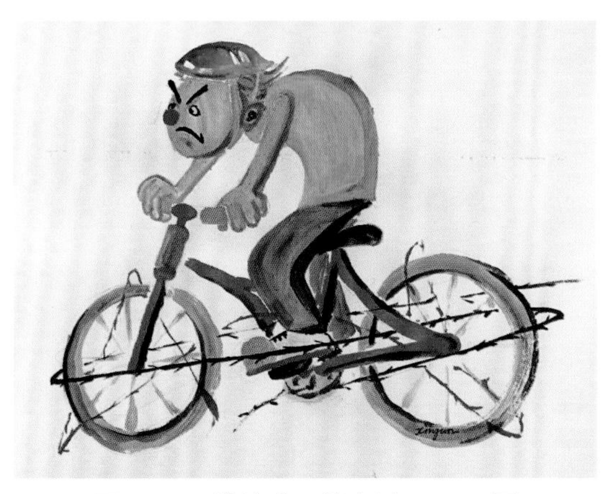

图1-38 线技术不能穿过SMAS层
SMAS是动态结构，如果以长线将其串联并提紧，无异于将表情“锁紧”。

“原则—机制—效果”是临床医学的正确逻辑。原则是规范严谨的保障，机制是方法的科学依据，效果是医生在安全前提下追求的目标，更是求医者的最终要求。注重调查和查证（investigation/verification）是循证医学的方法论根基，在整形美容专业是不该动摇的。

基于上述，建议线技术的应用原则如下。

（1）选用相容性好的悬吊线，以防止产生较厚的包膜和严重的纤维化。

（2）根据面颈部结构性解剖学特点决定的线技术悬吊层次只能是皮下脂肪层。利用皮下脂肪层的提紧，带动浅、深层的皮肤和SMAS。

（3）在面部真性韧带坚固的人群与部位，跨越韧带的提紧会加重老化表现。所以，这类人群和部位不是长线的适应证。

（4）长线提紧适合用于较大面积皮下脂肪层均匀的区域。该区域无真性韧带，如从上到下过颧弓后半段的腮腺咬肌区及颈部。

（5）线技术适合于轻度老化的松弛者。对于重度老化的松垂者，要加紧研究提紧后 SMAS 和皮肤的堆积问题。如无堆积，实际上是无效的。从需求和实效出发，从多角度重点解决老化的解剖学原因入手，寻求科学的解决方案。

二、SMAS

SMAS 是表浅肌肉腱膜系统的英译字头缩写（superficial musculo-aponeurotic system，SMAS）。在 20 世纪七八十年代，国外作者率先开展了对 SMAS 和面部韧带的研究，标志着面部美容外科技术在世界范围内开展了将近一个世纪后，已经开始对专业解剖学进行更深入的研究。而面颈部解剖学的研究成果反过来又大大促进了面颈部整形美容技术水平的快速提高，也加快了新技术和新方法的开发应用。所以，Mitz 和 Peyronie（1976）对 SMAS 的解剖学研究成果，以及 Furnas（1989）对面部韧带的解剖学研究成果，是本专业发展的里程碑，被载入整形美容专业的发展史册。国内这方面的研究是从 1989 年由辽宁省人民医院高景恒教授指导王志军医生的博士研究生课题开始的。

从 1989 年至 1994 年，王志军医生在博士毕业前后，共观察研究了如下课题：SMAS、面部韧带、颞区筋膜层次和结构、皮下脂肪分布和结构、面神经腮腺外分支、面神经分支走行平面、面神经分支吻合与支配规律等，当时在国内外发表了 10 余篇论文，开启了国人“面颈部整形美容解剖学”的研究先例。此后，该项目持续研究了 30 年，发表论文数十篇。

SMAS 位于面颈部软组织的第三层。它是由筋（腱）膜连接浅层表情肌构成的，所以称为“浅表肌肉”和“腱膜”系统。本书更多地称之为筋膜，而不是腱膜。原因是其组织学特征是筋膜（fascia）。它是运动耳郭、鼻下段的表情肌退化而成的，主要位于耳周和鼻中下段。筋膜内含有退化不全的肌束。筋膜连着额区、眉眼区、口周和颈部的浅层表情肌，形成一个连续的整体结构。筋膜实际上被覆着上述那些浅层表情肌。据此，SMAS 虽然很薄，但却致密强韧。所以可以推断，在形成社会之前，远古时期的人类只能有“浅表肌肉系统（SMS）”。事实上，低等哺乳动物大白兔的面颈部浅层肌肉连成一片，额肌与颈阔肌连接，中间空出来的部位是眼轮匝肌、口轮匝肌、耳郭的肌肉。而人类眉、眼、口的表情肌发达分化了，适应社会交往的表情功能进化发展了（图 1-39）。

总结起来，SMAS 中的“M”是眼轮匝肌、口轮匝肌两个环形肌，以及到达此两个环形肌的长程表情肌和短程表情肌的总和；其中的“A”指耳周和鼻区的浅层表情肌退化成的筋膜。筋膜连着并包覆着前述的表情肌，形成了互联互通的、动态的、相互协调和相互制约拮抗的“表情运动系统”，在面神经分支的支配下，完成喜、怒、哀、乐、悲、恐、惊的复杂多变的人类表情。

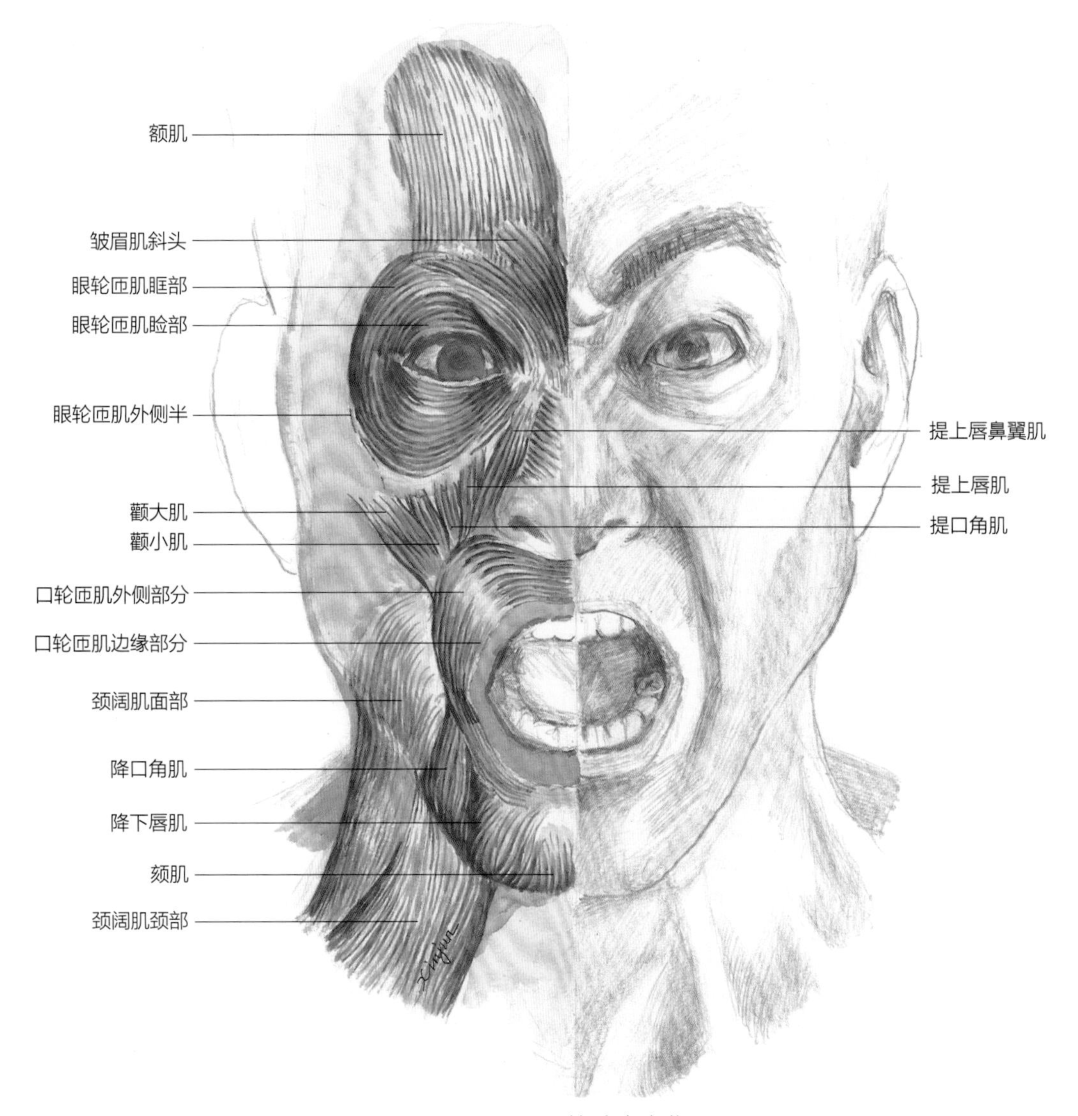

图 1-39 SMAS 的动态变化

如图所示，在怒吼时，SMAS 的肌性部分全部都在收缩状态，各部分张力最大，口大张，眼微闭合。

三、面部间隙

第四层的面部间隙不是结构，而是潜在的间隙。从额部到颈部，在 SMAS 的肌性部分深面均存在着这种潜在的间隙。但有一个例外，那就是口轮匝肌深面并无此种潜在的间隙。面颈部计有如下间隙：额肌后间隙、眉间隙、隔前间隙、颧前间隙、上颌骨前间隙、颊间隙、咬肌前间隙、颈阔肌后间隙、颏肌后间隙、颞间隙。只有颞间隙不是表情肌直接构成的间隙。虽然颞浅筋膜不是表情肌，不具备运动功能，但颞浅筋膜是由耳上肌退化而来，所以其深面似遗有间隙也就不足为奇了。

面部间隙与其他四层的皮肤、皮下组织、SMAS、骨膜或深筋膜软组织层次结构不同的是，第四层的间隙被各种韧带隔成了不同的区域。这些区域就像同一楼层的不同房间一样："房顶"是 SMAS，"地板"是骨膜或深筋膜，"间壁墙"就是韧带。此处举两个例子说明。第一个例子是颧前间隙："房顶"是眼轮匝肌，"地板"是颧骨骨膜，"间壁墙"是上界的眼轮匝肌下韧带和下内界的颧弓韧带。第二个例子是额肌后间隙："房顶"是额肌，"地板"是额骨骨膜，"间壁墙"是有两侧界的颞上隔和下界眼轮匝肌下韧带及颞附着（眶外侧韧带）（图 1-40）。

面部间隙赋予了表面的 SMAS 浅层肌的灵活性，所以面部间隙是面部表情运动的辅助装置。广泛存在的面颈部 SMAS 均处于同一平面，某一部位的 SMAS 表情肌必须有边界，才能使面部表情丰富多彩，才能使局部运动的张力受到明确的界线限制，而不至于影响到"邻居单元"。这个明确的界线就是由面部韧带构成的"间壁墙"——面部间隙的边界。所以，面部韧带是面部表情的制动装置。大部分面部韧带都是面部间隙的边界（"间壁墙"）。例如，额肌后间隙两侧界是颞上隔，下界是眼轮匝肌下韧带和颞附着；又如位于上下睑的隔前间隙，其环形边界为眼轮匝肌下韧带；再如咬肌前间隙（"王岩间隙"）前界为 SMAS- 颧颊部韧带（咬肌韧带），上界为颧弓韧带，下界为颈阔肌悬韧带。

既然面部间隙是 SMAS 表情肌运动的辅助装置，其滑动性能就是面部间隙的重点内容。滑动性能源于滑动结构。面部间隙的滑动结构有两种：其一是"覆膜"，其二是"脂肪垫"。关于覆膜：SMAS 表情肌深、浅面（主要是深面）被覆着一层纤维结缔组织薄膜，类似于肌外膜，作者称之为"覆膜"。例如额肌深面被覆着帽状腱膜，眼轮匝肌、颈阔肌深面的覆膜滑动性极好。有了这层覆膜，额肌、眼轮匝肌、颈阔肌、颧肌等 SMAS 的肌性部分才能高效低耗地完成动态表情功能。

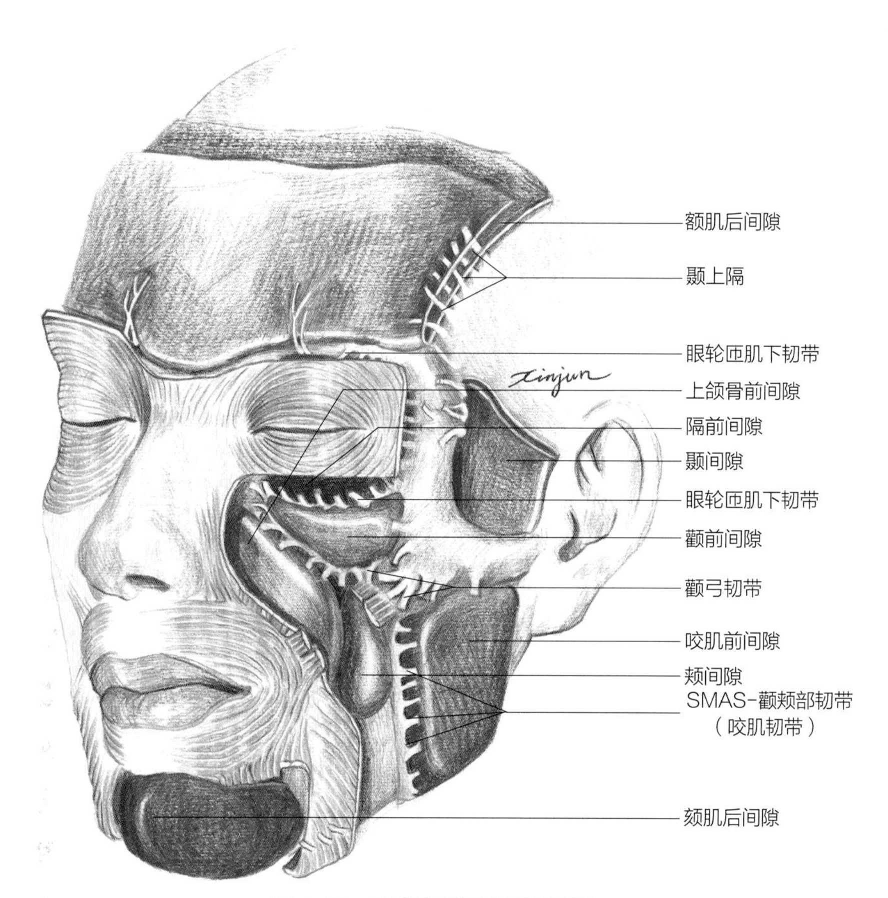

图 1-40　面部间隙和面部韧带

关于脂肪垫：多数面部间隙里有脂肪垫。但有些脂肪结构的名称却不是“脂肪垫”这个称谓。脂肪垫多是疏松柔软、无纤维结缔组织、带有包膜的纯脂肪团或脂肪片。质地的柔软性暗示着它们具有润滑剂的作用。但因为包膜的限制，才不至于过早地松散和下垂。这些脂肪垫的功能就是为间隙（“房顶”）的 SMAS 表情肌运动提供润滑作用。所以，面部间隙中的脂肪垫可以说是一直处于被动运动中。它们是随着表情运动而被动运动的，比如 ROOF 和眉脂肪垫。也有脂肪垫是因眼球运动、咀嚼肌运动而被动运动的，比如眶隔脂肪和颊脂肪垫。颊脂肪垫位于颧大肌的深面，但却主要是为了颞肌和咬肌的强力运动和较大幅度变形而存在的。换句话说，无论从颊脂肪垫的润滑作用来讲，还是从即刻修饰咀嚼肌的运动变形作用来讲，颊脂肪垫（也包括其他脂肪垫）是重要的美容解剖学结构。因此，对于这些结构无适应证地随意切除和干扰均是不恰当的做法。

由于脂肪垫外覆包膜，导致血供单一，决定了其退行性变的发生较早，也就是临床上常见的容积减少性老化现象的病理生理学原因。面中部和颞部发生容积减少性老化较早，程度较重，就是因为这些部位的脂肪垫和脂肪较多的缘故。

四、骨膜或深筋膜

第五层骨膜或深筋膜的突出特点是很薄。一条大致的界线区分了第五层究竟是骨膜还是深筋膜，即沿眶外缘的垂线（Mendelson 线）。这条垂线的内侧是表情区，第五层软组织是骨膜，如额骨骨膜、眶缘骨膜、颧骨骨膜、上颌骨骨膜和颏突处骨膜。这条垂线的外侧是咀嚼区，第五层软组织是深筋膜。咀嚼区以颧弓为界，上方的深筋膜是颞深筋膜，传统的名称是颞肌肌膜；下方的深筋膜是咬肌筋膜。颞深筋膜是面颈部最厚韧、强度最大的深筋膜，修复重建外科常将其作为深筋膜移植的取材供区。对于面部年轻化而言，颞深筋膜是优良的“固定点”。因为颞深筋膜的强韧，加之其面积广大，故固定位置选择性较强。所以，颞深筋膜成为来自于下方任何面部悬吊点的固定结构。

颧弓下方的咬肌筋膜很薄，来源于腮腺包膜，统称为腮腺咬肌筋膜。咬肌筋膜上半部分略薄，下半部分略厚。所以，隔着上半部分半透明的咬肌筋膜，其深面的咬肌、面神经分支等结构隐约可见。咬肌筋膜具有重要的“颜值意义”，那就是它能屏蔽咬肌强大的张力外溢和动态外形的外溢。也就是说，它能保证面部的运动只向外界传达表情：喜、怒、哀、乐、悲、恐、惊，而不是咀嚼的非表情动作。咬肌筋膜的另一个生理意义是保护面神经分支。除了面神经的颞支和颈支以外，其余的颧支、颊支、下颌缘支均走行于咬肌筋膜内，横跨咬肌。面神经的颧、颊和下颌缘支属于二级分支，一级分支称为颞面干和颈面干，位于腮腺浅、深叶之间。二级分支从腮腺前缘潜出，进入薄薄的咬肌筋膜内，走行到达咬肌前缘。此处相当于前述的 Mendelson 线，形成三级分支相互吻合再分支后，陆续进入表情区的表情肌（图 1-41）。

上述第五层软组织的解剖学特性具有重要的临床意义。第一，面部年轻化的各种悬吊方法均需要有稳定可靠的具有选择余地的固定点，颞深筋膜是最佳结构；第二，之所以有各种 SMAS 除皱术，就是因为有咬肌筋膜对面神经颧、颊和下颌缘支的保护，才使 SMAS- 颈阔肌瓣下分离成为安全的分离平面。所以说，咬肌筋膜是 SMAS 除皱术第一位的解剖学结构基础。颞中筋膜保护了面神经颞支，是超高位 SMAS 除皱术第一位的解剖学结构基础。有关方面内容详见“面神经外周分支解剖学”一章。

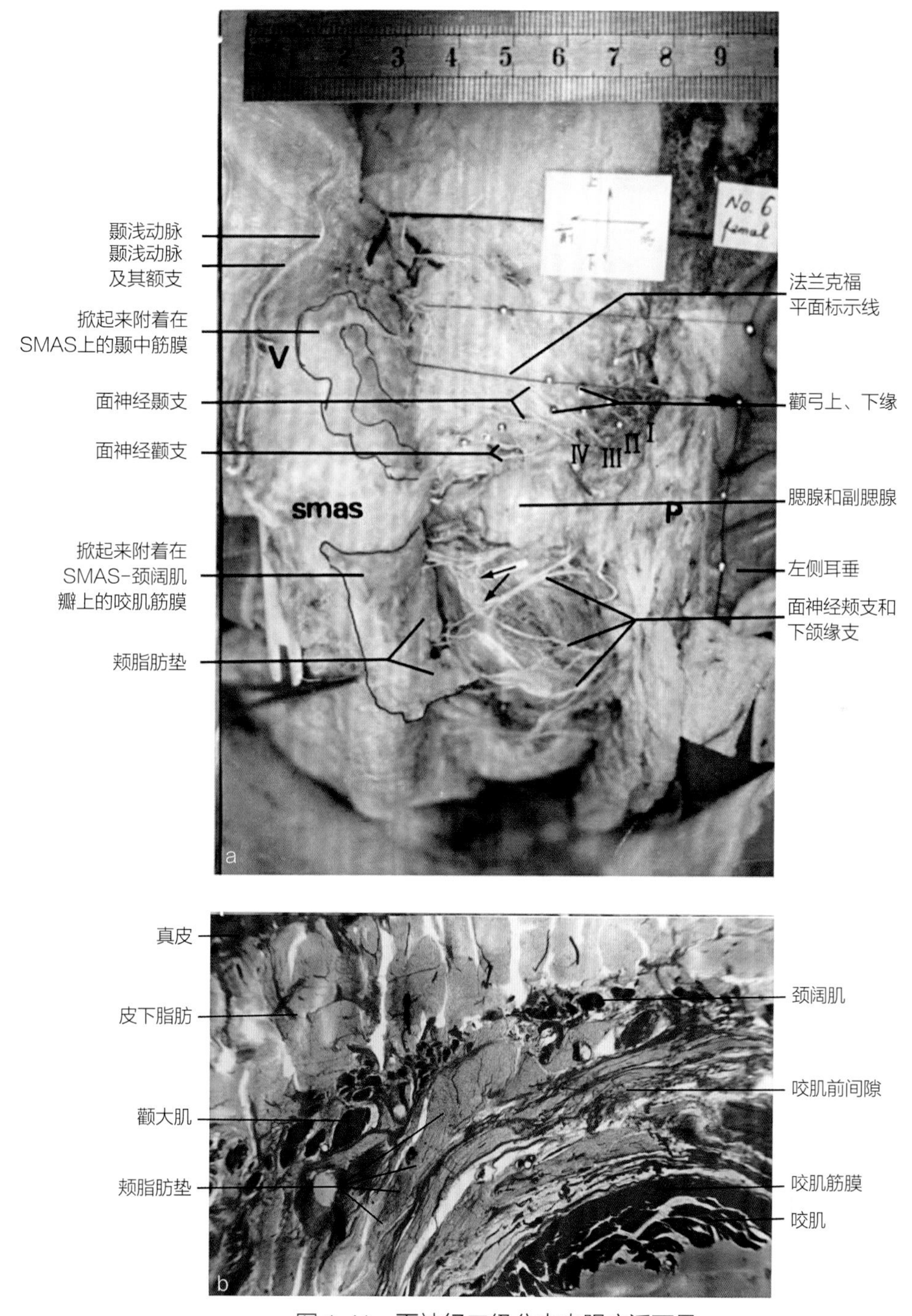

图 1-41　面神经二级分支肉眼广泛可见

a. 左侧面部标本的咬肌筋膜。标本中的咬肌筋膜和 SMAS- 颈阔肌瓣一同从咬肌上掀起，但咬肌上的面神经颊支、下颌缘支等二级分支周围仍有咬肌筋膜的残余部分。神经支至咬肌前缘形成吻合（箭头）。b. 左侧过耳垂与鼻翼连线的组织切片（HE，8×）。

第二章
面部脂肪

第一节　概　述

石恒　王岩

同身体其他部位一样，在面颈部皮肤深面也广泛存在着脂肪组织。根据其位置深浅可以分为浅层脂肪（即皮下脂肪）和深层脂肪。按照面部五层解剖理论来划分，浅层脂肪分布于皮下组织第二层内，位于皮肤和SMAS浅层之间；深层脂肪分布于SMAS深面，位于第四层（即面部间隙层）（图2-1）。浅层脂肪在皮下层是连续的，而深层脂肪则是相对不连续的。在面部不同区域，脂肪组织分布的数量、厚度及存在形式有着较大差异。这种差异可因种族、年龄、性别、营养状况、遗传以及职业的不同而异。面部老化时，不同区域的脂肪组织发生着不同的变化。

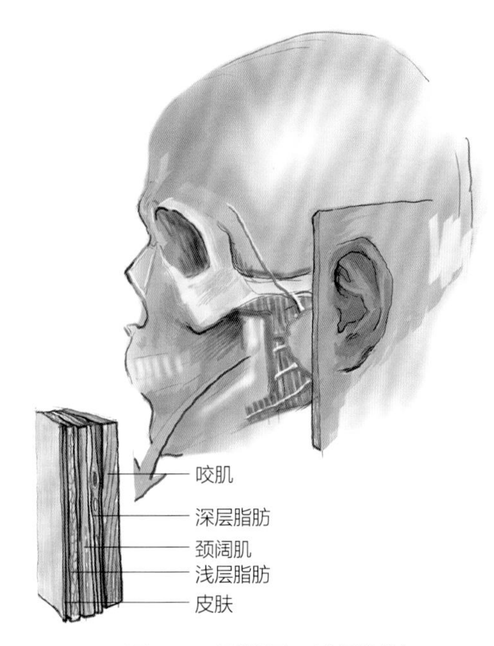

图2-1　面部深、浅层脂肪

一、面部脂肪的功能作用

脂肪组织在维持面部轮廓形态及功能中发挥着非常重要的作用（图2-2）。面部脂肪的作用主要有以下几方面。

1. 润滑作用　面部表情丰富、活动频繁，包括言语、咀嚼动作，每日活动频次数百万计。脂肪组织在如此高频的活动中充当“润滑剂”的作用。最为典型的是在眼球周围的眶隔内脂肪和球后脂肪组织，以及在咬肌前方的颊间隙中存在的颊脂肪垫。在这些高频活动的结构周围，脂肪组织以柔软滑动

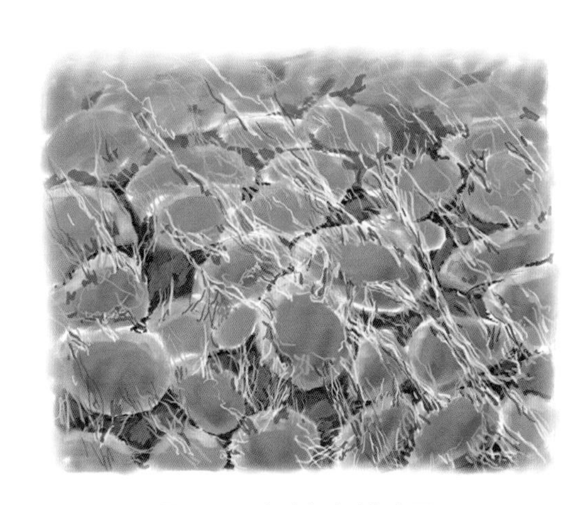

图2-2　脂肪组织模式图

的脂肪团形式存在。在活动频繁的表情区内，脂肪组织数量通常较咀嚼区内多，如面中部睑裂和口裂之间，皮下脂肪明显增厚形成颧脂肪垫。但睑板前眼轮匝肌和口轮匝肌表面脂肪含量少，则是为了满足这两个区域迅捷活动的需要，如快速眨眼、睁眼、闭眼及张口、闭口等。

2. **充填、连接、塑形作用** 在SMAS的浅面和深面均存在脂肪组织。浅层脂肪内存在着许多纤维隔，将皮肤和SMAS连接在一起。在不同区域，这些纤维隔的数量和强度是不同的。深层脂肪位于SMAS深面。在SMAS与深筋膜或骨膜之间，充填着面部潜在间隙。面部脂肪在维持面部轮廓形态饱满、保持年轻化容貌中起着非常重要的作用，如颧脂肪垫对维持面中部饱满度有着非常重要的意义，而颧脂肪垫下垂则表现为衰老的外观。

3. **阻隔、隔离作用** 如前所述，面部表情活动丰富且频繁，同时也具有咀嚼、吸吮、辅助发音等功能。不同功能之间相互协调，可同时发生，也可单独发生。这得益于不同肌肉之间存在的脂肪组织将各自的运动独立分隔开，使其各行其道、互不影响。

4. **防御、缓冲、保护作用** 面部皮下脂肪能够对其深面的结构起到缓冲、保护作用。颧脂肪垫深面存在着较多的表情肌，浅层的脂肪组织可减少震荡、缓冲外力伤害，对这些肌肉可起到一定程度的保护作用。防御保护的另一层含义是脂肪组织内含有巨噬细胞、淋巴细胞、浆细胞等，可参与机体的免疫反应，抵御外来伤害。

5. **内分泌作用** 面部脂肪作为人体脂肪库的一部分，同身体其他部位的脂肪细胞一样，也具有一定的内分泌作用，可以合成和分泌多种具有生物活性的物质。

二、面部脂肪的结构特征

脂肪组织是一种特殊分化的结缔组织，是由大量的脂肪细胞聚集在疏松结缔组织中形成的。因此，脂肪组织主要由脂肪细胞和疏松结缔组织两部分构成。疏松结缔组织交织成筋膜样的网状纤维隔，脂肪细胞聚集镶嵌被包裹在纤维隔内，脂肪细胞由网状纤维包绕并被分隔为许多大小不等的脂肪小叶（图 2-3）。面部脂肪根据其存在的形式，可以分为纤维脂肪组织（fibrofatty tissue）和脂肪团（或脂肪垫）（fat mass/fat pad）。脂肪团只存在于特定的部位，如眶周的眶隔内脂肪、颊间隙中的颊脂肪垫。脂肪团有完整的包膜包裹，与周围组织隔离，由柔软、细腻和细小的脂肪细胞构成，脂肪细胞之间没有纤维隔膜，主要起到润滑、充填作用。纤维脂肪组织内含有较多的纤维间隔，不

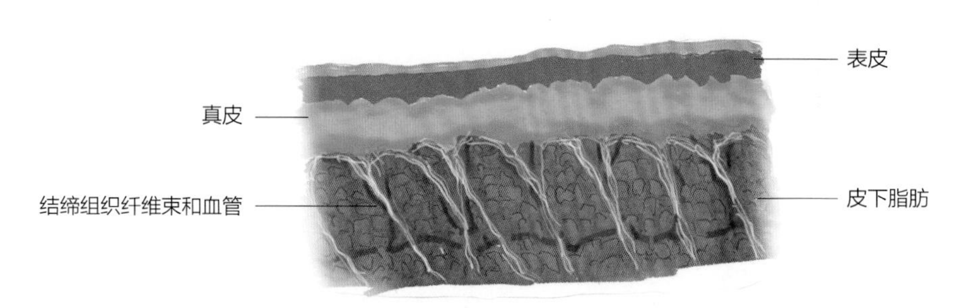

图 2-3　纤维束分隔脂肪小叶，并伴随着血管至真皮层

同区域内含纤维组织的多少也存在差异。SMAS 将面部脂肪分为浅层和深层，浅层脂肪组织内脂肪细胞颗粒直径较大，含纤维间隔较多，这些纤维多数为韧带穿过 SMAS 后的树丛状分支，连接在 SMAS 与真皮之间；而深层脂肪组织内脂肪细胞直径相对小，含纤维间隔较少。

三、面部脂肪的老化改变

面部老化是多因素共同参与的复杂的变化过程，从浅层的皮肤、皮下组织到深层的脂肪、SMAS、韧带、深筋膜、骨膜在内的各层软组织以及骨骼，均发生不同程度的退行性变，而占据面部大部分区域的脂肪组织在整个面部老化过程中扮演了非常重要的角色。

除了重力作用导致的松垂以外，面部各脂肪室在老化时也会发生不同程度的容积性改变，不同脂肪室内发生的变化亦不相同。各区域脂肪室的老化改变同面部的各种老化特征性表现息息相关，其老化改变以不同方式呈现在老化面容中。这些变化可以概括为组织学内部改变和解剖位置变化。

组织学内部改变表现为脂肪细胞的肥大、萎缩、凋亡，导致容积发生改变，即容量堆积（volume accumulation）或容量丢失（volume loss）。容量变化在不同区域脂肪室的表现是不同的（图 2-4）。在一些区域表现为容量丢失，老化时脂肪室萎缩，导致容量减少，这些区域主要包括额区、颞区、眉区、眶上区、眶下区、口周区、鼻唇沟内下区、木偶纹内下区和腮腺咬肌区；在另一些区域则表现为容量堆积，老化时脂肪细胞肥大，导致容量增加，这些区域主要为颧区、鼻唇沟外上方、下颌缘区、颏底和颈部。

解剖位置变化主要表现为位置的改变，即组织松垂（ptosis）、脂肪室移位（malposition，displacement）。松垂即长期重力作用导致的脂肪室及其他软组织发生的松弛和下垂。这一点在所有软组织老化表现中是一致的，只是程度不同，在活动频次高、幅度大、组织连接疏松的区域，松垂

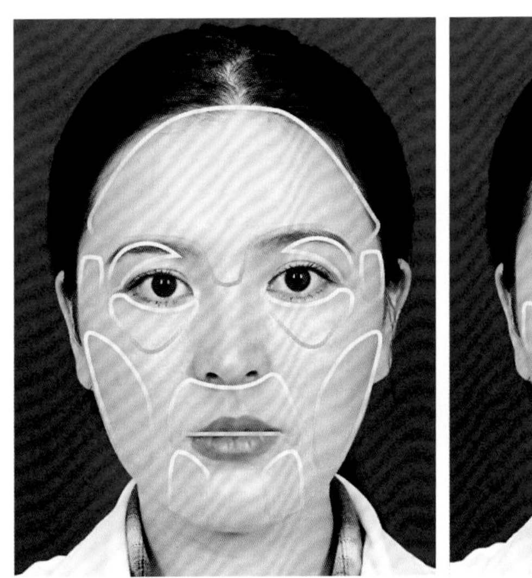
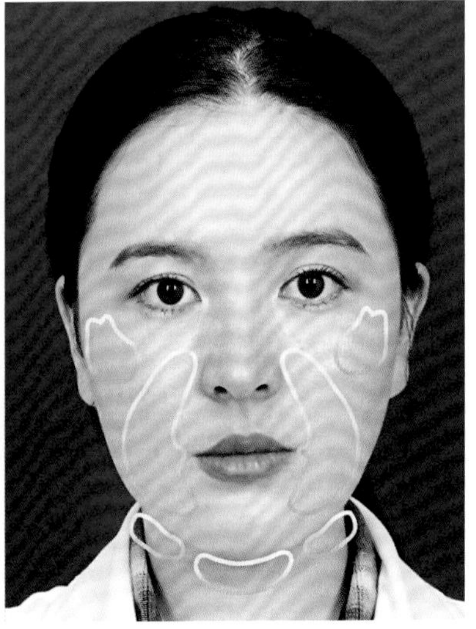

图 2-4　面部脂肪老化改变示意

左图标记区域为老化时脂肪发生萎缩、容量减少而出现低平、凹陷的区域；右图标记区域为老化时表现为脂肪堆积、容量增加而出现臃肿膨出的区域。

发生的程度更严重，比如眉外侧区老化表现为明显的松垂，使得眉呈现出“八”字眉样外观；而口角外侧区松垂则导致“羊腮”(jowl)。

以往的年轻化手术只注重对软组织的提紧，即对松垂组织的复位，而忽略了对老化时丢失容量的恢复，因此术后效果往往不甚理想。Lambros 在 2003 年提出了“面中部老化容量丢失理论”，他认为面中部老化主要是由于容量的丢失，而不是韧带或皮肤的松弛。他进一步研究发现，面中部浅层脂肪室在老化时出现相对肥大，深层脂肪室发生萎缩而出现容量减少。由于深层容量减少，失去对浅层组织的支撑作用，使得浅层皮肤等软组织相对多余，继而出现面中部假性松垂(pseudoptosis)。因此，为获得理想的年轻化效果，在提紧松垂软组织的同时还要对老化时各区域的容量变化进行针对性的平衡治疗。

第二节　面部脂肪的最新研究进展

石恒　王岩

2007 年，Rohrich 等在新鲜尸头标本上将染料注入面部皮下脂肪层，经过充分时间的扩散以及反复多次的实验研究，发现注入的染料最终总是局限在特定的区域内，呈现出相似的形态。他们进一步通过在不同脂肪室之间取材进行组织学切片观察，发现不同脂肪室之间存在隔膜，首次证实了“面部脂肪室(facial fat compartment)”的存在。面部脂肪是以特定的、独立的脂肪室形式存在的，不同脂肪室被纤维隔膜彼此分隔为独立的单元。面部脂肪室分区理论为我们重新认识面部脂肪提供了指南，成为近些年来面部解剖学及面部老化和年轻化领域中研究的焦点。

许多医生在最初理解该理论时可能存在一定的困惑。我们可以做出如下设想来辅助理解面部脂肪室。假设面部皮下脂肪是一个匀质连续的整体单元，在面部皮下任意一处脂肪组织内注入足量的染料（注意在推注染料时压力不要太大，以免过大压力会冲破脂肪室之间的隔膜屏障），经过足够长时间的充分扩散，整个面部的皮下脂肪都会被染料着色，正如在一杯水中滴入一滴墨汁会使整杯水着色一个道理。然而实际情况并非如此，Rohrich 教授发现在不同区域注入的染料最终总是呈现出特定的相似的形态。经过在不同脂肪室之间取材进行组织学切片观察，他发现不同脂肪室之间确实有隔膜存在并对不同区域脂肪室进行分隔。通过更进一步的研究发现，这些隔膜中存在一些穿支血管、细小神经等，隔膜对这些神经、血管起着一定的保护作用。

面部脂肪室分区理论的提出改变了以往人们所认为的面部皮下脂肪是一个连续的整体单元的观点，使我们对面部脂肪的认识及研究进入到一个新的阶段，具有划时代意义。

除 Rohrich 报道的脂肪室以外，许多学者又相继发现并报道了其他的脂肪室，围绕面部脂肪室的老化变化进行了相关研究，为面部年轻化治疗提供了新的指导方向。但是不同学者的研究结果之间尚存在一定差异，如对脂肪室的命名、位置边界不统一等情况。现将面部浅、深层脂肪室总结归纳如下，以供参考。

浅层脂肪室（superficial facial fat compartments）：位于皮肤和SMAS之间（图2-5），包括额正中脂肪室、额中间部脂肪室，颞颊外侧脂肪室、眶上脂肪室、眶下脂肪室、眶外侧脂肪室、鼻唇部脂肪室、颊内侧脂肪室、颊中部脂肪室、下颌上脂肪室、下颌下脂肪室、颏部脂肪室、鼻部脂肪室（表2-1）。

表2-1　面部浅层脂肪室的位置和边界

名称	位置	边界
额正中脂肪室 （central forehead fat compartment）	额正中部	外界：额中部隔膜 下界：鼻背
额中间部脂肪室 （middle forehead fat compartment）	额中间	下界：眼轮匝肌支持韧带 外界：颞上隔
颞-颊外侧脂肪室 （lateral-temporal cheek fat compartment）	颞区、颊外侧区	上缘：颞上隔、颞下隔 内缘：颊外侧隔膜
眶上脂肪室 （superior orbital fat compartment）	眶上部、眉下区域	上界：眼轮匝肌支持韧带 内外界：向内外眦方向延伸
眶下脂肪室 （inferior orbital fat compartment）	眶下区	下界：眼轮匝肌支持韧带 内外界：向内外眦方向延伸
眶外侧脂肪室 （lateral orbital fat compartment）	眶外侧	上界：颞下隔 下界：颊上隔
鼻唇部脂肪室 （nasolabial fat compartment）	鼻唇沟外侧	上界：眼轮匝肌支持韧带 下界：颧大肌下部 内界：鼻唇沟 外界：颊内侧脂肪室
颊内侧脂肪室 （medial cheek fat compartment）	鼻唇部脂肪室的外侧	上界：眼轮匝肌支持韧带和眶外侧脂肪室 下界：下颌脂肪室 内界：鼻唇部脂肪室 外界：颊中部脂肪室
颊中部脂肪室 （middle cheek fat compartment）	颊中部、腮腺的前方	上界：颊上隔，深面附着颧大肌 内界：与颊内侧脂肪室间的融合隔膜 下界：下颌脂肪室 外界：颞颊外侧脂肪室
下颌脂肪室 （jowl fat compartment）	口角外下方位置、降口角肌浅面	内界：降下唇肌 下界：颈阔肌在下颌骨处的膜性附着

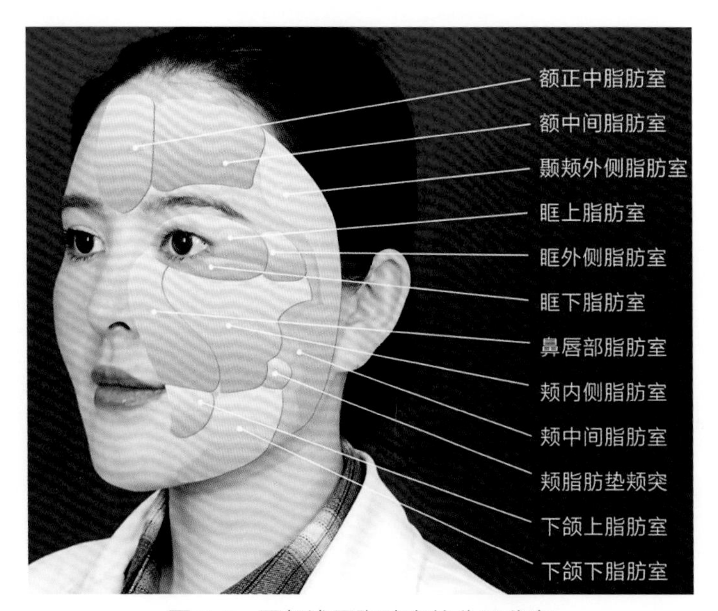

图 2-5 面部浅层脂肪室的分区分布

深层脂肪室（deep facial fat compartments）：分布于 SMAS 的深面（图 2-6），包括眉脂肪垫、眼轮匝肌后脂肪（ROOF）、眼轮匝肌下脂肪（SOOF）、口轮匝肌下脂肪（POOF）、颏下脂肪室、颊深内侧脂肪室、颊深外侧脂肪室、颊脂肪垫、颈阔肌后脂肪等（表 2-2）。

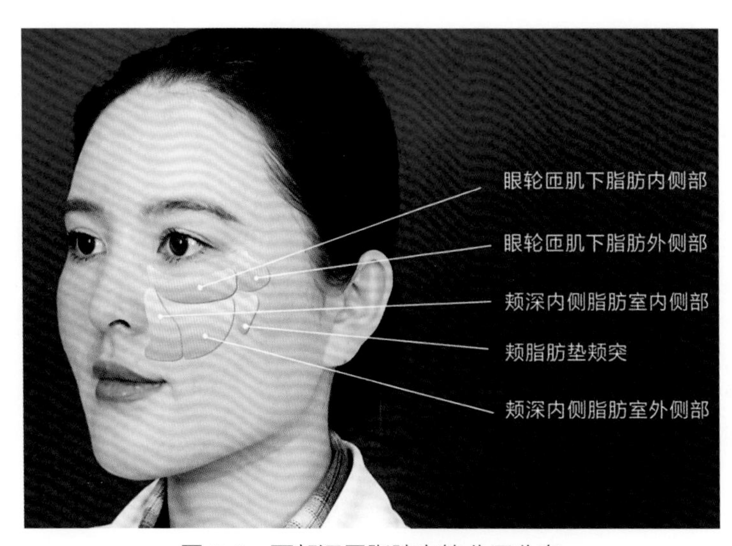

图 2-6 面部深层脂肪室的分区分布

表 2-2　面部深层脂肪室的位置和边界

名称	位置	边界
眉脂肪垫 （brow fat pad）	眉部眼轮匝肌深面的眉间隙	上界：与额肌后疏松结缔组织延续 下界：眶上缘的眼轮匝肌支持韧带 顶：眼轮匝肌 底：眉弓骨膜 内界：眉间肌肉复合体、眶上血管神经束
眼轮匝肌后脂肪 （retro-orbicularis oculi fat，ROOF）	上睑眼轮匝肌深面	上界：眶上缘的眼轮匝肌支持韧带 顶：眼轮匝肌 底：眶隔膜
眼轮匝肌下脂肪（sub-orbicularis oculi fat，SOOF）	下睑眼轮匝肌深面	上界：眼轮匝肌支持韧带 下界：颧弓韧带 外上界：眶外侧增厚区
颊深内侧脂肪室 （deep medial cheek fat compartment，DMCF） （可分为内侧部和外侧部）	浅层颊内侧、颊中部脂肪室深面，表情肌深面，上颌骨骨膜	上界：眼轮匝肌支持韧带 下界：口轮匝肌下脂肪 内界：梨状孔韧带 外界：颧大肌和颊脂肪垫
颊深内侧脂肪室内侧部 （medial part of DMCF）	提上唇肌和提上唇鼻翼肌的深面、鼻唇部脂肪室深面，与骨膜之间是Ristow间隙	外界：内侧部SOOF和颊深内侧脂肪室外侧部 下界：口轮匝肌下脂肪
颊深内侧脂肪室外侧部 （lateral part of DMCF）	浅层颊内侧脂肪室深面，直接附着在骨膜上	上界：SOOF的下缘 外界：颊脂肪垫 内界：颊深内侧脂肪室内侧部
颊深外侧脂肪室 （deep lateral cheek fat compartment，DLCF）	咬肌筋膜浅层	内界：颊深内侧脂肪室外侧部 外界：颧大肌和面横隔
口轮匝肌下脂肪 （post-orbicularis oris fat compartment，POOF）	口轮匝肌深面	顶：口轮匝肌 底：唇黏膜
颏下脂肪室 （sub-mentalis fat compartment）	颏肌深面	顶：颏肌 底：骨膜
颈阔肌后脂肪（sub-platysma fat）	颈阔肌深面	顶：颈阔肌 底：颈深筋膜浅层
颊脂肪垫 （buccal far pad，BFP）	SMAS深面、颊肌浅面，咬肌前缘的颊间隙	

第三节 皮下脂肪

石恒 王志军

面部脂肪的分布特点为：在面部不同区域，脂肪组织分布的数量和厚度差异较大。以往对于面部皮下脂肪的解剖学研究主要根据肉眼观察到的皮下脂肪数量和厚薄来进行描述，将面部皮下脂肪划分为：多脂肪区、少脂肪区和无脂肪区。然而，如何界定“多”与“少”是比较主观且模糊的，因此存在分区界线不清的缺点，如颧脂肪垫的确切延伸范围在各文献报道中有较大差别。

面部脂肪在不同区域的分布特点与该区的功能需求是一致的，充分体现了结构与功能相统一的观点。在面部前正中线周围如眼周、鼻周和口周，为少脂肪区或无脂肪区，皮肤与深部组织直接相连。睑部眼轮匝肌表面没有皮下脂肪的存在，与眼睑需要迅速、高频率的活动密切相关（图 2-7）。

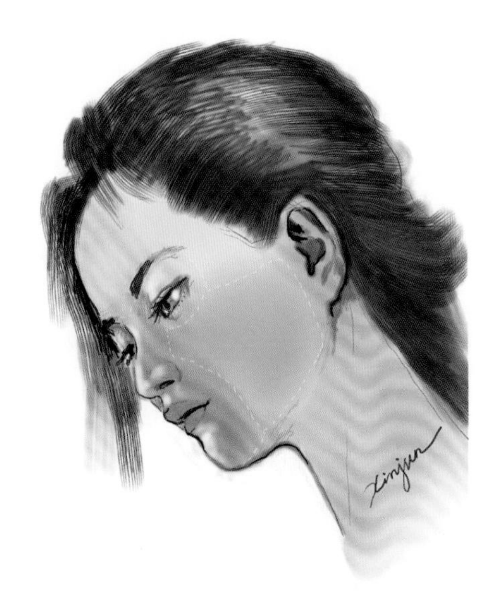

图 2-7 面颈部浅层脂肪分区

黄色区域（额部、颞部、颈部）为少脂肪区，绿色区域（面中部、腮腺咬肌区）为多脂肪区，蓝色区域（鼻部、唇部、颏部、上下睑区）为无脂肪区。

一、多脂肪区

多脂肪区主要是腮腺咬肌区和面中部。面中部的皮下脂肪增厚形成颧脂肪垫（malar fat pad）。按照 Rohrich 对面部脂肪室的划分，颧脂肪垫所覆盖的范围包括眶下脂肪室、鼻唇部脂肪室、颊内侧脂肪室以及颊中部脂肪室所占据的位置。颧脂肪垫最厚处位于鼻唇沟中点外侧 1～2 cm 的范围。鼻短、上唇长的人，位于鼻翼外侧 1.8 cm 的范围。此处相当于上唇颊龈沟顶部，也就是上颌骨体与牙槽突过渡骨面低凹处。此处颧脂肪垫的平均厚度在中国人约 1.0 cm 厚。由此最厚处向上、向下、向外侧渐薄。颧脂肪垫的上界是睑部眼轮匝肌的下缘处，内侧界的上部是鼻面沟，下部是鼻唇沟，外侧界大约是颧大肌外侧缘的体表投影位置。腮腺咬肌区的皮下脂肪是颧脂肪垫向外侧及外下方的延续，皮下脂肪虽然不如颧脂肪垫厚，但仍有一定的厚度，连接着皮肤和深面的 SMAS，对应于颞颊外侧脂肪室颊部的位置。

二、少脂肪区

少脂肪区主要是颞区、额区和颈区（颌下）。①颞区：该区皮下脂肪较少，在皮肤和颞浅筋膜之间仅有少量薄层的脂肪分布，可以认为是颧脂肪垫向外上越过颧突、颧弓到达颞浅筋膜 SMAS 表面的延续。②额区：以往将额区划分为无脂肪区，认为额部皮肤与深面的额肌几乎不含皮下脂肪。笔者通过解剖发现，整个额区皮下层存在着较为均一厚度的皮下脂肪，根据胖瘦不同，其厚度存在差异。按照 Rohrich 对面部脂肪室的划分，额部皮下层存在 3 个脂肪室（额正中脂肪室和两侧额中间部脂肪室），所以额部存在一定厚度的脂肪。③颈区：在皮肤和颈阔肌之间存在着一层较为连续完整的皮下脂肪，不同区域脂肪层的厚度存在着较大差异。在舌骨上区特别是颏下区，脂肪相对较厚，部分人该区脂肪明显肥厚，可进行适量的脂肪抽脂，但应注意在皮下保留一定厚度的脂肪，以免皮肤表面出现凹凸不平的外观；而舌骨下区的皮下脂肪层相对较薄。

三、无脂肪区

无脂肪区主要包括睑裂及口裂周围、鼻部、颏部、耳后区。①睑板前和眶隔前眼轮匝肌以及口轮匝肌表面几乎没有皮下脂肪分布，真皮层和肌纤维之间直接连接。这种连接方式有助于眼睑和口唇的迅捷、灵敏、细微的活动，与口眼功能的发挥密切相关。②鼻部皮肤与其深面的 SMAS（鼻肌）之间紧密相连，除鼻头肥大者在鼻尖区存在少量皮下脂肪组织外，其余部位无皮下脂肪分布。③颏部皮下有一层较薄的脂肪，皮肤深面有来自颏肌的肌纤维直接抵止在真皮上，嘟嘴或噘嘴时，颏部皮肤表面呈现“橘皮征”。④耳后区的真皮、极少量皮下组织、SMAS 及腮腺包膜等组织结构紧密连接，无皮下脂肪存在，形成一个尖向前下的三角形“致密区”。

第四节　深层脂肪及脂肪垫

王志军　石恒　王岩　李冠一　李伟　周安

一、颈阔肌前缘脂肪垫

颈阔肌前缘指的是两侧颈阔肌在颈部正中的对应相接处。中国人的颈阔肌两侧在颈部中线处汇合相接，这完全不同于西方人颈阔肌两侧分离的特点。部分国人在中线处已缺乏颈阔肌肌束，但仍有发育较好的筋膜将两侧颈阔肌在颈部中线处相连。所以，中国人少有西方人颏下老化的颈阔肌索条样改变，那实际上是颈阔肌前缘的老化后改变。

颈阔肌前缘脂肪垫特指颈部颈阔肌深面脂肪分布最多的部位，是颈阔肌深面脂肪的一部分，两者没有明确的解剖学界线（图 2-8）。因其临床意义较大，所以单独加以描述。其位于两侧颈阔肌前缘深面，相当于传统解剖学颏下三角的位置。颈阔肌深面有光滑的覆膜，下颌舌骨肌表面被覆着颈固有筋膜浅层。颈固有筋膜浅层向两侧在颈阔肌深面延伸，包覆着二腹肌前腹、下颌下腺，

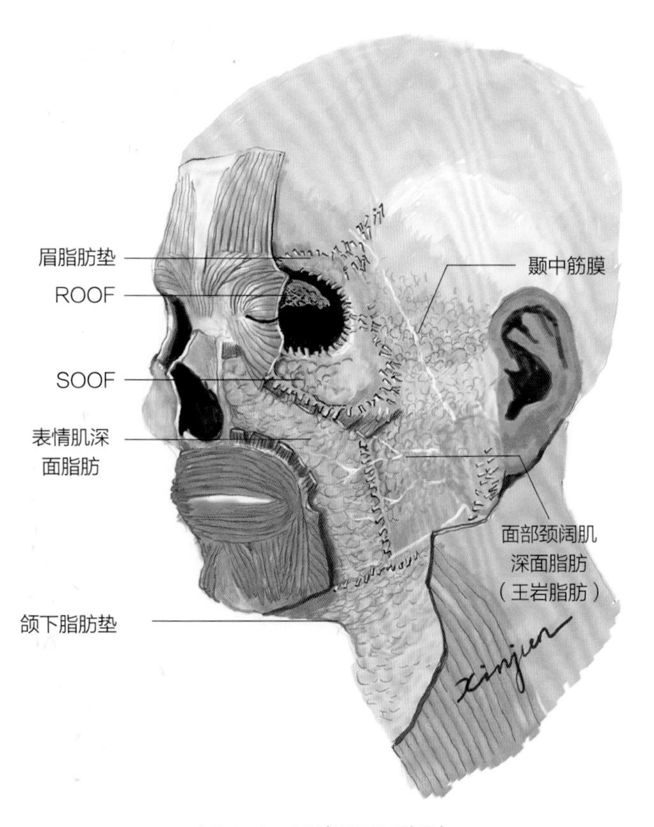

图 2-8　面部深层脂肪

再转向上包被着腮腺。包覆着下颌下腺和腮腺的颈固有筋膜浅层，就是我们熟知的下颌下腺包膜与腮腺包膜。位于颈固有筋膜浅层与颈阔肌及其覆膜之间的潜在间隙即为颈阔肌后间隙。所以，颈阔肌前缘脂肪垫是颈阔肌后间隙的部分，是颈阔肌前部分垂直运动的滑动装置。这个结构再次证明颈阔肌前部分的垂直运动张力较大，幅度较大。颈阔肌的垂直张力是颈部（也包括面中下部）老化发生较早、较重的重要原因。

颈阔肌前缘脂肪垫的形态、大小存在着较大的个体差异。其主体位于下颌舌骨肌及舌骨上下，呈片状或团块状，外被包膜，内含数个颏下淋巴结，含有1~2条迂曲的静脉。

较大体积的颈阔肌前缘脂肪垫是造成颏下臃肿、颏颈角钝化的原因之一。

临床意义：对于较大体积的颈阔肌前缘脂肪垫，在颈阔肌成形术中必须予以切除。将颈阔肌在中线切开后，向两侧在颈阔肌后间隙内很容易分离。显露前述脂肪垫和二腹肌前腹及下颌下腺。采用电刀切除，保护好淋巴结和颈固有筋膜浅层。遇迂曲的静脉以结扎止血为宜。对于二腹肌前腹和下颌下腺采取何种方法治疗，视情况而定。

二、颈阔肌深面脂肪

颈阔肌深面脂肪是颈阔肌与深筋膜之间的面颈部深层脂肪组织，大部分构成间隙的内容物为颈阔肌的收缩运动提供一个滑动平面。此脂肪组织与皮下脂肪组织多纤维分隔形成鲜明的对比，缺乏纤维束的分隔，且与深、浅层连接疏松。此种构成是老化改变和实现年轻化的解剖学基础之一。实质上，SMAS- 颈阔肌瓣的成形是通过在颈阔肌深面脂肪组织内分离来完成的。

颈阔肌深面脂肪以下颌缘为界，分为面部和颈部两部分，两者之间相互延续，并没有明确的解剖学界线。

面部颈阔肌深面脂肪（图 2-8）又以咬肌前缘为界，分为咬肌区和咬肌前区两部分，前者构成咬肌前间隙内容物，后者是面动、静脉和面神经三级分支的走行层次。咬肌区颈阔肌深面脂肪组织比较薄，呈现上多下少、前多后少的规律，甚至下半咬肌区无脂肪组织存在，此脂肪组织与咬肌筋膜深面的脂肪组织隔着半透明的咬肌筋膜，难以区分，是造成面神经分支损伤的解剖因素之一。

颈部颈阔肌深面脂肪即颌下脂肪垫（图 2-8），上界是下颌缘，在颈阔肌前缘处（颌底）分布数量最多，特称颈阔肌前缘脂肪垫，以颈阔肌前缘脂肪垫为中心向四周逐渐变薄。颌下脂肪垫覆盖在舌骨、二腹肌、颌下腺、舌骨上肌群和舌骨下肌群等重要结构之上。部分面神经下颌缘支走行于此结构的深面，面神经颈支入肌过程中由深到浅穿过此结构，颈阔肌悬韧带部分束支亦穿行此结构到达浅层，其构成颈阔肌后间隙内容物。

三、眼轮匝肌后脂肪和眼轮匝肌下脂肪

在眼轮匝肌深面存在一个连续的脂肪层次，上睑的特称为眼轮匝肌后脂肪（retro-orbicularis oculi fat，ROOF），下睑的特称为眼轮匝肌下脂肪（sub-orbicularis oculi fat，SOOF）（图 2-8）。两者之间与颞中筋膜、眉脂肪垫等相互延续。它们之间并没有明确的解剖学界线，是人为根据眼轮匝肌分布范围划分的，也就是说它们是眼轮匝肌覆盖区域深面脂肪的特有术语。

ROOF 位于上睑眼轮匝肌与眶隔和眶骨之间，呈长椭圆形。下界是睑板上缘与睑板前筋膜相延续，上界是上眶缘与眉脂肪垫相延续，外侧界是眼轮匝肌的外缘与颞中筋膜相延续，内侧界是眼轮匝肌在内侧眶缘的附着点。ROOF 层富含神经、血管，属纤维性脂肪，与眶隔连接紧密，构成上睑隔前间隙的内容物。ROOF 层的厚度因人而异，眶隔浅面最厚，以眶隔为中心向四周逐渐变薄，且呈现下薄上厚，越接近眶缘越厚的规律，是造成上睑臃肿的原因之一，也是上睑容量填充的理想层次。

SOOF 分布于下眶缘外下方的眼轮匝肌深面，绝大多数位于颧骨表面，有一小部分在眶外下缘处延伸到下睑眶隔表面，外侧与颞中筋膜相延续，呈新月形分布。此层富含神经、血管，与骨膜连接紧密。SOOF 在颧突处最厚，向四周渐变薄。通常来说，SOOF 层较 ROOF 层厚。SOOF 层的纤维含量较 ROOF 层少，比较疏松。

四、颊脂肪垫

颊脂肪垫（buccal fat pad）是颊间隙内呈半流体状的脂肪组织，位于颊肌浅面，充填于面侧部多个间隙。颊脂肪垫表面包裹一层薄而透明的完整包膜，与周围组织连接较为疏松，并且通过少数菲薄的纤维束与周围的骨膜或肌膜连接固定。Heister 最早认识到颊脂肪垫的存在，但认为是一种腺体组织。真正对其进行详细解剖描述的是 Bichat。因此，颊脂肪垫也称为 Bichat 脂肪垫（Bichat's fat pad）。

颊脂肪垫在颜色、形态、功能上和眼球周围的眶脂体相似。目前，大多数学者认为颊脂肪垫可以分为一个体部和四个突起（颊突、翼突、翼腭突、颞突）（图 2-9）。颊脂肪垫的总重量为 8～12 g，各个部分所占比例不同。通常颊突部最大，占总重量的 31%～40%；体部略小，占 25%～30%；翼突和颞突不太恒定，但常较体部和颊突为小。

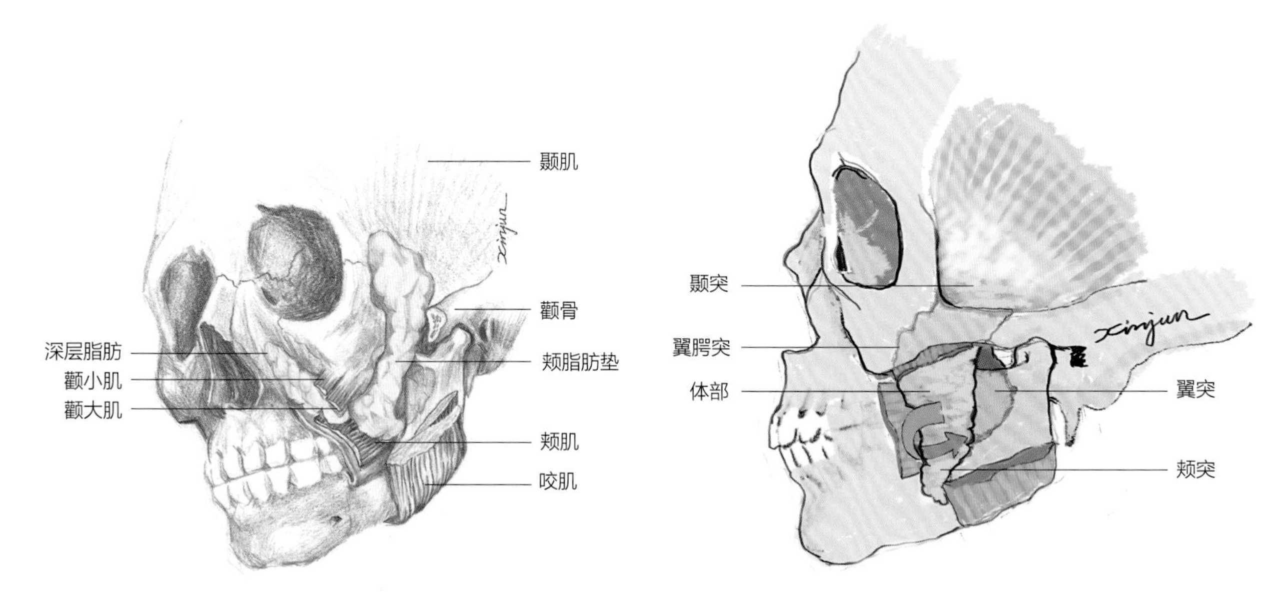

图 2-9 颊脂肪垫结构的毗邻关系

1. **体部** 体部从咬肌的深面延伸至翼上颌裂，为一扁长形脂肪组织块，充填于上颌骨的后面、蝶骨翼外板、下颌支上份和颧弓、蝶骨大翼的颞下面和颞下嵴，以及翼外肌下缘所围成的区域。前方和上方贴于上颌骨骨膜，下方贴于颊后部表面，使颊部组织向口内隆起，形成略似三角形的垫。

2. **颊突** 颊突自体部的前缘发出，呈三角形，位于咬肌、笑肌和颧肌之间。脂肪垫进入到腮腺导管下方的颊部，沿咬肌前缘下行到达下颌磨牙区域，覆盖了颊肌的主要部分，其前界为处在同一层次的面动、静脉。腮腺导管和面神经颊支走行在脂肪垫的浅面，腮腺导管穿过脂肪垫和颊肌走向深面，开口于上颌第二磨牙的黏膜面上。

3. **翼腭突** 这是体部向翼腭窝内的直接延伸部分，位置较深。在窝内包绕其中的血管和神经，与周围组织连接较为紧密。

4. **翼突** 翼突从体部的后下极突向下后方的下颌支的内侧，位于翼内肌与翼外肌锥状纤维的表面（翼颌间隙内）。翼突的后端到达下颌支的中部，与下颌血管束和舌神经较为接近。

5. **颞突** 颞突从体部的上部向上延伸，分为深、浅两部。颞深脂肪突呈窄舌状，位于蝶骨大翼和颞肌间。脂肪突的深面是眶外侧壁的后方和颧骨的体部，后侧贴附于蝶骨大翼上。上端最高点平外眦水平或稍下方。颞浅脂肪突较大，位于颞深筋膜和颞肌之间，呈扁而宽的扇形。

颊脂肪垫的血供是多源性的，附近的咬肌、颞肌以及骨膜血管均有小分支进入颊脂肪垫内。在众多血管中，有两个主要恒定的血管蒂——上颌动脉的颊动脉和面动脉的颊支，其分支在颊脂肪垫内存在广泛吻合。

颊脂肪垫的主要功能是充填在咀嚼肌和周围的骨性结构之间，有利于咀嚼肌的运动，起到润滑、充填作用，对维持颊部的丰盈饱满也起着重要作用。颊脂肪垫的体积随年龄而发生改变：婴儿和儿童的颊脂肪垫比较发达；随年龄增长，成年后其体积相对减小；进入老年后，颊脂肪垫退化，其体积进一步缩小。面部老化时，随着颊间隙周围软组织的下垂和间隙的膨大，颊脂肪垫也出现不同程度的下移，是构成“羊腮”的重要原因之一。

五、眉脂肪垫

眉脂肪垫（brow fat pad）不是皮下层脂肪，而是位于额肌和眼轮匝肌交汇处深面与骨膜之间眉间隙（第四层）内的深层脂肪组织。眉间隙是额肌后间隙向下在眉区的延续。眉间隙的顶是眼轮匝肌，底是眉弓骨膜，下界是眶上缘的眼轮匝肌支持韧带（眼轮匝肌下韧带）及帽状腱膜的返折处（图 2-10、图 2-11）。眉间隙内侧是眉间复合体，其收缩时牵拉眉头向内下方活动，同时内侧还有眶上神经血管束；外侧有眼轮匝肌的外侧部，其收缩使眉尾下降；上方是纵行的额肌，其收缩使眉毛上提；下方是上睑眶部眼轮匝肌呈近似水平走行的肌纤维，其收缩使眉毛整体水平下降。这些肌纤维相互协同收缩，牵拉眉毛向不同方向运动，使眉的运动呈现出各种形式，传递丰富多彩的表情变化，正所谓“眉目传情”。

眉脂肪垫为眉毛的运动提供了良好的滑动平面，是眉毛运动的解剖学基础。眉脂肪垫在眉头处偏薄，眼轮匝肌和深面眉弓骨膜紧密连接；在眉尾处偏厚，眼轮匝肌和深面骨膜连接相对疏松。这种结构特点决定了眉头的活动不如眉尾灵活、幅度大，同时也注定了老化时眉尾较眉头松垂发生得更早、更严重。Knize 在对眉下垂的机制进行研究后认为，眉脂肪垫的存在是导致眉外侧下垂的主要因素之一。

国内研究者高景恒、申京浩对国人眉脂肪垫首次进行了较为详细的解剖学研究。侯文明、徐达传报道眉脂肪垫呈扁平的长椭圆形状，长度为 3.9 ± 0.1 cm，在眉中心垂直线上宽度为 1.9 ± 0.2 cm，

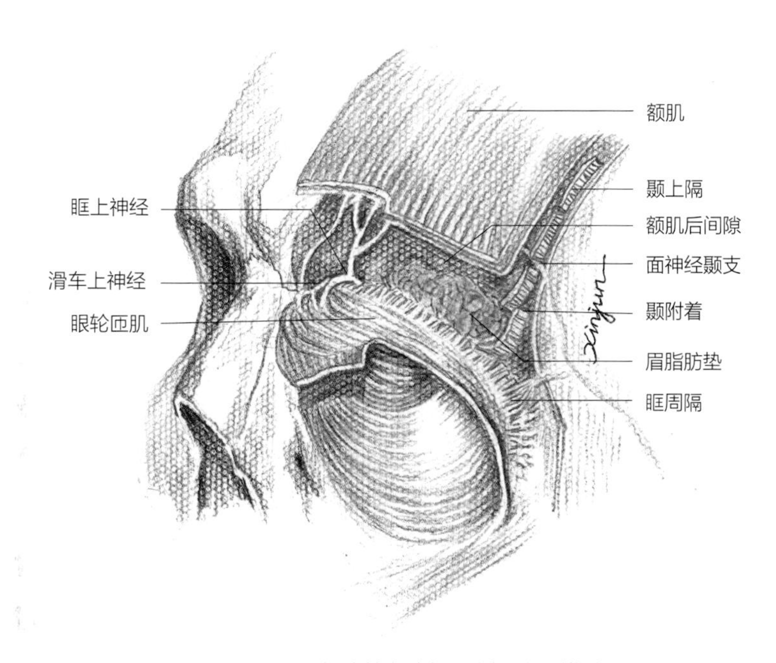

图 2-10 眉脂肪垫解剖及毗邻关系模式图

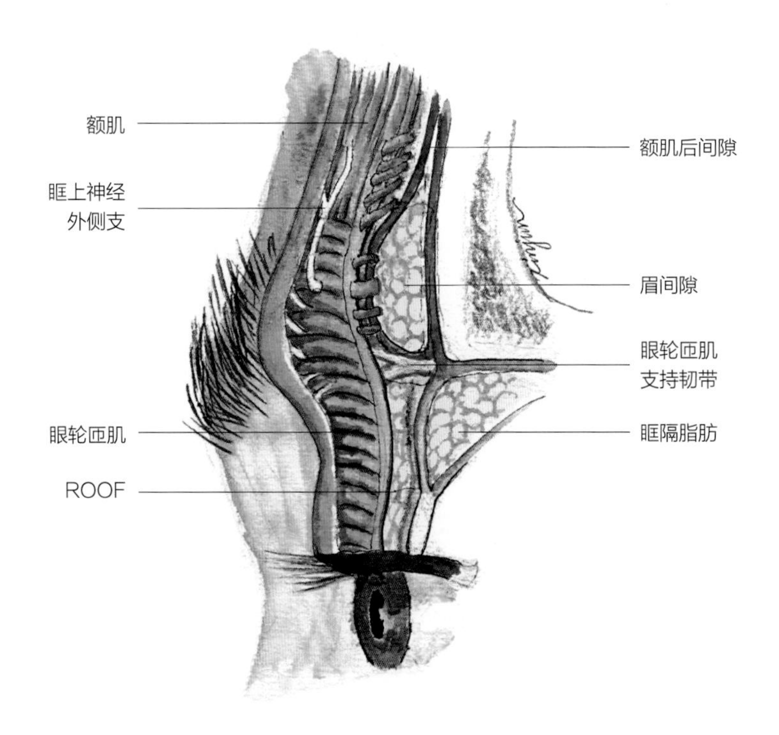

图 2-11 眉脂肪垫及构成的眉间隙矢状面示意图

厚度为 1.8 ± 0.6 mm。眉脂肪垫的血供主要来自眶上动脉的分支，其内恒定有一条眶上静脉与哨兵静脉相交通的横行静脉。眉脂肪垫浅面比较紧密地附着在眼轮匝肌深面；深面有薄层纤维膜，与皱眉肌、眶上神经血管束（内侧）和眉弓骨膜（中间）相隔开。眉脂肪垫与 ROOF（下方）和颞中筋膜（外侧）及帽状腱膜后疏松结缔组织（上方）相互延续，各延续层次间没有明确的解剖学界线。

眉脂肪垫有效的容量是维持眉位置和形态的关键因素之一，其萎缩和下移导致眉立体感下降及眉下垂。同时，眉脂肪垫也是容量恢复的最佳填充层次。

第五节 面颈部吸脂术和减脂术的概念

王岩 李冠一

一、面颈部脂肪抽吸术

脂肪抽吸术（吸脂术）是利用负压结合肿胀麻醉方法将皮下浅筋膜层纤维间隔内的脂肪抽出。面颈部脂肪抽吸术不同于身体的其他部位，其更易出现并发症，主要表现有术区不易平整、出血多、血肿、脂肪不易被吸出，易造成皮肤与表情肌粘连而出现“动态凹陷”，甚至是面神经分支损伤等。这主要是由面颈部皮下脂肪解剖结构特点决定的（图 2-12）。

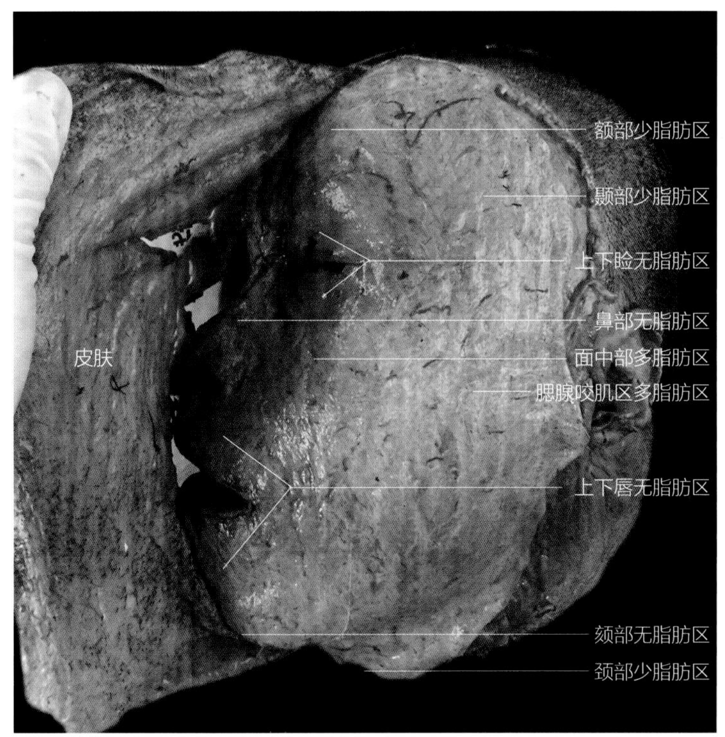

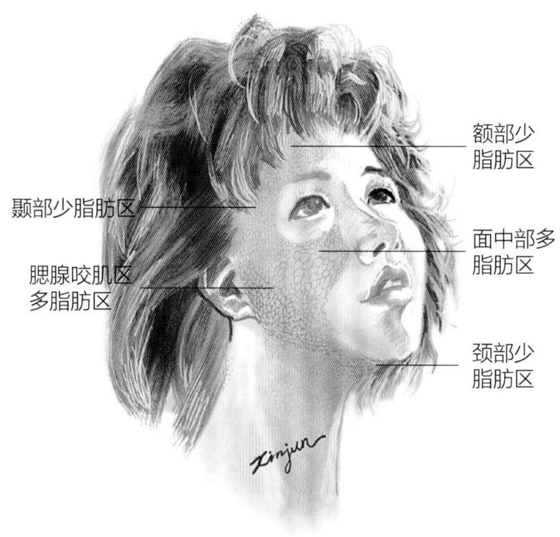

图 2-12　面部解剖右侧观示面颈部皮下脂肪的分布特点

面中区和腮腺咬肌区为多脂肪区，额部、颞部、颈部为少脂肪区，鼻部、唇部、颏部、上下睑区、耳后区为无脂肪区。

面颈部脂肪抽吸术的注意事项包括以下几方面。

（1）面颈部皮下脂肪较身体其他部位薄，可进行吸脂的部位仅有面中区、腮腺咬肌区和颈部。吸脂时要保留一定的脂肪厚度，切不可将脂肪全部吸除，这样往往会造成皮肤与肌肉粘连，表情肌运动时出现“动态凹陷”。

（2）面颈部皮下脂肪层多数区域血供十分丰富，脂肪间隔分布多而密集，细小的血管、淋巴管、神经伴随着纤维间隔到达浅层真皮。因此，吸脂术易出现出血、血肿、水肿、感觉神经损伤，发生感觉丧失或迟钝以及针头堵塞等情况。

（3）有些表情肌的深、浅两面都存在脂肪组织，吸脂时要加以分辨。浅层的皮下脂肪组织才是吸脂术的靶目标。浅层脂肪抽吸过度易出现不平整、表情肌与皮肤粘连；深层脂肪抽吸是错误的层次，有可能损伤面神经分支。由于下颌缘区域皮下脂肪层较薄且位于骨性突出的部位，易导致吸脂层次错误进入到表情肌深面。因此，面神经下颌缘支是吸脂术最容易损伤的面神经分支。

（4）颈部皮下脂肪主要分布在颈前区，颈前区皮下脂肪又以舌骨上区最多，舌骨上区以外的颈部少有皮下脂肪。舌骨上区脂肪堆积肥大，是形成“双下巴”的原因之一，是颈部吸脂的靶目标。舌骨上区以外的颈部吸脂无效且容易出现并发症。颈部皮下纤维间隔较面部分布少，相对面部来说，颈部脂肪较容易被吸出。

（5）面部松弛、衰老下垂往往造成下面部及颈部脂肪堆积的假象。此时不能依靠吸脂解决老化问题，处理不当反而加重老化，如口角外侧囊袋恶化。原因是减容可加重下垂，使老化加剧，脂肪抽吸术使得“疝囊壁”变得薄弱，加重内容物的“疝出”。寄希望于通过吸脂术或其他一系列方法导致创面愈合、纤维结缔组织增生的途径解决衰老问题并不符合科学逻辑，不是解决问题的根本方法。

目前，没有观察到年轻患者面颈部吸脂术后出现明显下垂者。对于这类患者，似乎是瘢痕化的过程战胜了减容的“副作用”。对于年老、严重松垂者，吸脂术不会出现年轻化效果，反而会加重松垂。

二、面颈部减脂术

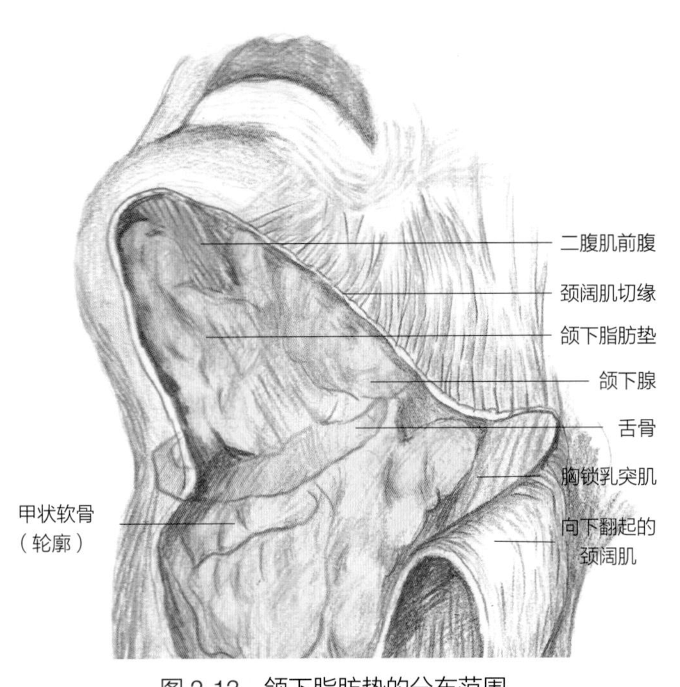

图 2-13 颌下脂肪垫的分布范围

减脂术是在直视下对面颈部脂肪组织进行去除，优点是直视下指向性强，利于精准操作。其适合于对面颈部深层提紧后出现的不平整，以及不能依靠脂肪抽吸术方法解决的深、浅层脂肪组织，应用最多的部位是颌下脂肪垫（图 2-13）。颌下脂肪垫介于颈阔肌与颈深筋膜之间，起到阻隔颈深部肌肉与浅层颈阔肌的作用。颌下脂肪垫向两侧扩展到下颌下腺表面及胸锁乳突肌前缘，上界为下颌缘，向下扩展超过甲状软骨，颏下三角范围内最厚，颌下三角次之，向周边逐渐变薄直至延续为颈阔肌后疏松结缔组织。减脂过程中，颈深筋膜浅层是安全标志。颈深筋膜浅层又称封套筋膜，包绕颈部重要的肌肉、神经、血管，有的形成鞘，如下颌下腺鞘。面神经下颌缘支有的是沿下颌缘以下走行至下颌下腺鞘膜内，然后与面动脉伴行进入到下唇。所以，在下颌下腺表面行减脂术时，一定要保留鞘膜的完整性，避免伤及面神经下颌缘支。

颌下脂肪垫没有明显的纤维束分隔脂肪组织，与深、浅两面连接疏松，极易分离，夹持易破碎，不能保持完整性，性状类似于颊脂肪垫，故作者称其为“颌下脂肪垫”。颌下脂肪垫内走行的血管并不多见，但有明显可见的颌下淋巴结，去除时仍需严格止血。对此脂肪垫建议不实施完全去除，要保留一定厚度，否则可能会出现不自然外观，甚至引起颈阔肌与颌底肌群的粘连。

第六节　皮下脂肪层的解剖与分离技能

王岩　周安

皮下脂肪层的解剖与分离技术实质上分为两部分，一是皮肤与皮下脂肪层的分离，二是SMAS与皮下脂肪层的分离，这样才能把脂肪层解剖出来。本节内容只限于解剖学研究和技能训练，其中一些理论知识也可转化为临床技能。

一、皮肤的分离

解剖时需要保留脂肪层的完整性，便于观察。面部皮肤分离的难易程度取决于脂肪层的厚度和皮肤与皮下的连接情况。在皮下无脂肪区和少脂肪区，如额部、颞部、鼻部、唇部、颏部，皮肤与深层结合紧密，所以这些部位通常较难分离。颞部较额部容易分离。最难分离的部位在鼻部、唇部、颏部和耳后区。在多脂肪区如面中部、侧面部，因脂肪层厚，较容易分离。颈部的皮下纤维连接相较于面部更加稀疏且有一定的脂肪厚度，是面颈部最容易分离的部位。

手术与解剖完全不同，为了保护皮肤的血运和重要结构，往往将一定厚度的脂肪层和毛囊保留在皮瓣上。韧带分布区较间隙分布区更难分离。因韧带在皮下层延续为密集的纤维束，起到连接作用，而间隙范围内的皮下纤维束相较韧带分布区更稀疏。面颈部皮下层较难分离的韧带区有：颧弓、颧突所在的颧弓韧带分布区，耳前下方的颈阔肌耳筋膜分布区，耳后致密区，下颌骨体前1/3的下颌骨韧带分布区。

二、皮下脂肪与SMAS之间的分离

解剖过程中，皮下脂肪与SMAS两者的分离通常是为了显示深层结构。除皱术或者其他手术很少分离两层，往往是将此两层一起做SMAS深面的分离。两者的分离难易取决于其连接情况、脂肪层厚度以及是否有明确的分离标志。在SMAS的表情肌区有红色肌肉与黄色脂肪作为参照，界线清晰、容易分离。在SMAS的腱膜性部分，白色的腱膜与黄色的脂肪相互交织、界线不清，不能很好地参照，较难辨识及分离，比如颞区、耳前区。同是表情肌区也存在着分离难易的问题，取决于两者之间的连接情况，如额部连接紧密且是少脂肪区，所以较难分离；下面部及颈部的颈阔肌有明确可见的肌膜存在且连接疏松，因此既有参照，又结合疏松，所以颈部最容易分离。与皮下层分离特征相同，韧带区较间隙区更难分离，易使分离平面发生错误。

第三章

表浅肌肉腱膜系统

SMAS 是 superficial musculo-aponeurotic system 的英文字头缩写，其中文表述为“表浅肌肉腱膜系统”。要理解、掌握 SMAS 的解剖学内容，有两点值得重视：一是 SMAS 的组成特点，即它“是什么”的问题；二是 SMAS 的功能，即它“是干什么”的问题。本章重点围绕此两点内容阐述。

第一节　SMAS 的定义

王志军　王岩

SMAS 的定义为：在头面颈部皮下脂肪层深面，存在一个连续的运动性质的解剖学结构。其组织构成大部分是表情肌，少部分是腱膜（图 3-1）。腱膜连接并被覆着同一层的表情肌，在面神经分支的支配下，完成绝大多数的表情动作。

这个定义说明了 SMAS 的位置、性质、组成、功能和神经支配。浅层表情肌除了颈阔肌、颏部肌肉较厚以外，余多较薄。SMAS 腱膜部分在组织学上多为致密结缔组织筋膜（facial fascias），和表情肌一样均较薄。因此，SMAS 并不厚，西方高加索人种的 SMAS 更薄。然而，其强度很大，可能是长期进化和反复运动的结果。精致的容貌美学、圆润的面型轮廓曲线都不需要厚重的表情肌，但必须要完成频繁收缩复杂表情的功能。所以，薄而有力量是其重要特征。一旦完全麻痹，患侧的软组织就会严重松垂。虽然没有皱纹

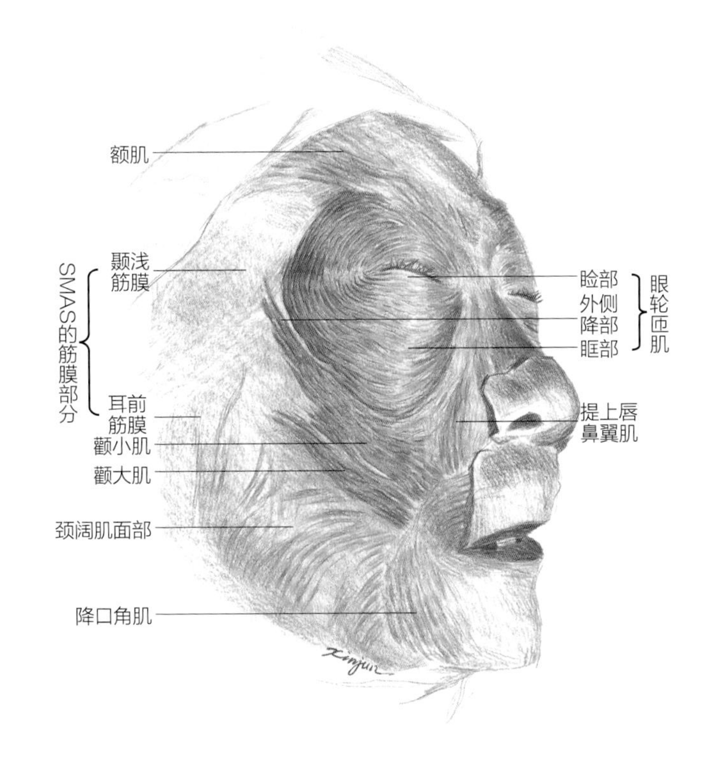

图 3-1　SMAS 的组成

面颈部的 SMAS 构成中，筋膜性部分占比小，肌性部分占比大。本图是根据一例标本仿画。如此大面积的眼轮匝肌虽是少数，但中国人的眼轮匝肌眶部均较西方人的面积大。

了，但丧失了生命活力美。由此看出，除了A型肉毒毒素的科学精准调节以外，各种美容外科或美容医学技术应尽可能不牺牲SMAS的动力和功能。值得注意的是，近些年的许多“微整形”技术都在理论和实践中自觉或不自觉地影响了SMAS的功能，引起局部或整体的SMAS张力下降、消失，甚至出现“僵化脸”。

第二节 SMAS的结构构成

王志军 白承新

根据SMAS的定义，我们知道SMAS由肌性和筋（腱）膜性两部分组（构）成。

一、肌性部分

SMAS的主要部分是肌性的，占的面积较大。主要占据面部内侧：额肌占据面颈部上1/3，眼轮匝肌占据中1/3，颈阔肌占据下1/3。中国人的眼轮匝肌和颈阔肌面积远较西方人大。如眼轮匝肌下缘能到达鼻高中间水平，少数人甚至达到鼻翼水平。而颈阔肌上升的高度多数超过口裂水平，甚至到达鼻高中间水平。少数中国人的颈阔肌上升到达眼轮匝肌水平（图3-2）。因此，由眼轮匝肌、颈阔肌、颧大小肌相互连接的SMAS肌性部分构成了SMAS的绝大部分。再加上额眉处额肌与眼轮匝肌交织连接，所以就造成了SMAS构成中浅层表情肌的占据面积比筋（腱）膜性部分大得多。

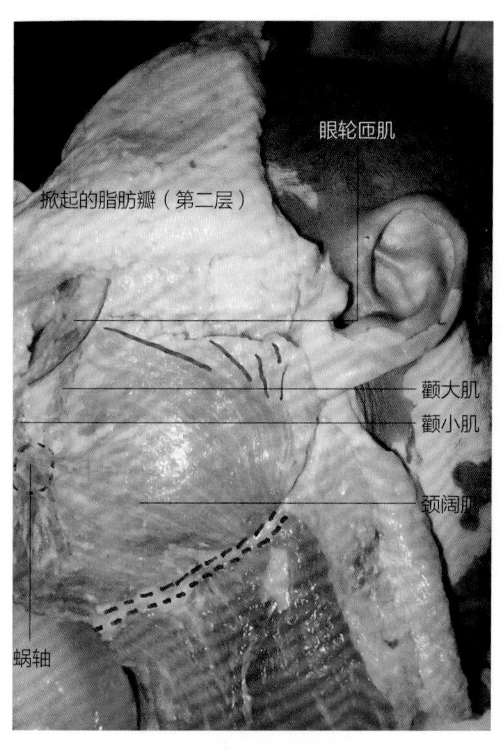

图3-2 颈阔肌

SMAS的肌性部分中以颈阔肌面积最大。本标本中的颈阔肌上升高度达眼轮匝肌外缘。这虽然是少数情况，但中国人的颈阔肌上升高度普遍高于西方人。

眼轮匝肌、额肌、颧大小肌等浅层表情肌的发达是随着人类表情功能进化而来的。而颈阔肌却“走上了长期退化之路”。低等哺乳动物大白兔的颈阔肌却十分发达，向头侧一直都很厚韧，与额肌、眼轮匝肌还包括耳前肌、耳上肌、耳下肌等，自然地连接成一体化。

SMAS中的浅层表情肌包括：额肌、皱眉肌、降眉肌、眼轮匝肌、鼻背肌、颧肌、提上唇鼻翼肌、口轮匝肌、颏肌、降下唇肌、降口角肌和颈阔肌。这些表情肌一端连在颅面骨上，另一端程度不等地与 SMAS 相连，可根据相连程度将表情肌分为“长程 SMAS 肌”和“短程 SMAS 肌”，简称长肌和短肌，具体见表 3-1。

表 3-1　SMAS 中的长肌和短肌

长程SMAS肌	抵止点	短程SMAS肌	抵止点
额肌	眼轮匝肌、鼻肌	皱眉肌斜头	眉上额真皮
颈阔肌	蜗轴，一部分接颧肌，少部分接眼轮匝肌	皱眉肌横头	眉与额交界处真皮
颧大肌	蜗轴、鼻唇沟下段口轮匝肌	提上唇肌	上唇口轮匝肌、鼻唇沟中段
颧小肌	鼻唇沟中段口轮匝肌	提口角肌	蜗轴、上唇口轮匝肌、鼻唇沟下段
提上唇鼻翼肌	鼻翼和鼻唇沟起始端口轮匝肌	降下唇肌	下唇口轮匝肌
降口角肌	蜗轴和口角	颏肌	下唇深面口轮匝肌

长肌不见“头”，也不见“尾”。短肌既见“头”，又见“尾”。短肌常常与长肌有部分重叠，如提上唇肌、提口角肌、降下唇肌是比较短的表情肌。更短的肌甚至完全与长肌重叠，如皱眉肌完全被额肌和眼轮匝肌遮盖。两肌重叠时候，都有覆膜相互隔开，以免收缩运动的相互影响。

眼轮匝肌 SMAS 和口轮匝肌 SMAS 是围绕在眼裂、口裂周围的环形肌。上述的长程 SMAS 肌和短程 SMAS 肌从四面八方向这两个环形肌聚拢，以向口轮匝肌聚拢的 SMAS 肌居多。向眼轮匝肌聚拢的有额肌、皱眉肌，还有颈阔肌退化成的筋膜结构。这种筋膜结构（SMAS 筋膜性部分）使得颈阔肌与眼轮匝肌外缘相连（图 3-3）。后者造成整体面部软组织过早、过重地发生松弛、松垂。

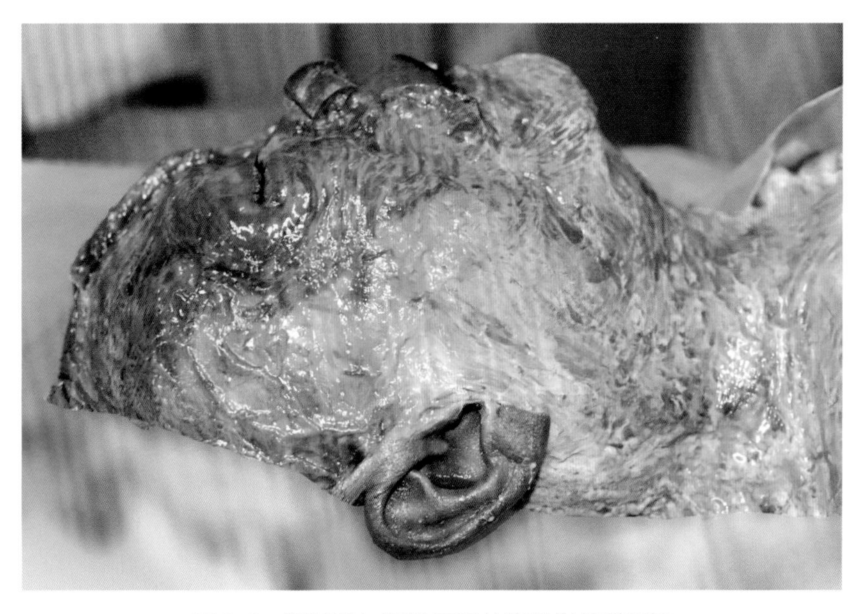

图 3-3　颈阔肌与眼轮匝肌外缘借以筋膜相连

由于眼周的 SMAS 肌数量少，所以只有面神经颞支支配额肌和眼轮匝肌。皱眉肌是由角神经支配。

向口轮匝肌聚拢的 SMAS 肌很多，包括作用在上唇、下唇和侧面的三组。①上唇组：提上唇鼻翼肌、提上唇肌、提口角肌、颧大肌、颧小肌。②下唇组：降口角肌、降下唇肌、颏肌。颏肌的作用是送下唇向上。③侧面组：颈阔肌，偶尔有笑肌。由此看出，虽然都是环形的轮匝肌，作用在口轮匝肌上的表情肌远比眼轮匝肌多，但在人类，眼和眉所能表达的表情却远比口和唇多得多。这大概是由于有“眼神”的参与。关于瞳孔和眼球运动的肌肉不属于表情肌，因此不在本书叙述之列。

面神经颧支和上位颊支吻合后发支主要支配颧肌和其余的上唇组 SMAS 肌。面神经下颌缘支和下位颊支吻合后发支主要支配下唇组SMAS肌，还支配颊肌和口轮匝肌。面神经颈支单独支配颈阔肌。

面神经各分支系统、精准支配，引起表情肌复杂、高频率的收缩，后者引发各种惟妙惟肖的表情。人们把这些表情归纳为七种：喜、怒、哀、乐、悲、恐、惊。这些表情构成容貌美的动态部分，是生命活力美的重要组成内容。SMAS 和面神经就是这种动态美的形态结构基础。人类由于耳鼻运动功能在逐渐退化中，所以，上述动态美多由眼区和口区的运动来现。而其周围部分，起着重要的辅助作用，如眼区周边的眉、眉间、鱼尾纹区域；口区周边的鼻唇沟、口下颌沟（木偶纹）、“羊腮”部位、酒窝、颏部，再如眼口之间的面中区（“苹果肌”）等，都在辅助着眼和口的表情功能表达。总结起来，SMAS 中运动眉眼、口唇、鼻唇沟的表情肌见表 3-2。

临床意义：SMAS 表情肌是容貌美中动态美的结构基础。当发生轻度老化时，最佳治疗方法是在相应的表情肌肌肉内注射 A 型肉毒毒素，以改善或消除老化表现，效果可靠、优良率高，并发症很少且可逆。

A 型肉毒毒素的治疗原则：第一，精准注射；第二，设计时考虑被注射肌肉的拮抗肌和协同肌治疗后的变化。拮抗肌的张力在注射后很早就相对增强（注意不是拮抗肌自身的张力增强），协同肌的张力在一段时间里代偿性增强。如果人为地将 SMAS 表情肌分为提肌和降肌的话，那么局部的两者互为拮抗肌，作用在同一部位的提肌是协同肌，同样作用在该部位的降肌都是拮抗肌。以眉毛为例说明之：额肌是提肌，皱眉肌、降眉肌、眼轮匝肌等都是降肌。提肌与降肌在眉毛运动中互为拮抗肌。皱眉肌、降眉肌、眼轮匝肌则互为协同肌。虽然降眉肌和皱眉肌只降眉头，眼轮匝肌外侧只降眉尾，但是三者的张力均是向下的。所以，眼轮匝肌外侧半因为治疗鱼尾纹而注射 A 型肉毒毒素后，额肌的张力会立刻相对增大，降眉肌与皱眉肌的张力会在一段时间内代偿性缓慢增强。如此产生的近、远期效果是鱼尾纹改善或者消失，眉尾、眉中部提高，眉头会缓慢降低。综合起来，眉毛形态即发生了变化。

协同肌、拮抗肌的上述变化同样也会发生在口周。举例说来，为了达到增强口角表情美学（有称之为“情绪美学”）的目的，要选择口角下点注射，减少降口角肌的张力。注射后，降口角肌的拮抗肌即提口角肌、颧大肌张力会很快相对增强，降口角肌的协同肌即颈阔肌和降下唇肌张力会缓慢代偿性增强。关于这些知识及其临床意义，请参阅 A 型肉毒毒素应用的相关文献或论著。

表 3-2　主要 SMAS 表情肌的功能及其引起的老化

<table>
<tr><th>位置</th><th colspan="2">SMAS表情肌</th><th>主要功能</th><th>老化后表现</th></tr>
<tr><td rowspan="2">眉区</td><td colspan="2">额肌</td><td>提眉内侧半，提上睑内2/3</td><td>形成程度不等的额横纹</td></tr>
<tr><td colspan="2">皱眉肌斜头、横头</td><td>内下降眉头，向内缩短眉</td><td>形成程度不等的眉间纵纹，眉头降低</td></tr>
<tr><td rowspan="2">眼区和眶外侧区</td><td colspan="2">眼轮匝肌内侧2/3</td><td>闭眼，上下睑皮肤向内侧聚拢</td><td>轮匝肌退行变，眼轮匝肌枕（笑台）失美观变化，上下睑内侧皮肤松弛、横向增多</td></tr>
<tr><td colspan="2">眼轮匝肌外侧1/3</td><td>张力向下，拮抗颧肌的张力向上</td><td>眉尾、上下睑外侧1/3皮肤和眼轮匝肌松垂，鱼尾纹增多、加深</td></tr>
<tr><td rowspan="2">眉间区和鼻根部、内眦位置</td><td colspan="2">皱眉肌和降眉肌</td><td>张力向下、向内，拮抗额肌</td><td>眉间、眉头、内眦上方皮肤与SMAS堆积</td></tr>
<tr><td colspan="2">鼻横肌、提上唇鼻翼肌、眼轮匝肌内侧束</td><td>张力向上、向内</td><td>鼻根部、内眦SMAS与皮肤堆积，形成鼻根横纹。眼轮匝肌内侧束张力向上，推挤软组织，肌束弧度变直</td></tr>
<tr><td rowspan="4">鼻唇沟</td><td>上1/3</td><td>提上唇鼻翼肌</td><td>张力向上，提鼻翼和上唇内侧。形成鼻唇沟的上1/3</td><td rowspan="4">鼻唇沟加深，颧脂肪垫下降，木偶沟起始端形成</td></tr>
<tr><td rowspan="2">中1/3</td><td>提上唇肌</td><td>张力向上，提上唇中外侧。形成鼻唇沟中1/3</td></tr>
<tr><td>颧小肌</td><td>张力向外上方，提上唇外侧。形成鼻唇沟中1/3</td></tr>
<tr><td>下1/3</td><td>颧大肌和提口角肌融入蜗轴</td><td>张力与颈阔肌和降口角肌拮抗。形成鼻唇沟下1/3和木偶沟的起点</td></tr>
<tr><td>口角与蜗轴区</td><td colspan="2">主要是颈阔肌和降口角肌（拮抗肌有颧大肌和提口角肌）</td><td>固定和运动口角、口裂、口唇</td><td>颈阔肌角度老化，蜗轴松散、下降。口角低垂，蜗轴活动显现，木偶沟延长、加深。口角内移，唇渐薄</td></tr>
</table>

二、筋（腱）膜性部分

SMAS 筋膜性部分包括耳廓周围的颞浅筋膜、耳前筋膜、颈浅筋膜，还有位于耳上颅顶的帽状腱膜，以及位于鼻部的鼻背筋膜。后者是指位于鼻软骨浅面的 SMAS 筋膜。

1. **颞浅筋膜** 颞浅筋膜位于颞区。其向上方延续为帽状腱膜，前方接眼轮匝肌，下方接耳前筋膜。颞浅筋膜的组织学检查能见到耳上肌，偶尔肉眼也能看到退化残存的耳上肌。颞浅筋膜富含血管，是颞浅动、静脉的分支。静脉更表浅于动脉。

2. **耳前筋膜** 耳前筋膜的宽窄个体差异很大。耳前筋膜的宽窄大小完全由颈阔肌的发达程度来决定。耳前筋膜位于腮腺包膜浅面，与腮腺包膜连接较紧密。耳前筋膜向前、向下接颈阔肌，并延续为颈阔肌浅面特别是深面的被覆膜。耳前筋膜到达耳垂周围时，变得强韧了。其中，连接于耳垂深部结构和颈阔肌后弓状缘的片状部分特殊分化为“颈阔肌 - 耳韧带”。其作用很大：静态时维持颈阔肌由下方颈部转向上方面内侧的折角（弓状缘）。此转折角非常重要。因为颈阔肌是面颈部最大的降肌，一旦变直，则对面颈部的向下牵拉力陡然增加。动态时，施加在颈阔肌 - 耳韧带上的力量也会大幅度增加。原因是该肌收缩时会有变直、弓状缘消失的倾向。这种变化引起的老化早期是木偶纹，晚期是“羊腮”和加深的木偶纹。行 SMAS 除皱术时，要用缝线加强缝合，建立耳垂下致密结缔组织与颈阔肌弓状后缘的紧密联系（图 3-4）。此步操作可以称为简单的颈阔肌 - 耳韧带重建。

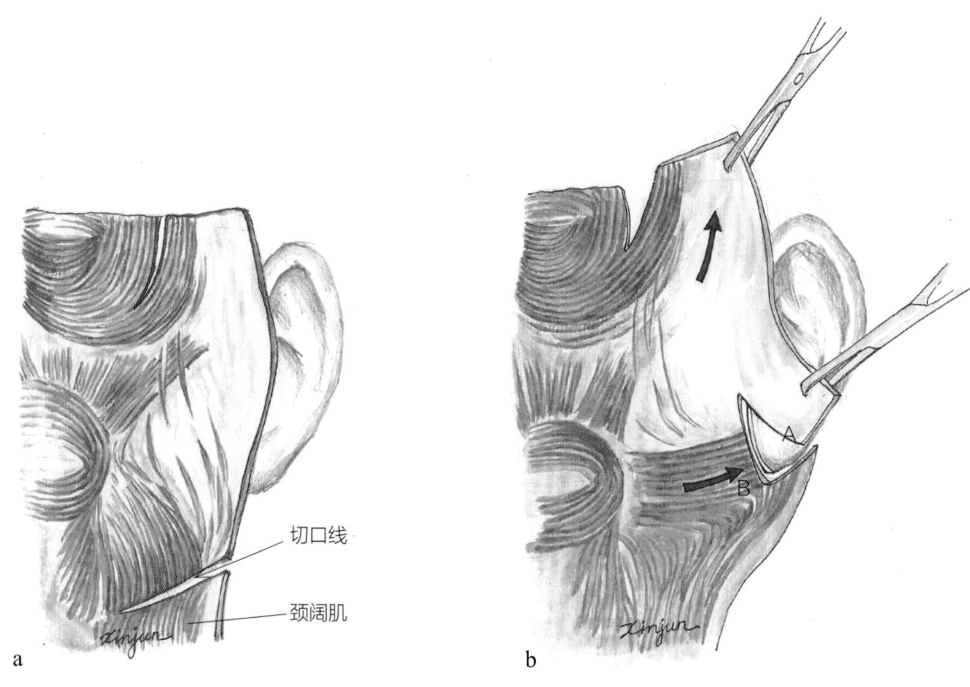

图 3-4 超高位 SMAS 手术中重建颈阔肌 - 耳韧带

a. 沿颌缘下平行切开颈阔肌 5～6 cm；b. 颈阔肌 - 耳韧带重建耳垂所在的软组织是一致密区。将颈阔肌横行切开后的上瓣斜向后上提起，将 A 缘与 B 缘对合缝合，称为颈阔肌 - 耳韧带重建。

3. 颈浅筋膜　耳廓下方颈部的 SMAS 为颈浅筋膜。上界是耳廓并延续为乳突区的帽状腱膜，后界向后进入枕发际内延续为枕肌。其向前接颈阔肌后缘，两者的交界线十分清晰：沿耳屏前缘的垂线。而且，此垂线前方的颈阔肌浅面有较丰富的皮下脂肪，后方的颈浅筋膜浅面的皮下脂肪量较少甚至很少。这一点从结构上证明颈阔肌的运动功能仍很活跃，尚未完全退化。但颈阔肌浅面的皮下脂肪只有辅助的“赋灵活、赋能”作用，同时还能隔绝颈阔肌自身运动带来的外在表现（情）。人类的侧面部和颈部早已不需要表情表达了。然而，上述事实都证明：颈阔肌这一最大的表情肌余下的张力都用在降面部、降颈部了。而通过 SMAS 的内部连接，其降的张力传递到面颈部的多数区域。因此，我们有理由说颈阔肌是面部年轻化最大的“敌人”。

4. 鼻区中下段 SMAS 筋膜　具体内容详见各论“鼻整形美容解剖学”一章。

颞浅筋膜、耳前筋膜和耳下的颈浅筋膜是围绕耳廓的 SMAS。其与围绕眼周、口周的 SMAS 肌性部分是不同的，它们是耳上肌、耳前肌、耳下肌早已退化成了筋（腱）膜。这是因为人类耳廓早已不需要运动功能，也不参与表情功能的缘故。此外，这种筋膜还被覆到 SMAS 眼轮匝肌、颈阔肌的深面，颧大、小肌的浅面，以及额肌的深、浅面。笔者称此种被覆筋膜为 SMAS 的“覆膜”。其作用一是加强薄薄的表情肌的强度，二是具有滑膜的润滑作用，三是对 SMAS 远程整体张力的调节和整合。事实上，应该还有表情的协同、拮抗、联动调节的作用。人类能惟妙惟肖地表达喜、怒、哀、乐、悲、恐、惊的复杂表情，除了眼神和肢体语言的配合之外，浅层表情肌和整个 SMAS 之间的复杂“智能化”协同、拮抗、联动调节肯定是十分重要的。而研究其规律性的任务历史性地落在了整形美容医生的肩上。至少，我们不应该去影响和破坏这种规律性（图 3-5）。

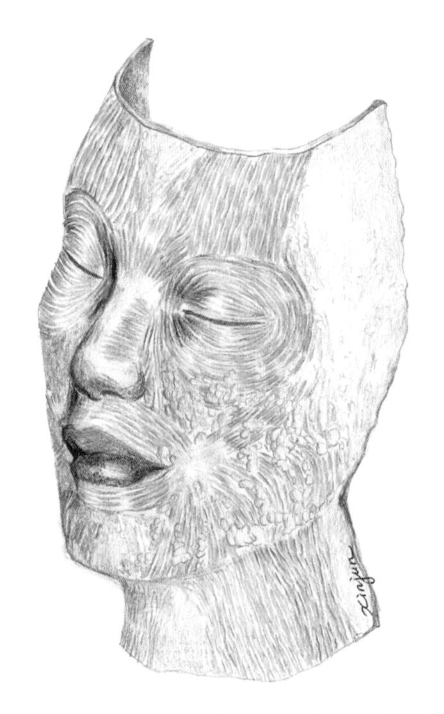

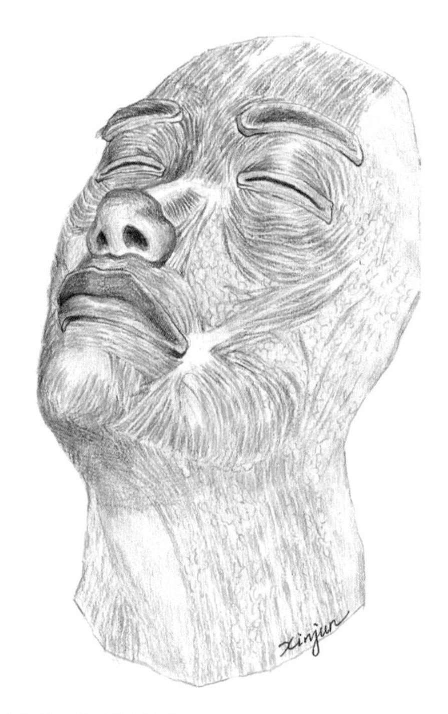

图 3-5　SMAS 的整体是被“智能化”联动调节的

第三节　SMAS 与浅层和深层结构的关系

王志军　刘志刚

SMAS 层浅面是皮下脂肪即第二层，深面是面部间隙即第四层。这说起来很简单，在额区、眉区、眼区、鼻区、唇区和颏区的确如此。靠近中线的部位层次较规整、清晰，软组织结构少，特别是没有面神经主支。可以肯定地说，无面神经主支走行的部位是整形美容的热点部位。当然，眉、眼、鼻、唇、颏部肯定是整形美容的主要需求部位。然而，越远离中线部位，层次就越不清晰。首先是致密度不均匀，其次是软组织结构繁多，再次是起伏较大（平整度不好），还多有面神经分支由深到浅走行。

一、SMAS 与浅面皮下脂肪层的关系

影响 SMAS 与皮下脂肪两层解剖关系的因素有两个：一是皮下脂肪组织量的多少，二是面部韧带存在与否。

（一）皮下脂肪组织量

面部软组织第二层皮下脂肪量是不均匀分布的：面中区最厚（特称为颧脂肪垫），由此向下、向上、向外侧逐渐减薄。在青少年以前，这种逐渐减薄是匀速的、均匀的。因此，年轻化的面颈部各区域平滑过渡、曲线圆润。至老化发生后，这种平滑过渡的情况被破坏。

很显然，过渡到周边时，脂肪量变得很少，直至缺如。

（1）颧脂肪垫向内下到达上、下唇区口轮匝肌 SMAS 表面，正常的皮下脂肪组织层完全缺如，代替为纤维脂肪组织。在后者，多量的以垂直为主的纤维结缔组织小梁间夹杂着少量的脂肪小颗粒。这种结构特征的优点是口轮匝肌运动对皮肤的改变是直接的、高效的。其缺点是老化时皮肤动力性皱纹的发生过早、过重。A 型肉毒毒素治疗有效。

（2）颧脂肪垫向上到达眼轮匝肌 SMAS 表面，从外周眶部向睑缘睑部，皮下脂肪量越来越少。一部分人的眼轮匝肌睑部表面几乎没有脂肪。如果这部分人真皮较薄的话，就会表现为“黑眼圈”较早、较重发生。此外，和口轮匝肌表面少脂肪、无脂肪的机制相同，眼轮匝肌运动对表情的贡献更大、频率更大。所以，像口轮匝肌与真皮之间存在的纤维脂肪组织在眼轮匝肌与真皮之间就不存在，眼轮匝肌与真皮是直接连接。如此，结构效率更高、速度更快。这样的长期高频率运动对于很薄的眼部皮肤来说，势必会过早、过重地发生老化情况，是面颈部最早发生老化的区域。但须理解为是全层软组织的退行性变和松弛、松垂。

（3）颧脂肪垫向外上越过颧突颧弓到达颞浅筋膜 SMAS 表面，脂肪组织量逐渐变少。不久即进入有发区（鬓角）范围内。有发区内的少量皮下脂肪颗粒内多数含有毛囊。手术时注意保护，以

免引起脱发。

（4）颧脂肪垫向外侧、向外下到达颈阔肌 SMAS 和蜗轴 SMAS 表面时，脂肪组织量虽减少，但不明显。这些部位主要是腮腺区、咬肌区、蜗轴区、颊脂肪垫区和颈部，SMAS 部分是最大的降肌颈阔肌。颈阔肌无论是作为表情肌，还是其运动所能表达的表情功能，包括面神经支配强度，均在退化中。换句话说，颈阔肌除了保持面颈部软组织下降的张力外，在颈部和腮腺咬肌区，通常情况下（社会生活中）不表达表情功能。由此，其表面必须有足够的脂肪组织将其与真皮相隔（图 3-6 和图 3-7）。

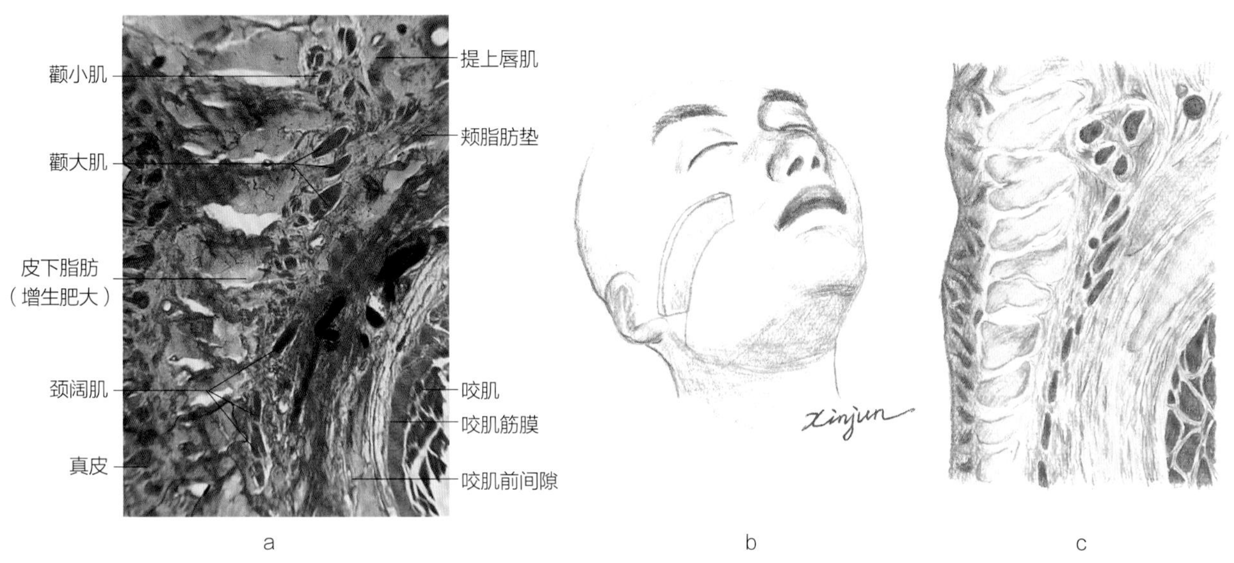

图 3-6　左侧咬肌部位的组织切片（HE，8×）

标本取自一位 50 岁以上男性。可见颈阔肌、颧肌与真皮之间的皮下脂肪组织明显增生、增厚。此外，可见咬肌前间隙内大量横行纤细的弹力纤维。a. 标本切片；b. 取材部位；c. 切片模式图。

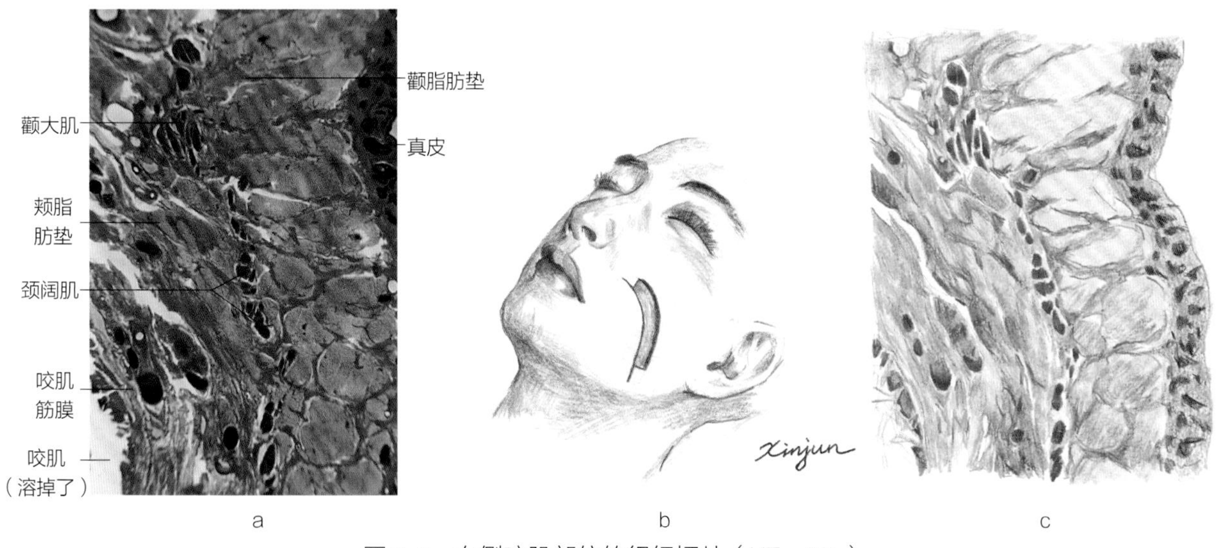

图 3-7　右侧咬肌部位的组织切片（HE，8×）

标本取自一位 38 岁男性。可见颈阔肌、颧肌与真皮之间的皮下脂肪颗粒和细胞增生肥大。a. 标本切片；b. 取材部位；c. 切片模式图。

此外，可以推论：颈阔肌的面部肌束多数情况下处于等长收缩状态，即保持张力，长度不变。与此类似的表情肌还有眼轮匝肌眶部和口轮匝肌外周部分，都是保持较大张力，但基本长度不变。

随着老化，颈阔肌与蜗轴表面的皮下脂肪组织有明显的增生趋势。这种趋势由上至下越发明显，是导致面型不美（“瓜子脸”向反方向转化），曲线不流畅、不圆润的老化病理机制之一。临床上，多用吸脂、“溶脂”的方法治疗。然而目前，手术切除方法（减脂术）的效果最确切。“溶脂”的方法缺少科学依据，吸脂的方法及其注意事项在前面有关章节已经述及。

（二）面部韧带

真性面部韧带对面颈部软组织的固定作用是全面的、实实在在的。固定坚强部位首先是颧弓颧突部位的颧弓韧带，其次是眶周的眼轮匝肌下韧带、颞附着（眶外侧韧带）及眶外侧增厚区，再次是腮腺、耳垂部位及下颌角上下的颈阔肌悬韧带，最后是颏突两侧的下颌骨韧带。

以下以颧弓韧带为例，说明 SMAS 浅面与邻近皮下脂肪层次的关系问题。

颧弓 4～5 cm 向前，余下颧弓颧突全长，均有颧弓韧带存在。在近下缘附近，韧带最密集，呈丛状片状。在颧弓颧突转折下缘处，韧带最强韧。这种坚强致密的结缔组织纵贯五层软组织，将五层软组织连成一层。所以，此处 SMAS（多为筋膜性）与浅层皮下脂肪组织连接十分紧密。加上两者都很薄，故给完整分离造成困难。注射局部麻醉药或者肿胀液时，此处呈现的不规则凹陷外观即是韧带结构形态的间接反应。

在面颈部，凡是有真性韧带的部位，局部的皮下脂肪间隔就会多而致密。所以，完全可以说这些部位的皮下脂肪间隔来源于真性韧带（图 3-8）。其生理作用即是将局部的全（五）层软组织坚强地固定在深部的骨面上。

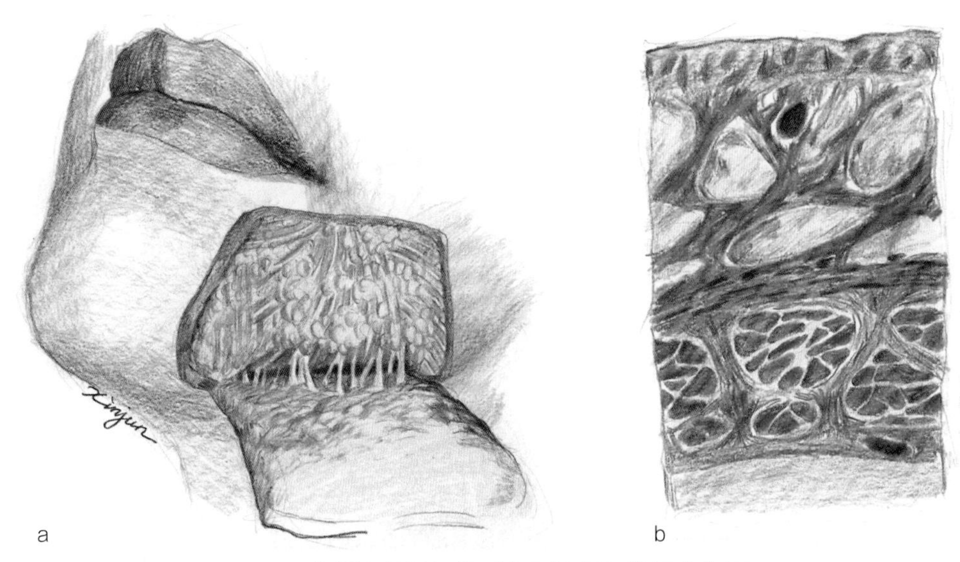

图 3-8　左侧下颌骨韧带对全层软组织的固定作用

图 a、b 分别为下颌骨韧带部位的放大模式图和组织切片图。a. 可以看到多束粗大的下颌骨韧带穿出左侧降口角肌，连到皮下脂肪上。b. 箭头指示的红染结构是下颌骨韧带：起始于骨，再穿过降口角肌和覆膜，在皮下脂肪中构成粗大的脂肪间隔后抵止到真皮。

综上所述，SMAS 浅面与皮下脂肪层的关系，要么是由于脂肪组织量的多少导致 SMAS 与真皮是疏松相连或紧密连接，要么是真性韧带存在与否导致 SMAS 与浅层皮下脂肪组织是疏松相连或致密连接。这些结构特点在临床诊断和治疗中均有比较重要的意义。

二、SMAS 与深面面部间隙的关系

（一）潜在的间隙

除去韧带部位，面部软组织第三层和第五层之间的关系简单地说是五个字：潜在的间隙（图3-9）。何为潜在的间隙？好比是两层不同质的纸张贴在一起的意思。人体这类潜在的间隙较多，如壁胸膜和脏胸膜之间的胸膜腔、壁腹膜和脏腹膜之间的腹膜腔。只不过和它们不同的是，面部间隙构成的第三层和第五层之间有大量十分纤细的疏松结缔组织相连。这些纤细纤维有一定的弹性。在弹性限度内，允许间隙的顶层 SMAS 表情肌在一定范围内运动。老化发生时，这类纤维的弹力下降，致使间隙的“房顶”SMAS 错离正常解剖学位置，松弛和松垂便发生了。王岩医生将此定义为“层状松弛”。手术分离当然会离断这种天然的纤细纤维。术后的瘢痕纤维化会在多大程度上充当这类纤维，值得深入研究。

大量的标本解剖学观察和手术病例术中所见都证实了一点：越是活动度大、表情运动重要的部位，其间隙内的纤维数量越少，纤维越纤细。此种情况由小到大的排序是：上颌骨前间隙＜颧前间隙＜隔前间隙＜咬肌前间隙＜额肌后间隙＜颈阔肌后间隙＜颞上间隙＜颞下间隙。颞上、下间隙的顶是颞浅筋膜，已不是表情肌，故上述纤维粗而致密，此间隙的结构和功能在退化中。因为纤维的作用是制动，显然其数量和强度就会和 SMAS 的表情运动进化呈相反的改变。

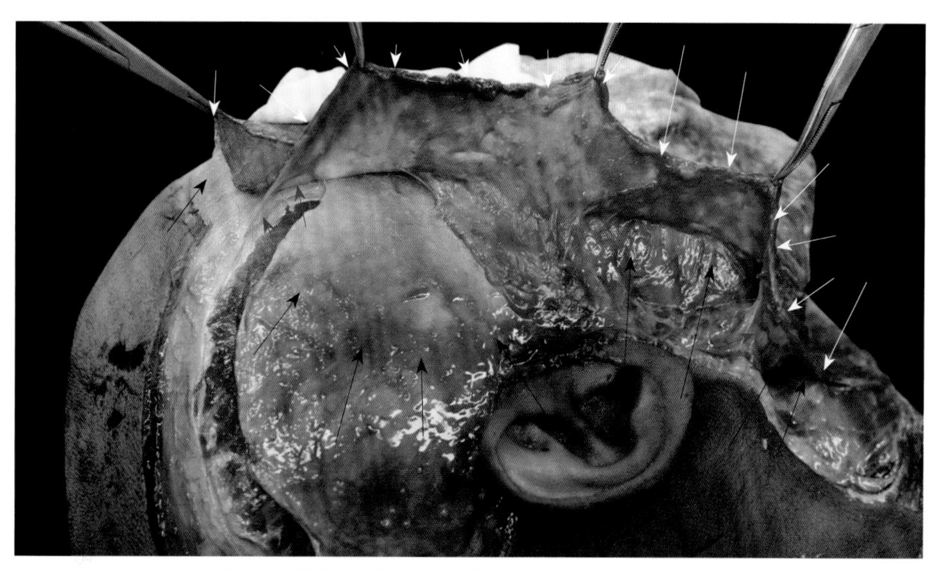

图 3-9　除了韧带的部位，第三层和第五层之间构成潜在的间隙
白色箭头指示的是第三层，黑色箭头指示的是第五层，红色箭头指示的是韧带。

面部间隙中少有重要神经、血管，最多的是脂肪结构，详见“面部颈部浅表软组织间隙”一章。

（二）临床意义

因为面颈部“面部间隙”的广泛存在，所以才会有下睑成形术（俗称眼袋手术）的肌皮瓣法，以及各种 SMAS 瓣分离成形的 SMAS 除皱术。迄今，在面部间隙中分离成形 SMAS 瓣的美容外科手术计有如下部位：额肌后间隙，眉间隙，下睑隔前间隙，面中区的颧前间隙，上颌前间隙，颞区的颞（上、下）间隙，腮腺咬肌区的咬肌前间隙，颈部的颈阔肌后间隙等。长期大量的临床实践证明，SMAS 下间隙内分离出血少或极少，是其突出优点，提紧比皮肤瓣更松垂的各部位 SMAS 会使效果增强并且自然。更何况，单纯分离提紧皮肤瓣会有不自然、加速老化等缺点。持续提高效果和加强安全性是医生永远追求的目标。

第四节　SMAS 老化后改变

王志军　刘志刚

就松弛、松垂老化的程度而言，SMAS 的老化显然比皮肤更早、更重地发生。在 SMAS 结构构成中，肌性部分退行性变的发生远比筋膜性部分要过早、过重。眼轮匝肌和颈阔肌最重。女性至 30 岁，眼轮匝肌已有松弛，颈阔肌的颌缘上下已有轻中度松垂。至 40 岁左右时，女性眼轮匝肌发生轻中度松垂，颈阔肌的颌缘上下会发生中重度松垂（图 3-10）。

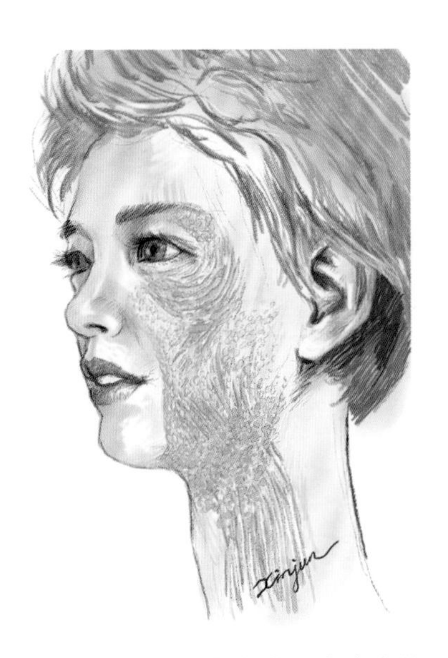

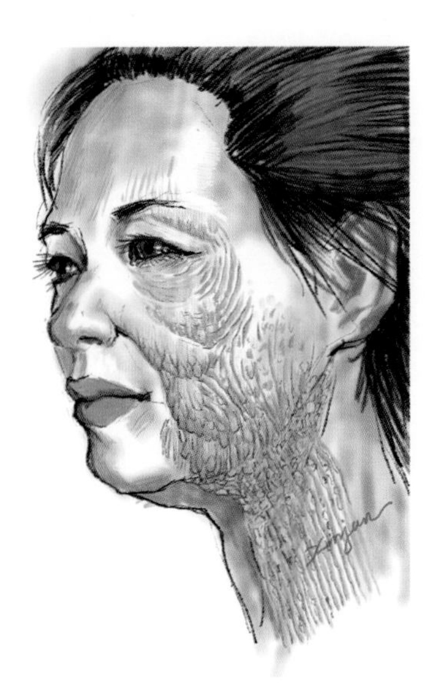

图 3-10　SMAS 老化后解剖位置发生变化，集中表现在表情肌的松散、冗余、移位

眼轮匝肌 SMAS 和颈阔肌 SMAS 的老化，显然来自于退行性变。由于缺少丰富的基础医学研究资料，人们尚不能解释它们过早、过重发生退行性变的机制。但从松弛、松垂老化的部位上分析，推测可能是这些部位的肌张力持续处于高张状态所致。因为眼轮匝肌的眶部（外周部分）和颈阔肌的颌缘以上部分均是等长收缩肌类型，即它们在表情运动时，没有长度的明显缩短，导致外在的皮肤不参与特定的表情表达。然而这不代表相应部分的眼轮匝肌、颈阔肌没有张力——清醒状态下一直保持着张力。要一直等到两块肌肉其余部分舒张放松的时候，等长收缩的部分肌张力才下降。眼轮匝肌下外侧部分是眶部的最大部分，其张力指向下。颈阔肌张力也是指向下方，尤其在角度老化后的颈阔肌，收缩的张力更是垂直向下（图 3-11）。

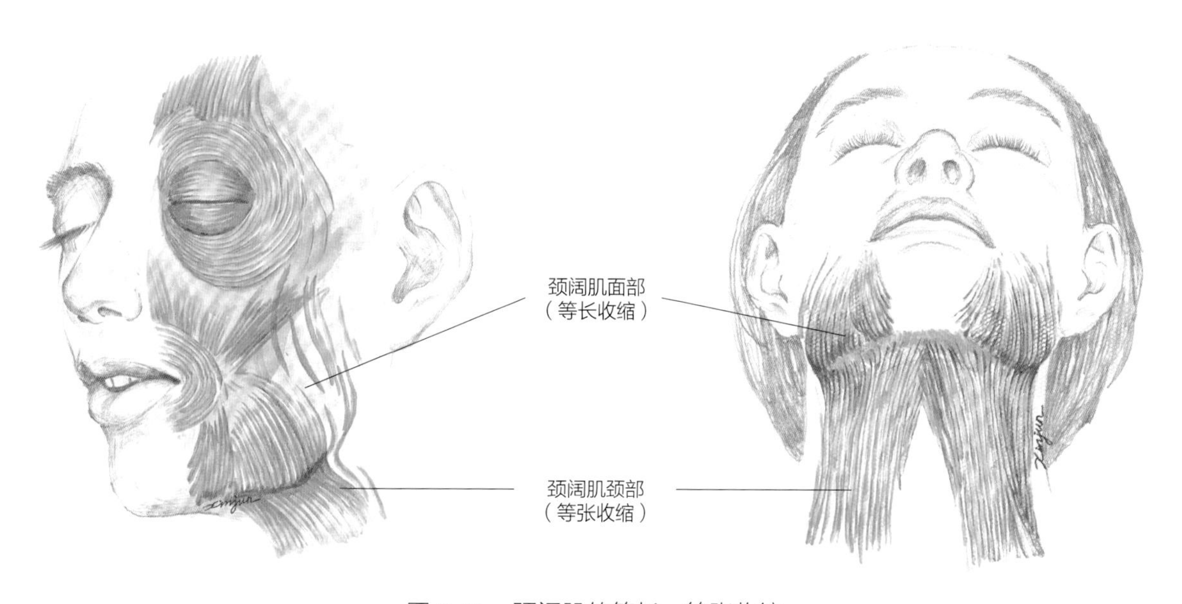

图 3-11　颈阔肌的等长、等张收缩

就是因为其一直保持着张力，所以颈阔肌颌缘部分和眼轮匝肌下外侧部分（眶部最大部分）才会过早、过重地发生老化松垂。

由以上推论，我们整形美容医生知道了一个重要道理：对于面部年轻化来说，预防大于治疗。预防的方法就是定期在眼轮匝肌外侧降肌与颈阔肌颌缘下方部分注射 A 型肉毒毒素。精准少量注射只是为了减低肌张力，预防眉外侧半、上睑外侧、颧突区、颌缘上下部分过早、过重地发生老化。

SMAS 老化达到严重松弛直到松垂时，面部年轻化的方法只能选择各种 SMAS- 颈阔肌提紧术：①颏下切口的颈阔肌成形术，颈阔肌前缘的纵缝横切。②超高位 SMAS 除皱术，眼轮匝肌外侧降肌分离后切开提紧固定，颈阔肌颌缘下切开后降肌变提肌固定（图 3-12）。③睑袋切口的眼轮匝肌瓣外眦（提紧）固定术等，均是科学有效治疗老化松垂的外科方法。

因为有面部韧带的存在，其他“微整形”方法治疗 SMAS 的重度松垂无效。

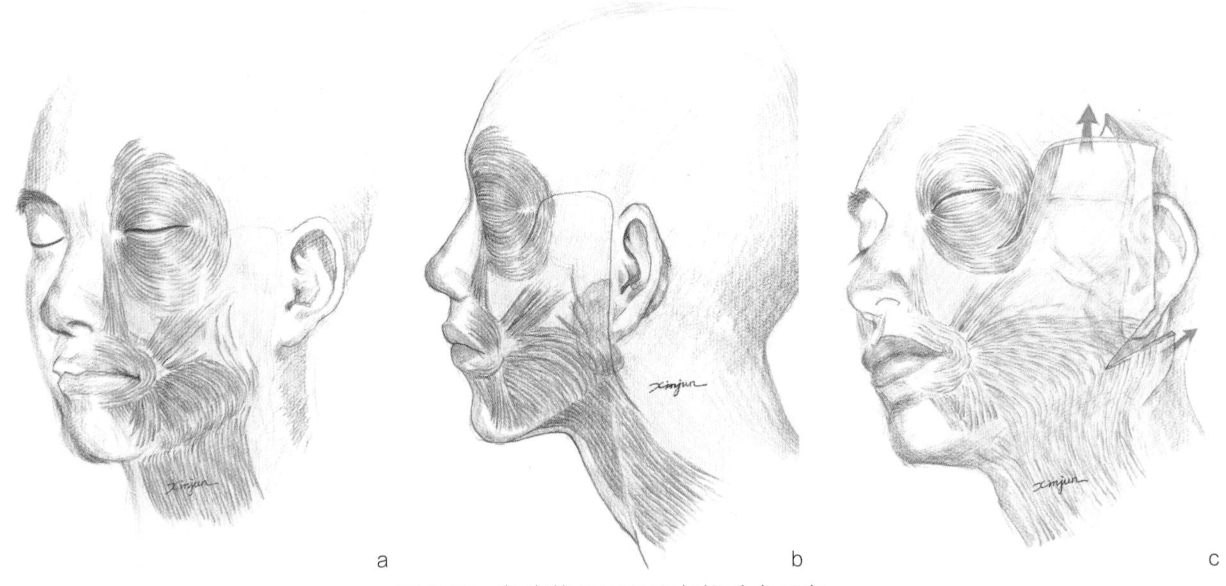

图 3-12 超高位 SAMS 面部提升术示意
a. 显露 SAMS；b. SMAS 瓣设计；c. 模拟提升。

第五节 SMAS- 颈阔肌瓣的解剖分离技能

王志军 刘志刚

学习解剖学主要是为了应用。掌握 SMAS 的解剖学知识，部分意义是为了成形 SMAS 瓣并提紧固定。而成形 SMAS 瓣的过程，就是解剖分离的过程。

一、SMAS 浅面分离成形良好的皮肤瓣

1. **分离方法** 在 SMAS 浅面的分离首选潜行锐性分离方法。潜行分离更能感触皮肤瓣的厚薄；锐性分离是为了减少对皮下脂肪层的损伤。

2. **注意事项** 皮肤瓣分离时，范围并不重要，重要的是两点：第一，皮肤瓣的血运至关重要；第二，在深面的 SMAS- 眼轮匝肌 - 颈阔肌瓣强力提紧，皮肤瓣的远侧界线不能产生张力褶痕。要满足第一点，除了不能损伤眶上血管、眶下血管、面血管之外，更重要的是绝对不能损伤真皮下血管网。若想满足第二点，可以在深面 SMAS- 眼轮匝肌 - 颈阔肌瓣强力提紧后，将皮肤瓣无张力均匀复位，随即看出是否有张力褶痕存在，如有，稍作分离即可解决。完全没有必要行大范围皮肤瓣分离，既不能提升效果，还有可能损伤血运。

3. **分离平面** SMAS 浅面的皮肤瓣分离平面最好是在脂肪层的中间，即将脂肪层一分为二（图 3-13）。实践证明，面颈部的真皮和 SMAS 覆膜均是比较“敏感”脆弱的组织结构。一旦损害，均

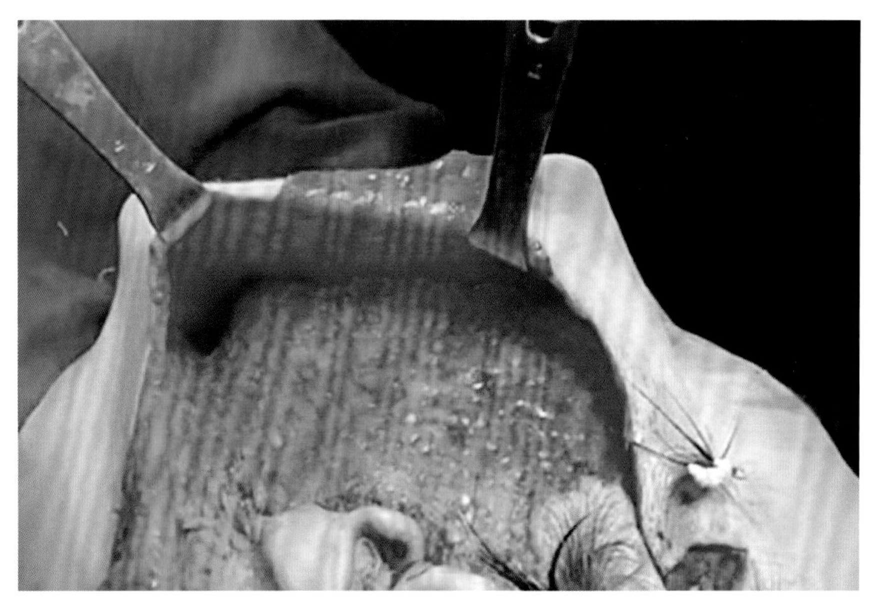

图 3-13　皮下分离后情况
要将薄薄的皮下脂肪层均匀分开，浅层真皮下和 SMAS 瓣表面各占一半。

可出现程度不等的粘连、畸形。所以，两者都需要正常少量脂肪层的原生态环境。没有一定的脂肪层厚度，过薄的皮肤瓣分离有可能导致真皮下血管网损伤，引起皮肤瓣血运不良甚至血运障碍；没有一定的脂肪层厚度，过薄的 SMAS- 颈阔肌瓣强度是不够的。

二、SMAS 深面分离成形良好的 SMAS- 眼轮匝肌 - 颈阔肌瓣

分离成形SMAS- 眼轮匝肌 - 颈阔肌瓣（图 3-14）的难度实在深层。解剖学方面的原因只有一个：面神经分支的存在。以下重点叙述分离操作时的要点。

（一）防止损伤面神经分支要点之一：保护好咬肌筋膜

颧弓下分离 SMAS- 颈阔肌瓣是在咬肌前间隙内分离，咬肌筋膜菲薄但却包覆着面神经颧、颊、下颌缘支前行。所以挑战是：必须准确地在咬肌筋膜浅面向前分离才是安全的，也是正确的。只要不损伤咬肌筋膜，也就不会损伤面神经分支，所以说是安全的。初学者担心分离层次深了会误伤面神经分支，有可能越来越浅而离开咬肌前间隙，进入颈阔肌内分离。显然是偏离了正确的轨道。离开了面部间隙，特别是进入颈阔肌内分离，出血增多就是自然而然的事情。出血后更加影响分离的准确性。优良的 SMAS- 颈阔肌瓣分离成形就无从谈起。

出血较多导致术野不清晰，常常是外科医生误损伤、副损伤的首要原因。整形外科医生亦是如此。所以说，就安全性、正确性而言，颧弓下、咬肌筋膜浅面（咬肌前间隙内）少量锐性分离结合多量钝锐性分离是重要的，也是必要的。

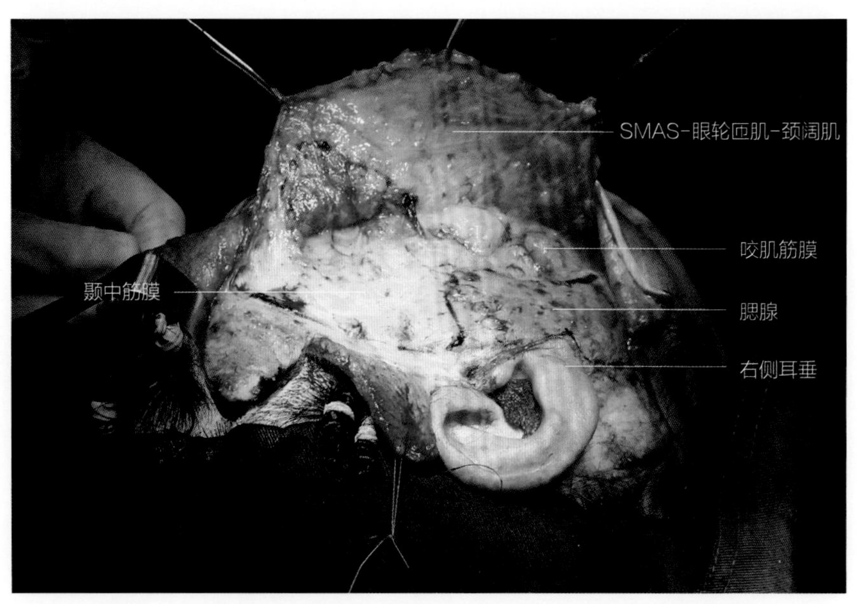

图 3-14 超高位 SMAS 术中成形 SMAS- 眼轮匝肌 - 颈阔肌瓣

（二）防止损伤面神经分支要点之二：保护好颞中筋膜

颧弓上分离 SMAS- 眼轮匝肌瓣是在颞中筋膜浅面分离。颞中筋膜是疏松、柔软的脂肪组织。面神经颞支出腮腺跨颧弓走行在颞中筋膜内（参见第八章第一节）。颧弓和颧弓上的 SMAS 是颞浅筋膜和眼轮匝肌。前者是致密结缔组织筋膜，虽然和颞中筋膜的疏松结缔组织有组织结构上的差别，但在解剖学上，半数病例不是很容易区分。

分离颧弓上 SMAS- 眼轮匝肌瓣时，从颧弓下的腮腺表面开始是个聪明的办法。腮腺表面是腮腺包膜，颜色、质地等清晰明确。由此平面开始向上、向下、向前分离，既有明确的深度，又有可参考的平面。沿此平面向上过渡到颞中筋膜浅面时，多用钝性分离间断锐性分离，容易找准颞浅筋膜与颞中筋膜之间的明显界面——无血界面。继续在颞区分离很快到达眼轮匝肌与 SOOF 外侧部分之间，此时更容易分离，因为进入了颧前间隙。此时的分离可采用西方作者提出的 FAME 技巧，即用示指钝性分离掀起眼轮匝肌瓣。但在中国人比较困难，因为国人此处的韧带“眶外侧增厚区”比较致密。尤其是线技术广泛应用后，粘连十分严重，完全不能用 FAME 技巧行钝性分离。

事实上，只要是曾经应用过线技术的患者，各处 SMAS 下的解剖层次普遍粘连。面部间隙不存在了，钝性分离便不能进行。钝性、锐性分离技能是外科操作中唯一能探寻正确层次、保障重要解剖结构的手术操作手法。

（三）防止损伤面神经分支要点之三：保护好面神经颧支

离断颧弓韧带的数量决定了面中部提升的程度，也决定了腮腺咬肌区及至颈部提升的程度。当然，颈部提升尚需离断颈阔肌悬韧带。颧弓韧带像腰带，拦腰紧紧地将颧弓下、颌缘上的“裤子”（即颧颊面部软组织）扎在“裤腰”上。

将颧弓韧带离断远没有解开腰袋那么简单。难点有二：第一个难点是韧带处五层软组织被挤压在一起，致密坚韧、层次不清，分离难度增加；第二个难点是颧弓韧带离断时，有可能对伴随的面神经颧支造成损伤。实际上，颧弓韧带多位于颧弓颧突下缘。在副腮腺和接近颧弓颧突的咬肌肌腱时，更是发出多量的颧弓韧带。而面神经颧支平行于颧弓下缘走向前，位于副腮腺上、下甚至副腮腺深面。最终和腮腺导管伴行到达颧大肌的深面并分支进入颧大、小肌。

虽然面神经颧支也有很薄的咬肌筋膜保护，但因有颧弓韧带丛片状“紧钉”在一起，少有病例和标本能展示咬肌筋膜与面神经颧支之间清晰的解剖学关系。

关于保护面神经颧支前提下的颧弓韧带离断，其操作技巧可归纳为一点：不可一味地锐性切断，必须先用钝性方法探到韧带束与束之间的空隙，看清楚以后，再锐性离断韧带。这种操作似乎麻烦，但熟练后，速度便可随之快起来。

本来比较难的 SMAS 下韧带离断，寥寥几句话就说完了。这就是技能操作本身的特点。因为技能不是知识，不是理论，更多的是医生的手通过器械接触组织感知到的“感觉”，是许多只可意会、不能言传的东西。加上面颈部软组织解剖学不是“器官解剖学”，而是结构解剖学，许许多多的结构不能依靠视觉分辨，只有质地、弹性、强度的区别。颜色上的区别似有似无，一旦染血，则会变成“我中有你、你中有我”，甚至“敌我混淆”，不能区别。即便这样，更需要解剖学知识的帮助。深刻理解并熟练掌握了解剖学知识，犹如手上有了思维，剪刀长了眼睛。

最后要补充的一点是，优质的头灯、放大镜，加上优质的电凝、电切，等于给安全增加了制动装置，给提升速度又加了油。

第四章

面颈部表浅软组织间隙

第一节　概　述

王岩　王志军

在临床实践过程中，人体软组织间隙的解剖学研究和应用对于疾病的分析判断和诊治具有非常重要的意义。面颈部间隙广泛存在于颅顶至颈部之间，由筋膜和筋膜、筋膜与肌、筋膜与骨膜形成的潜在间隙，各间隙内由疏松结缔组织填充。间隙感染时，可局限于某一个间隙，也可扩散至邻近间隙，或由近及远波及数个间隙。面部间隙并不是新的概念，早已被大家熟知并得到广泛应用，如咬肌间隙、翼下颌间隙、舌下间隙等。它们均是深部的面部间隙，并不是本章的重点。本章的重点是介绍新近研究报道的面颈部表浅软组织间隙。面颈部浅表软组织间隙由澳大利亚墨尔本学者Mendelson首先报道，其意义是把复杂的解剖结构简单化、系统化，有利于对面颈部解剖层次的理解和掌握以及推广应用。

目前在整形外科中，我们熟知并广泛应用的人体软组织间隙有乳腺后间隙、胸大肌后间隙、帽状腱膜 - 额肌后间隙、颞间隙等，均是良好的外科平面。理解软组织间隙有助于我们对周围的组织结构形成“立体解剖”的概念，更加准确地了解局部解剖的层次和顺序，以及各组织结构的相互毗邻关系。

美容外科手术是治疗面部老化的一个重要手段。解剖学的进展往往能推动外科手术学的进步。面部解剖结构不同于其他部位，其毗邻结构紧密、复杂，重要结构繁多且存在着种族差异和个体变异。许多临床医生对各层次解剖结构的理解比较混乱，不能形成统一的整体。因此，不能很好地应用于临床。准确地理解和掌握各组织层次的立体关系，是更好地完成面部年轻化手术的前提。面部软组织间隙的研究成果为面部解剖学的深入研究提供了新思路和新方法。构成间隙的“Boundary”结构为周围组织结构的描述提供了一个很好的参照物，既便于理解和掌握解剖学，又能推动整形美容手术学的发展。

一、面颈部浅表软组织间隙的共同特性

1. **解剖学特性**　面颈部浅表软组织间隙简称面颈部间隙，是浅筋膜即SMAS与深筋膜之间的潜在间隙，由周围相对固定的韧带、筋膜、致密区连接围成（图4-1）。内衬膜，周围重要组织结

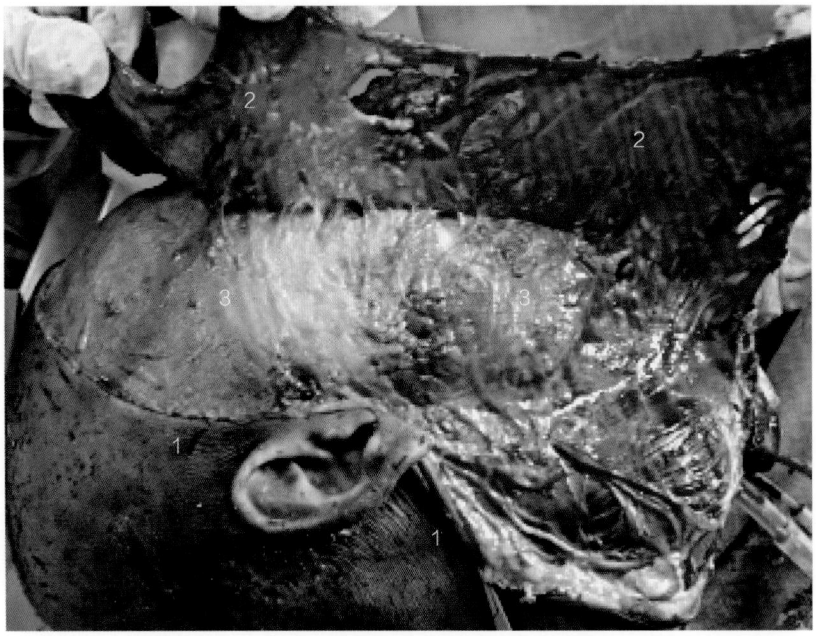

图 4-1 SMAS 与深筋膜和骨膜之间构成面部间隙
1. 皮肤；2. 第三层SMAS；3. 第五层深筋膜和骨膜。

构位于间隙外部。绝大多数间隙内无神经、血管跨越分布，是良好的外科平面。

2. **功能特性** 间隙周围的“固定装置”（韧带、筋膜、致密区）使 SMAS 和深筋膜之间紧密固定并确立了间隙。间隙存在的意义是阻止其上、下层融合并允许每层均能完成独立的移动，特别是老化松弛的移位。如咬肌前间隙和颞间隙使咀嚼区与表情区相互分开；颧前间隙和颌前间隙顶层的眼轮匝肌与其底层的提上唇肌群的活动互不影响。随着老化松弛，间隙顶层扩张膨胀，紧密固定区域限制了间隙顶层的松弛下垂，从而出现了面部老化的各种标志性表现。浅表复合组织有效提升的先决条件是支持韧带的充分松解；否则，提升只限于间隙内部。如面中部的年轻化手术要离断泪槽 - 眼轮匝肌限制韧带、眶外侧增厚区，进入颧前间隙、颌前间隙；SMAS 下除皱手术要离断颧弓韧带、SMAS- 颧颊部韧带，才能更好地完成提升。

紧密固定区域既能限制面部老化下垂，又能限制有效的提升；既允许间隙移动，又将其限制在一定范围之内。松解“固定装置”的同时，要做好更为妥善的固定，以防止加重老化和并发症的产生。

3. **间隙排列和分隔关系** 泪槽 - 眼轮匝肌限制韧带复合体分隔以上的隔前间隙和下外侧的颧前间隙及下内侧的颌前间隙。颧骨皮肤韧带分隔以上的颧前间隙和以下的咬肌前间隙。颞上隔分隔内侧的额肌后间隙和外侧的颞间隙。颞下隔分隔颞上间隙和颞下间隙。SMAS- 颧颊部韧带分隔颊间隙和咬肌前间隙。颈阔肌悬韧带分隔咬肌前间隙和颈阔肌后间隙等（图 4-2）。

二、面颈部浅表软组织间隙的临床意义

面颈部间隙实质上是 SMAS 与深筋膜和骨膜之间的连接结构，是一个潜在的、无血的安全分

离平面。面颈部的分离提紧、脂肪和填充剂的填充等多需要通过间隙来完成。

除皱术中，口角外上方的软组织易于提紧，而其外下方组织常提升不足。为获得更和谐的除皱效果，按照SMAS手术原理，应释放口角外下方韧带。经咬肌前间隙接近颊中部下段，有利于松解咬肌前缘SMAS-颧颊部韧带。韧带松解后，可使下面部SMAS筋膜完全复位，获得平衡的除皱效果。欲进入颧骨前区，有颊外侧SMAS下、颞部、下睑缘三种途径。如通过下睑缘入路，需要分离通过分隔颊中部三个软组织间隙的眼轮匝肌限制韧带进入颧前间隙，完成间隙顶层软组织的垂直向上提升。颧面神经和内眦静脉是分别进入颧前间隙和颌前间隙的标志性结构。进入颌前间隙内便清晰可见提上唇肌浅面与眼轮匝肌下脂肪深面的解剖分界。

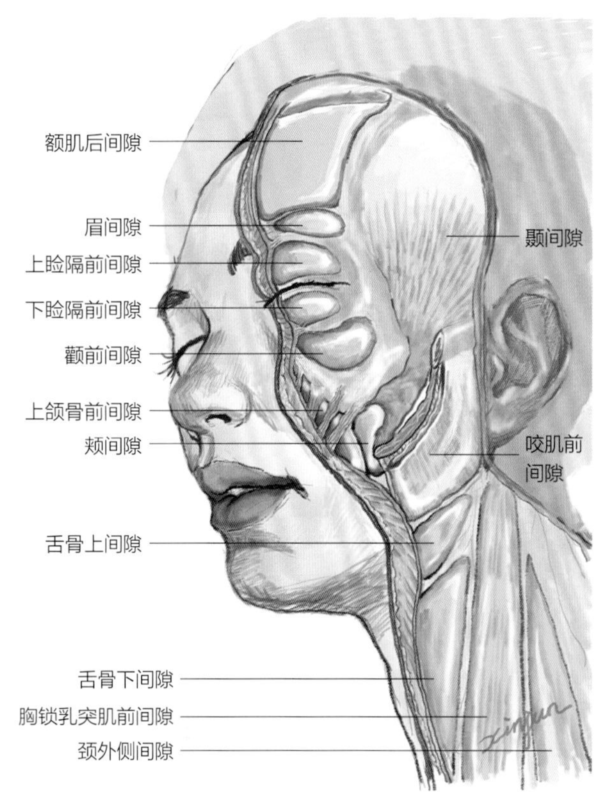

图4-2　全面颈部浅表软组织间隙的排列和分隔

间隙起到润滑、滑动作用——动，韧带分隔间隙起到固定、限制作用——静，两者之间存在既对立又统一的辩证关系，共同为表情肌“服务”，即有表情肌就有间隙和韧带。

正确掌握间隙的分离操作方法是十分重要的。其原则是钝性分离很容易显现和打开这些间隙。若操作时阻力很大，提示剥离平面错误，切勿用力剥离。经间隙内剥离，避免损伤面神经，清楚面神经分支所在的解剖层次至关重要。松解韧带时需要安全操作。首先，要掌握韧带附近面神经分支的位置和走行层次。其次，先在韧带的上、下粗略钝性分离以显露韧带及周围神经支，以降低韧带松解过程中神经分支损伤的风险；而后再锐性分离，以更好地控制分离尺度。尽管经间隙剥离较为安全，但若操作不当仍易损伤面神经分支和腮腺导管等重要结构。

第二节　额肌后间隙、鼻间隙

王岩　王志军

额肌后间隙实际上是帽状腱膜下间隙的一部分。而帽状腱膜下间隙是最传统经典的面部间隙，全称是帽状腱膜下疏松结缔组织间隙。顾名思义，它是位于帽状腱膜深面，和颅骨骨膜之间的间隙，包括中间的额骨、顶骨骨膜表面。这其中，我们把额骨骨膜表面的位于额肌深面的帽状腱膜下疏松结缔组织间隙称为额肌后间隙。它的上方和下方分别是开放的、延续为顶骨骨膜表面的帽状腱

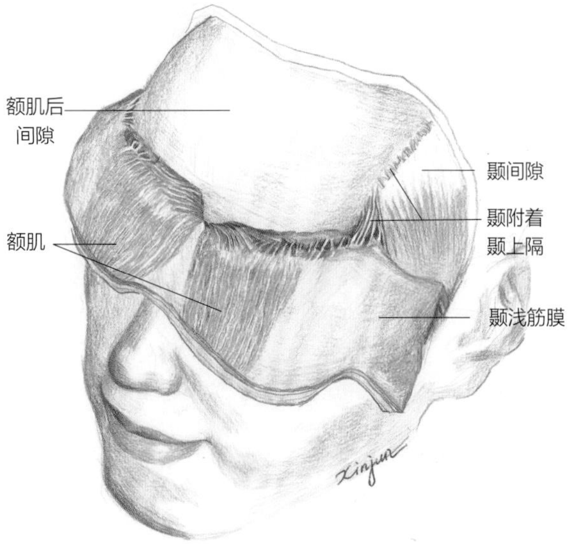

图 4-3 额肌后间隙的构成及毗邻关系

膜下疏松结缔组织间隙和鼻背筋膜后间隙。

额肌后间隙外侧界是颞附着及其发出的颞上隔。颞附着和颞上隔是颞深筋膜和额骨骨膜相互移行处发出的纤维止于浅层，颞附着又称眶外侧韧带或者固定带。此边界是额部与颞部的分界线、颞窝和颞肌的前界、额肌的外侧缘和感觉神经的分界线。面神经颞支穿行颞附着进入额肌。下界是眶上韧带附着、颞附着和皱眉肌的骨性起点。其在眉间区域与鼻背筋膜后间隙上部相通，鼻背筋膜后间隙的下界是鼻横韧带。在鼻横韧带的尾侧，鼻背筋膜与鼻软骨膜之间亦形成间隙，构成鼻背筋膜后间隙的下部。鼻背筋膜后间隙的上部和下部统称鼻间隙（图 4-3 和图 4-4）。

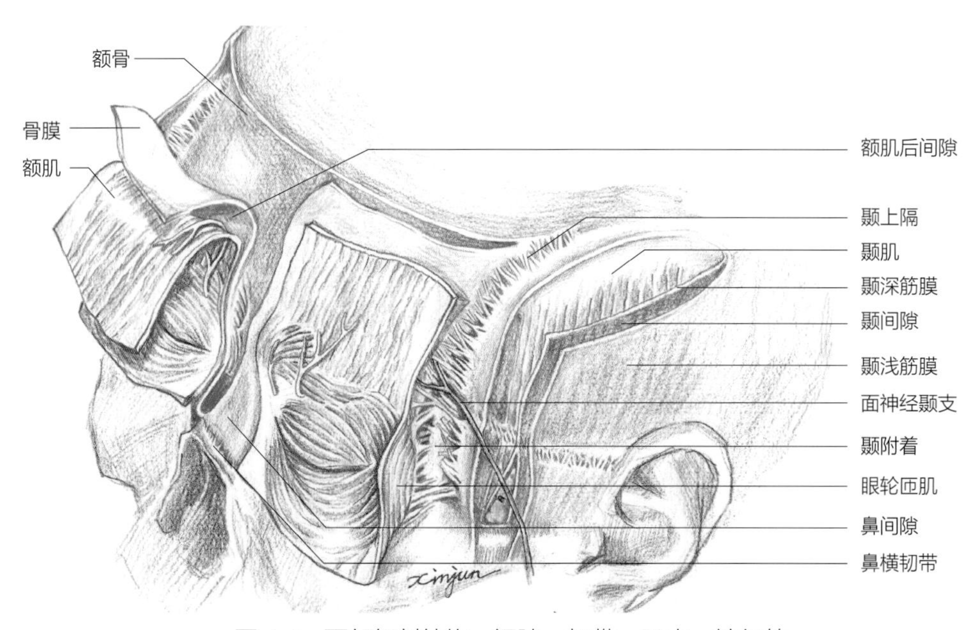

图 4-4 面部解剖结构：间隙、韧带、肌肉、神经等

第三节 颞间隙、上睑隔前间隙、眉间隙（眶周间隙）

王岩 李颖

由颞附着（temporal adhesion，TA）发出三个韧带：颞上隔（superior temporal septum，STS）、颞下隔（inferior temporal septum，ITS）、眶上韧带附着（supraorbital ligamentous adhesion，SLA）

和眶周隔（periorbital septum，PS），将上面部和额部分隔成许多面部间隙（图 4-3）。

一、颞间隙

颞下隔分颞部为颞上间隙和颞下间隙。颞下隔以上是颞上间隙，以下是颞下间隙。颞上间隙没有重要的组织结构穿行，是个潜在的、安全的、容易分离的间隙，上界是颞上隔。颞下间隙由下方的颧弓、前方的颧骨额突围成。近似于三角形的颞下间隙有面神经颞支、颧颞神经和哨兵静脉穿行（图 4-5）。

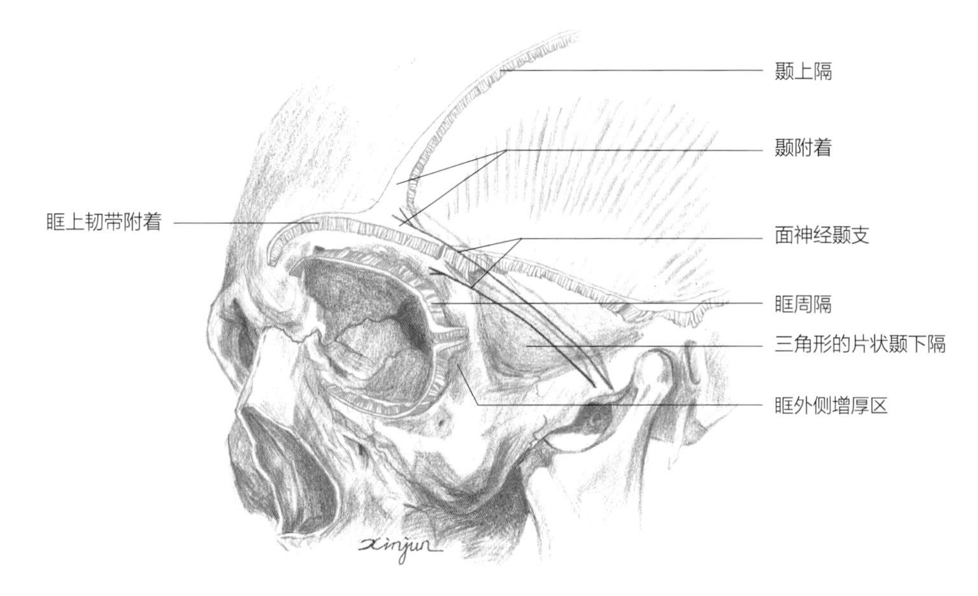

图 4-5 眶周间隙及韧带的分布情况

笔者通过解剖学研究和在临床实践过程中发现，一些书籍和文献报道中对颞下隔的描述存在异同点，包括对颞下隔解剖结构的理解和推测。颞下隔的体表投影线不是颞深筋膜浅、深层之间的分界线，也不是从颞附着发出到外耳道的线性结构，而是颞中筋膜在颞区所分布的范围，呈片状分布，与图谱中所描述的不符。当沿间隙钝性分离到颞中筋膜外上缘时突感阻力增大，这与颞上间隙的容易分离形成鲜明对比。原因是颞上间隙内的纤维多是沿着间隙横向分布的，当到达颞中筋膜外上缘时，颞下间隙内纤维变成粗大、强韧纵横交错的连接方式，因此会造成分离时阻力的差异。颞下隔的片状分布范围是颞中筋膜的外上缘与眶骨、上颌骨之间的三角形区域，有别于其他面部间隙疏松连接的特点，属于不典型的面部间隙。如果将此部位定义为间隙，就没有韧带；如果将此部位定义为韧带，就没有间隙。因此，更倾向将此部位定义为混合区，是不断进化演变的结果。

为什么具有如此的结构特征？可能有如下原因：跨越颞间隙的哨兵静脉和颧颞神经血管束与间隙内疏松结缔组织形成相对致密的连接。更重要的是，此时的面神经颞支已由腮腺咬肌筋膜内逐渐浅出到颞间隙的顶层颞浅筋膜深面，在接近或入肌的过程中缺乏固定结构，片状颞下隔在此的紧密附着可防止面神经随浅层组织过度移动而出现损伤。

二、上睑隔前间隙、眉间隙（眶周间隙）

眶周隔将浅表筋膜下间隙分成两个间隙：眶区浅筋膜下间隙（上睑眶隔前间隙）和眶周浅筋膜下间隙。上睑眶隔前间隙位于眶缘内眼轮匝肌睑部和眶隔之间，仅仅包含眼轮匝肌后脂肪（ROOF）。眶周浅筋膜下间隙简称眶周间隙，也称为眉间隙，位于眶缘的外表面、眼轮匝肌眶部和底层骨膜之间，内容物是眉脂肪垫。眉间隙赋予了眉毛的灵活运动（图 4-6）。注意此部位的解剖结构复杂且精细，不同学者对此的解剖方法和观察角度各不相同，因此，会出现理解和描述上的差异。

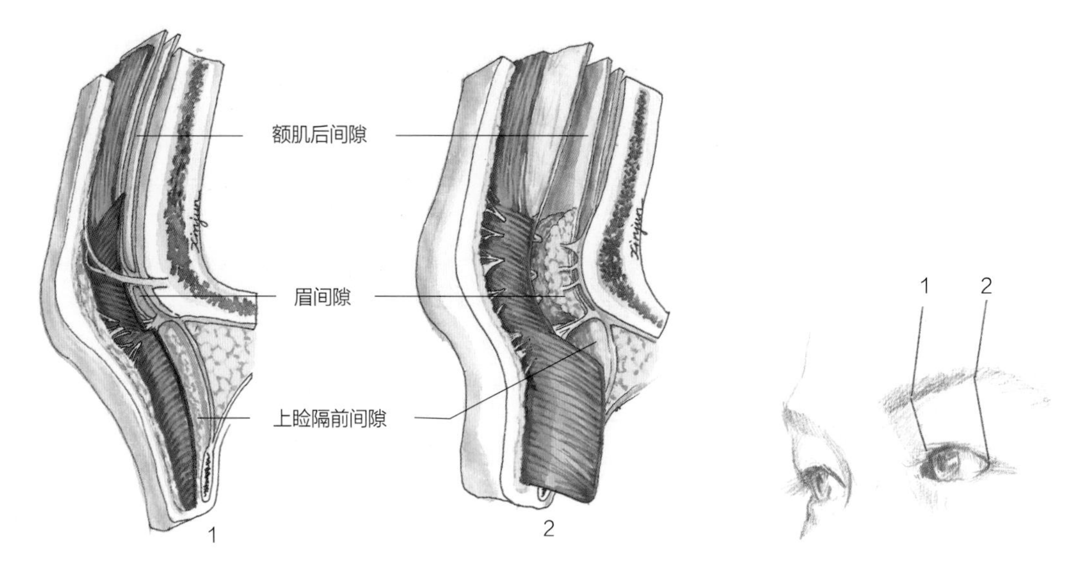

图 4-6 上睑隔前间隙、眉间隙、额肌后间隙矢状面示意图

第四节 下睑隔前间隙

王岩 李冠一

下睑隔前间隙大部分位于下睑眶腔浅面，少部分位于眶缘表面。内侧界为眼轮匝肌睑部起点，上界为睑板下缘，下界为眼轮匝肌限制韧带，外侧界为眶外侧增厚区，顶层为眼轮匝肌睑部，底层为眶隔及弓状缘以下 2～6 mm 的骨面至眼轮匝肌限制韧带。间隙大部分由疏松结缔组织连接，外下方有十分少量的眼轮匝肌下脂肪（SOOF）构成间隙的内容物。这个间隙提供了一个无血、容易分离、损伤小的下睑整形美容手术入路（图 4-7）。

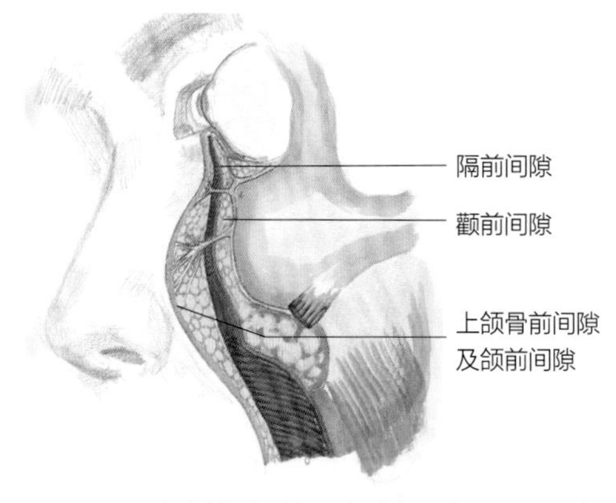

图 4-7 眶内侧缘矢状面解剖示意图：下睑隔前间隙、颧前间隙、上颌骨前间隙、颌前间隙

第五节　颧前间隙

王岩　杨丽湘

颧前间隙呈新月形，上覆颧骨体。顶层为眼轮匝肌眶部，底层为颧骨骨膜和提上唇肌群（颧大肌、颧小肌、提上唇肌）的起点，间隙内容物为 SOOF。上缘由沿眶缘走行的泪槽 - 眼轮匝肌限制韧带复合体形成并加强。下缘由位于提上唇肌群之间的颧弓韧带形成并加强。泪槽 - 眼轮匝肌限制韧带复合体和颧弓韧带在内侧眶缘处相汇合成角。外缘为眼轮匝肌外缘。颧骨体外侧的颧面神经血管束紧邻眼轮匝肌限制韧带，是仅有的跨越颧前间隙的结构（图 4-7 和图 4-8）。

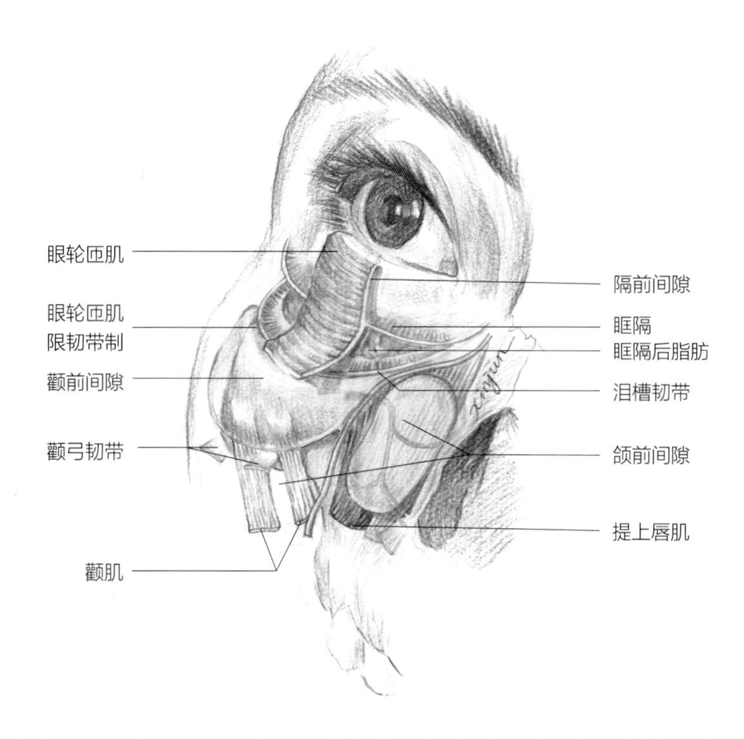

图 4-8　眼口之间众多的表情肌及与之相伴相生的间隙和韧带赋予其复杂的表情活动，是表情运动的基础

第六节　颌前间隙

王岩　陈利利

眼口之间表情肌众多，间隙是赋予表情肌运动的独特解剖结构单元，使之相互运动不受影响，故此区域相应伴随多个软组织间隙。前文所述的隔前间隙下方及颧前间隙内侧亦存在一个软组织间隙，称为颌前间隙（premaxillary space）（图 4-9）。

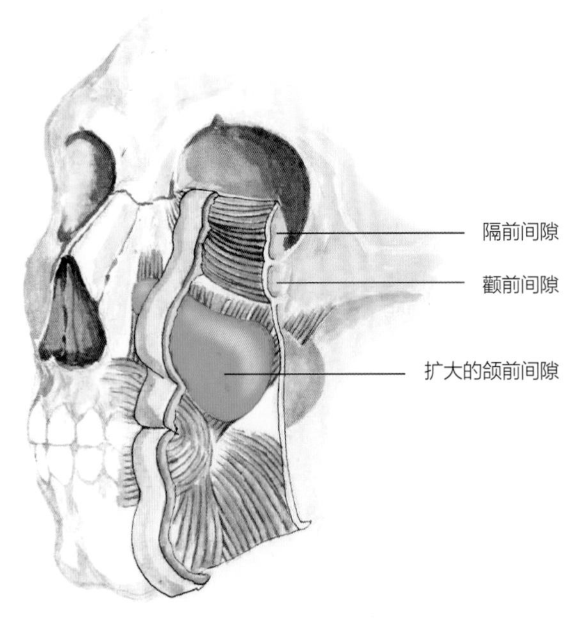

图 4-9 扩大的颌前间隙

一、位置

颌前间隙呈矩形，位于颊中部鼻唇段上颌骨前、眼轮匝肌内下、提上唇肌浅面，与其他面部软组织间隙相似。

二、边界

①顶层是提上唇肌覆膜和皮下脂肪。②底层为提上唇肌，提上唇肌的体表投影即为间隙的范围。③上缘是泪槽韧带，与颧前间隙有着共同的上缘，无韧带在此分隔颧前间隙的内侧角。④下缘由位于鼻翼基底水平的一对横向粗壮的上颌骨韧带（颊上颌韧带）形成并加强。⑤内侧以鼻侧壁、提上唇鼻翼肌和鼻肌为界。⑥外侧缘是提上唇肌的外缘。眶下神经血管束的返支（下睑支）及眶下神经分支与面神经分支之间的交通浅出支也是外缘的构成部分（图 4-8）。

三、毗邻关系

眶下孔位于颌前间隙外部、提上唇肌骨性起点深面。提上唇肌覆盖眶下神经主干，一些细小的分支经颌前间隙内、外侧缘浅出。眶下神经主干当走行到鼻基底水平时发出分支到皮下平面，并与上颌骨韧带尾侧紧密相邻。内眦静脉偶尔会伴随内眦动脉走行于颌前间隙的外缘，当到达颌前间隙上缘时，沿眼轮匝肌内下缘（颌前间隙上界）迅速地转向内侧。内眦静脉和眼轮匝肌下缘是颌前间隙和颧前间隙的分界标志，也是进入颌前间隙的标志。面部浅表软组织间隙处于第三层 SMAS 与第五层深筋膜和骨膜之间，而颌前间隙位于皮下层。因此推定颌前间隙是不典型的面部间隙，其易分离的特性源自于表情肌的覆膜。手术时锐性离断泪槽韧带，便可通过向下钝性分离至鼻唇沟，留下一指宽的隧道，此操作十分容易，阻力感极小。注意前文描述的上颌骨前间隙与本节描述的颌前间隙不是相同的概念，上颌骨前间隙是个更大的定义，除了包括提上唇肌群深面的间隙外，还包括颌前间隙。

在颌前间隙外侧及颧前间隙尾侧、眼轮匝肌下缘的颧肌浅面，亦构成与颌前间隙类似结构的间隙。因此，称为扩大的颌前间隙。上界是颧前间隙的下界颧弓韧带，下界一直到鼻唇沟，内侧界是颌前间隙的外侧界，外侧界是颧大肌的外缘。

第七节　咬肌前间隙

王岩　谢尚生

许多学者已通过不同的方式对咬肌前间隙进行了描述。Stuzin 描述 SMAS 附着到深层组织结构的形式是不一致的。面部浅、深筋膜之间的连接存在两种类型的关系：第一种关系是浅、深筋膜之间由疏松结缔组织分隔；第二种关系是浅、深筋膜之间通过致密纤维附着紧密融合。Mendelson 将存在咬肌浅面的第一种关系命名为“间隙”。王志军教授描述为：咬肌筋膜与 SMAS 之间存在网状疏松结缔组织，容易分离。咬肌筋膜表面是自然的外科分离平面，无神经、血管跨越，即咬肌浅面的各面神经分支均位于咬肌筋膜内。

一、位置

咬肌前间隙介于咬肌筋膜和 SMAS 之间。其位于咬肌浅面，而不是位于咬肌的前面，按照标准解剖学体位命名应称为“咬肌浅间隙”。故对此的解剖学描述一直以来存在着错误、不规范、约定俗成的称谓。

间隙内衬薄膜，类似于长方形。颧弓下缘至下颌缘为其长度，腮腺前缘至咬肌前缘为其宽度。间隙的大小存在明显的个体差异，在咬肌大小一定的前提条件下由腮腺和副腮腺的大小决定。腮腺和副腮腺与 SMAS 紧密融合，是 Stuzin 描述的深、浅筋膜之间的第二种关系，意味着深、浅筋膜之间的第一种关系（间隙）的范围大小取决于腮腺和副腮腺的范围大小。中国人普遍存在副腮腺及腮腺范围较西方人大，导致间隙范围较小。所以得出这样一个结论：中国人的腮腺咬肌区不易松垂老化，当然也不易分离提紧且效果差。而西方人易发生松垂老化，也易分离提紧且效果优良。无副腮腺及腮腺较小的中国人，当然该区域较早、较重地发生松弛和松垂老化，即咬肌前间隙面积较大的人易发生面部老化。不仅仅是腮腺咬肌区，全面颈部均符合这一规律：间隙和韧带区域的分布差异和连接强度差异是造成个体和种族间老化速度及程度不同的关键因素之一。

二、构成

间隙的内容物是少量的疏松结缔组织和分布不均匀的亮黄色纤细状的脂肪组织。疏松结缔组织通过钝性分离被拉长，形成了间隙内多个纤维隔，此隔是疏松结缔组织的聚集，非常薄弱，甚至钝性分离可离断。仅仅是钝性分离常会形成多个小的软组织间隙（图 4-10）。这种小的间隙是人为分离形成的，不是真正意义上的多个间隙，说明间隙构成的疏松性。除皱术中间隙的分离实质上是在内容物中分离，需采用锐、钝性分离相结合的技术，保持间隙底层咬肌筋膜的完整性。这一点很重要，涉及面神经分支的安全性。

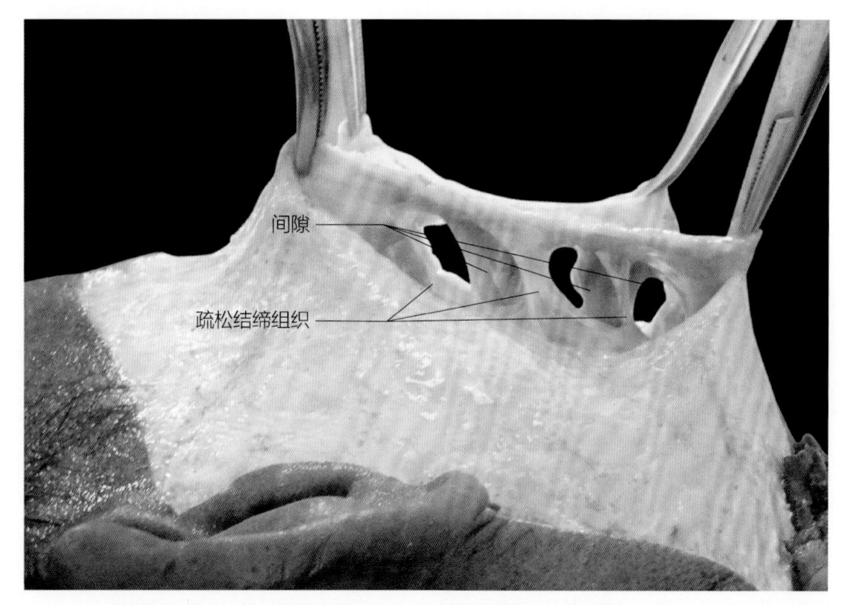

图 4-10 完全钝性分离咬肌前间隙后，疏松结缔组织聚集形成多个间隔和孔洞

三、边界

咬肌前间隙的组成如图 4-11～4-13 所示，由不同的边缘界定。

1. **前缘** 前缘为纵行排列于咬肌前缘附近的 SMAS- 颧颊部韧带（SMAS-ML）。该韧带为假性韧带，起始于咬肌筋膜和（或）颊咽筋膜表面，其纤维束带止于 SMAS，像栅栏一样夹持在颊脂肪

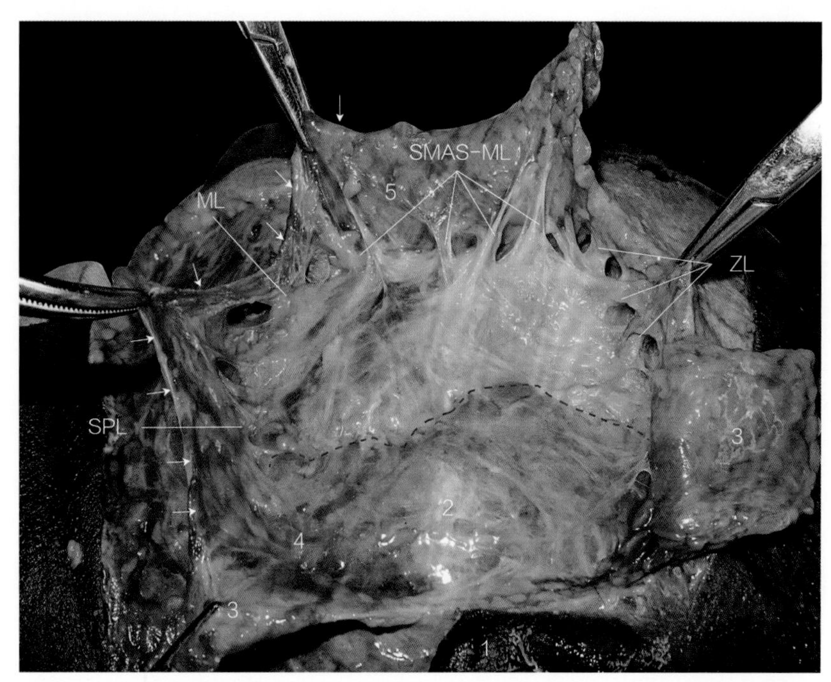

图 4-11 62 岁男性尸体标本左侧面部分离后显示咬肌前间隙的范围及构成

前缘为 SMAS- 颧颊部韧带（SMAS-ML），后缘为腮腺前缘（蓝色虚线），上缘为颧弓韧带（ZL），下缘为颈阔肌悬韧带（SPL），前下角被蓝色标记物包绕的为下颌骨韧带（ML）。白色箭头指示的是颈阔肌切缘。1. 左侧耳垂；2. 腮腺；3. 腮腺浅面 SMAS；4. 下颌角；5. 咬肌前间隙顶层 SMAS。

垫的后方和上下方。面神经颧颊支、腮腺管、面横动静脉穿行于 SMAS- 颧颊部韧带之间或与其紧密相邻。当松解该韧带的限制时就进入到颊间隙，可见到颊脂肪垫（BFP）（图 4-12）。此时的面神经分支位于颊间隙的顶层颊脂肪垫包膜内。

2. **后缘**　后缘为颈阔肌耳筋膜（颈阔肌耳韧带），位于颈阔肌后上缘与耳之间。此区 SMAS 与腮腺包膜紧密融合，通过钝性分离较难分开。间隙的后缘实质为颈阔肌耳筋膜的前缘，也就是腮腺的不规则前缘。

3. **上缘**　上缘为副腮腺和（或）颧弓韧带（ZL）。笔者在 24 侧大体标本解剖中发现有 16 侧为颧弓韧带。颧弓韧带为多束致密结缔组织束带，起自颧弓下缘骨膜，穿行各层软组织，抵止到真皮。面神经颧支位于以颧弓韧带为中心、半径为 1 cm 的圆形范围内。面横动脉从颞浅动脉水平发出后，走行于腮腺上缘深面，出腮腺前缘后在 SMAS 深面，并有细小的面神经分支伴行。面横动

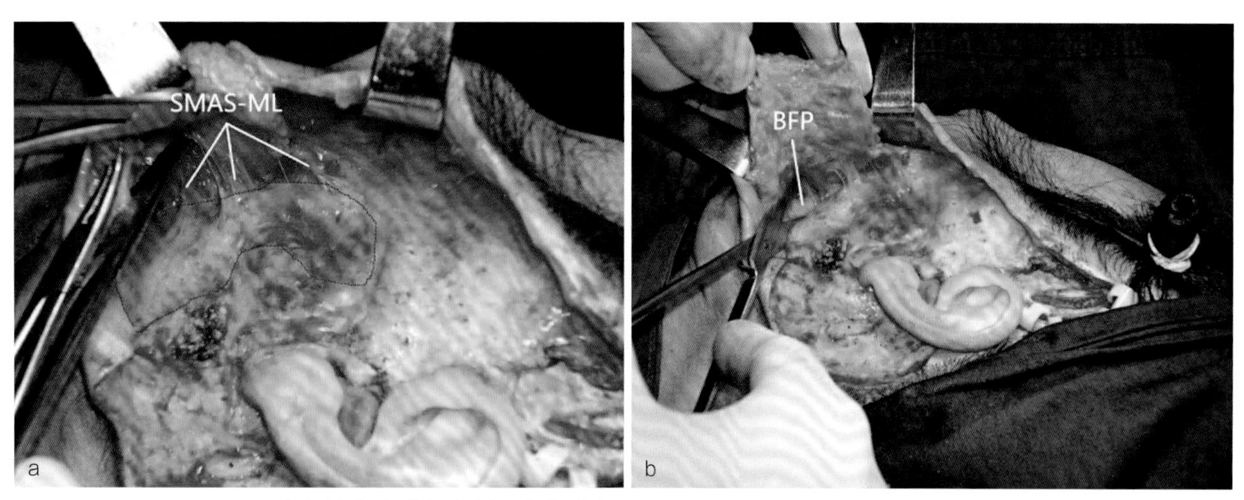

图 4-12　65 岁女性患者进行左侧面部经典颧弓下 SMAS 除皱术，术中见咬肌前间隙的范围

a. 蓝色虚线显示的是咬肌前间隙的范围，前缘为 SMAS- 颧颊部韧带（SMAS-ML）。b. 突破 SMAS-ML 可见颊间隙内的颊脂肪垫（BFP）。

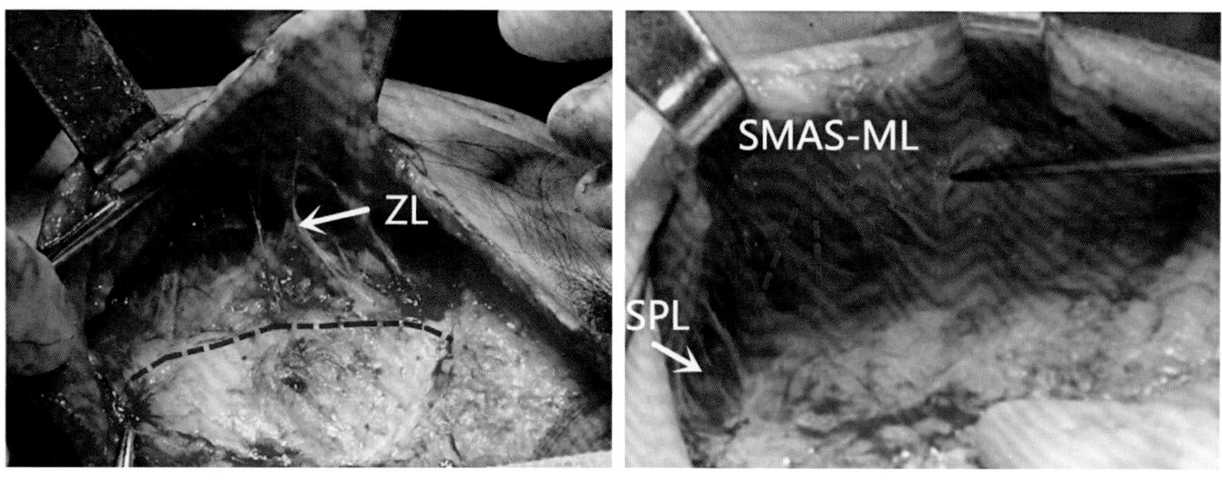

图 4-13　咬肌前间隙的边界构成

60 岁女性患者进行左侧面部 SMAS 除皱术。咬肌前间隙范围内容易分离，且很少出血。可以清晰地看到前缘的 SMAS- 颧颊部韧带（SMAS-ML）、下缘的颈阔肌悬韧带（SPL）、上缘的颧弓韧带（ZL）。蓝色虚线显示的是咬肌前间隙的后缘（即腮腺的前缘）。

脉与颧弓韧带紧密相邻，面横动脉主干部分位于其下方，另有分支伴行面神经颧支穿行于韧带中部。因此，在除皱术离断颧弓韧带过程中有造成面神经颧支损伤和出血的可能性。

笔者在 24 侧大体标本解剖中发现有 8 侧咬肌前间隙上缘由副腮腺构成，其表面仍被覆腮腺咬肌筋膜的延续部分，与 SMAS 紧密连接。副腮腺和腮腺与 SMAS 的连接方式相同，很难通过钝性分离分开。因副腮腺较小，所以上缘前端部分仍为颧弓韧带。

颧弓韧带和腮腺组织在此处紧密且强韧的连接，是形成先天性颧弓下凹陷的主要原因。随年龄增长，伴随着咬肌前间隙和相邻间隙的层状松弛及软组织萎缩，是颧弓下凹陷加深的原因。

4. **下缘**　下缘为颈阔肌悬韧带（SPL）。颈阔肌悬韧带是由王志军和高景恒于 1992 年在国内外首次发现报道的，对维持下颌缘轮廓具有重要意义。其位于下颌骨的后下缘。该韧带上段位于腮腺和胸锁乳突肌之间，下段位于下颌角及下颌下腺与胸锁乳突肌之间。颈阔肌悬韧带深面起始于颈深筋膜浅层，上段止于 SMAS，下段止于颈阔肌。面神经下颌缘支和颈支出腮腺后走行于韧带上缘深面，颈支继续向下穿过韧带进入颈阔肌（图 4-14）。

5. **前下角**　前下角为膜性的下颌隔和粗壮、强韧的下颌骨韧带。下颌隔位于咬肌前下角和下颌骨韧带之间，起自骨膜，止于颈阔肌，是下颌骨韧带的膜性延伸。下颌骨韧带位于下颌骨体前 1/3，起始于下颌骨体表面，穿过各层软组织抵止到真皮。面动脉伴有细小的面神经分支穿行下颌隔，与下颌骨韧带伴行。

由此可见，咬肌前间隙的下界在下颌隔和下颌骨韧带与颈阔肌悬韧带之间的下颌下腺表面缺乏韧带的固定限制，仿佛咬肌前间隙的下界在颌缘处有一扇大门被打开，通向颈阔肌后间隙。而前下角有坚固的下颌骨韧带和下颌隔起到阻挡作用。所以，发生组织老化、松弛下移时，严重者口角外侧囊袋（“羊腮”）往往脱出到颌缘以下。

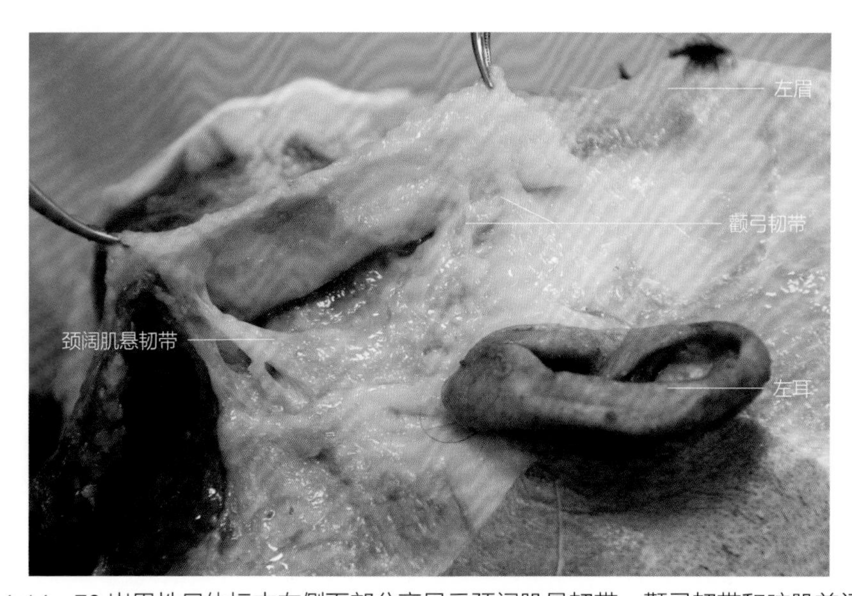

图 4-14　70 岁男性尸体标本左侧面部分离显示颈阔肌悬韧带、颧弓韧带和咬肌前间隙

四、两种性质的间隙

笔者经过研究发现，咬肌前间隙可进一步分为 SMAS 颈阔肌下间隙和 SMAS 腱膜下间隙。间隙顶层SMAS的颈阔肌部分和腱膜部分的结合部无明显分界，肌纤维与腱膜相互交织形成混合区，混合区越向上，腱膜性成分越多，肌性成分越少。混合区以下为连续的颈阔肌。

上部咬肌筋膜下存在一连续的薄层脂肪垫（有脂区），此脂肪与间隙内部的脂肪相似，亦呈纤细状、亮黄色。下部咬肌筋膜下无脂肪组织（无脂区）。有脂区与无脂区有明显的分界，与顶层的混合区和颈阔肌相对应（图 4-15）。SMAS 混合区与有脂区的咬肌筋膜相对应构成了 SMAS 混合区（腱膜）下间隙，颈阔肌和无脂区的咬肌筋膜相对应构成了 SMAS 颈阔肌下间隙。颈阔肌下间隙的特点是：内有疏松结缔组织和少量的脂肪组织，与顶层和底层结合不紧密，间隙平整，易辨别和分离。腱膜下间隙的特点是：内有疏松结缔组织和较多的脂肪组织，咬肌筋膜的深浅两面均存在脂肪并与它们相互交织，不易辨别和分离，易使分离平面进入咬肌筋膜下。

虽然咬肌前间隙是一个潜在的分离平面，但在解剖学研究和临床实践过程中发现，颈阔肌下间隙较腱膜下间隙更容易分离。从解剖学角度来看，SMAS 腱膜下间隙容易误入咬肌筋膜下致面神经分支损伤，因脂肪的存在而不易察觉。面神经上颊支位于腱膜下间隙范围内，下颊支位于颈阔肌下间隙范围内。因此，在除皱术中 SMAS 下分离时，面神经分支受到损伤风险的顺序是上颊支 > 下颊支。

两种性质间隙的存在是面神经损伤风险不同的重要原因。因此，分离间隙时应先从颈阔肌下间隙开始，然后沿此分离，进一步分开腱膜下间隙。这样可有效地避免腱膜下间隙错误的分离而导致面神经上颊支损伤。

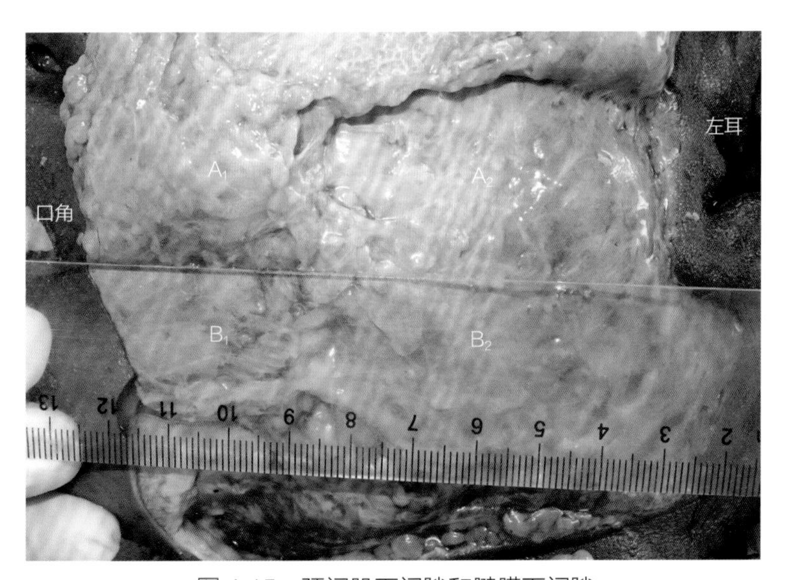

图 4-15　颈阔肌下间隙和腱膜下间隙

61 岁女性尸体标本在左侧面部腮腺咬肌筋膜浅面分离 SMAS。腮腺区采用锐性分离方法，咬肌前间隙范围内采用锐钝性分离方法。在咬肌上保留完整的咬肌筋膜，在 SMAS 深面保留间隙内的脂肪。向口角侧掀起 SMAS 可以看到颈阔肌下间隙和混合区（腱膜）下间隙的区别：腱膜下间隙内（A 区）有较多明亮的脂肪（多脂区 A_1），咬肌筋膜下有一连续的脂肪垫（有脂区 A_2），咬肌筋膜薄弱，呈透明状。颈阔肌下间隙内（B 区）有少量的脂肪（少脂区 B_1），咬肌筋膜下无脂肪（无脂区 B_2），咬肌筋膜厚韧，呈半透明状。

五、生理作用

王志军教授指出，SMAS 腱膜部分是 SMAS 肌性部分的中间腱，其作用为传导和协调周围表情肌的张力，从而完成复杂的面部表情运动。Mendelson 强调间隙允许上覆 SMAS 的移动，韧带对 SMAS 有固定限制作用。咬肌前间隙由周围的支持韧带围成并加强。韧带不仅对软组织有固定支持作用，也对间隙顶层的运动起到限制作用。所以，笔者认为这种运动的前提是 SMAS 必须在特定区域的移动，又必须控制在一定的范围内，准许其移动又防止其过度移动，有利于间隙充分发挥其生理功能。可以看出，韧带与间隙在面部表情运动中缺一不可、相辅相成。间隙内有脂肪组织和疏松结缔组织，类似“润滑剂”，阻隔了顶层和底层的融合并允许每层均能完成独立的移动。如此，这种滑动的间隙有利于表情运动张力的传导和协调。也正是这种结构形式的存在，使咀嚼区和表情区相互分开，运动时互不影响。

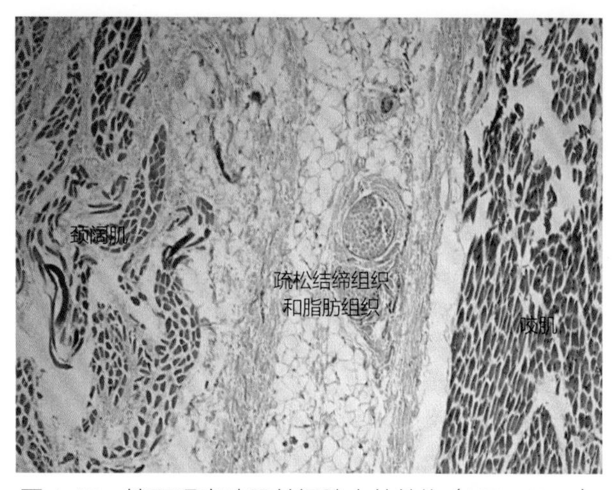

图 4-16　镜下观察咬肌前间隙内外结构（HE，10×）
可见颈阔肌和咬肌之间的疏松结缔组织和脂肪组织，间隙内的纤维以横向排列为主，少量以纵向排列，反映出间隙的构成连接方式，最终表现在间隙的易老化和易分离特性。结构决定功能，进而决定老化的表现和年轻化方式。咬肌前间隙的构成方式符合面颈部所有的间隙。

解剖研究与临床实践均证实，间隙容易通过钝性分离分开。组织学切片亦显示，间隙内连接顶层和底层之间纵向的纤维少，并且多是沿着间隙横向分布的，缺乏紧密连接。而且，间隙内存在“润滑剂”（图 4-16）。但皮肤与 SMAS 之间和咬肌与咬肌筋膜之间都存在着大量的纤维连接，使之相对成为一独立整体（图 4-17）。因此推断：间隙老化过程是顶层与底层的相对滑动以及间隙的膨胀扩张造成的。笔者将其称为“层状松弛原理”，这样可以更好地解释老化松弛究竟是一

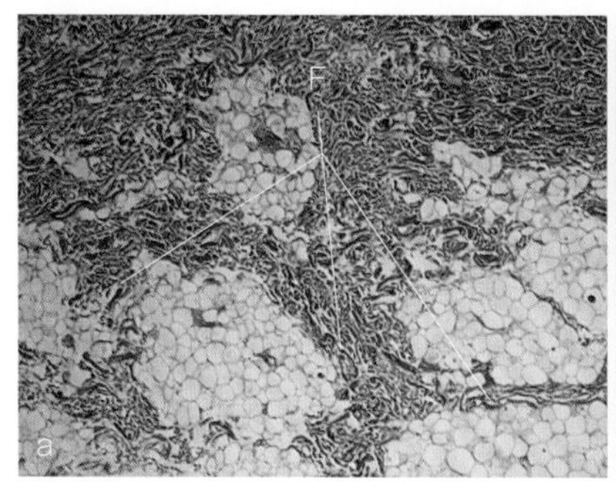
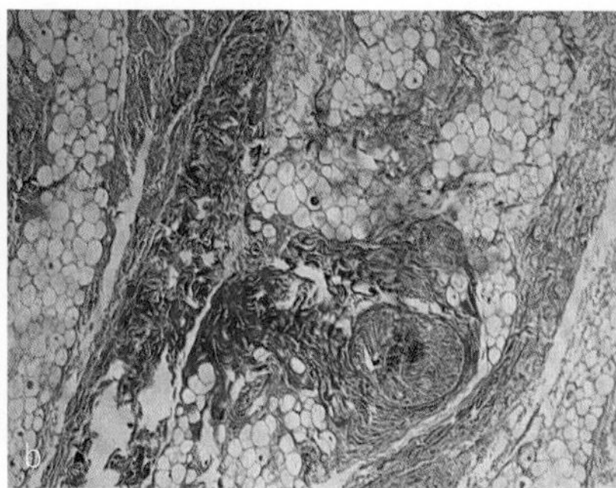
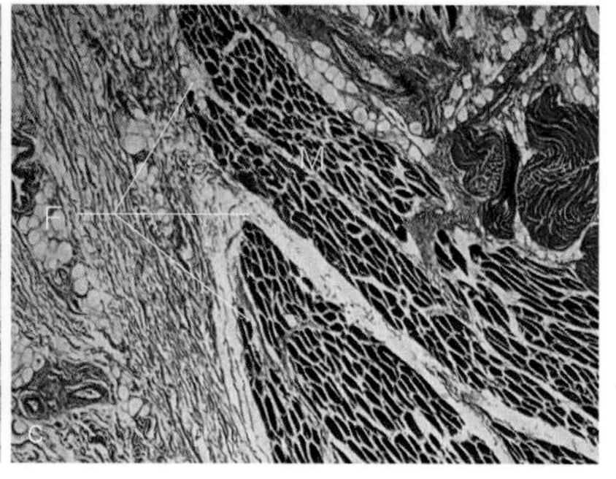

图 4-17　咬肌区五层之间的软组织连接方式（Masson 三色，12×）
取自右侧腮腺前缘口角水平以下至下颌缘之间的全厚组织块，经水平切组织学切片，Masson 三色染色示咬肌前间隙与间隙深、浅面的纤维排列方式的差异。从组织学上证明了面颈部间隙的易分离特性和在老化过程中的变化。a. 显示真皮与 SMAS 之间存在许多纵行的分隔脂肪的纤维束（F），这些纤维束使 SMAS 以上（皮肤、皮下脂肪、SMAS）连接成为一个相对独立的整体；b. 显示间隙内的纤维束多是沿着间隙横行排列；c. 显示咬肌筋膜与咬肌（M）之间有许多纤维束插入到咬肌内，使之也成为一个相对独立的整体。

个什么样的过程，同时也就找到了相应解决方法。此理论符合面颈部所有的间隙。层状松弛过程中受到韧带的阻挡而出现老化标志——口角外侧囊袋、口下颌沟。韧带结构的强度减弱，进而对软组织的固定作用减弱，是老化标志产生的原因。但不能忽略间隙的层状松弛在老化过程中所起的作用。正是这种结构的存在导致了它容易松弛，同时它也容易被分离提紧。

第八节　颏肌间隙、颏肌后间隙

王岩　王志军

颏肌位于下唇中部，左右各一块，肌纤维由下向上斜形分布，收缩时向上送下唇，产生“小酒窝”样外观。表情肌运动的前提是需要间隙提供滑动的空间，颏肌亦不例外。在颏肌与骨膜之间及两块颏肌之间均构成潜在的间隙，分别称为颏肌后间隙和颏肌间隙。内容物是颏肌深面和两颏肌之间的薄层脂肪组织（图 4-18）。

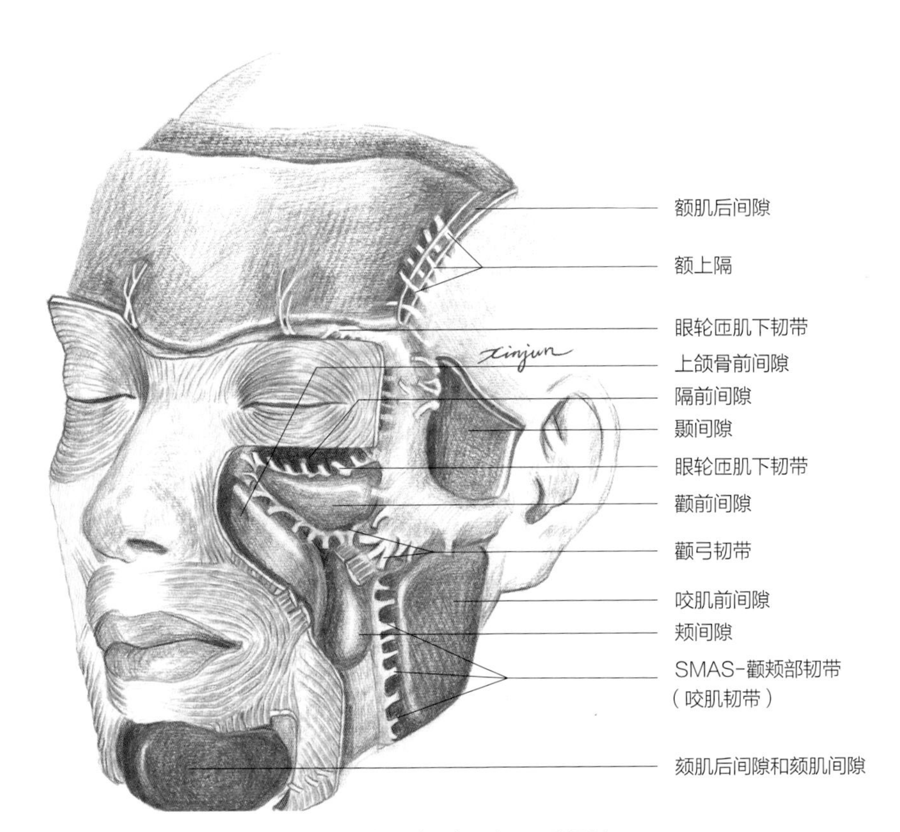

图 4-18　颏肌间隙和颏肌后间隙

第九节　颈阔肌悬韧带和颈阔肌后间隙

王岩　谢尚生　白承新　王志军

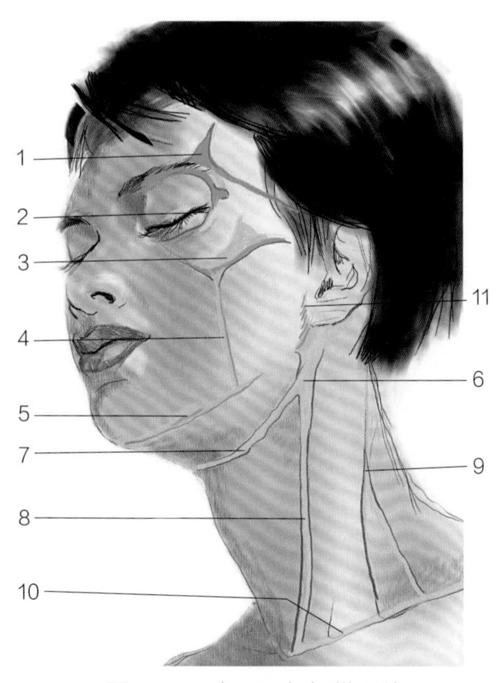

图 4-19　全面颈部韧带系统

1. 额颞部韧带：颞上隔、颞下隔、颞附着、眶上韧带附着；2. 围绕眶腔约 270° 限制固定眼轮匝肌的韧带；3. 颧弓韧带及其延续部分；4. 咬肌前缘的 SMAS- 颧颊部韧带；5. 颈阔肌悬韧带上束（下颌隔、下颌骨韧带及其延续部分）；6. 颈阔肌悬韧带前束干部；7. 颈阔肌悬韧带前束水平支；8. 颈阔肌悬韧带前束斜支；9. 颈阔肌悬韧带后束；10. 颈阔肌悬韧带下束；11. 腮腺区的韧带样附着——颈阔肌耳韧带。

表情肌需要韧带维持其形态结构的完整，亦需要间隙提供一个滑动的平面，才能发挥其生理功能，两者对表情肌运动功能的发挥起到不可或缺的作用。王志军教授于 20 世纪 90 年代对颈阔肌起限制固定作用的颈阔肌悬韧带进行了明确且详实的报道，再次深入研究发现限制固定颈阔肌的韧带样结构是多样且复杂的。本书中将继续沿用术语“颈阔肌悬韧带”，并将颈阔肌悬韧带重新归纳总结为四组，分别称为颈阔肌悬韧带上束、下束、前束、后束（图 4-19）。由于韧带构成间隙的边界，所以先阐述颈阔肌悬韧带，后论述颈阔肌后间隙。根据颈阔肌悬韧带的走行分布，进一步划分出三个颈部浅表软组织间隙。

颈阔肌悬韧带将浅层软组织固定到深层，以维持年轻态的颈部轮廓，其包括：清晰的下颌缘轮廓，轻微的舌骨下凹陷，可见的甲状软骨隆起，清晰可见的胸锁乳突肌前缘轮廓，105° ~ 120° 的颏颈角。颈部老化依然遵循着面部老化的相同规律，表现为韧带的老化和间隙的层状松弛等，最终导致年轻态的颈部轮廓消失。

一、颈阔肌悬韧带前束

前束以舌骨为界，分为一干和两支（图 4-20 和图 4-21）。两支分别是水平支和斜形支，呈斜“人”字形分布，由纤维性筋膜构成，起自颈深筋膜和骨膜，止于颈阔肌，属真假混合性韧带。

干部：舌骨水平以上区域位于腮腺、下颌角、胸锁乳突肌、下颌下腺之间为干的部分（简称干部）。干部分为两层：一层来自于腮腺咬肌筋膜和下颌下腺筋膜，另一层来自包绕胸锁乳突肌的颈深筋膜。腮腺下缘与胸锁乳突肌结合部至舌骨外缘的距离为其长度，两层之间为其厚度。起止点之间的距离为其高度。

斜支：舌骨水平以下区域干部沿胸锁乳突肌前缘继续下行至锁骨为颈阔肌悬韧带前束斜支，其最下端与颈阔肌悬韧带下束相融合。斜支是颈深筋膜包绕胸锁乳突肌在其前缘处发出的纤维止于颈阔肌。斜支的特点是越向上越强壮稳固，越向下（锁骨端）越薄弱。舌骨大角至锁骨头的距离为其长度，前后缘距离为其厚度，起止点之间的距离为其高度。

水平支：两胸锁乳突肌前缘舌骨范围内为颈阔肌悬韧带前束水平支，位于颌颈转折处，近似于水平状分布。一部分起自舌骨，另一部分起自附丽于舌骨上下肌群的表面筋膜，至中线处与对侧相连接。在舌骨水平两胸锁乳突肌前缘距离为其长度。上下缘之间的距离为其厚度，起止点之间的距离为其高度。以水平支为界，颌下脂肪垫被分为上方的多脂肪区和下方的少脂肪区。

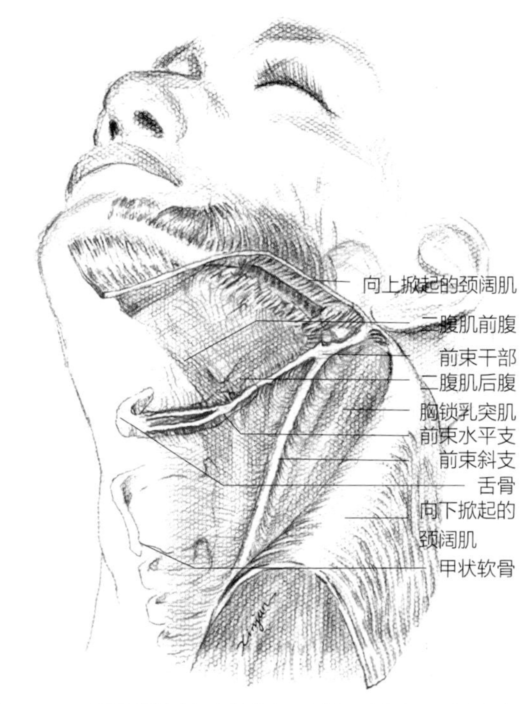

图 4-20 颈阔肌悬韧带前束干部、斜支、水平支分布情况

一干与两支交汇处形成一个三角形的致密区。

面神经下颌缘支和颈支出腮腺后走行于韧带上缘深面，下颌缘支出腮腺后走行韧带前上方的咬肌筋膜或下颌下腺鞘内。面神经颈支与干部伴行一段距离，逐渐发出分支进入颈阔肌。颈丛皮支的部分神经分支也向前穿过斜支到颈前部。有部分颌下淋巴结夹杂在韧带内。

颈阔肌悬韧带前束的走行分布位置与某些颈部美学标志是高度相关联的。不难看出，前束的生理作用是形成颈部美学标志的关键因素。老化改变的结果是颈部美学标志消失，如下颌缘轮廓不清晰、胸锁乳突肌前缘轮廓和舌骨下凹陷变得模糊甚至消失，颏颈角变大等。

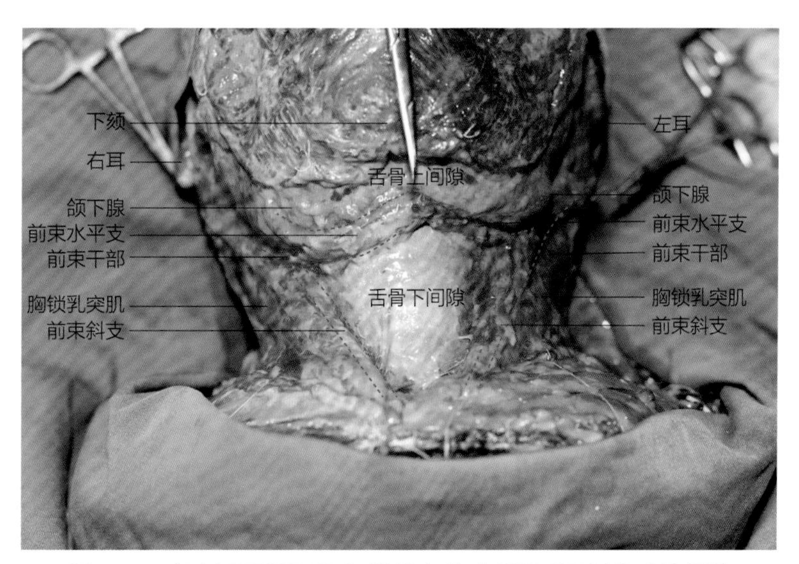

图 4-21 解剖示颈阔肌悬韧带前束的毗邻关系及其构成的间隙

二、颈阔肌悬韧带后束

由颈阔肌后缘和胸锁乳突肌后缘将颈阔肌悬韧带后束分为片状韧带和支状韧带（图 4-22）。

片状韧带：位于颈阔肌后缘与斜方肌前缘之间包括乳突区统称为片状韧带。此部位浅筋膜、深筋膜、皮肤三者之间连接紧密，为筋膜聚集区，不能通过钝性分离打开。面颈部韧带的本质之一是浅深筋膜间的融合区，因此将符合此特征的致密区特称为韧带，与颈阔肌耳韧带相互延续且构成性质一致。其功能是在后侧牵拉固定颈阔肌，维持颈阔肌形态结构的完整。

支状韧带：其出现在颈阔肌后缘与胸锁乳突肌后缘交界处以下的胸锁乳突肌后缘，起自包绕胸锁乳突肌和颈外静脉的颈深筋膜，止于颈阔肌。颈阔肌后缘与胸锁乳突肌后缘交界处至锁骨的长度为支状韧带的长度。前后缘距离为其厚度，起止点之间的距离为其高度。其向下与颈阔肌悬韧带下束相融合，与颈阔肌悬韧带下束形成一个三角形致密区。副神经、耳大、枕小、锁骨上神经穿行此韧带，受韧带保护。另有少量的淋巴结位于其中。

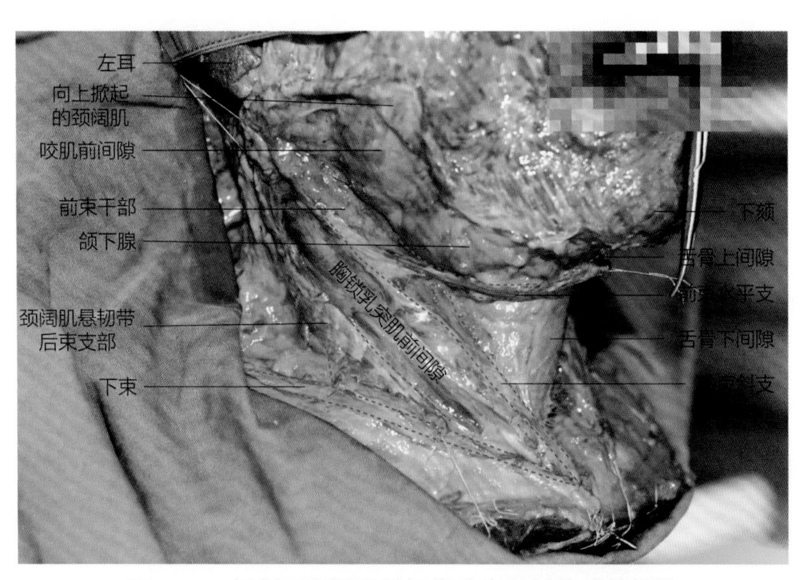

图 4-22　解剖示颈阔肌悬韧带分布及其构成的间隙

三、颈阔肌悬韧带上束

颈阔肌悬韧带上束外侧端位于咬肌前缘下颌骨体表面，呈片状膜性结构，距下颌缘上 8.94 ± 1.10 mm，称为下颌隔，已有报道（图 4-23）。功能是固定转向面部的颈阔肌。在此韧带的头尾侧施加力到颈阔肌上会表现出一定的移动性。实质是转向面部的颈阔肌直接在下颌骨体表面的弹性附着，既具有一定的强度，又具有一定的移动性。结构特征与眼轮匝肌限制韧带十分相似。面动脉及部分面神经分支穿行下颌隔。

上束向内侧呈线性渐走行到颌缘以下的骨面。其中，在降口角肌、降下唇肌与颈阔肌相交织的位置最强韧，特称下颌骨韧带，其沿颈部颈阔肌与下唇肌肉之间（肌缝）呈线性渐至颌缘以下，至中线与对侧相连接，类似于“﹀”形（水槽形）。其实质之一是下唇肌肉包括降口角肌、降下唇肌、颏肌与颈阔肌在下颌骨体表面的共同附着，一部分纤维止于真皮。笔者认为韧带本质之二是表情肌的附着固定点或起点，甚或是表情肌的原始分化点。所以，将这部分具有韧带属性的结构特称为韧带。功能是使表情肌发挥运动功能的同时，维持颈面转折的角度（图4-24）。

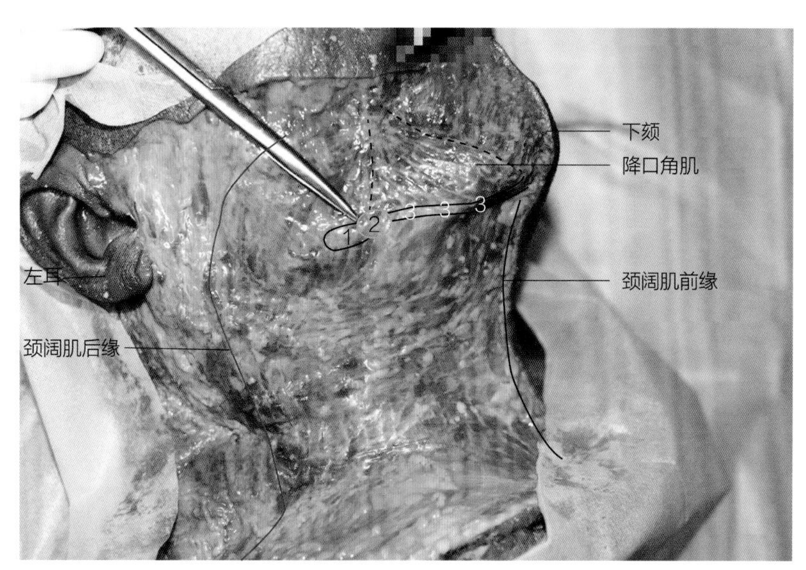

图4-23　左侧下面部及颈部解剖显示限制固定颈阔肌的韧带——颈阔肌悬韧带上束
1. 下颌隔；2. 下颌骨韧带；3. 为1和2向内侧以不同形式的延续。

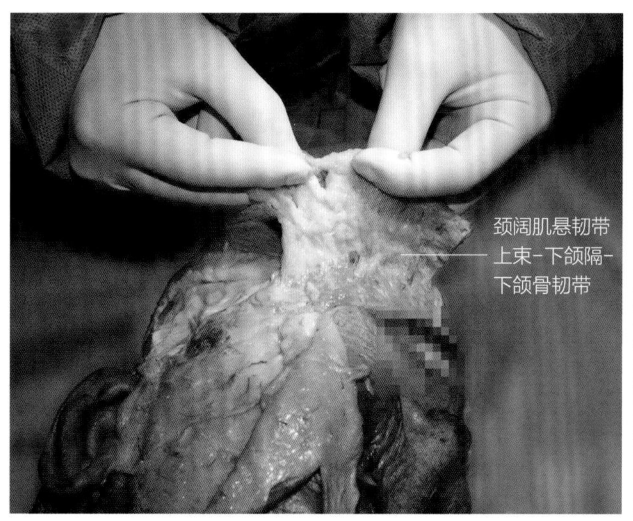

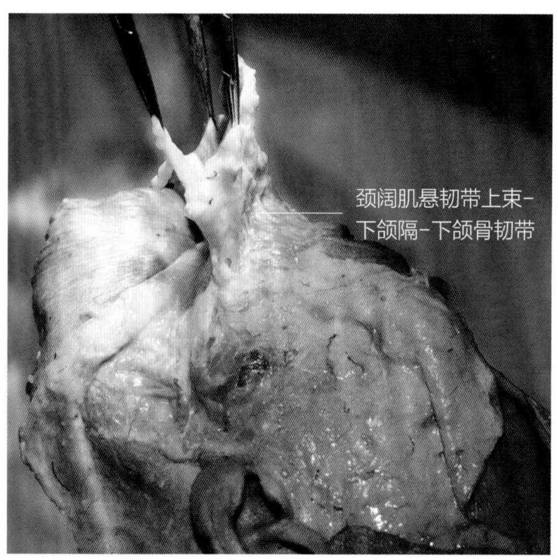

图4-24　颈阔肌悬韧带上束

四、颈阔肌悬韧带下束

颈阔肌悬韧带下束位于锁骨上窝，沿锁骨上缘横行分布，内外侧分别至锁骨的胸骨头和肩峰端，由纤维性筋膜构成。此韧带十分薄弱，不易被察觉发现。其起自胸锁乳突肌、胸大肌、斜方肌、三角肌起点之间的肌缝骨面及它们表面的筋膜，止于颈阔肌。在此韧带的头尾侧施加张力到颈阔肌上会表现出一定的移动性，是颈阔肌的弹性附着。其功能上既具有一定的强度，又具有一定的移动性。其与颈阔肌悬韧带的前束、后束相互连接。部分锁骨上神经分支穿此韧带到达上胸部。

五、颈部浅表软组织间隙

颈部以胸锁乳突肌为界，分成胸锁乳突肌区、颈前区、颈外侧区。颈前区以舌骨为界，分为舌骨上区和舌骨下区。颈阔肌后间隙是颈部浅表软组织间隙，介于颈深筋膜浅层和颈阔肌之间，无神经、血管跨越该间隙。颈阔肌悬韧带各束支的分布恰好与颈部分区的标志线相一致。因此，可将颈阔肌后间隙进一步分成胸锁乳突肌前间隙、颈前间隙、颈外侧间隙。颈前间隙又可分为舌骨上间隙和舌骨下间隙，下面将分别详述（图 4-25）。

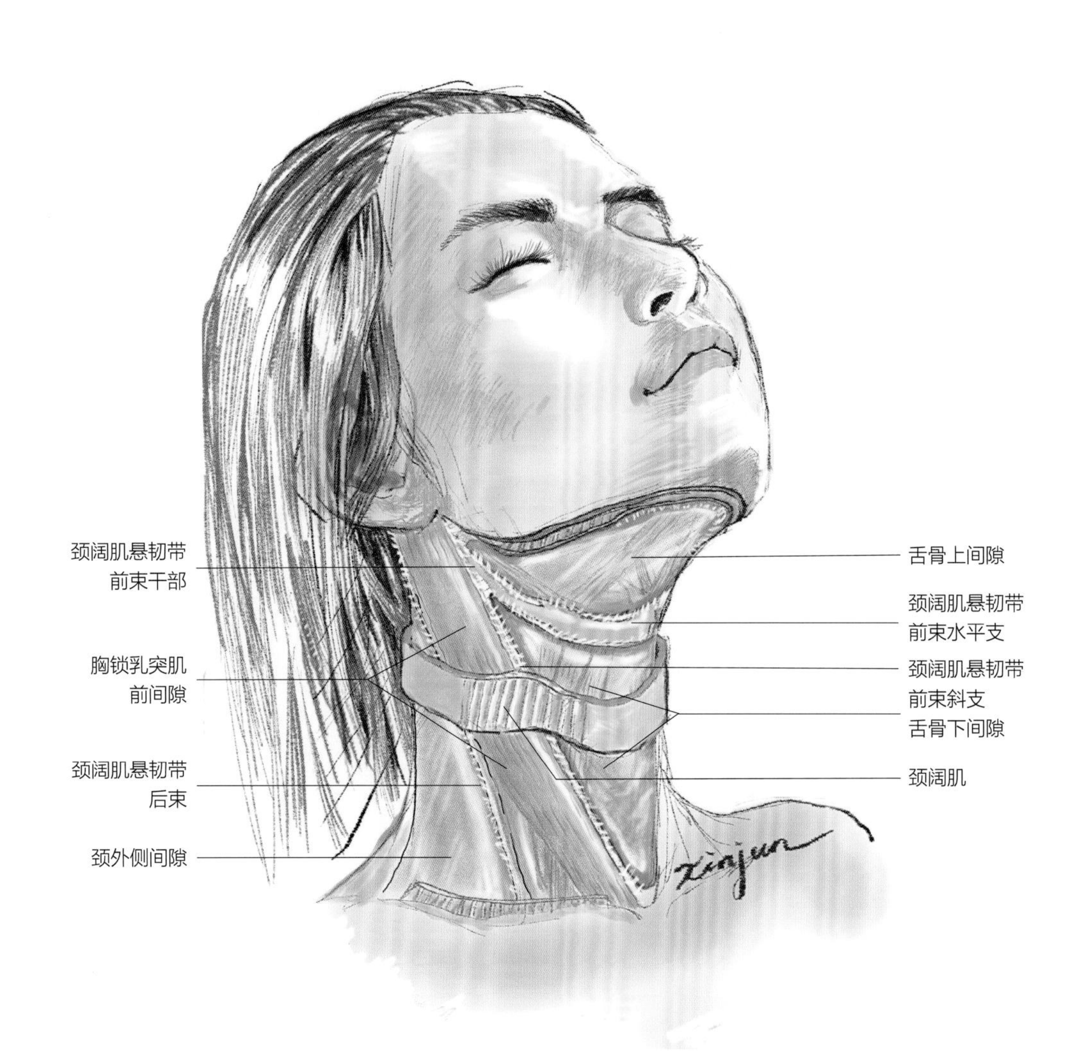

图 4-25　颈部韧带和颈部浅表软组织间隙

1. **胸锁乳突肌前间隙**　该区位于胸锁乳突肌浅面，顶层是颈阔肌，底层是胸锁乳突肌筋膜，内含疏松结缔组织。其前上界是颈阔肌悬韧带前束，后界是颈阔肌悬韧带后束，下界是颈阔肌悬韧带下束。

2. **颈前间隙**　该区是位于两胸锁乳突肌前缘及下颌缘之间的区域，顶层是颈阔肌及两侧颈阔肌相互移行的筋膜，底层是颈深筋膜浅层，上界是颈阔肌悬韧带上束（颌缘），外侧界是颈阔肌悬韧带前束的干部和斜支。以颈阔肌悬韧带水平支为界，进一步分为舌骨上间隙和舌骨下间隙。颌下脂肪垫是颈前间隙的内容物。舌骨上间隙内有较多脂肪组织，舌骨下间隙内有少量脂肪组织。

3. **颈外侧间隙**　该区是位于胸锁乳突肌后缘（颈阔肌悬韧带后束支状韧带）、颈阔肌后缘（颈阔肌悬韧带后束片状韧带）与锁骨（颈阔肌悬韧带下束）之间围成的狭小三角形区域，内有疏松结缔组织和少量的脂肪组织。前界和后界是颈阔肌悬韧带后束，下界是颈阔肌悬韧带下束。

第五章

面部韧带

第一节　面部韧带形态结构及作用

石恒　王岩　王志军

韧带（ligament）在词典中的原意为：连接在骨与骨（或软骨）之间强韧的束带样组织，起到维持位置、限制活动的作用；也指对脏器起支撑作用的纤维束带，起到维系其解剖位置、限定活动范围的作用。从这个定义上看，前者所称的韧带通常位于骨关节之间，附着在骨骼的可活动部分，起到限制骨关节活动的作用，如膝关节的前、后交叉韧带；后者所称的韧带多指内脏器官的韧带，如增厚的腹膜皱襞所形成的肝胃韧带、肝十二指肠韧带、子宫周围的韧带等。无论是骨关节周围的韧带还是后者脏器周围的韧带，它们的功能是一致的，都起到稳固、限定其所固定结构活动范围的作用。同理，在面部也应该存在着类似的韧带结构，起到维系、稳固面部组织结构的位置和限制活动的作用。从组织学角度来分析，韧带是由致密的纤维结缔组织构成的束带样结构，主要含有胶原纤维、弹性纤维、网状纤维、硫酸软骨素等成分。不同韧带所含的组织成分及各成分间比例是不同的，这也决定了不同韧带的生物力学特性是不同的。因此，老化时，不同韧带发生的变化和松弛程度也必然是不同的。

Furnas 于 1989 年首次详细报道了面部韧带的存在，他认为面部的支持韧带同手指的 Grayson 韧带和 Cleland 韧带功能是相似的，并首次将“支持韧带（retaining ligament）”的概念引入到面部解剖的研究中。他在发表的文章“*The retaining ligaments of the cheek*”中描述了 4 个韧带，即颧弓韧带、下颌骨韧带、颈阔肌耳韧带和颈阔肌皮肤前韧带。事实上，早在 1959 年就有关于面部支持韧带的研究，Mc Gregor 当时报道的 Mc Gregor's patch 即为后来 Furnas 描述的颧弓韧带，他指出在腮腺筋膜前缘和颊部的真皮层之间存在强韧的纤维连接组织。实际上，Mc Gregor 描述的 Mc Gregor's patch 除了包含颧弓韧带外，可能还包含 SMAS- 颧颊部韧带的部分纤维束。国内关于面部支持韧带的详细解剖学研究是由原辽宁省人民医院整形外科王志军教授率先进行的，其研究成果《面部韧带的解剖学研究》于 1992 年发表在《实用美容整形外科》杂志上，文中指出在中国人面部存在着 6 个韧带，除了 Furnas 报道的 4 个韧带以外，还在国内外首次发现了颈阔肌悬韧带、SMAS- 颧颊部韧带（该韧带后来被国外学者 Stuzin 报道为咬肌 - 皮肤韧带）。随着对面部解剖结构更加精细深入的研究以及面部功能解剖学方面的进展，许多韧带或韧带样的结构相继被发现报道。

面部支持韧带（facial retaining ligament）是起自骨骼或深筋膜穿过 SMAS 等各层软组织后抵止

到真皮的致密纤维结缔组织复合物。它是面部软组织的锚定点，为各层软组织提供附着点，维系正常解剖位置，限制其活动范围，在抵抗重力导致的软组织松垂方面起着非常重要的作用。面部老化时，韧带的支持作用减弱，各层软组织均产生不同程度的松垂，导致面部各种老化特征的出现。当然，面部老化并不是韧带松弛单因素导致的结果，而是面部各层软组织老化改变、面部容量再分布以及骨骼萎缩等多因素共同作用的结果。也有学者研究发现，韧带的松弛在整个面部老化过程中并不占主导因素。老化时，韧带相对其他软组织并无明显的松弛，而是限制了软组织下移，因此在有韧带存在的体表部位，老化时便会出现沟槽，如泪槽、睑颊沟、颊中沟。

面部支持韧带的另一个生理作用是对神经、血管起到引导、固定和保护作用。多数韧带与神经血管束毗邻关系密切，如颧弓韧带与面横动脉、面神经颧支伴行，SMAS- 颧颊部韧带的纤维束带中有面神经颊支穿越走行。

面部支持韧带在面部老化过程及面部年轻化手术中具有非常重要的意义。在除皱术中，为了使松垂的软组织得到充分提紧和复位，解除其对组织的限制，有必要离断某些韧带。

此外，面部以过眶外侧缘的垂线为界，可以分为内侧的表情区和外侧的咀嚼区。这条垂线经过的位置与面部韧带自上而下分布的范围相近，从上至下依次为：颞上隔、颞附着、颞下隔、眶外侧增厚区、眼轮匝肌支持韧带、颧弓韧带、SMAS- 颧颊部韧带、下颌骨韧带（图 5-1）。因此，韧带对表情区与咀嚼区的活动也可以起到一定的分隔、隔离的作用。

面部支持韧带与面神经分支分布平面的关系为：在面外侧部咀嚼区，面神经分支（面神经二级

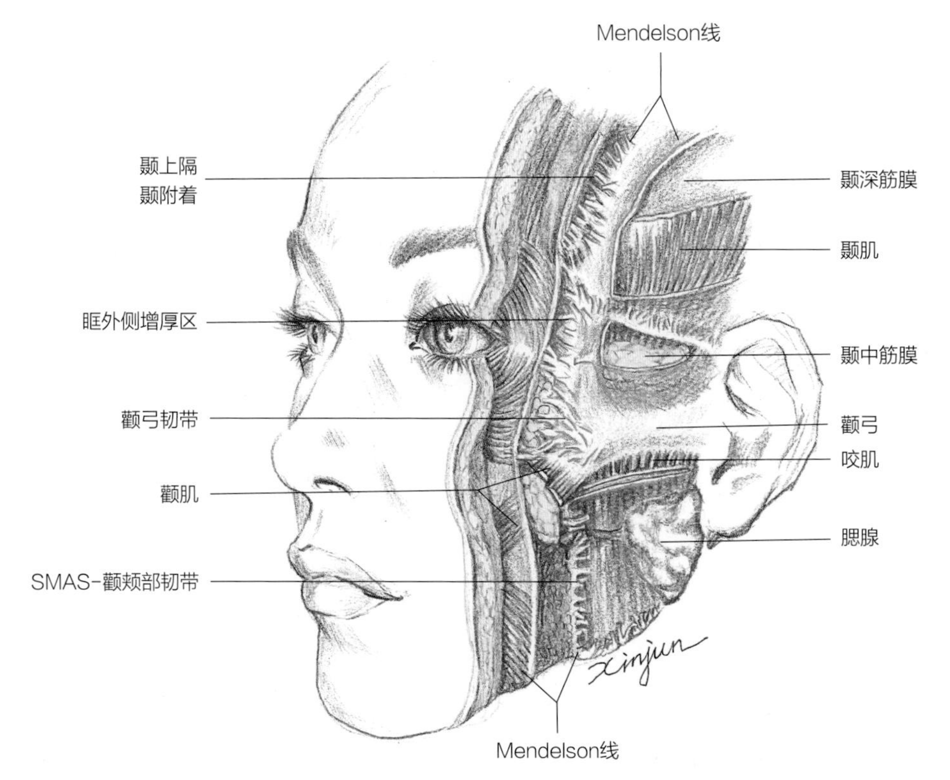

图 5-1 面部支持韧带将面部划分为外侧咀嚼区和内侧表情区
从上至下依次为：颞上隔、颞附着、眶外侧增厚区、眼轮匝肌支持韧带、颧弓韧带、SMAS- 颧颊部韧带、下颌骨韧带。

分支）走行较深，在颧弓下区域走行于深筋膜内（即咬肌筋膜中），在颧弓上区域走行在颞浅筋膜与颞深筋膜之间的颞中筋膜内。在内侧部表情区，面神经分支（面神经三级分支）走行相对表浅，各级分支再发出分支相互吻合并逐渐插入到表情肌内，支配面部各表情肌的活动。而面部支持韧带自上到下分布的区域恰好位于面神经分支走行由深向浅转变的过渡区内，支持韧带对面神经各分支末端分布到表情肌内起到标识、引导、稳固和保护作用（图 5-2）。

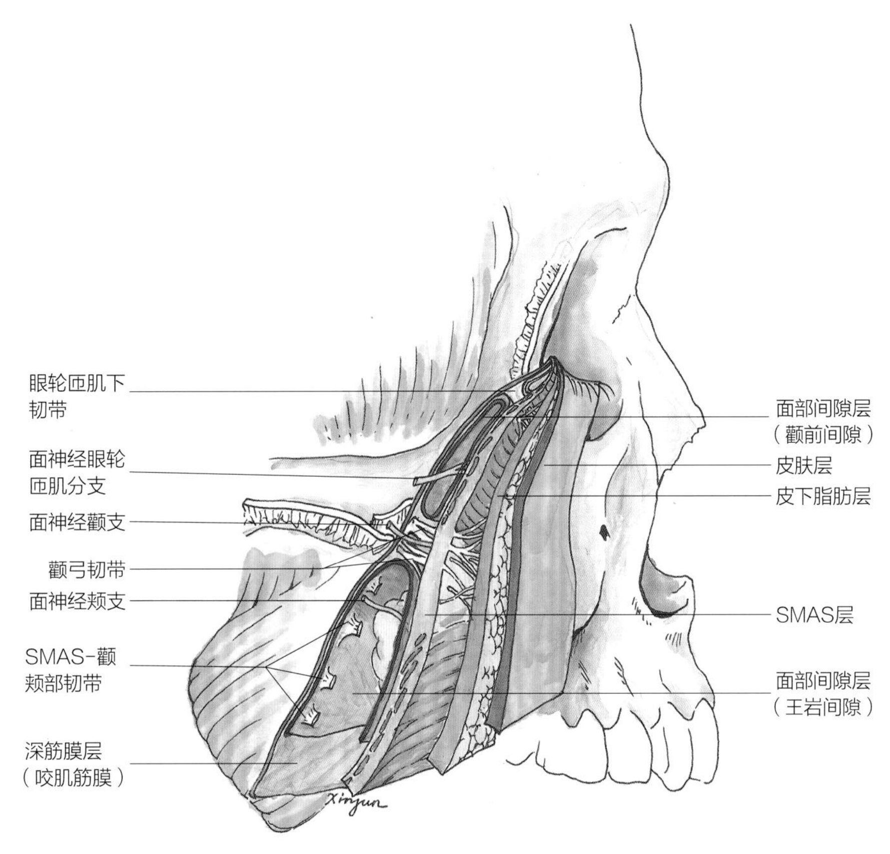

图 5-2　面部支持韧带对面神经各分支起到标识、引导、稳固和保护作用
支持韧带自上到下分布的区域恰位于面神经分支走行由深到浅转变的过渡区内。

第二节　面部韧带分类

石恒　王岩　王志军

1992 年，Stuzin 根据韧带是否直接起自骨膜，将面部支持韧带分为真性支持韧带（true osteocutaneous ligament）和假性支持韧带（false retaining ligament）。①真性支持韧带（也称骨骼-皮肤韧带）：直接起自骨膜，穿过各浅层软组织后抵止到真皮，将软组织牢固地固定在骨膜上，维系浅层软组织和骨膜的关系，其主要包括颧弓韧带、下颌骨韧带、颊上颌韧带的上颌部。②假性支持韧带：并不起自骨骼，而是起自深筋膜等深层组织，经过浅层软组织后抵止到真皮，主要维系深、浅筋膜之间的关系，其主要包括 SMAS- 颧颊部韧带（咬肌 - 皮肤韧带）、腮腺皮肤韧带、颈阔肌耳韧带、颈阔肌悬韧带、颈阔肌皮肤前韧带、颊上颌韧带的颊部。

2000 年，Moss 和 Mendelson 根据对颞区和眶周更加深入细致的解剖研究结果，在其发表的文章中将面部的韧带样结构（ligamentous structures）按形态划分为三类，即真性韧带（true ligament）、隔（septum）和附着（adhension，attachment）。①真性韧带：类似于传统定义上的骨骼关节间韧带，由多个不相连的圆柱状致密纤维结缔组织束带构成，周围被脂肪组织包绕，起自深筋膜或骨膜，经过 SMAS 下的间隙层，穿过 SMAS 后形成树枝状分支，这些分支穿过皮下组织层后连接到真皮上，比如颧弓韧带、咬肌 - 皮肤韧带、下颌骨韧带。值得注意的是，Moss 和 Mendelson 在这里定义的真性韧带与 Stuzin 提出的真性支持韧带含义是不同的，它实际上包含了 Stuzin 提出的真性支持韧带和假性支持韧带。②隔：是深筋膜和 SMAS 深面之间线状的纤维性连接，存在于特定的位置，起到加强组织间连接、贴合的作用，使两层组织连接更加紧密，同时也起到间隔和隔离屏障的作用，包括颞上隔、颞下隔等。③附着：是深筋膜或颅骨膜与浅筋膜之间的纤维结缔组织附着区，如颞附着、眶上韧带附着、眶外侧增厚区。Moss 和 Mendelson 还指出，隔和附着只存在于 SMAS 深面与深筋膜（或骨膜）之间，它们区别于韧带有树枝状分支穿过 SMAS 分布到皮下组织层后连接到真皮。因此，隔和附着主要起到限制 SMAS 与深筋膜（或骨膜）之间活动范围的作用，在 SMAS 与其浅层组织之间仍允许较大范围的活动。在以上三种韧带样组织的连接方式中，韧带允许的组织间活动范围最大；隔只允许在垂直隔的方向有少许活动；附着允许的活动范围最小，它限制了连接的两层组织向各个方向活动（图 5-3）。

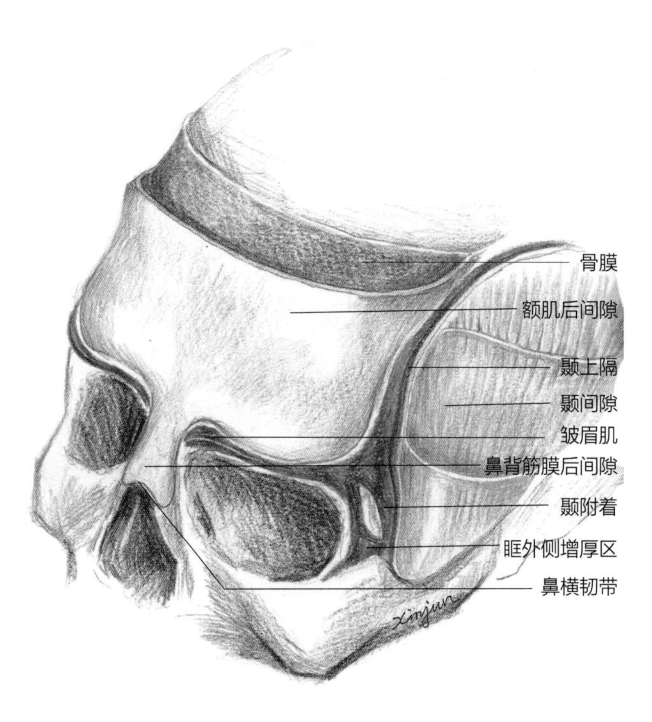

图 5-3　面部的韧带样结构按形态划分为三类，即韧带、隔和附着

2007 年，Rohrich 通过在尸头上注入染料的方法发现了面部脂肪室，并证实了不同脂肪室之间存在隔膜进行分隔，在分隔膜内有细小的穿支血管和神经束通过，隔膜对血管和神经束支起到稳固和保护作用。这些脂肪室间隔在肉眼下解剖通常是比较难发现的，可以通过脂肪内注入染料扩散和组织切片染色后在显微镜下识别。在有韧带分布的区域，韧带穿过 SMAS 后在皮下组织内的树枝状分束参与构成脂肪室的间隔（图 5-4）。需要注意的是，Moss 和 Mendelson 定义的隔和此处所指的脂肪室间隔虽然在英文中同为“septum”，但其含义是不同的，应该注意区分，避免混淆。

从传统定义的韧带到隔膜、附着，再到脂肪室间的间隔，我们可以发现，对于面部

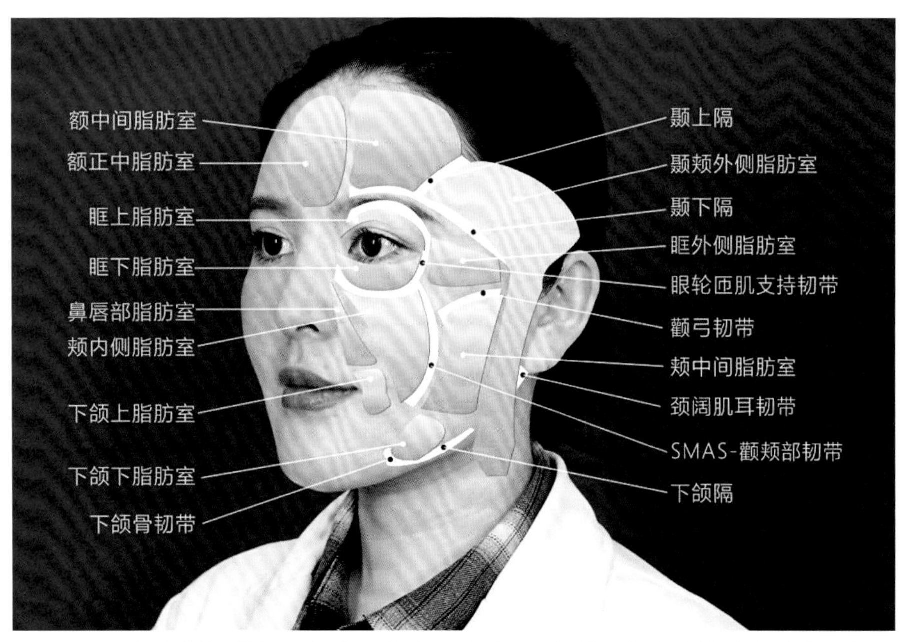

图 5-4　面部支持韧带与面部浅层脂肪室的关系：韧带及其分支构成脂肪室的边界

韧带样结构的研究是随着面部解剖学的进展而不断发展的，是随着现代整形美容外科的不断需求而向前的。随着研究的深入，今后会有更多的韧带样结构被发现。

笔者认为 Moss 和 Mendelson 对面部韧带样组织结构的划分比较完善、系统，对面部老化的研究和临床应用均有指导意义。以下按其划分方法，将目前发现报道的面部韧带样组织结构汇总如表 5-1。然而，同一结构在不同时期被不同的研究者在不同的标本上发现，对其解剖学描述和称谓各不相同，甚至大相径庭。因此，这些研究结果之间存在差异是必然的。尽管如此，对于面部韧带样结构作用机制的研究是相通的。

表 5-1　面部主要的韧带样组织结构

韧带		隔	附着
真性韧带	假性韧带		
颧弓韧带	SMAS-颧颊部韧带（咬肌-皮肤韧带）	颞上隔	颞附着
下颌骨韧带	颊上颌韧带颊部	颞下隔	眶外侧增厚区
眼轮匝肌支持韧带	颈阔肌耳韧带	下颌隔	眶上韧带附着
颊上颌韧带上颌部	颈阔肌皮肤前韧带		
颈阔肌悬韧带部分束支	颈阔肌悬韧带部分束支		
	腮腺皮肤韧带		

第三节　面部韧带解剖学

石恒　王岩　王志军

一、颧弓韧带

早在1959年，Mc Gregor在其研究报告中描述了Mc Gregor's patch。随后在1989年，由Furnas描述为颧弓韧带（zygomatic ligament）。1992年，王志军教授首次在国人尸头标本上对该结构进行了研究报道。颧弓韧带是白色腱性的致密结缔组织束带，在耳屏间切迹游离缘前方4.5 cm左右，通常在颧肌起点的后外侧起始于颧弓前段下缘和颧骨骨面，穿过各层软组织后抵止到表面真皮（图5-5）。在韧带周围通常有面神经颧支和面横动脉走行，因此术中分离至颧弓韧带周围时，应该小心谨慎，避免造成神经和血管的损伤（图5-6和图5-7）。

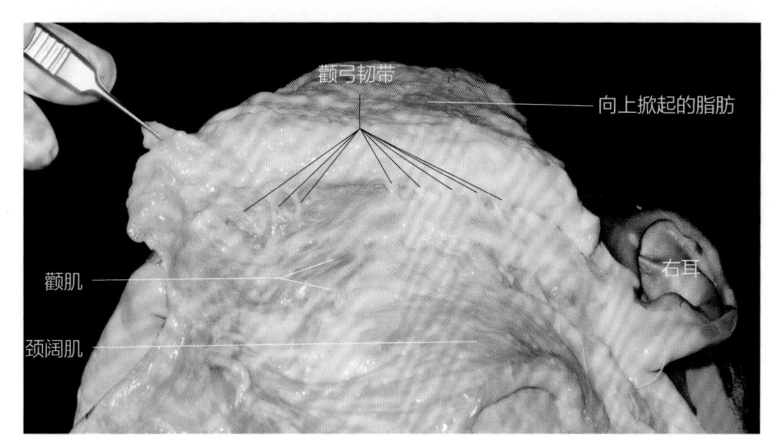

图5-5　右侧颧弓韧带下面观

颧弓韧带最坚强的部位处于颧肌起点的外侧，向内呈线性延续到面中部各表情肌起点附近。韧带与表情肌有着密切关系，韧带的作用之一是表情肌的固着点。

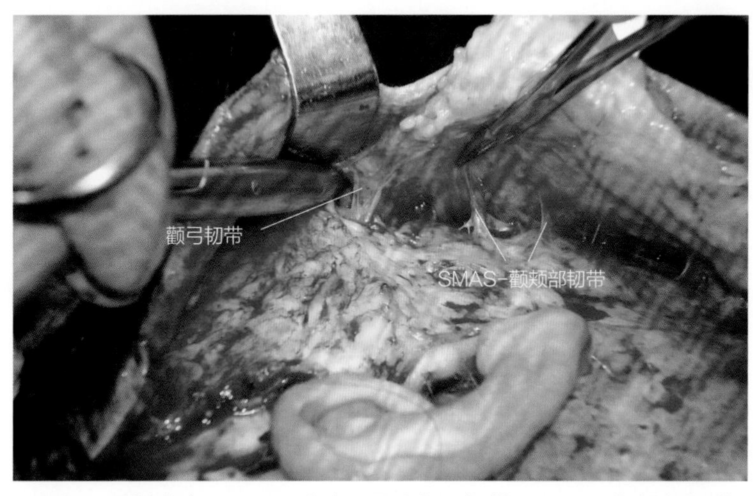

图5-6　除皱术中SMAS下分离暴露出颧弓韧带、SMAS-颧颊部韧带

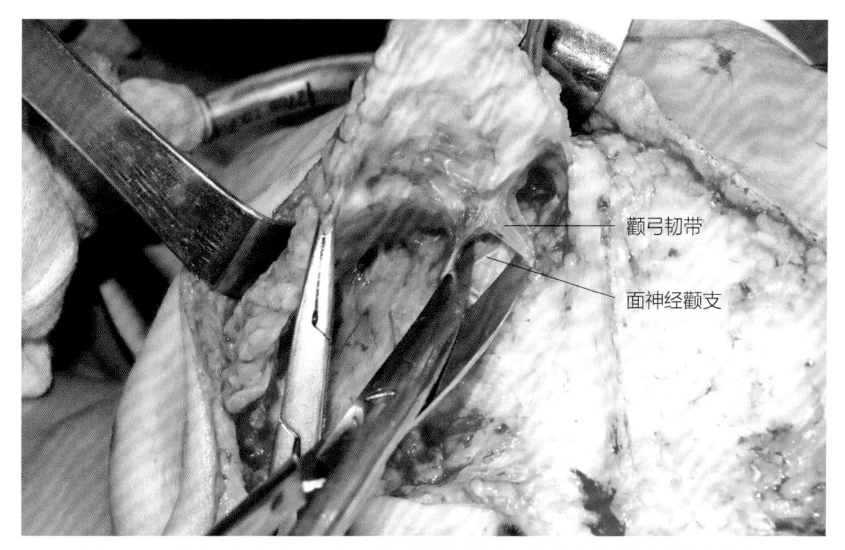

图 5-7　除皱术中 SMAS 下分离显示颧弓韧带与面神经颧支伴行

颧弓韧带在近颧骨颧弓下缘附近最密集，呈丛片状。在颧弓颧突转折下缘处，韧带最强韧。这种坚韧致密的结缔组织纵贯五层软组织，将五层软组织连成一层，牢固地锚定在深面骨膜上。颧弓韧带在面部所有的韧带结构中是最强韧的，与其所承载的功能也是密不可分的。在颧弓前端、颧骨下方没有骨性结构，在颧骨下内方是呈凹面的上颌体表面，这两个区域的软组织均缺少骨性支撑，面中部软组织主要依靠颧弓韧带的锚着维持位置。另外，面中部是表情活动最频繁的区域，高频率的活动也需要强韧的颧弓韧带来维持软组织的位置，否则容易出现面中部软组织松垂。典型的类似情况可见于颧骨颧弓整形术后颧骨表面软组织的锚定附着点丧失而导致面中部软组织过早出现松垂。面部老化时，软组织出现不同程度的松垂，由于韧带的坚强锚定附着，韧带区软组织松垂较其他部位更轻，因此在颧弓韧带所在的位置出现颊中沟（mid-cheek groove，俗称印第安纹），靠近鼻侧部出现鼻颊沟（nasojugal groove），而韧带上方的软组织松垂出现颧袋（malar mounds）（图 5-8）。

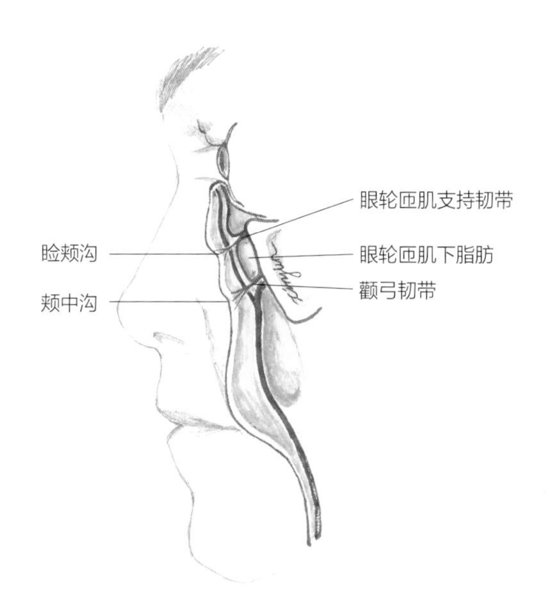

图 5-8　面部老化时，颧弓韧带所在的位置出现颊中沟，眼轮匝肌支持韧带所在的位置出现睑颊沟

二、下颌骨韧带

下颌骨韧带（mandibular ligament）最早在 1989 年由 Furnas 描述，国内由王志军教授在 1992 年首次对其进行报道。下颌骨韧带位于下颌体前 1/3 的区域，在下颌体下缘上方约 0.6 cm，距下

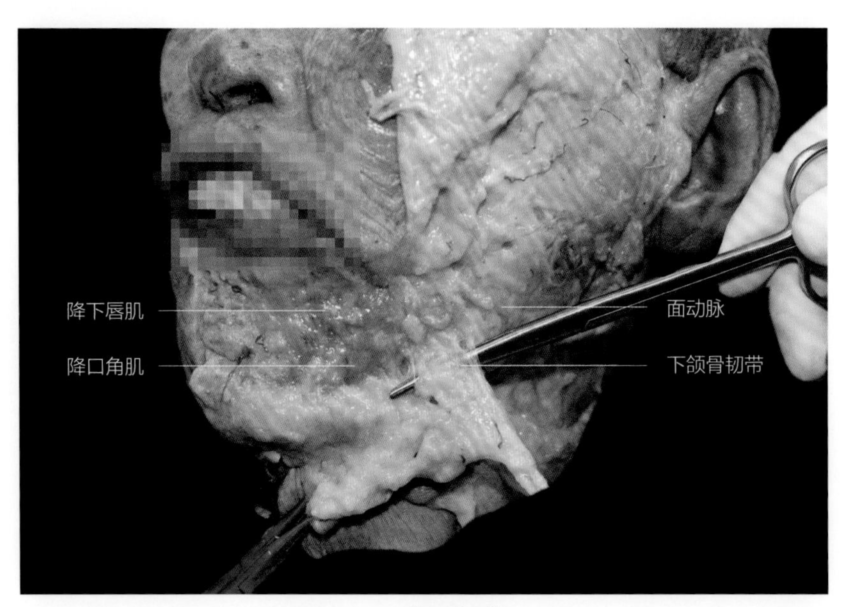

图 5-9 下颌骨韧带

颌角点 5.3 cm 左右。其起自下颌骨骨面，穿过肌层和皮下脂肪层后抵止真皮（图 5-9）。它是由平均 12（8～15）束的致密结缔组织束带组成，呈双层平行排列。它将浅层的软组织牢固地固定在下颌骨上，一方面抵抗重力作用导致的松垂，另一方面对抗下颌频繁张口、咀嚼运动导致的组织移位。老化时，韧带上方的软组织松垂受到韧带的阻挡，导致下颌区“羊腮”（也称口角外侧囊袋，jowls）的形成。

三、颊上颌韧带

颊上颌韧带（buccal maxillary ligament）是一个含有真性支持韧带和假性支持韧带的复合体。真性支持韧带部分位于上颌部，由 2～3 束增厚致密的纤维结缔组织组成，其间散在分布脂肪组织，起自颧上颌骨缝周围的骨膜表面，位于提上唇肌起点的下缘，向前下方走行，穿过肌肉间的深、浅脂肪组织，抵止在鼻唇沟处的真皮，主要对鼻唇沟上部的软组织起着悬吊、支持作用。老化时，面中部软组织松垂，而韧带限制其周围组织下移，堆积在鼻唇沟外上方，导致鼻唇沟的加深。

颊上颌韧带的颊部（假性部分）位于鼻唇沟下半部，由富有弹性的纤维结缔组织构成，起自颊黏膜上方的纤维筋膜，穿过颊肌后斜向外上方走行至颊前部的鼻唇沟下段，也有一些纤维束向外上方延伸止于颊前部而不是止于鼻唇沟部皮肤，主要固定口角外上方、鼻唇沟下段区域的软组织。该韧带既要为软组织提供支持限制，同时又要满足下颌大幅度张口活动的需求。所以，该段韧带在面部所有韧带中含有的弹性纤维比例最高，而强度最差。这些结构特点是口角外上方成为面部老化松垂最严重区域的原因之一。

四、眼轮匝肌支持韧带

以往文献中，对眼轮匝肌支持韧带（orbicularis retaining ligament，ORL）的报道研究经历了很长时间的演变，出现了很多不同的命名（表 5-2）。最早在 1963 年，Hargiss JL 描述了起自于眶下缘骨膜穿过眼轮匝肌后终止于皮肤的结构。在此之后，很多研究者对其进行了研究报道，并按自己的研究结果给予不同命名，具有代表性的有如下称谓：眼轮匝肌下筋膜、分隔眶区与鼻部和颊部功能的隔膜、眶颧韧带、眶周隔膜。直到 2002 年，Muzaffar 首次将其命名为眼轮匝肌支持韧带（ORL），此后该命名被广泛接受，沿用至今。2008 年，Kun Hwang 又称之为眶周韧带。在这些以往的研究中，多数是对 ORL 的局部进行描述，对其全貌描述得比较少。

表 5-2　眼轮匝肌支持韧带的研究发展历程

年份	学者	命名及描述
1963年	Hargiss JL	起自于眶下缘骨膜穿过眼轮匝肌后终止于皮肤的结构
1973年	Putterman	眼轮匝肌下筋膜（suborbicularis fascia）
1981年	Lobe Rual	分隔眶区与鼻部和颊部功能的隔膜（septum separating orbital parts from nose and cheek）
1996年	Kikkawa	眶颧韧带（orbital-malar ligament）
2000年	Moss & Mendelson	眶周隔膜（periorbital septum）
2002年	Muzaffar	眼轮匝肌支持韧带（orbicularis retaining ligament，ORL）
2008年	Kun Hwang	眶周韧带（periorbital ligament）
2012年	Wong & Mendelson	泪槽韧带（tear trough ligament）

ORL 是起自于整个眶周边缘骨膜，穿过浅层软组织和眼轮匝肌后终止于皮肤的膜样结构（图 5-10）。整个韧带呈闭环样分布，也有研究者认为呈非闭合的“C”字样，在内眦区域没有韧带分布。在眶部的不同区域，其形态不同，命名也有差异，如在眶内下侧，眼轮匝肌的骨性附着点处韧带短小，称为泪槽韧带；在眶外侧，ORL 增厚，形成眶外侧增厚区（lateral orbital thickening，LOT）。ORL 在穿过眼轮匝肌插入到皮肤的部位是眼轮匝肌睑部和眶部的分界，也是眶周皮下脂肪分布中无脂肪区

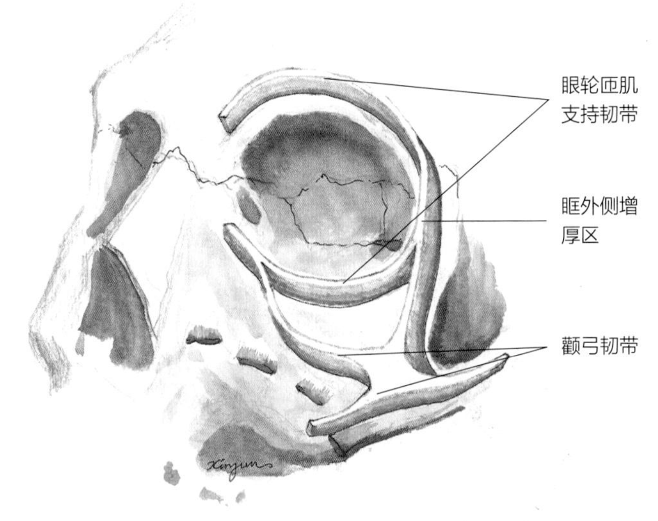

图 5-10　眼轮匝肌支持韧带（ORL）
ORL 是起自于整个眶周边缘骨膜，呈闭环样分布，穿过浅层软组织和眼轮匝肌后终止于皮肤的膜性结构。

和有脂肪区的分界。按照 Stuzin 对真性韧带与假性韧带的分类，ORL 起自骨膜，是骨骼 - 皮肤韧带，属于真性支持韧带；但按照 Moss 对韧带样组织形态的分类，ORL 是膜性结构，应属于“隔”的范畴，其描述的眶周隔膜与 ORL 在本质上为同一结构。

眶上区 ORL 起自眶上缘上方 2～3 mm 的弓状缘位置。弓状缘是眶隔膜、ORL 和骨膜在眶缘的融合增厚区域。ORL 在内侧眉头部较短且致密、坚韧，将眉内侧部软组织紧密固定在深面骨膜上，以对抗眉间肌肉复合体（皱眉肌、降眉肌）和内侧眼轮匝肌对眉头部软组织的向下牵拉。眶上区 ORL 的外侧部相对于内侧部则比较疏松，活动度更大。因此，老化时，眉外侧软组织比眉内侧更早发生松垂且程度更重。

眶下区 ORL 是双层膜性结构，两层膜之间含有少量的薄层脂肪，沿眶下缘呈弓状分布，将下睑眼轮匝肌深面划分为上方的眶隔前间隙和下方的颧前间隙，同时也是眼轮匝肌眶隔前部和眶部的分界。

在不同部位，ORL 的长度和强度存在差异，呈现出内窄外宽、内短外长（靠近眶外侧时又逐渐变短）、内强外弱的特点。在眶内下侧，浅层的皮肤和眼轮匝肌直接与深面的骨膜紧密连接在一起。Wong 等将该区的韧带称为泪槽韧带。ORL 向外侧逐渐增宽，变得疏松，眼轮匝肌活动度更大。

ORL 对眶周的软组织起着固定、支持、悬吊的作用，在维持眶周和面中部的形态及老化过程中起着非常重要的作用。面部老化时，由于 ORL 上方皮肤、眼轮匝肌、眶隔膜松弛，导致眶脂肪疝出，出现下睑袋，而 ORL 所处的位置在下睑内侧出现泪槽，外侧出现睑颊沟，下方由于 SOOF 及颊深内侧脂肪室的萎缩和下移，导致眶下区出现“V”形凹陷畸形（V-deformity）。在进行下睑成形术或面中部提升术时，通常需要将 ORL 离断，以充分矫正泪槽 - 睑颊沟畸形，并使面部中软组织得到充分提升（图 5-11）。

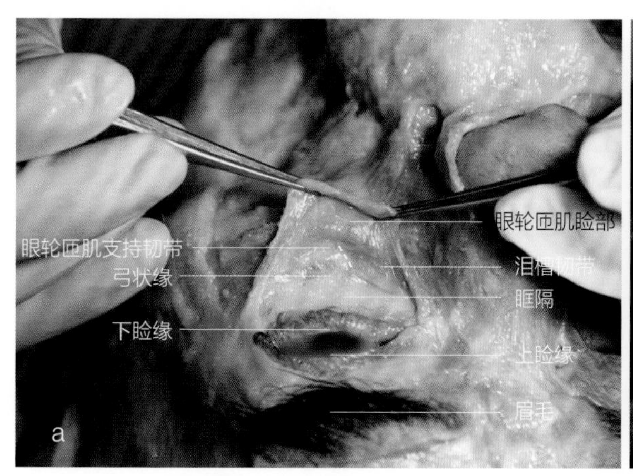

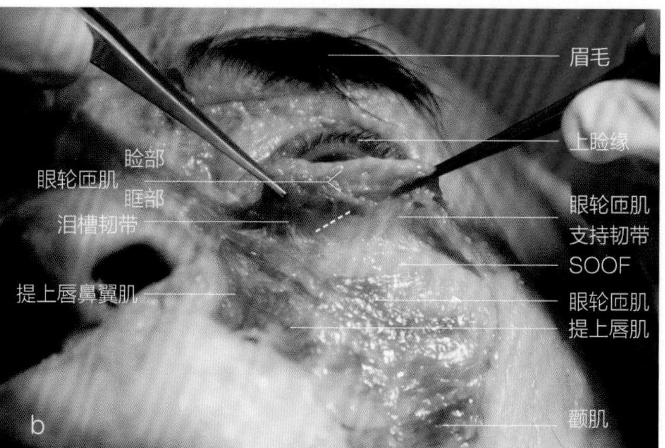

图 5-11 泪槽 - 眼轮匝肌支持韧带复合体（左侧面部）头侧观（a）和尾侧观（b）
斜虚线内侧是泪槽韧带，其实质是眼轮匝肌在眶内下缘的骨性附着、眼轮匝肌的附着点。虚线外侧是眼轮匝肌支持韧带，因夹杂着脂肪而呈现黄色。

五、SMAS-颧颊部韧带

SMAS-颧颊部韧带（SMAS-malar ligament）也称咬肌-皮肤韧带（masseteric cutaneous ligament），由6～8束致密结缔组织束带构成，起自咬肌筋膜表面，止于皮肤，纵行排列于咬肌前缘附近，最上一组偏后，在耳垂点前4.16 ± 0.39 cm的咬肌起始部表面，其余的均位于下颌角点3.91 ± 0.33 cm的垂线上（图5-12）。它们大部分位于咬肌前缘和颊脂肪垫之间，最下一组起自下颌体近上缘骨面，斜向上、浅方向，止于颈阔肌。整个SMAS-颧颊部韧带的束带分别在颊脂肪垫的上缘、后缘、下缘像栅栏样挟持包围着颊脂肪垫。SMAS-颧颊部韧带的最上一组束带和面神经颧支及腮腺导管的关系密切，最下一组束带与面动脉和面前静脉、面神经下颌缘支关系密切，中间束则有面神经颊支从后向前穿过束带之间，向前方到达颊脂肪垫的包膜内。该韧带的松弛会导致颊部的颈阔肌等软组织向前下方移位，是老化时口角外侧囊袋（“羊腮”）形成的主要原因。

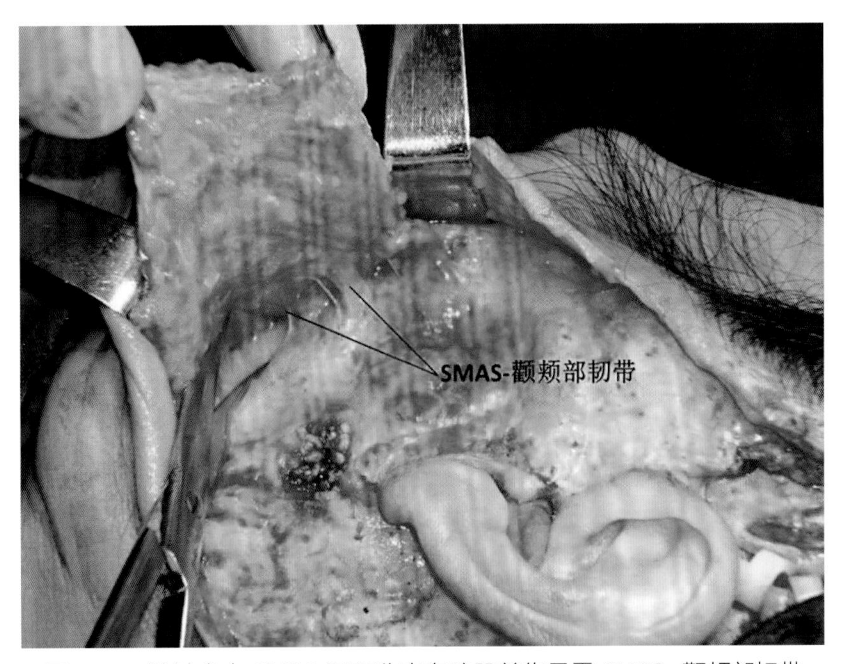

图5-12 除皱术中SMAS深面分离在咬肌前缘显露SMAS-颧颊部韧带

六、颈阔肌耳韧带

颈阔肌耳韧带（platysma auricular ligaments）是指将颈阔肌后上缘连于耳附近的结构。颈阔肌后缘、上缘均与SMAS相接，耳垂附近特别是下方、下后方是少脂肪区，真皮、极少量皮下组织、SMAS及腮腺包膜等组织结构紧密融合，在耳垂下后方形成一略呈尖向下的三角形“致密区”。颈阔肌耳韧带即是连接颈阔肌后上缘与致密区之间的结构。耳大神经在颈阔肌耳韧带后方SMAS的深面，由后下行向前上，分支到耳周皮肤和腮腺。

七、颈阔肌皮肤前韧带

颈阔肌皮肤前韧带（anterior platysma cutaneous ligament）起始于颈阔肌前上缘，斜向前止于浅层的真皮。该韧带出现率较低，王志军教授报道其出现率为4/20侧。有学者认为该韧带并非起自深筋膜或骨膜，不能称其为真正意义上的韧带。

八、颈阔肌悬韧带

颈阔肌悬韧带（suspensory platysma ligaments）由王志军教授在国内外首次报道。上段位于腮腺和胸锁乳突肌之间，下段位于下颌角及下颌下腺与胸锁乳突肌之间（图5-13）。其由双层纤维性筋膜构成，深面从上到下分别起始于茎突下颌韧带表面，茎突舌骨肌、二腹肌后腹表面；浅面附着在SMAS（上段）和颈阔肌（下段）的深面。

颈阔肌悬韧带和附近的神经、血管关系较密切：①面神经颈支出腮腺下极，紧贴韧带前面下降一段距离后分支入颈阔肌；②颈外静脉于韧带后方的胸锁乳突肌前面下行；③耳大神经在其后方前上行，距耳垂点2.00～3.60 cm范围内斜穿颈阔肌悬韧带上段，分支入腮腺。

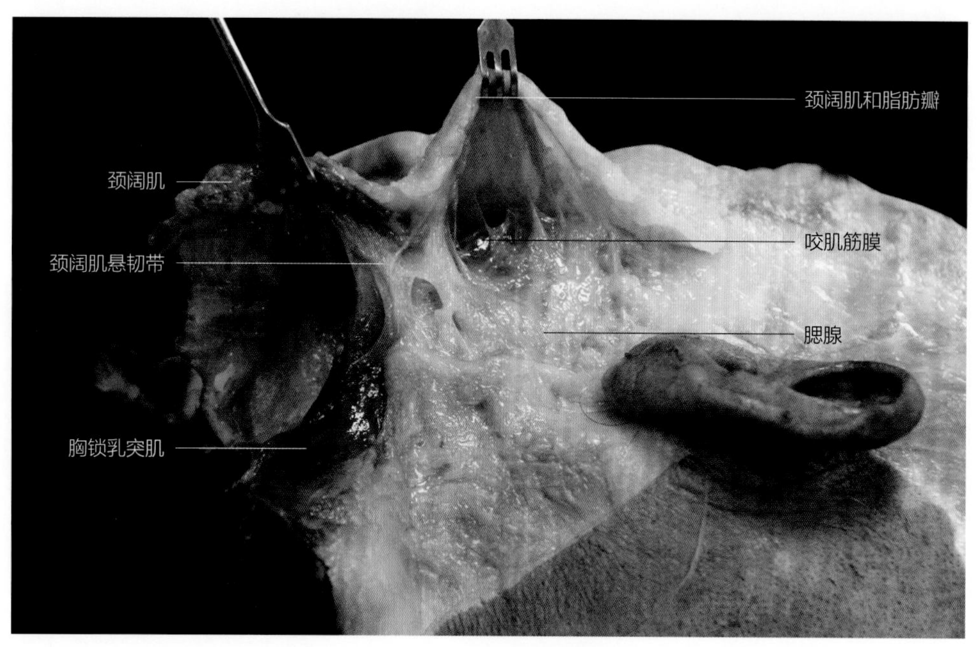

图5-13　颈阔肌悬韧带

该段韧带被本书作者特称为颈阔肌悬韧带前束干部，由双层筋膜构成，固定限制颈阔肌，维持颌颈转折的角度。此韧带老化时，颌颈角变钝，下颌缘轮廓不清晰。

九、腮腺皮肤韧带

耳前区与颈阔肌之间腮腺包膜表面的 SMAS 为致密筋膜区，其浅面与皮肤紧密相连。位于腮腺包膜表面，将 SMAS 与深层的腮腺和浅层的皮肤紧密连接的致密结缔组织称为腮腺皮肤韧带（parotid cutaneous ligament)。

十、颞上隔

颞上隔（superior temporal septum）起自额颞交界处颞上线的颅骨膜，垂直向浅层走行，插入到额肌外侧缘与颞浅筋膜的交界处。颞上隔与 Knize 命名的固定带或融合线（zone of fixation，zone of adhension，fusion line）为同一结构。颞上隔在前下末端眉弓外侧处增厚延续为颞附着（temporal adhension），实际上也是 Knize 报道的眶韧带。颞上隔主要起到分隔、固定额颞部的作用。在颞上隔内侧是额肌后间隙，外侧是颞浅筋膜深面的颞上间隙。当颞上隔被松解离断后，额肌后间隙与颞上间隙相连通（图 5-14 和图 5-15）。

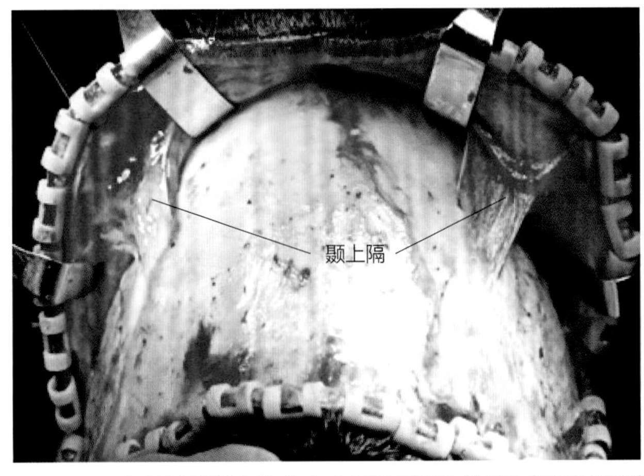

图 5-14 额颞部除皱术中在额肌后间隙分离后显示两侧的颞上隔。颞上隔富有一定的韧性和弹性，术中被人为拉长却拉不断

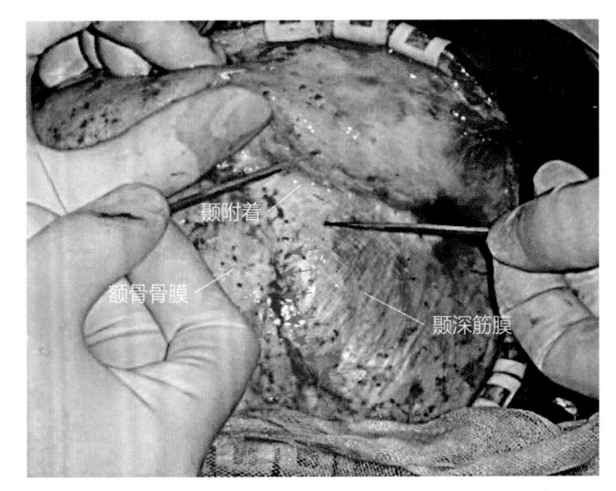

图 5-15 除皱术中离断颞上隔（蓝色箭头所示）后，额肌后间隙与颞间隙相连通。离断颞上隔后在起止端留下少许的踪迹

十一、颞下隔

颞下隔（inferior temporal septum）是双层膜性结构，由相互交错的纤维构成，起自颞深筋膜走行到颞浅筋膜，沿着从颞附着到外耳道内侧连线的方向斜行走行，并将颞浅筋膜与颞深筋膜之间的颞间隙划分为颞上间隙和颞下间隙（图 5-16）。颞下间隙也是一个呈三角型的间隙，其尖朝向耳轮角方向，上界是颞下隔，下界是颧弓上缘。在颞下间隙中，颞浅筋膜和颞深筋膜连接较紧密，其内

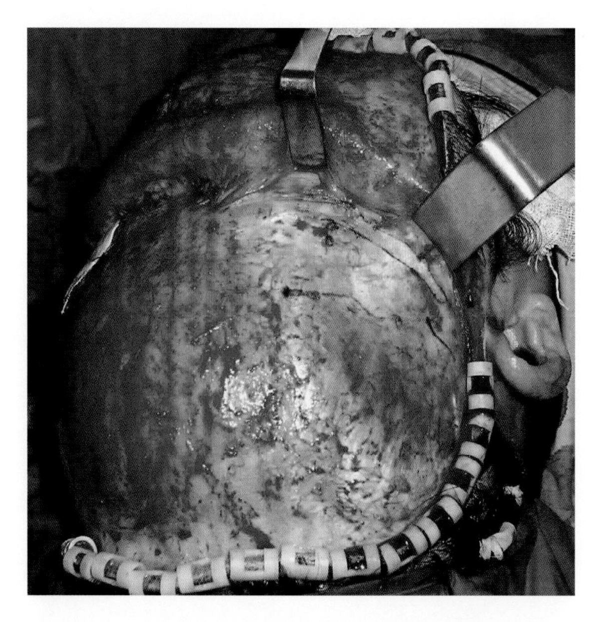

图 5-16　图中蓝色实线标记处为颞下隔所处位置，颞下隔将颞间隙划分为颞上间隙和颞下间隙

含有丰富的纤维脂肪构成的疏松结缔组织，越靠近颧弓附近越致密。在靠近颧弓颧骨处，增厚的纤维逐渐和颧弓韧带的纤维汇合。

十二、颞附着

颞附着（temporal ligamentous adhesion，TLA）是颞上隔向前下方的延伸末端与颞下隔融合增厚的部分，同Knize所报道的眶韧带（orbital ligament）为同一结构。其起自额骨骨膜，插入到颞浅筋膜与额肌、眼轮匝肌交汇融合处。该韧带支持稳固眉中外1/3交点的上端区域（图5-17）。

十三、眶外侧增厚区

眶外侧增厚区（lateral orbital thickening，LOT）可以看作ORL在眶外侧的增厚部分，是一层增厚致密的白色筋膜样组织。它起自颧骨颞突处的骨膜和其外侧的颞深筋膜，与骨膜连接紧密，向浅层的眼轮匝肌走行，内侧与外眦韧带不连续，形状类似三角形，底在眶外侧缘，顶朝向颞区（图5-17）。

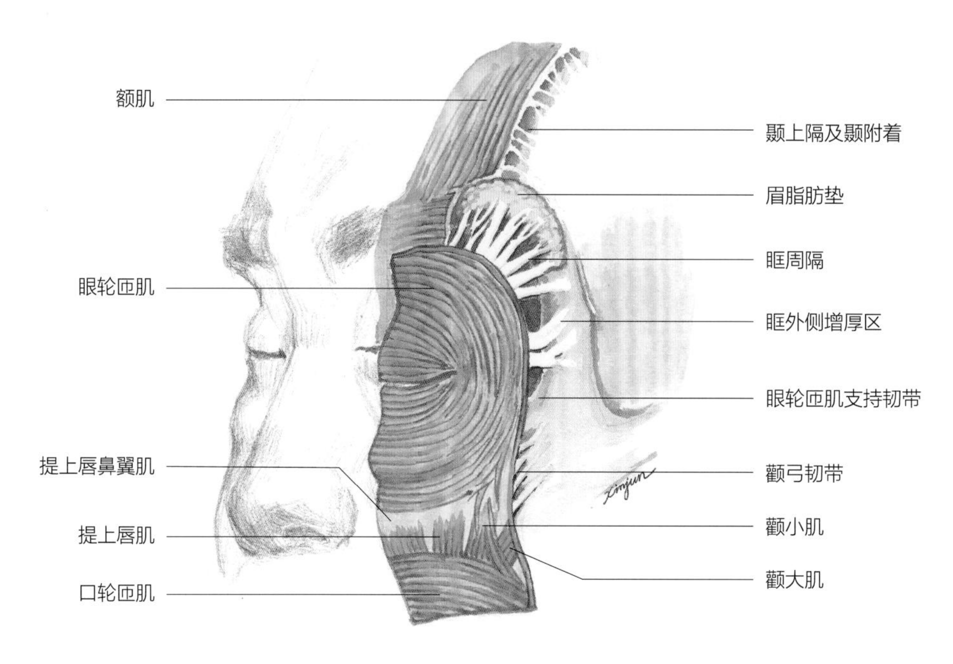

图 5-17　眶周韧带分布

十四、眶上韧带附着

眶上韧带附着（supraorbital ligamentous adhesion，SLA）起自眶上缘的额骨骨膜，分布在颞附着和皱眉肌起点之间，插入到帽状腱膜深部，包绕着帽状腱膜脂肪垫和下部额肌。在眶上神经分支和皱眉肌起点附近，该韧带增厚。该黏附能允许的活动度较小，支持固定着眉的深层组织（图 5-17）。

第六章
面神经外周分支解剖学

面部年轻化是美容外科或美容医学的重要诊疗内容。面部年轻化项目多，涉及面颈部范围广。而在众多项目中，首选科学经典的SMAS技术效果良好，适应证广泛。但是，国内施行的SMAS除皱术例数却未能与时俱进地增加。一个不言自明的原因实际上就是面神经外周分支的解剖学内容多而复杂。如没有机会先从标本解剖、掌握其相关知识入手的话，保护面神经分支的有效办法就无从谈起，结果导致多数责任心强的医生干脆拒绝了SMAS技术。以至于发展到今天，这项效果优良的手术技术未能推广给广大的求美者。许多求美者转而盲目扩大适应证地使用各种材料，其后果也是相当令人震惊的：一是“黏性”强而多花了大笔开销，二是严重并发症（失明、偏瘫、死亡）成比例增加。这些不良后果反过来降低了医生的专业信誉度、名誉度，降低了本专业的社会贡献价值，导致该领域发展严重受限，最终受损失的是公众和从业人员。

也许面神经解剖学难以掌握并不是唯一原因，专业信誉受损、发展受限也尚有其他因素，但面神经解剖学知识复杂、不易掌握，确实是整形美容医生特别是面部年轻化外科医生面临的重大挑战。

关于面神经外周解剖学知识，最重要的一点是面神经外周分支的走行平面十分恒定，所有分支永远走行在一个固定的结构中。而其他方面的知识之所以不靠谱，是因为个体差异十分显著，几乎到了“千人千面”的程度，例如外周分支的数量、分支直径（粗细）、走行投影线等。事实上，关于这方面的各种报道和观点很少有共识，从而丧失了临床应用价值。以下各节内容是基于300多例标本解剖和3000多例SMAS手术的观察结果。

第一节　面神经外周神经支三级分支的概念

王志军　刘志刚　周安

面神经主干出茎乳孔后很快进入腮腺，然后每走一段距离就连续地分支。这称为面神经外周神经支。一连串的连续分支是为了快速离散到达所支配的结构。笔者将这些分支人为地划分为如下三级。

在腮腺浅叶和深叶之间，面神经主干由后下走向前上不久即分为两大分支，分别是上方的颞面干和下方的颈面干。在接近腮腺上缘、前缘、下缘（极）附近，颞面干又分出了颞支、颧支和上位颊支，颈面干又分出了颈支、下颌缘支和下位颊支。颞面干和颈面干是面神经外周神经支的一级分支。

颞支、颧支、颊支、下颌缘支和颈支（图 6-1）等分支分出不久即出腮腺，是二级分支。

二级分支跨过颞区、咬肌区到达 Mendelson 线附近，即沿眶外缘的垂线和沿咬肌前缘的竖线——表情区和咀嚼区的分界线附近。在此，二级分支再次大量分开成细小分支，此称为三级分支（图 6-2）。这些三级分支陆续进入表情肌支配该肌肉。

事实上，二级分支已经有多量的分支和吻合，绝不是图谱上、标本上看到的那样条缕清晰、单独走行——这是肉眼解剖的结果。真实的情况是所有的二、三级分支在一路走行中均有多量细小分支与邻近的分支互相吻合成网状，边分支、边吻合、边前行。在 Mendelson 线附近，除了颈支以外，所有神经支最后一次大量分支、大量吻合。最后分散开来“奔赴”支配各表情肌。像肉眼解剖剔干净了神经支的“独狼”情况非常少见。

如果将在腮腺浅、深叶之间分为的颞面干和颈面干比喻为两个纵队的话，出腮腺后即散成了颞支、颧支、颊支、下颌缘支、颈支等五个小纵队。各小纵队之间不停地在行军中穿插互换（分支吻合）。当行军到前线（分界线），最后一次穿插互换后，全部散开成“散兵”到达指定位置（支配表情肌）。

面神经外周分支之间存在着丰富复杂的吻合，其意义重大（表 6-1）。最主要的生理意义是受损后的交叉代偿作用被增强了。少数情况下，即使是十分熟悉面神经外周分支解剖学知识的整形外科医生，也会有“失手”的意外损伤遭遇。更何况，还有许多对解剖学知识并不十分熟悉的整形美容医生大量从事面部的各项治疗而造成的损伤。然而，真正发生面瘫的病例并不十分常见。这说明虽然损伤了面神经分支，但因其强大的代偿作用，并未表现出明显的面瘫体征。笔者在三十多年的

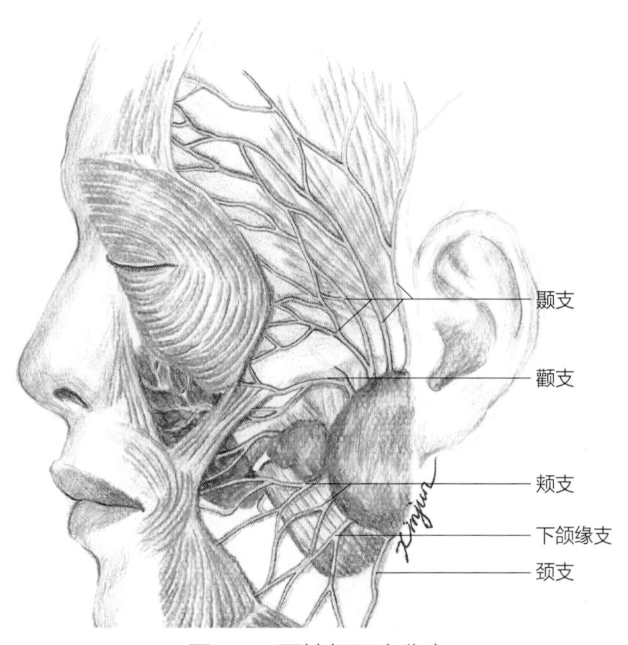

图 6-1　面神经五大分支

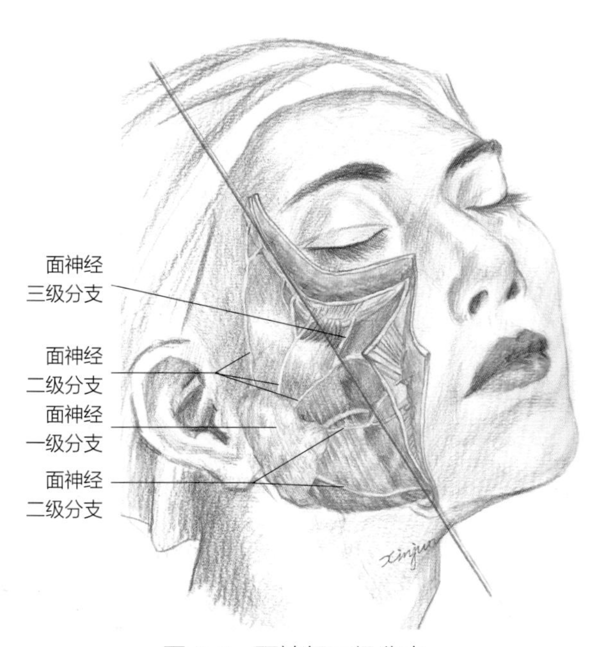

图 6-2　面神经三级分支

临床实践中，参与的院内特别是院外会诊的许多病例都证明了面神经外周分支受损后的强大代偿作用。例外的病例要么是二级分支数量少，要么是损伤范围大、受损的神经支数量多，几乎无正常的神经支再能发挥代偿作用。

表 6-1　面神经三级分支的概念

概念	位置/平面	主支	主要吻合位置
一级分支	腮腺深、浅叶之间	颞面干 颈面干	无吻合
二级分支	咬肌筋膜内 颞中筋膜内	颧支、颊支、下颌缘支、颈支 颞支	Mendelson线 （眶外缘垂线）
三级分支	颊脂肪垫包膜及其上下	未命名	未进入SMAS的表情肌前仍有吻合

第二节　面神经外周二级分支的数量及走行平面

王志军　刘志刚　周安

除了面神经颈支以外，外周二级分支指的是腮腺上、前缘至眶外缘垂线和咬肌前缘竖线（Mendelson 线）之间的各神经支，即传统解剖学中讲的颞支、颧支、颊支、下颌缘支、颈支。本来传统的名称已成经典，为什么还要另起名称“二级分支”？笔者首先要说明的是，二级分支不是名称，也不能代替经典名称。其次，二级分支承上启下，是其前一级分支和其后三级分支的中间环节，即面神经外周分支是连续性的解剖结构。最后要说明的是，“二级分支”含有本身仍有分支的意思，分支之间还有吻合（图 6-3）。

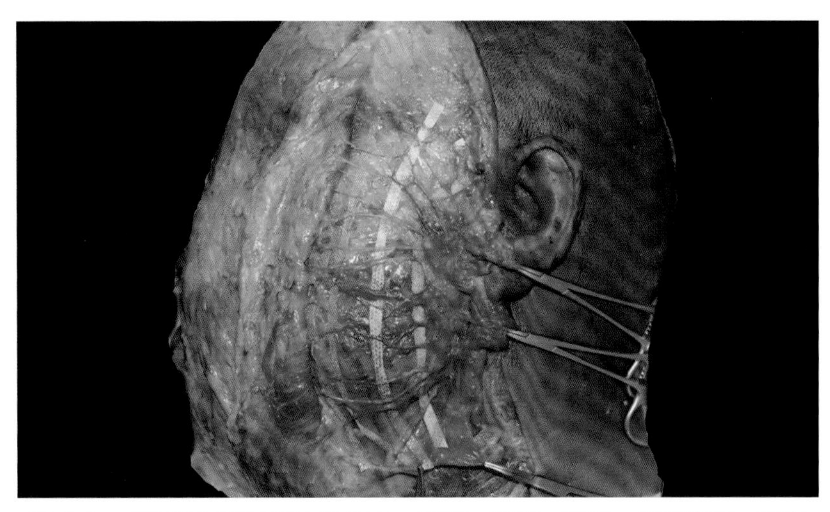

图 6-3　肉眼所见面神经二级分支：颞支、颧支、颊支、下颌缘支、颈支

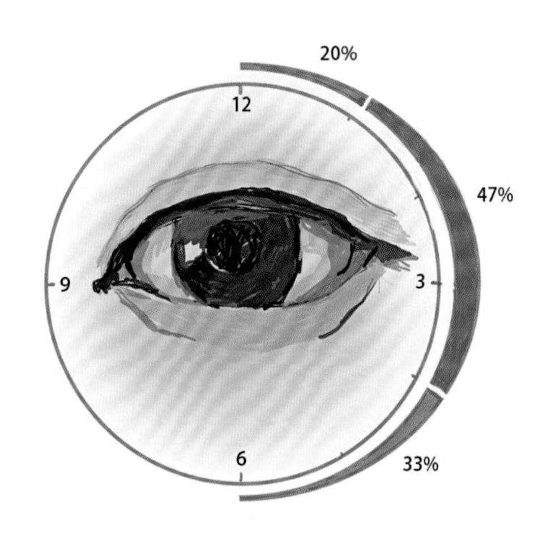

图 6-4 左侧面神经颞支进入眼轮匝肌的定量分析

如图显示，小部分面神经颞支纤细分支（三级纤维）是在眼轮匝肌的上外象限从眼轮匝肌深面入肌，大部分分支从下外象限从眼轮匝肌深面入肌。临床实践中一再证明：只要保护好上外象限的面神经颞支三级分支，就可以保证眼轮匝肌的功能。

一、颞支

1. 数量、走行平面、吻合 颞支数为 2~4 支（平均 3.22 支）。绝大部分人的面神经颞支从腮腺上缘穿出。穿出后进入位于颧弓区和颞区的“颞中筋膜”内弓形向内上走行。走行过程中，边分支、边互相吻合。颞支主干越分越细，行至眉梢点外平均 1.5 cm 附近（Mendelson 线）时，各颞支已无主干，完全分散成细小分支并互相吻合成网状。此吻合网上部分位于额肌外缘附近，吻合网后再分支（称为出支）数量很大，手术显微镜下能见到 15~27 支。这些出支即为三级分支，从额肌和眼轮匝肌深面分布到该两个表情肌。总体来讲，分布到额肌的三级分支最多，分布到眼轮匝肌上半环的三级分支最少（12~1 点），分布到眼轮匝肌下半环（4~6 点）的三级分支数比上半环的三级分支数多出 13%（图 6-4）。

位于额肌和眼轮匝肌外缘附近的神经吻合网及网后出支（三级分支）直径很细，肉眼几乎不能探查到。一旦损伤离断，很难在伤口内探查到断端。所以，近 Mendelson 线附近的面神经颞支二、三级分支目前少有显微外科手术吻合的可能性。

从腮腺上缘最靠近耳屏一侧穿出的第一条面神经颞支主干的走行具有较重要的临床意义。它的走行投影线大致是：耳屏前 1.7（1.69 ± 0.25）cm 是 A 点，眉梢上 1.5（1.49 ± 0.89）cm 是 B 点，连接 A、B 两点略呈弓形的曲线。AB 弓形线前下方的颞区是前述各颞支边分支、边吻合的神经支网络，AB 弓形线后上方广阔的颞区完全无面神经分支。这就是颞区的所谓危险区和安全区的界线（图 6-5）。此处强调一点，颞支位于颞浅筋膜和颞深筋膜之间的颞中筋膜内。

2. 关于颞中筋膜 推测颞中筋膜来源于腮腺咬肌筋膜。因为颧支、颊支、下颌缘支、颈支均是由腮腺浅、深叶之间穿出后被覆着腮腺咬肌筋膜。唯一的区别是：咬肌筋膜表面的颈阔肌未完全退化，仍然保持着较大张力，而颞中筋膜表面的耳前肌和耳上肌基本退化成颞浅筋膜中的痕迹，毫无张力可言。

颞中筋膜非常薄，位于颞浅筋膜和颞深筋膜之间，整体伴随着面神经颞支。换句话说，哪里有颞支，哪里就会有颞中筋膜。其分布范围是：颧弓表面，颧突表面，上述 AB 弓形线内下方的颞区。颞中筋膜过颞区不远，向前即延续为 SOOF 的外侧部分。无论颜色和质地，颞中筋膜与 SOOF 均无差别，均为柔软的亮黄色脂肪组织。

3. 临床意义 ①颞中筋膜是超高位 SMAS 除皱术的重要解剖学基础。也就是说，颧弓上颞浅筋膜 SMAS 分离掀起的前提是面神经颞支有确定的解剖结构保护，就像颧弓下的咬肌筋膜一样。

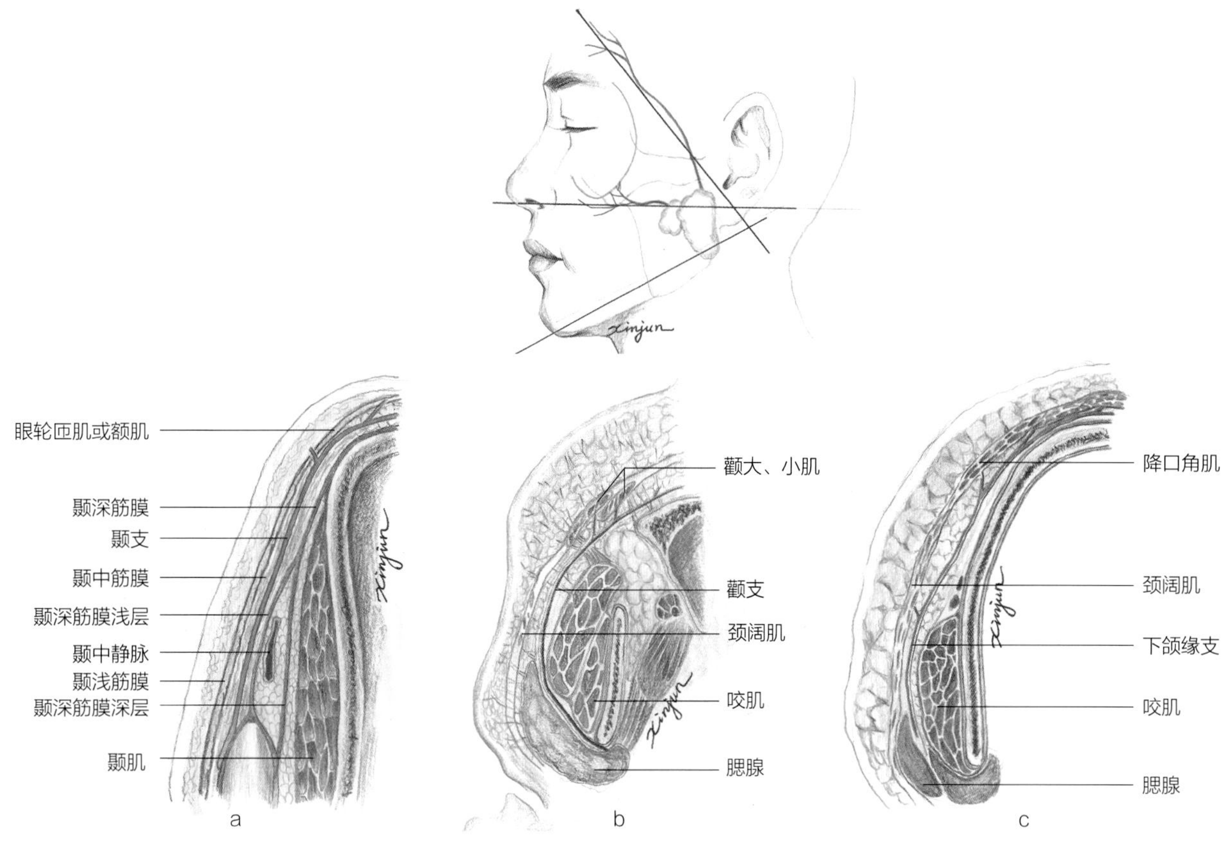

图 6-5 右侧面部三个位置全层切面示面神经走行

a. 颞区；b. 颧弓下缘；c. 下颌骨体表面。

此前，国内外的很多报道关于面神经颞支的描述是矛盾的、模糊的，未描述清楚它们的走行平面。由此，很难想在超高位 SMAS 除皱术中如何安全分离颧弓上 SMAS，从而避免颞支的损伤。笔者在 1992—1994 年发表了数篇论文，明确了面神经颞支是在颞中筋膜中跨过了颞区，从而为超高位 SMAS 除皱术提高面中区提升效果奠定了结构解剖学基础。②面神经颞支损伤在过去相当长时间里是较常见的临床疾病。急性期首选探查吻合术。如果定性为离断伤，又能准确定位（伤口）、定量（损伤支数）诊断的话，探查术的分离寻找平面只能在颞中筋膜内进行。由于面神经二、三级分支的复杂性及其较大的个体差异性，决定了面神经分支走行平面的解剖学知识具有十分重要的临床意义。

二、颧支

1. **数量、走行距离特点** 颧支数为 1～3（2.07±0.46）支，其经副腮腺的上前缘或前缘穿出，穿出后平行于颧弓下缘前行（图 6-3）。中国人颧弓短、颧突大，再加上有副腮腺的原因，颧支很快就走行到了颧突表面。是否马上进入颧大肌深面并支配之，则取决于颧大肌的起始位置。因为颧大、小肌变异很大，无论是位置，还是斜向的角度，均存在明显的个体差异。颧大、小肌起始位置在眼轮匝肌外侧降肌的深面，此处多数是在颧前间隙内。所以，越是斜向角度大的颧大肌，其起始部越是靠近颧突的外下方，面神经颧支也就以越短的距离进入颧大肌的深面。

2. **走行平面** 面神经颧支走行平面个体差异最大，完全取决于副腮腺的位置和形态，恰恰后者的变异更大：国人的副腮腺出现率略高，但形态、位置千差万别。其形态为：多数如同“手指形”，与手掌相连伸出去的一个手指向前平行于颧弓跨过咬肌上段，这个“手掌”指的就是腮腺。少数人的副腮腺呈不规则形、类圆形、三角形或堆块状。其位置为：距离颧弓下缘或较远或较近。

面神经颧支却是很恒定地从颧弓下的腮腺前缘穿出。多数情况下是在副腮腺深面走行，在副腮腺前缘伴腮腺导管继续前行。少数情况下，面神经颧支在咬肌筋膜内，在或者不在副腮腺深面。此时有三种结构类型：一是“手指形”的副腮腺位置低，致使颧支在副腮腺和颧弓之间的咬肌筋膜内走行；二是副腮腺呈堆块状，颧支穿出副腮腺前缘还需要在咬肌筋膜内走行一段距离；三是颧支较多，窄条状的副腮腺容不下那么多的颧支分支（图 6-1）。

另一个值得重视的问题即颧弓韧带的存在使面神经颧支的解剖学内容要比其余的神经分支更加复杂化。首要的原因是面神经颧支平行于颧弓颧突走行，这个条状区域是颧弓韧带的密集区；其次是因为颧支与副腮腺有毗邻关系，而副腮腺包膜参与了颧弓韧带的形成；再次，颧支走行的深面越接近颧突，咬肌肌腱越发达，而咬肌肌腱也有结缔组织参与了颧弓韧带的形成。由上述得知，面神经颧支要么走行在密集的颧弓韧带的根部，要么紧邻着密集的韧带根部走行。此处举个不甚恰当的例子说明：如果将颧弓韧带比喻为灌木丛，将副腮腺比喻为岩石，面神经颧支这条“蛇”就穿行在石缝和灌木丛中。

3. **临床意义** 凡是在颧弓颧突下缘附近的整形美容操作，均会对面神经颧支构成威胁。虽然损伤概率不是很大，但由于该部位解剖结构的复杂性、致密性和重要性，使其非同一般。

跨颧弓的超高位 SMAS 瓣成形：应边分离、边辨明副腮腺形态及其颧弓下缘的远近距离。距离较近的“手指形”副腮腺最安全。建议多用钝性分离方法探清层次和重要结构，然后顺势锐性离断之。钝、锐性结合分离掀起 SMAS 瓣。

吸脂术：由于该部位层次不清，组织结构致密，夹杂在韧带间的皮下脂肪量较少等原因，颧弓颧突附近区域不适宜吸脂术。

三、颊支

颊支数为 2～5（3.56 ± 0.32）支。其从腮腺前缘穿出时即走行在咬肌筋膜内（图 6-3），非常恒定，但走行行程却不是“直线”。与面神经颧支平行于颧弓下缘，下颌缘支平行于下颌体下缘不同，颊支很少有“走直线”的情况。上、下颊支互相接近吻合后再分开，与颧支和下颌缘支接近吻合后再分开。由此看出，颊支在“走直线”的颧支与下颌缘支之间，起着“联络官”的作用。毕竟，面神经二级分支之间的吻合意义太重要了。

颊支位于咬肌筋膜内，在比较广阔的咬肌前间隙内有了咬肌筋膜的保护，面神经颊支是比较安全的，但是有 35% 的例外情况：颊支在距离咬肌前缘一小段距离时，提前穿出咬肌筋膜。笔者推测这部分人最有可能具有发育不良的笑肌，因为该部位再也没有其他表情肌需要二级神经支提前浅出发支支配。

四、下颌缘支

下颌缘支数为 1 ~ 2（1.28 ± 0.46）支。下颌缘支在腮腺的穿出位置有一个大致的体表投影点：下颌角点上方 0.53 cm。这只有 70% 的概率。在直视下，这一点的位置有 48% 是腮腺下缘，35% 是腮腺前缘，17% 是腮腺前缘和下缘的转折处。腮腺的形状大小个体差异大，下颌角的位置个体差异也大，所以下颌缘支腮腺浅出点的体表投影个体差异随之增大。顺便提及的是，各个面神经分支的诸多体表投影均属于没有“共识”的情况，可以说没有临床意义。

下颌缘支穿出腮腺后即走行在咬肌筋膜内，而且接近下颌骨体下缘时，咬肌筋膜增厚。下颌缘支平行于下颌骨体下缘边分支、边吻合，与下位颊支也有吻合。至咬肌前缘时穿出咬肌筋膜，立即分出较多细小分支，分别从面血管（面动脉和面前静脉）的浅面和深面跨过，以浅面居多。跨面血管后即在颈阔肌与下颌骨体骨膜之间继续前行（图 6-3）。

五、颈支

颈支恒为 1 支，均在腮腺下缘穿出腮腺。这一点的体表投影是下颌角点后方 0.60 ± 0.16 cm 处。刚出腮腺的颈支垂直下降一段距离，然后斜向前下紧邻颈阔肌悬韧带的前方到达颌下腺与胸锁乳突肌之间，陆续分支进入颈阔肌（图 6-3）。

第三节　面神经外周三级分支及神经支支配表情肌的特殊性

王志军　刘志刚　李冠一

本书前面章节已反复述及一条眶外侧缘的垂线及咬肌前缘的竖线（Mendelson 线）将面部分成内侧区和外侧区（或表情区和咀嚼区）。面神经外周二级分支除颈支外，均在此界线附近形成大量的分支与吻合。这些吻合可呈网状——该部位有比较大且平坦的平面供神经支聚与散，还有的吻合呈结节状——有些部位不具备较大且平坦的平面供神经支的聚与散。前者如眼轮匝肌和额肌的外缘附近，后者如咬肌前缘和颊脂肪垫之间。吻合后再分支，就是面神经外周神经支的三级分支。

三级分支很纤细，但分支数量大。因为其纤细到手术显微镜下难以系统深入观察的地步，故迄今为止，三级分支的走行、再分支、吻合、支配等解剖学资料极少，且不客观。所以，寻找有效方法、继续深入研究三级分支的解剖学内容，能大大促进动态解剖学、结构解剖学的发展。

表情肌及其运动是有其特殊性的，即绝大部分浅层表情肌是连在同一层面上，受到统一调节：面神经分支→SMAS= 协同肌 + 拮抗肌 = 表情。进一步展开，协同肌与拮抗肌很多，但却串联在同一层面。表情被概括为七种：喜、怒、哀、乐、悲、恐、惊，而且是瞬息万变、惟妙惟肖的。从中可以推论，串联在同一平面中的SMAS各肌，包括众多的协同肌和拮抗肌，得到了众多面神经三级分支的同时支配。与躯干肌、四肢肌的单纯屈伸功能和旋转功能相比，神经分支和支配就再简单不过了。

表情肌及其运动的特殊性除了上述的复杂性之外，还表现在同一块肌肉的不同张力状态。我们知道，两块轮匝肌内部各自有张力不同的分工，还有一块最大的表情肌颈阔肌内部也有张力不同。具体来说：眼轮匝肌和口轮匝肌的近睑裂口裂部分是等张收缩：长度缩短或延长，张力相对恒定；远离睑裂口裂的外周部分是等长收缩：张力增大或降低，但长度相对恒定。颈阔肌颈部肌肉是等张收缩：长度缩短或延长，张力相对恒定；颈阔肌面部肌肉是等长收缩：张力变大或变小，但长度相对恒定。

现在的问题是：表情肌运动功能如此复杂，面神经的三级分支如何支配？串联支配是不可能发挥作用了，而并联支配需要多少分支呢？无论如何，面神经外周分支与表情肌的复杂运动功能的阐明，对于人的动态活力美的理论问题，甚至面部整形美容学的发展来说，都是急需探讨研究的重要课题。

第七章
颞区解剖层次与结构

王岩　李冠一　王志军

颞区是层次最多、结构最复杂的解剖区域，位于额部两侧、眼眶外上部，延伸至耳上。其位于颞上线与颧弓上缘之间，前界是颞窝前界，也可说是颞上隔和眶外侧缘，后界是颞窝后界。由浅入深的结构是：皮肤、皮下脂肪、颞浅筋膜、颞中筋膜、颞间隙、颞深筋膜浅层、颞浅脂肪垫、颞深筋膜深层、颞深脂肪垫、颞肌、颞部骨。下面将分别详述（图 7-1）。

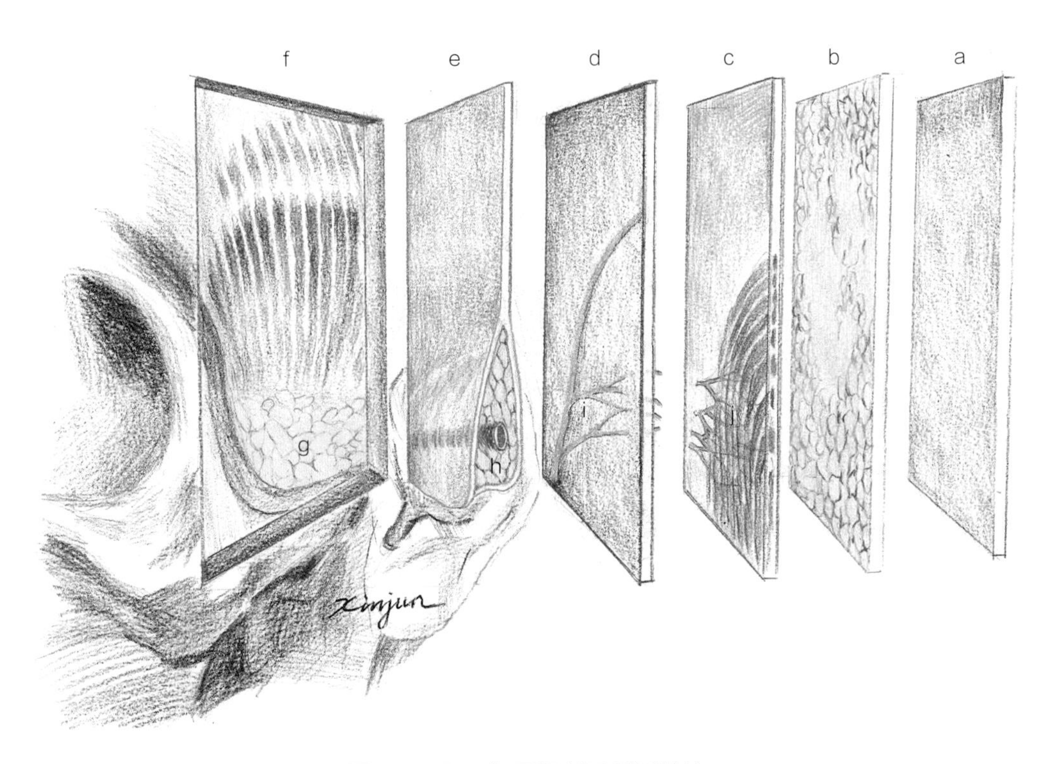

图 7-1　颞区各层解剖及重要结构

a. 皮肤；b. 皮下脂肪；c. 颞浅筋膜；d. 颞中筋膜；e. 颞深筋膜；f. 颞肌；g. 颞深脂肪垫；h. 颞浅脂肪垫及颞中静脉；i. 面神经颞支；j. 表情肌及入肌的面神经分支。

一、皮下脂肪

在皮肤和颞浅筋膜之间仅有少量的薄层脂肪分布，是皮下少脂肪区，并与它们结合紧密，在有发区是毛囊生长的部位。

二、颞浅筋膜

颞浅筋膜是SMAS过颧弓向颞区的延伸，是致密结缔组织性筋膜并含有肌性成分。颞浅筋膜SMAS富含血管，其浅面与真皮之间有少量皮下脂肪组织。在颞浅动脉及其额支的前下方，颞浅筋膜深面是颞中筋膜，两者易被锐、钝性分离。在颞浅动脉及其额支的后上方，颞浅筋膜借腱膜下疏松结缔组织与颞深筋膜相隔，极易钝性分离，未跨越神经、血管（图7-2）。

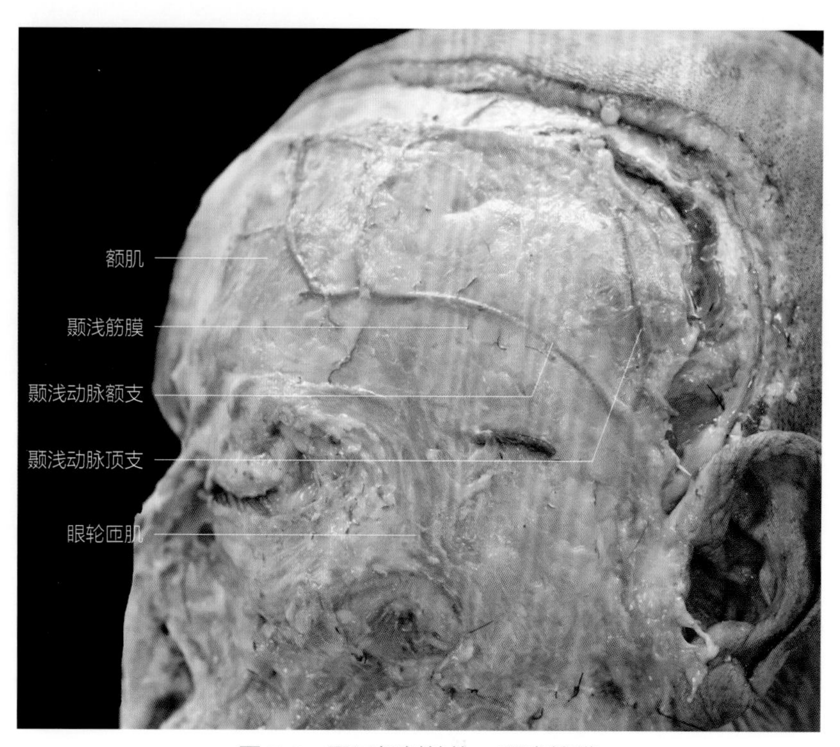

图7-2 颞区解剖结构：颞浅筋膜

三、颞中筋膜

颞中筋膜这一解剖结构于1992年首先由王志军教授发现并报道。后来，相继由多位学者进行了研究报道，也出现了很多不同的描述和命名（表7-1）。颞中筋膜不但在除皱术中得到了广泛应用，在跨颧弓、颧突操作手术入路方面，无论是开放式手术还是内镜辅助技术，都发挥了重要的作用。

颞中筋膜是一层多脂肪的筋膜性结构，由疏松结缔组织构成。其后下方在腮腺上缘和颧弓浅面附近较厚，向上、向前渐薄，至颞浅动脉及其额支的后上方时消失在腱膜下疏松结缔组织中。其在眼轮匝肌外缘附近亦较薄，移行为眼轮匝肌深面脂肪垫（SOOF）外侧部分。

颞中筋膜来自于腮腺筋膜。从腮腺上缘起始，包覆着面神经颞支及各神经支之间的脂肪，走向前上方。颞支先是在其中偏深层，斜向前上方时渐浅出。后位颞支先浅出到耳前肌和额肌；前位颞支在眼轮匝肌外缘稍外方浅出到眼轮匝肌与眼轮匝肌相接处的额肌。许多神经支至眼轮匝肌深面才浅出进入肌层。后位颞支浅出颞中筋膜进入耳前肌的位置不恒定，平均在颧弓上方1.0～1.5 cm。

表 7-1　颞中筋膜的研究发展历程

学者（年份）	命名及描述
王志军（1992年）	颞中筋膜（inter-mediate temporal fascia）
Ammirati M（1993年）	帽状腱膜下脂肪垫（subgaleal fat pat）
Coscarella E（2000年）	筋膜上脂肪垫（suprafascial fat pad）
Campiglio G（1997年） Accioli de Vasconcellos JJ（2003年） Ridgway JM（2010年）	表浅颞脂肪垫（superficial temporal fat pad）
Babakurban ST（2010年）	表浅脂肪垫（superficial fat pad）
Trussler AP（2010年） Stuzin JM（2010年）	腮腺-颞筋膜（parotid-temporal fascia）
Agarwal CA（2010年）	无名筋膜（innominate fascia）
Myckatyn TM（2004年）	深颞顶筋膜（deep temporoparietal fascia）
Punthakee X（2010年）	颞顶脂肪垫（temporal parietal fat pad）
Salas E（1998年） Krayenbühl N（2007年）	纤维脂肪延续部分（fibrofatty extension）

它们的分支分布到耳前肌和额肌。颞中筋膜的浅面是颞浅筋膜 SMAS，深面与颞深筋膜浅层之间隔有帽状腱膜下疏松结缔组织的延续部分，极易钝性分离（图 7-3）。

颞中筋膜的重要临床意义在于面神经颞支行于其中。由此可以说明如下两点：①小心在颞中筋膜浅面（包括颧弓浅面部分）分离可以获得颧弓上、下连续的 SMAS 瓣，这是超高位 SMAS 瓣能够分离成形的解剖学基础。② SMAS 各部分中均无面神经主干走行，但有分支进入 SMAS 的各肌性部分完成支配功能。在接近眼轮匝肌外缘时，已有部分神经支陆续浅出颞中筋膜到达颞浅筋膜 SMAS 深面，直视下钝性分离时，少部分人的神经分支可以辨清。

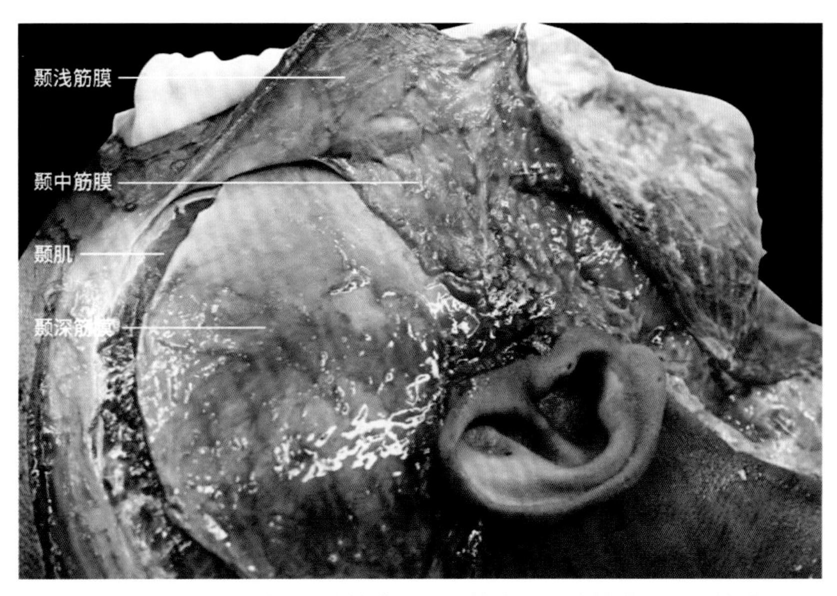

图 7-3　颞区解剖结构：颞浅筋膜、颞中筋膜、颞深筋膜、颞浅筋膜和颞深筋膜之间构成颞间隙

四、颞间隙

颞间隙位于颞浅筋膜与颞深筋膜之间。颞深筋膜浅面的范围即是颞间隙的范围，进一步可分为颞上间隙和颞下间隙。前界是颞窝前界，即是颞上隔和眶外侧缘；后界是颞窝后界，上界是颞上线，下界是颧弓上缘。颞浅动、静脉和面神经颞支位于间隙的顶层。前哨静脉和颧颞神经血管束是跨越间隙的两种结构。颞间隙不是一个真正的组织层次，而是在潜在的间隙中布满像“棉花糖”一样的疏松纤维平面。所以，颞间隙是一个界线明显、解剖平面清晰的外科通路，借此可进入到颧部和面中部。同时，它也是脂肪填充、注射材料填充、假体置放的优良平面（图 7-3）。

五、颞深筋膜浅层

颞深筋膜起始于颞上线，向下覆盖于颞肌。在颞浅脂肪垫上缘处，颞深筋膜劈分为浅、深两层，位于颞浅脂肪垫浅面的称为颞深筋膜浅层（以下简称浅层）。它在颞浅脂肪垫上缘与深层愈着处称融合线。因脂肪垫上缘形态不同，融合线可呈斜向后下的直线状、弓向上的弧线状和曲线状。最高点距颧弓上缘 3.68 ± 0.54 cm。

浅层沿脂肪垫浅面向下，过颧弓浅面后与咬肌筋膜连续，与颧弓骨膜间剥离时不易被分开。此处如果沿颞深筋膜浅层的浅面分离经过颧弓骨膜表面易损伤面神经颞支，应行颧弓骨膜下分离才是正确的层面。向前在眶上缘和眶外缘处与颞深筋膜深层融合后移行为骨膜，向后至颞窝后界骨膜。浅层在颧弓上 1.0～1.5 cm 范围内较薄弱。浅层的浅面隔着腱膜下疏松结缔组织与颞中筋膜相接，两者极易分离。深面是颞浅脂肪垫，可被钝性分开。但是，脂肪垫中有横形的脂肪间隔，它间断地附着在浅层的深面（图 7-4）。

六、颞浅脂肪垫

颞浅脂肪垫（superficial temporal fat pad，STFP）位于颞深筋膜的浅、深层之间。其前上大部分由脂肪组织构成，后下部分是致密结缔组织筋膜板，它来自 STFP 中的横形脂肪间隔。STFP 上界和融合线一致，下界是颧弓上缘，前界到达颞窝的前界，后方至耳屏点前 2.4 cm 时移行为上述的致密结缔组织筋膜板。STFP 的后、上部较薄，前、下部较厚，最厚处位于眼轮匝肌外缘附近，眼轮匝肌外缘点深面处厚度为 0.42 cm。

STFP 有两种特别成分，一是横形脂肪间隔，二是较粗的弓形颞中静脉。和其他部位的脂肪间隔不同，STFP 中的间隔致密，附着在颞深筋膜浅层或深层。这些横形间隔向后下延伸就成为 STFP 中的非脂肪成分——结缔组织筋膜板。STFP 中有较粗的颞中静脉，由前上弓形走向后下，斜穿颞深筋膜深层，并有可能进入颞深脂肪垫，最后注入颞浅静脉中。弓形颞中静脉的最高点距颧弓上缘 2.36 ± 0.24 cm，整个情形如同框架围绕着 STFP。它接受眼轮匝肌、颞肌和颞浅、深脂肪垫的静脉

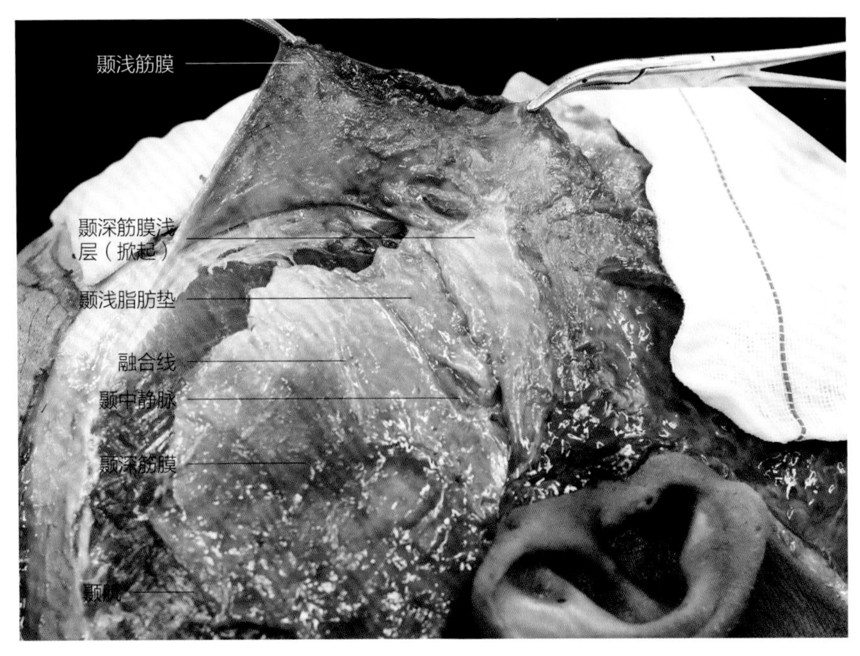

图 7-4　右侧标本示颞区部分层次和结构

属支，最后注入颞浅静脉。此外，STFP 中有较多的微小动脉分支（图 7-4）。

七、颞深筋膜深层

由融合线向下，颞深筋膜分出颞深筋膜深层（以下简称深层）。它向下分隔颞浅、深脂肪垫，在颧弓上缘移行为颧弓深面和上缘的骨膜。深层向前至颞窝前界和眶上、外缘，与颞深筋膜浅层融合后移行为骨膜，向后至颞窝后界与前界情况相同。深层为致密的腱膜性组织，较浅层厚。深层的浅面是 STFP，本应很容易分离，但由于前述的横形脂肪间隔附着，故需锐、钝性结合方法才能分离（图 7-4）。

八、颞深脂肪垫

颞深脂肪垫（deep temporal fat pad，DTFP）本质上是颊脂肪垫颞突，与 STFP 相比，其较薄、较小，其中混杂有颞肌肌束。DTFP 上界最高处距颧弓上缘 1.8 cm，前界近眶外缘，后界至耳轮脚附近，向下过颧弓深面与颊脂肪垫相连。DTFP 在耳前 3.0～4.0 cm、颧弓上 0.8～1.0 cm 范围内较厚，厚度约 0.36 cm。DTFP 的浅面是颞深筋膜深层，两者之间有薄层颞肌，深面是颞肌和颞肌肌腱。DTFP 中有较丰富的细小动脉网，近上缘附近有较多的静脉支，回流到 STFP 中的颞中静脉（图 7-5）。

九、颞肌

颞肌呈扇形，起自颞窝和颞深筋膜深面，大部分位于颞部。肌束下行，聚集成扁腱，穿过颧弓

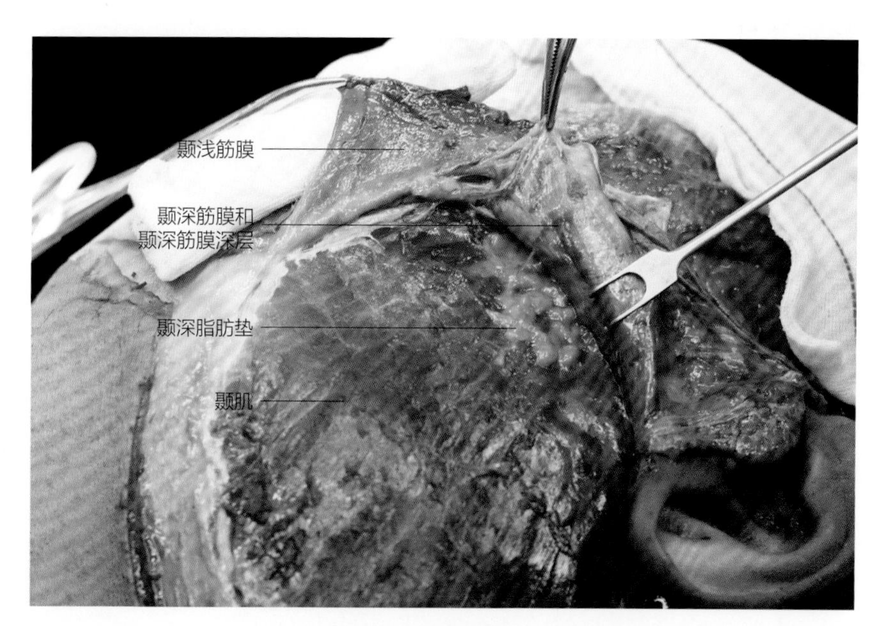

图 7-5　右侧标本示颞区部分层次与结构

深面，止于下颌骨冠突的尖端、内侧和前后缘，并延伸到下颌支的前缘，直至第三磨牙处。其作用是上提下颌骨，后部肌束可牵拉下颌骨向后。颞肌受颞深神经支配（图 7-3～7-6）。

十、颞部骨

由额骨、顶骨、颞骨、蝶骨四块骨组成颞部骨（图 7-6）。骨膜较薄，与骨之间结合紧密，很难完整剥离下来。在额、顶、颞、蝶汇合处构成“H”形骨缝，称为翼点，俗称“太阳穴”。此处骨质最薄弱，颅骨内面有脑膜中动脉经过，深面是运动性语言中枢，常因外力作用骨折导致脑膜中动脉损伤，引起硬膜外血肿。

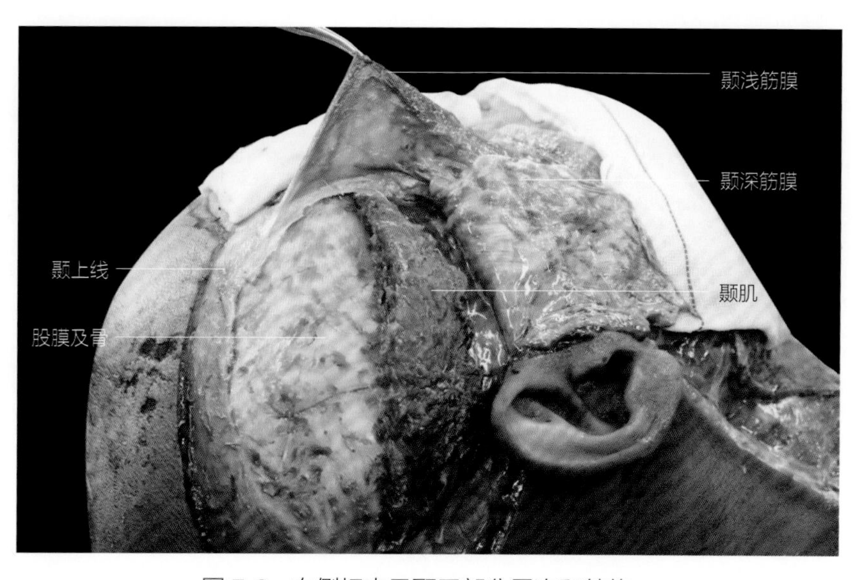

图 7-6　右侧标本示颞区部分层次和结构

第八章

面部血管和感觉神经应用解剖学

第一节　头面颈部感觉神经

王岩　杨丽湘　李颖

整形外科医生熟练地掌握面颈部感觉神经走行及分布等知识是十分有意义的。它是做好神经阻滞、增强局部麻醉效果、减少麻醉药用量和预防感觉神经损伤的必备基础理论知识。头面颈部的感觉神经分布来自于三叉神经和颈神经分支（图 8-1）。

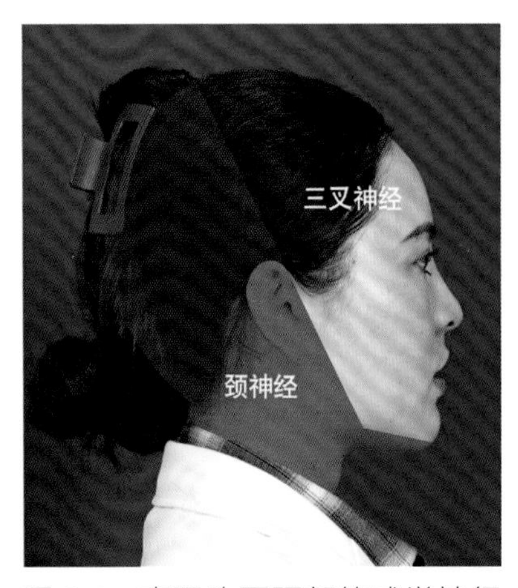

图 8-1　支配头面颈部的感觉神经来源于三叉神经和颈神经分支

一、三叉神经

三叉神经为混合神经，是第 5 对脑神经，也是面部最粗大的神经。它含有一般躯体感觉纤维和特殊内脏运动纤维，将面部和头皮的轻触觉、温度觉、痛觉、本体感觉信息传至脑干。其分布到面部、口腔、鼻腔产生感觉功能，并支配咀嚼肌的运动。三叉神经主要有三大分支，即眼神经支、上颌神经支和下颌神经支。睑裂和口裂是三者分布的明确界线（图 8-2）。

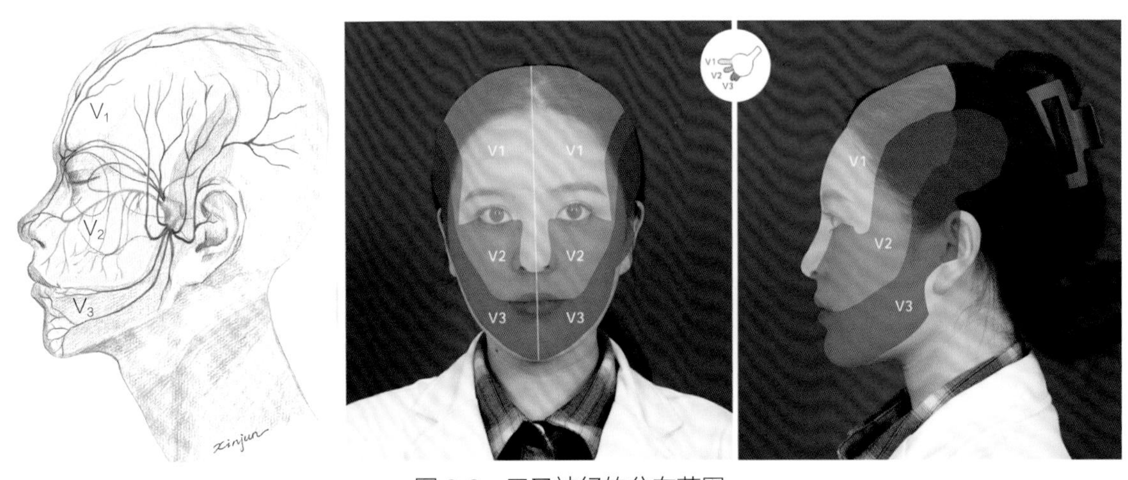

图 8-2　三叉神经的分布范围

V1、V2、V3 分别是眼神经、上颌神经和下颌神经的分布范围。

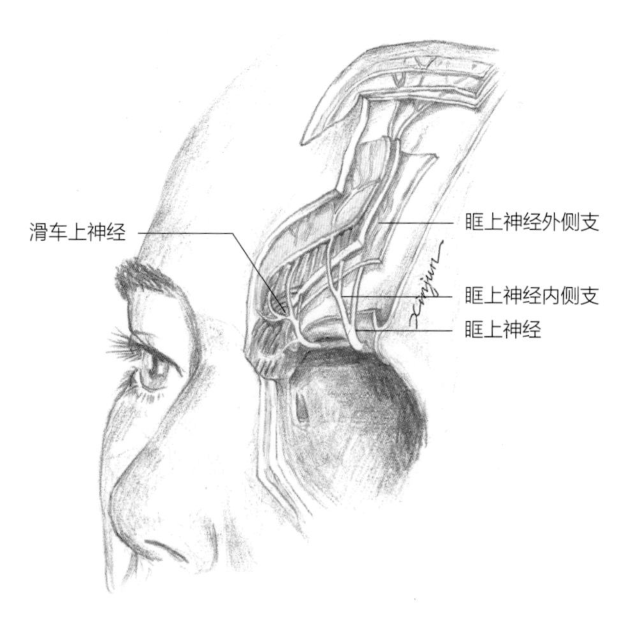

图 8-3　额神经的分支及分布情况

（一）眼神经

眼神经是三叉神经的第一条分支，也是三大分支中最小的一支，仅含感觉神经纤维。眼神经向前进入海绵窦外侧壁，经眶上裂入眶。其分布于额顶部、上睑和部分鼻背皮肤，以及眼球、泪腺、结膜和部分鼻腔黏膜。眼神经有三大分支，分别是额神经、鼻睫神经和泪腺神经。

1. **额神经**　额神经伴行动、静脉分支紧贴眶上壁前行，部分被腱膜前脂肪包裹，分为两支（图 8-3）。

一支伴行着血管，从眶上孔或眶上切迹浅出，称为眶上神经血管束，分布到额顶部。眶上孔或眶上切迹在体表可触及，一般距中线约 2.7 cm，为神经阻滞点。眶上神经血管束浅出后贴近骨面，被皱眉肌包绕，发出内侧支和外侧支。内侧支距眉上 1.0 ~ 1.5 cm 处渐浅出，进入额肌和脂肪层内，其中以额肌层内分布最为丰富、粗大，最终分布到头皮；外侧支向外上方走行偏深于额肌深面，至颞上隔内侧 1.0 ~ 1.5 cm 与之平行，分布到额角（图 8-4 和图 8-5）。

额神经的另一支伴行着血管经滑车上方约为眉头处，距中线约 1.7 cm 处浅出，称为滑车上神经血管束。其浅出后迅速至额肌浅面皮下脂肪深面（图 8-4 和图 8-5）。

此外，眶上神经和滑车上神经有发出到上睑的睑支，走行到 ROOF 和眼轮匝肌之间，向下渐浅至睑板前区，此时在眼轮匝肌深面睑板前筋膜内。

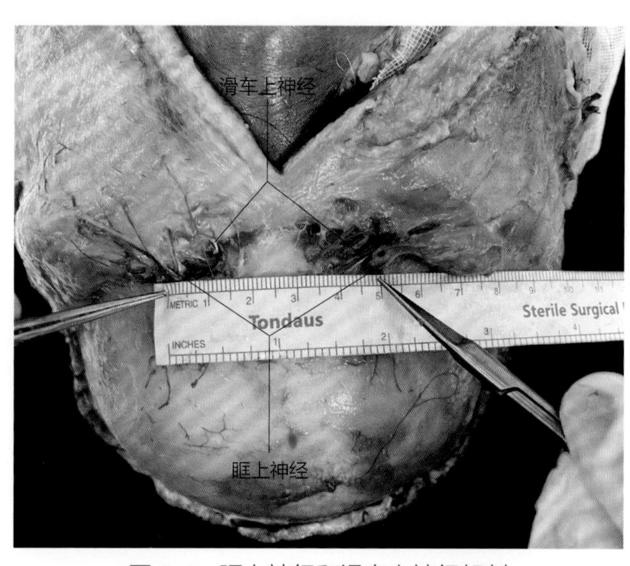

图 8-4　眶上神经和滑车上神经解剖

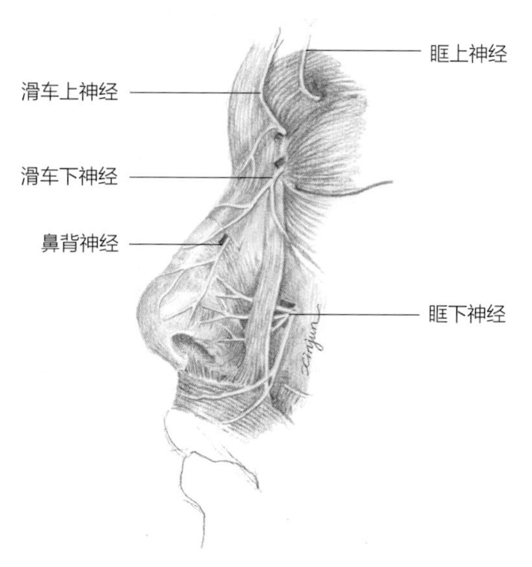

图 8-5　眶周的感觉神经分布

2. **鼻睫神经**　鼻睫神经走行在上直肌深面，越过视神经上方达眶内侧壁。其有 4 个主要分支。其中，滑车下神经和筛前神经分布于面部。滑车下神经顾名思义在滑车下方从眶内浅出，分布到眼睑内侧和鼻侧皮肤。在上睑近内眦部，滑车下神经伴行着血管分布到眼睑内侧（图 8-6）。筛前神经的终末支称为鼻背神经。鼻背神经分布于鼻背和鼻尖的皮肤。鼻中线旁开 0.5 ~ 1.0 cm 的鼻骨与侧鼻软骨交界处是鼻背神经的阻滞点（图 8-7）。

3. **泪腺神经**　泪腺神经沿眶外侧壁外直肌上缘前行至泪腺，分布于泪腺、上睑外侧、外眦部皮肤。其中分布到上睑外侧的神经伴行着血管走行到睑缘和睑板以上。

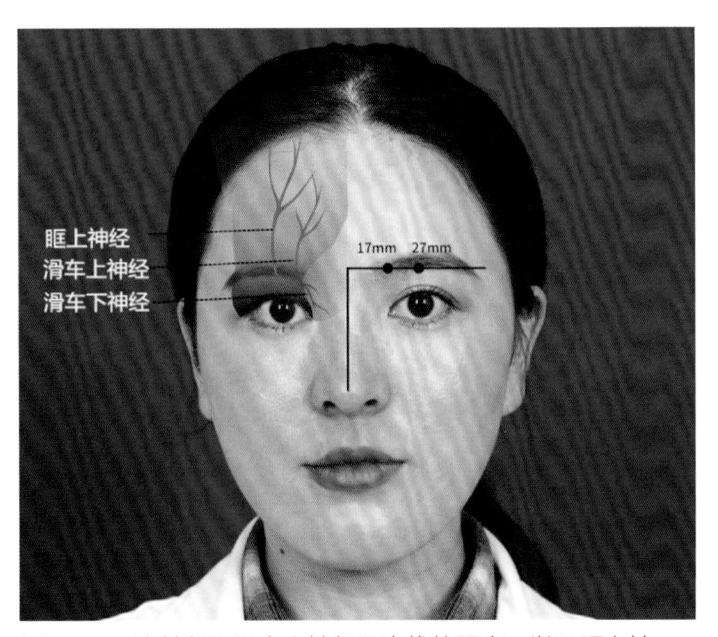

图 8-6　眶上神经和滑车上神经距中线的距离，以及眶上神经、滑车上神经、滑车下神经的分布范围

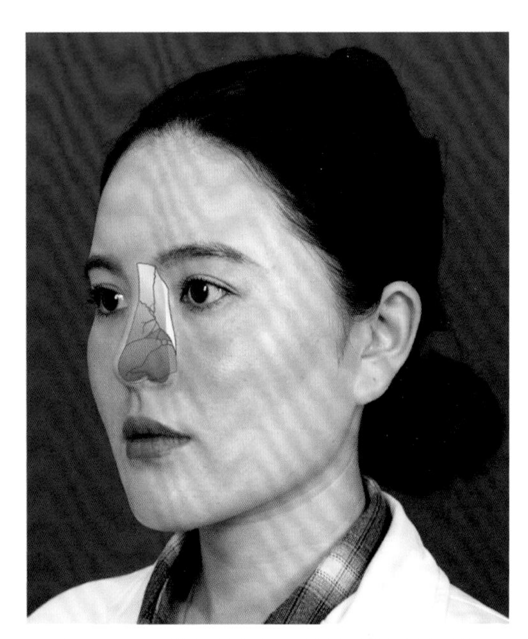

图 8-7　鼻背神经的体表投影点及分布范围

（二）上颌神经

上颌神经是三叉神经的第二大神经，仅含有感觉神经纤维。其自三叉神经节发出后，立即进入海绵窦外侧壁，经圆孔出颅至翼腭窝，再经眶下壁入眶区，进入眶下管出眶，称为眶下神经。上颌神经分布于鼻外侧部、下眼睑、上唇和部分颞部。其分支主要有眶下神经、颧神经、上牙槽神经和翼腭神经。

1. **眶下神经**　眶下神经是上颌神经的最主要分支，出眶下孔后被提上唇肌所覆盖，向下走行于提上唇肌深面并发出多个分支。一部分到达上唇称为上唇支，支配上唇皮肤及黏膜。另一部分到达鼻外部，称鼻外侧支，支配鼻外侧部皮肤感觉。其中有一部分分支出眶下孔后，绕过提上唇肌或穿过提上唇肌发出返支，最终到下睑，称为下睑支。下睑支在眶下缘区域走行在 SOOF 层内、眼轮匝肌眶部深面。穿过眼轮匝肌限制韧带至眶内走行到眶隔浅面眼轮匝肌睑部深面，确切地说是携带着血管进入眼轮匝肌，分布到浅层软组织，不跨越眶隔进入到深面（图 8-8）。

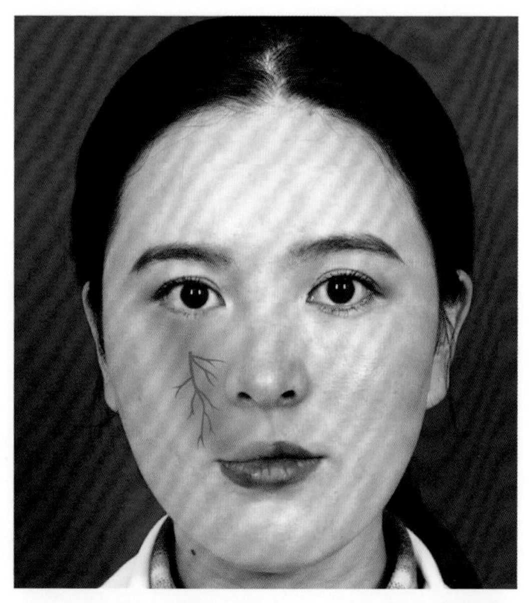

图 8-8 图中阴影区域为眶下神经的分布范围

眶下孔是眶下神经阻滞的标记点，其与眶上神经和颏神经处于同一条直线上或者接近瞳孔中线上，距眶缘下约不到 1.0 cm。

2. 颧神经 颧神经在翼腭窝发出，经眶下裂入眶，在眶内分为两支，即颧颞支和颧面支。颧颞支沿眶外侧壁的颧骨沟走行，穿颧骨小孔进入颞窝。其在骨与颞肌之间上行，在颧弓上约 2.5 cm 处分 2～3 支穿颞深筋膜、颞间隙、颞浅筋膜至皮肤，分布到眼眶外侧至发际线之间的颞部区域。该神经支由于缺乏明确的定位点或骨性标志，做神经阻滞麻醉时常有困难。颧面神经沿眶的下外侧壁走行，经颧面孔到达面部，紧邻眼轮匝肌限制韧带，穿 SOOF 和眼轮匝肌分布到面颊部皮肤（图 8-9）。

颧面孔一般有 1～4 个，以 1～2 个者居多，未见不出现者。最常出现的位置为眶外下方，距眶外下缘 0.7～1.0 cm。阻滞该神经可出现外眦、颧弓以下颧骨体部三角形区域的局部麻醉效果。

3. 上牙槽神经 上牙槽神经分为上牙槽前、中、后支，在翼腭窝内自上颌神经发出后，穿上颌骨体后面进入骨质。上牙槽神经前支是眶下神经出孔前的分支，当分支接近眶下孔时，眶下神经阻滞可能会波及上牙槽神经前支，出现上颌前牙和牙龈的麻醉。上牙槽神经三支在上颌牙槽骨质内吻合形成上牙丛，分支于上颌窦、上颌各牙、牙龈。

4. 翼腭神经 翼腭神经也称神经节支，为 2～3 条神经分支。从上颌神经主干行经翼腭窝上方的一段发出，向下连接于翼腭神经节，之后分布于腭部和鼻腔黏膜以及腭扁桃体。

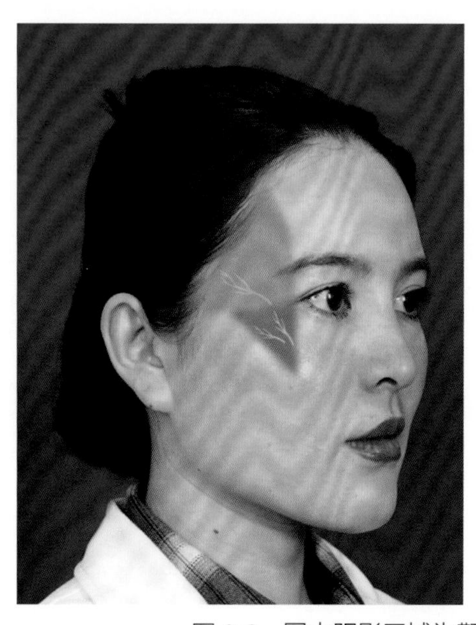

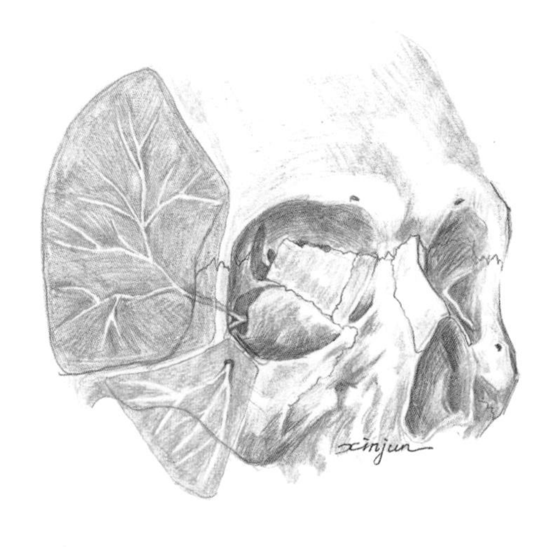

图 8-9 图中阴影区域为颧面神经和颧颞神经的分布范围

（三）下颌神经

下颌神经为混合神经，包括特殊内脏运动纤维，支配咀嚼肌和一般躯体感觉。纤维分布到下颌各牙、牙龈、舌前 2/3 和口腔底黏膜以及耳颞区和口裂以下的面部皮肤。它是三叉神经中最粗大的分支，自三叉神经节发出后，经卵圆孔出颅腔达颞下窝，立即分出许多支。其感觉神经包括耳颞神经、颊神经、下牙槽神经、颏神经和舌神经。

1. **耳颞神经**　耳颞神经由感觉神经纤维及 2～3 支分泌性纤维组成。其自下颌神经发出两支夹持着脑膜中动脉，然后又合成一干，向后外侧方行进。绕下颌骨髁状突内侧至其后方转向上行，与颞浅血管伴行穿出腮腺，分布于颞部皮肤、下颌关节、外耳道的皮肤、鼓膜及耳前面的皮肤。其有如下许多分支分布到不同区域。

（1）外耳道支：为感觉纤维，从下颌支后面起始，走行于外耳道，到骨性外耳道与软骨性外耳道交界处。一般分为上、下两支。达外耳道上部的一支常发出一细支至鼓膜，称为鼓膜支。有时自下支发出细支达耳垂。

（2）耳前支：为感觉神经纤维，分布于耳廓上部。

（3）腮腺支：在腮腺内发出一小分支，此支含有副交感神经，来自舌咽神经。

（4）关节支：在经过下颌关节囊内侧时发出，进入下颌关节。

（5）颞浅神经支：为耳颞神经的终末支，此支与整形美容的关系密切，需要掌握。其在耳廓前部与颞浅动脉伴行，分布于颞区皮肤。颞浅动脉是寻找颞浅神经支的标志（图 8-10）。

2. **颊神经**　颊神经沿颊肌浅面下行，穿此肌后分布于颊黏膜以及颊区直至口角的皮肤。

3. **下牙槽神经**　下牙槽神经是混合神经。含一般躯体感觉纤维和特殊内脏运动纤维。下牙槽神经在舌神经的后方沿翼内肌的外侧面下行。其中的特殊内脏运动纤维发出分支，支配下颌舌骨肌

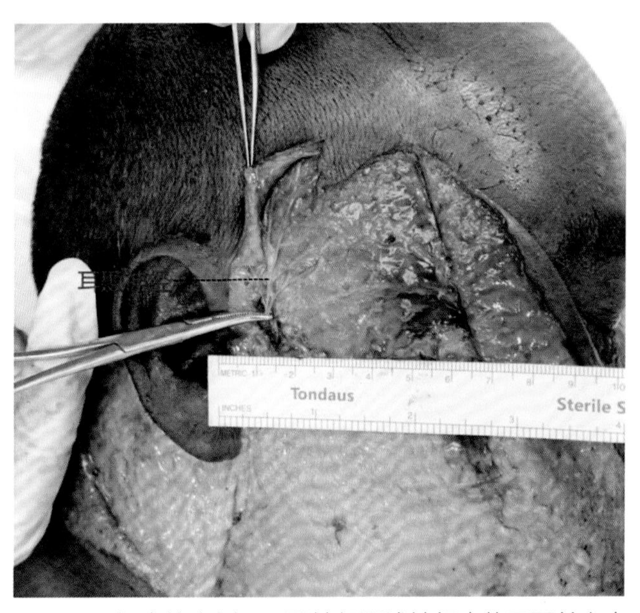

图 8-10　标本的右侧示耳颞神经颞浅神经支位于耳前上方

和二腹肌前腹。一般躯体感觉纤维经下颌孔入下颌管，在下颌管内分支构成下牙丛，分支分布于下颌各牙和牙龈。其终末支自颏孔穿出，称为颏神经。

4. **颏神经** 颏神经自颏孔穿出后，分布于颏部及下唇的皮肤和黏膜（图 8-11）。颏孔是颏神经阻滞麻醉的标志点，其位于第二前磨牙与颏唇沟延长线的交点处。颏神经与眶上神经、眶下神经大致处于同一条垂线上，出颏孔后，主要分支越过齿龈沟向上内走行，下颌缘是其向下分布的严格界线。

5. **舌神经** 舌神经在下牙槽神经的前方，经翼外肌深面下行。途中有面神经的鼓索支从后方加入此神经。此后越过翼内肌浅面到达下颌下腺的上方，再沿舌骨舌肌的表面行至口底。舌神经分布于口腔底和舌前 2/3 的黏膜，接受一般躯体感觉的刺激。

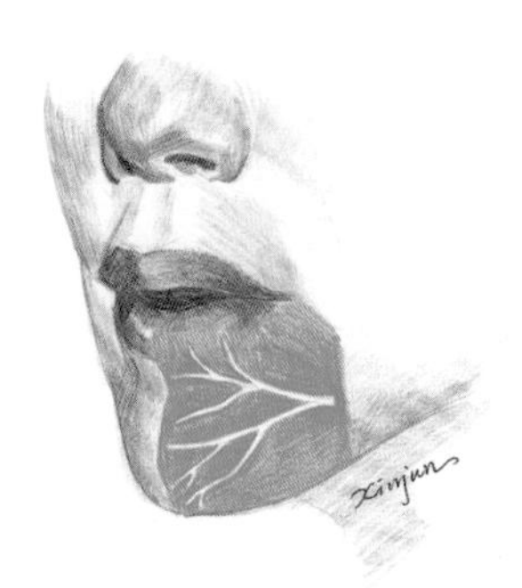
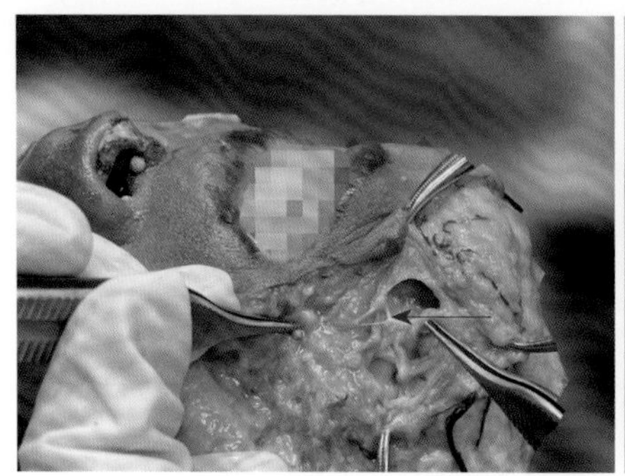
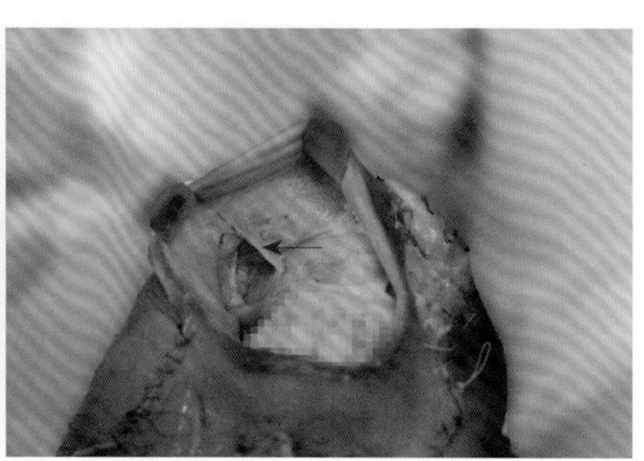

图 8-11 颏神经的解剖

标本示颏神经出颏孔位置，并显示颏神经与周围软组织的关系。

二、颈丛皮支

颈丛由第 1 ~ 4 颈神经的前支构成，位于胸锁乳突肌上部的深面、中斜角肌和肩胛提肌起始端的前方。颈丛有浅支和深支，浅支亦称颈丛皮支。颈丛皮支由胸锁乳突肌后缘中点附近浅出，分为 4 支，向不同部位分布，位置表浅。胸锁乳突肌后缘中点是颈丛皮支阻滞麻醉的标志点。主要的皮支有耳大神经、枕小神经、颈横神经和锁骨上神经（图 8-12）。

1. **耳大神经** 为颈丛内最大的上行支，来自第 2、3 颈神经前支。其绕过胸锁乳突肌后缘，沿该肌表面的耳下致密区伴颈外静脉上行。走行平面位于颈固有筋膜浅层中。体表投影大致呈耳垂与胸锁乳突肌后缘中点的连线。其在腮腺处分为两支，前支分布到腮腺及其表面的皮肤。后支分布于乳突表面及耳廓、耳甲、耳垂皮肤。

2. **枕小神经** 其来自第 2 或第 3 颈神经前支。该神经从颈丛发出后，勾绕副神经，沿胸锁乳突肌后缘上行，到达颅底部附近穿出颈固有筋膜浅层，在耳廓后方上升至头部，分布于枕部和耳廓内面皮肤。

3. **颈横神经** 其来自第 2、3 颈神经前支，于胸锁乳突肌后缘中点处浅出，横行向前位于颈外静脉深面，行至胸锁乳突肌前缘穿出颈深筋膜浅层，在颈阔肌深面分为上、下两支。上支上行至下

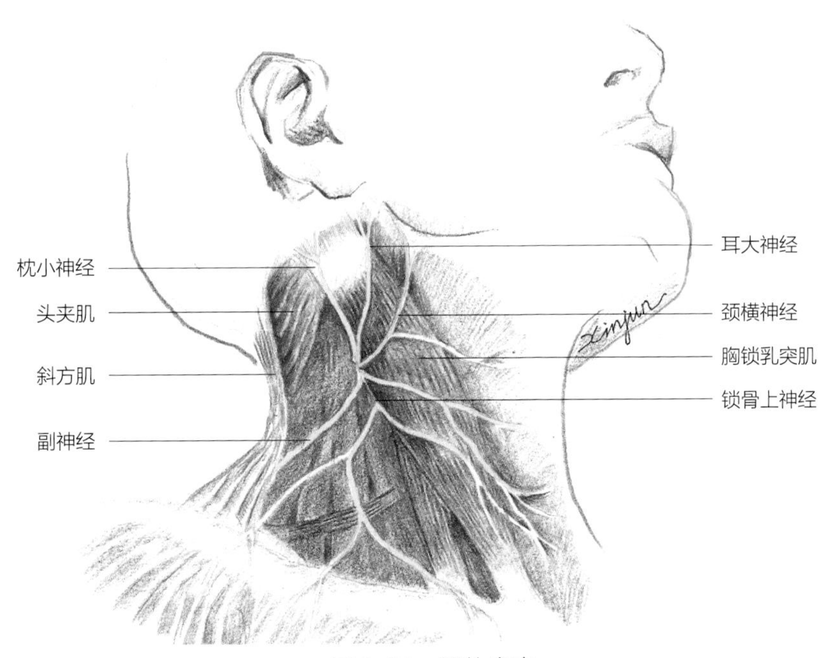

图 8-12　颈丛皮支

颌下区，末梢分支穿过颈阔肌分布至颈前区上部的皮肤。下支穿出颈阔肌行向前外侧，分布于颈前区皮肤。

4. **锁骨上神经**　其起于第 3、4 颈神经前支，从胸锁乳突肌后缘穿出，于颈深筋膜浅层和颈阔肌深面下方，分为内、中、外三支。锁骨上内侧神经从总干发出后，行向下内侧跨过颈外静脉及胸锁乳突肌锁骨头和胸骨头，分布于胸大肌和三角肌区的皮肤。锁骨上外侧神经在斜方肌和肩峰浅面下行，分布于肩胛后区的皮肤。

三、枕大神经

枕大神经是第 2 颈神经后支，在斜方肌的起点上项线下方浅出，伴枕动脉的分支上行，分布于枕部皮肤。神经阻滞的定位点是在枕骨粗隆外 2.5～3.0 cm，此处可触及枕动脉搏动。

第二节　头面颈部血管

王岩　杨丽湘　李伟

伴随着脂肪移植和填充剂注射等整形美容方法的兴起，其导致的栓塞问题十分严重。究其原因是对血管的走行层次、位置、分布等知识不是十分明确。操作医生应熟练掌握关于头面颈部血管解剖学的基本理论和基本知识。头面颈部动脉系统来自颈内和颈外动脉，静脉回流到颈内和颈外静脉系统，下面将分别详述。

一、动脉系统

（一）颈总动脉

颈总动脉是头颈部的动脉主干，左、右各一条。右颈总动脉起自头臂干，左颈总动脉起自主动脉弓。两侧颈总动脉均沿气管、食管和喉的外侧上升，到甲状软骨上缘水平分为颈内动脉和颈外动脉。颈总动脉外侧有颈内静脉，两者间的后方有迷走神经，三者共同包于筋膜鞘即颈动脉鞘内。

（二）颈外动脉系统

颈外动脉位于颈内动脉前内侧，经其前方转至外侧上行，穿腮腺在下颌骨髁突颈部后方发出终末支颞浅动脉。颈外动脉在整个路径上发出许多分支，如甲状腺上动脉、舌动脉、面动脉、枕动脉、耳后动脉、上颌动脉和咽升动脉。

1. **面动脉及其分支** 面动脉在颈外动脉的发出点通常位于舌骨大角的稍上方，二腹肌后腹下缘，到达下颌下腺之前发出颏下动脉（图 8-13 和图 8-14），分别沿下颌下腺表面和下颌下腺与下颌下缘之间走行，行走于下颌舌骨肌表面，终止于中线处二腹肌前腹的深面或浅面，与对侧同名血管分支吻合。其沿途发出分支至下颌下腺、颌下和颏下淋巴结、舌下腺、下颌舌骨肌、二腹肌、下颌骨骨膜和下唇等部位，以及穿出颈阔肌至皮肤。颏下动脉与颏动脉、舌动脉、下唇动脉有吻合支交通。研究报道颏升动脉是几者重要的交通支，是下颏注射填充剂导致舌头栓塞的原因。

面动脉主干继续向内、向上走行至下颌下腺深面，渐浅出至下颌骨体浅面，到达咬肌前下角的

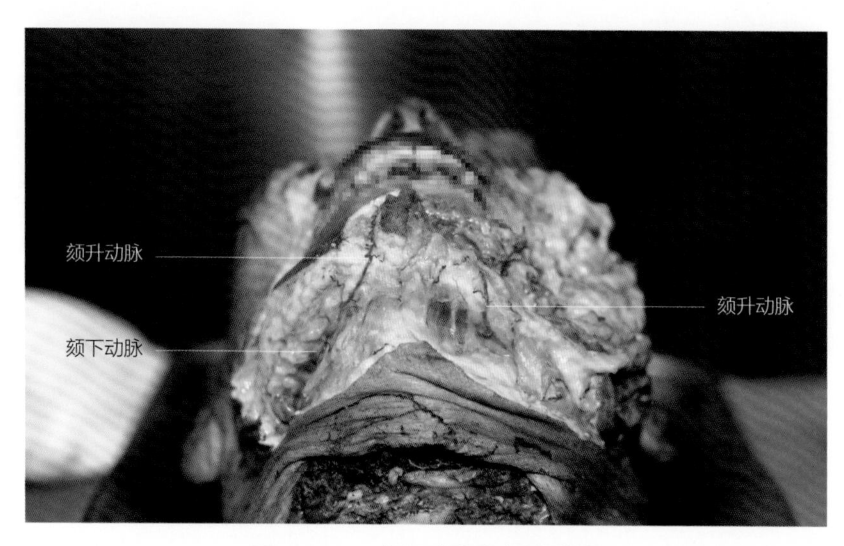

图 8-13　颏下动脉和颏升动脉

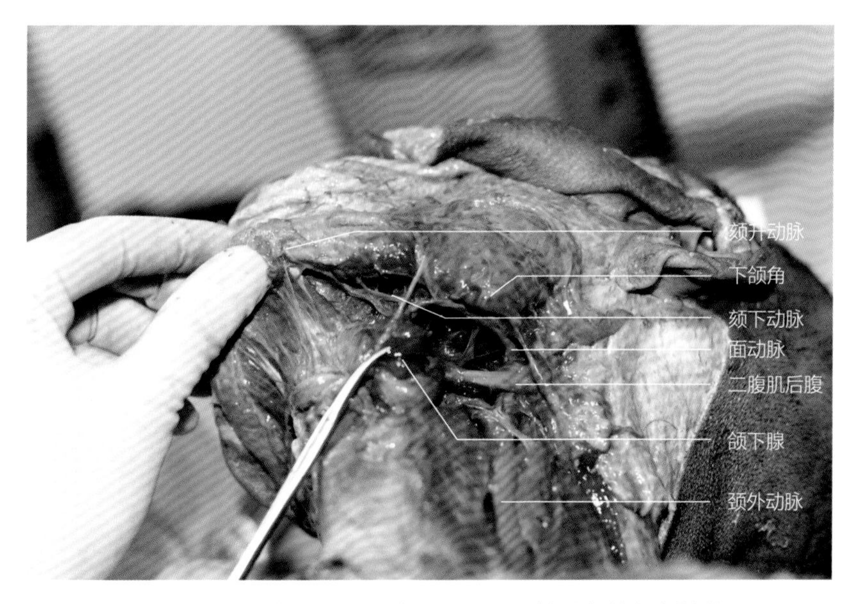

图 8-14　面动脉和颏下动脉初始段及其毗邻的解剖结构

颈阔肌深面。面动脉在此位置表浅，可触及搏动，并发出细支与面神经下颌缘支伴行。自此，面动脉迂曲上行并发出许多分支供应面部。迂曲有利于做咀嚼、表情等基本动作时适应性延长。面动脉与面静脉不完全伴行。面动脉在面部分布区域在双侧面部不完全对称，多数情况下为一支型，少数情况下为两支型。有甚者面动脉仅发出终末支下唇动脉，其他部分完全缺如。

两支型面动脉的分叉点一般在下颌缘至口角之间，外侧支伴行着面静脉。到提上唇肌外侧缘处渐浅出至皮下，至眼轮匝肌沿其内下缘深面走行到内眦部成为内眦动脉。面动脉外侧支一般不发出粗大的知名动脉，而是发出细小的动脉分支为周围组织供血，但主要是为肌肉供血。

一支型或两支型的内侧支在颈阔肌深面向内上方走行，沿途发出许多分支，由下到上依次是下唇动脉、上唇动脉、鼻小柱动脉、侧鼻动脉和内眦动脉。下唇动脉走行在下唇的肌层内，主要向肌肉组织供血，并与颏下动脉、颏动脉相交通。面动脉发出下唇动脉后，在肌的深面（颈阔肌、颧大肌、颧小肌）继续向鼻唇沟方向上行，至口角外上方约 1.0 cm 处发出上唇动脉，此处可触及搏动，其主干仍走行在上唇肌肉内，主要为肌组织供血。在接近唇峰时逐渐走行唇红缘的下方，同时与对侧相交通。鼻小柱动脉一部分来源于上唇动脉，另一部分来源于鼻基底动脉，走行在皮下鼻背筋膜延续层（第三层），与鼻背动脉、侧鼻动脉在鼻尖处形成血管网。发出上唇动脉后，面动脉进入鼻唇沟肌组织内，主要为其供血，其中一部分分支进入到皮下，进一步发出鼻基底动脉和侧鼻动脉。最后，面动脉沿鼻旁继续上行终成为内眦动脉，与鼻背动脉或者滑车下动脉相交通（图 8-15）。

2. **颞浅动脉**　颈外动脉穿腮腺上行发出上颌动脉后，越过颧弓到达颞部，此时有三叉神经下颌支发出的耳颞神经颞浅支伴行。颞浅动脉的主干全部走行在颞浅筋膜内，但更偏向皮下层分布，分支渐浅出向颞部的头皮、额部的浅层组织供血。

颞浅动脉分为额支和顶支，分叉点的位置不定，在分叉点的下方另有一支为颧眶动脉。颧眶动脉约平行于额支向眶外侧走行，与睑外侧动脉相交通。额支进入到额肌层内与眶上动脉、滑车上动脉相交通（图 8-16）。

3. **上颌动脉**　系颈外动脉最大的分支，在下颌颈深面入颞窝，穿翼外肌两头间入翼腭窝。上颌动脉以翼外肌为标志分为 3 段（图 8-17）。其主要分布于口腔、牙、咀嚼肌和硬脑膜等处。

第一段：下颌段自起始处至翼外肌下缘，主要分支有两个。①下牙槽动脉：分布于下颌骨、下颌牙及牙龈。发出后行向前下，与下牙槽神经组成神经血管束进入到下颌孔，沿下颌管走行并发出

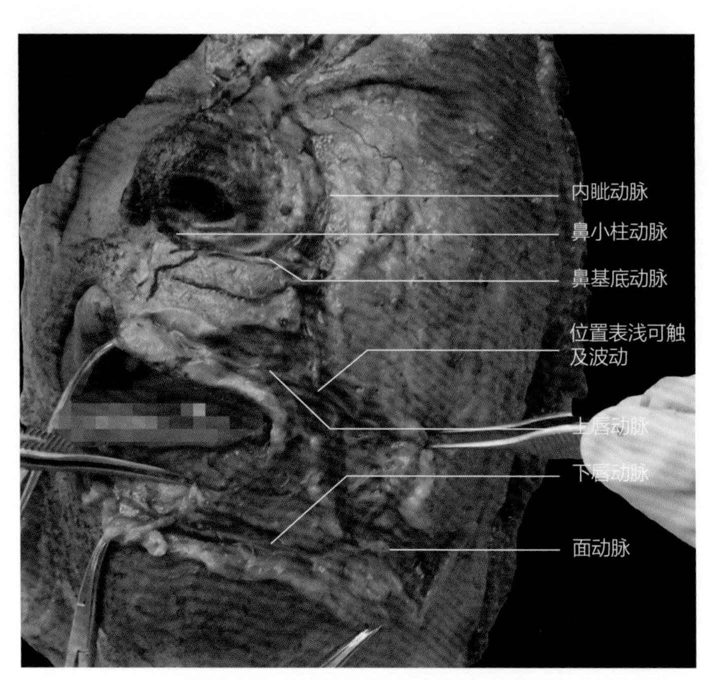

图 8-15　面动脉走行及分支解剖

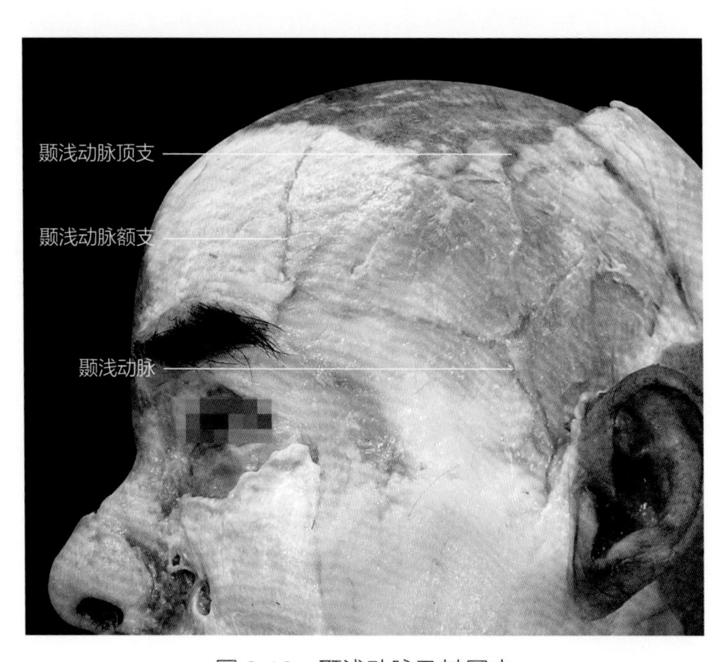

图 8-16　颞浅动脉及其属支

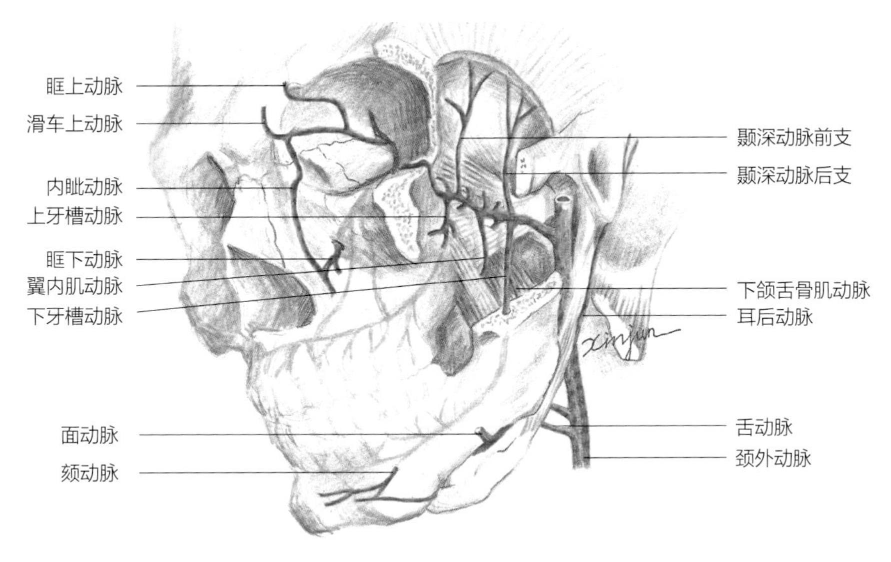

图 8-17　上颌动脉及其分支

分支至牙及牙龈。终末支出颏孔与颏神经组成颏神经血管束，分布于下唇和颏部皮肤。②脑膜中动脉：经翼外肌深面，穿耳颞神经两根之间上行，经棘孔入颅中窝，分为前、后两支，分布于硬脑膜。

第二段：为最长一段。主要位于翼外肌的浅面，分支至咀嚼肌和颞下颌关节。另发出颊动脉，分布于颊肌和颊黏膜。

第三段：为翼腭窝段，经翼外肌两头间进入翼腭窝。主要分支有两个。①上牙槽后动脉：向前下经牙槽孔穿入上颌骨，分布于上颌窦黏膜、牙槽突、牙及牙龈等。②眶下动脉：是上颌动脉主干的延续段，由眶下裂入眶，经眶下沟、眶下管、眶下孔至面部，分布于上颌前份的牙槽突、牙、牙龈，最后分布于下睑及眶下方的皮肤。

4. **颞中动脉**　颈外动脉在颞部发出终末支颞浅动脉，颞浅动脉发出深支颞中动脉，分布到颞肌后份和颞骨鳞部表面。其中一支与静脉伴行走行于颞中动脉沟内上行，最终成为骨膜滋养动脉。在颞部注射时要防止颞中动脉的栓塞（图 8-18）。

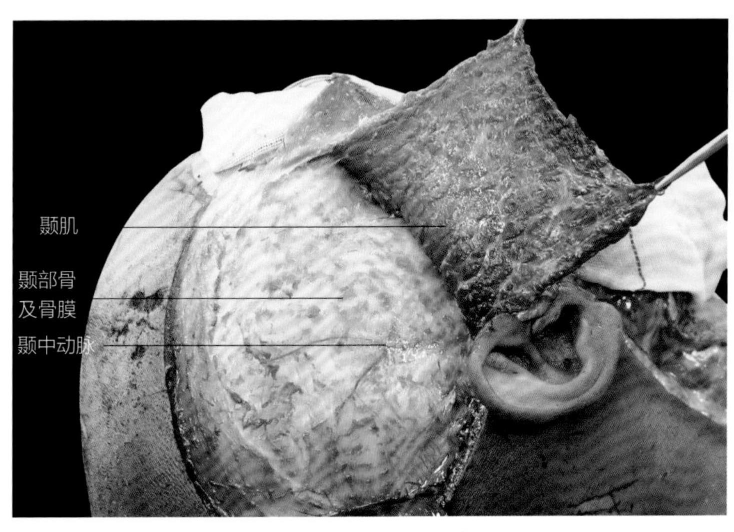

图 8-18　颞中动脉

5. 颞深动脉 颞深前动脉大多数直接由上颌动脉发出，也有与颊动脉共干起自上颌动脉，少数由颊动脉发出。其经蝶骨大翼外与颞肌前部之间上升，多数走行在眶外缘颞肌深面，向上逐渐分支进入到颞肌，分布于颞肌前部。颞深后动脉大多数直接由上颌动脉发出，少数与咬肌动脉共干，多数情况下始于上颌动脉翼肌部近翼外肌下缘及附近，经颞鳞与颞肌深部之间至颞肌的中部和后部，体表投影多数在颧弓中点的垂线上。颞深后动脉较颞深前动脉的口径粗、分支多、供应范围广（图 8-19～图 8-21）。

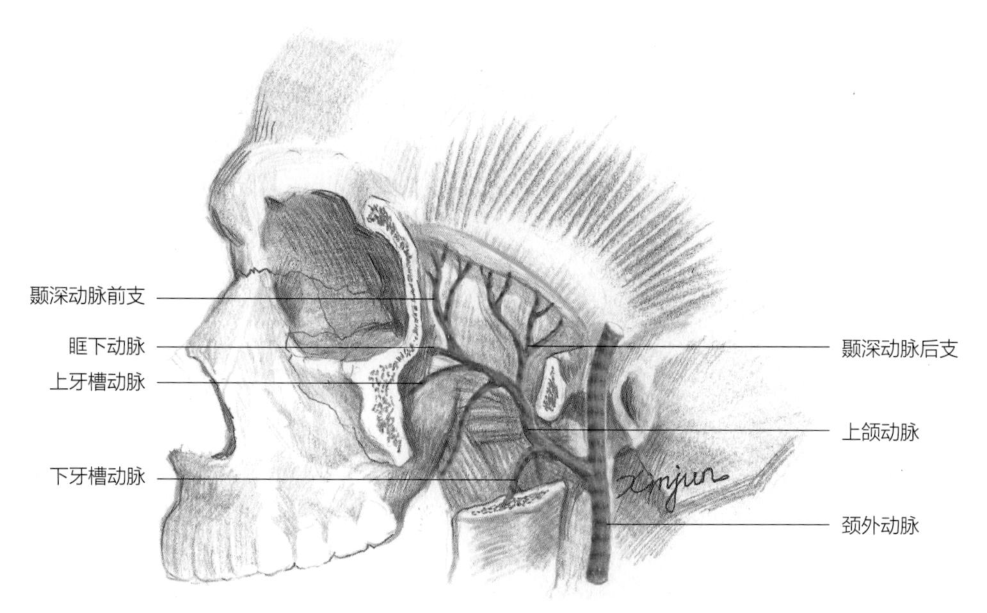

图 8-19 颞深动脉

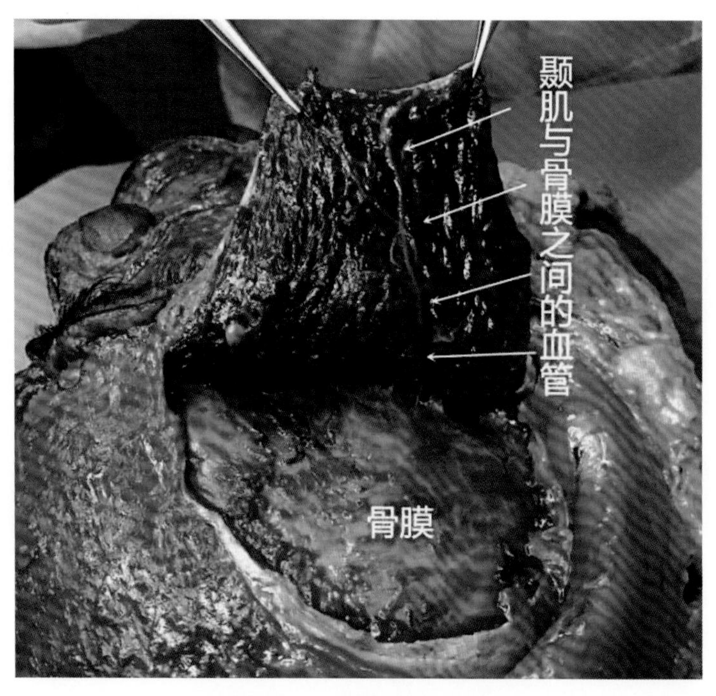

图 8-20 颞深动脉后支

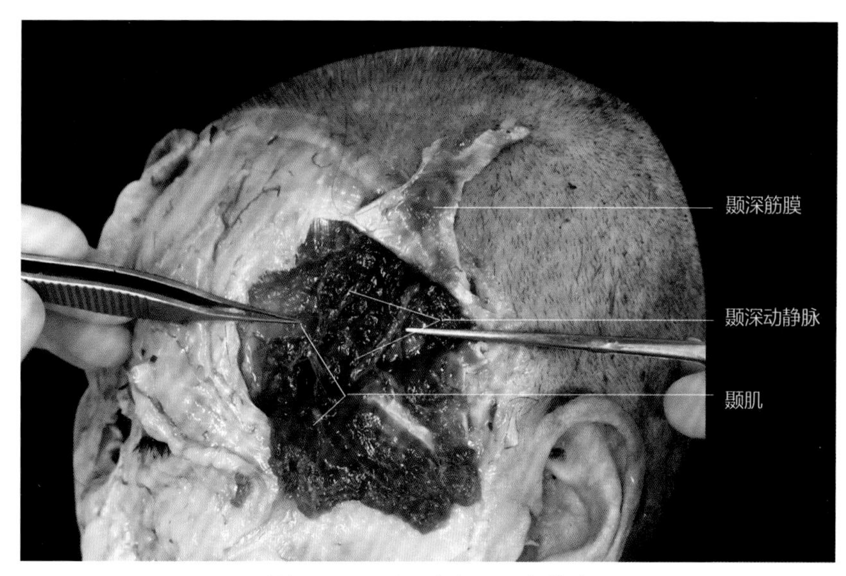

图 8-21　颞深动脉颞肌内分支

（三）颈内动脉系统

颈内动脉分布到颅腔内，为颅内组织结构供血供氧。颈内动脉及其分支绝大多数与整形美容外科无密切关系，仅有一个分支眼动脉与颈外动脉系统交通，是填充过程中造成失明、脑梗的重要原因。有必要对其进行充分细致的了解。

眼动脉起自颈内动脉，与视神经一起经视神经管入眶，先在视神经的外侧，然后在上直肌的下方越至眼眶的内侧前行。眼动脉在行程中发出分支供应眼球、眼外肌、泪腺和眼睑等，其分支主要有视网膜中央动脉、眶上动脉、滑车上动脉、鼻背动脉、泪腺动脉。

1. **视网膜中央动脉**　由眼动脉发出后，在视神经下方前行，在眼球后方约 1.0 cm 处穿视神经内，穿经视神经盘入视网膜，属终末动脉无交通支。

2. **泪腺动脉**　从眼动脉发出后向前上方行进，走行于外直肌的内上缘，伴随着泪腺神经分布于泪腺。沿途发出分支到眼睑外侧，进而发出睑外侧动脉营养周边组织。

3. **眶上动脉**　居于视神经的上方，先于上直肌与提上睑肌之间行进，继而行于提上睑肌与眶上壁之间，在眶后、中三分之一交界处与眶上神经伴行，然后走行于眶隔后脂肪与眶壁之间，穿出眶上孔或者眶上切迹后分布于额部和上睑。

4. **滑车上动脉**　为眼动脉的终末支，与滑车上神经组成血管神经束从眶上缘出眶后，在皱眉肌和眼轮匝肌之间向上走行，并迅速浅出到皮下，与同侧眶上动脉、对称眶上动脉和滑车上动脉相交通（图 8-22）。

5. **鼻背动脉**　为眼动脉的终末支，经内眦韧带上方出眼眶，分布于鼻背、泪囊部，与面动脉终末支内眦动脉相吻合，在鼻部走行在鼻背筋膜层（图 8-23 和图 8-24）。

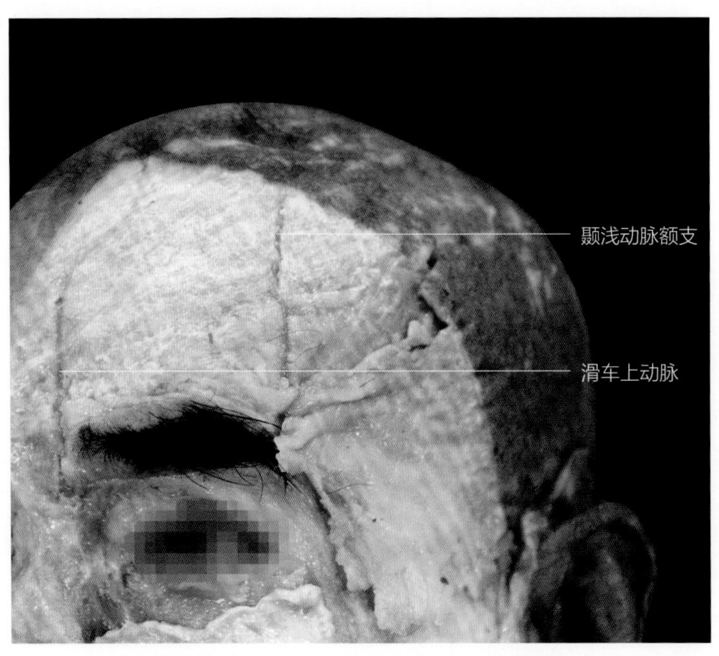

图 8-22 滑车上动脉及颞浅动脉额支

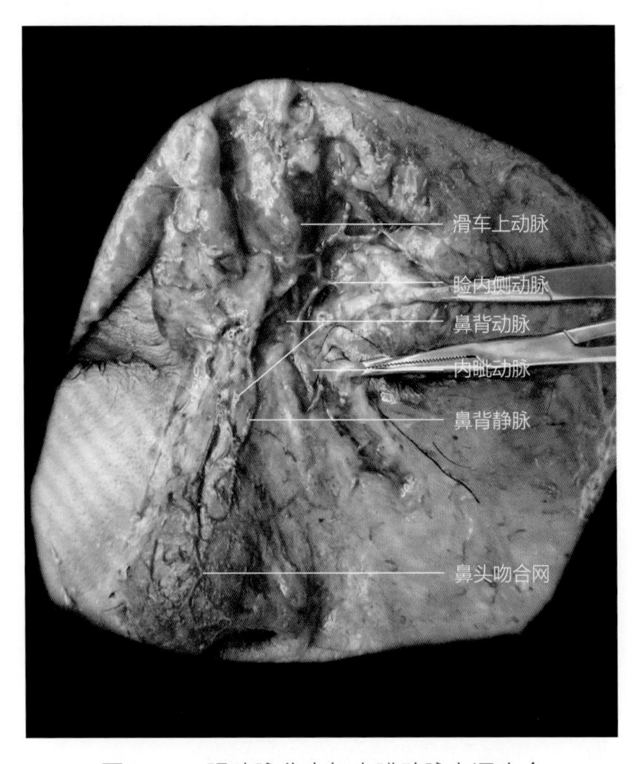

图 8-23 眼动脉分支与内眦动脉交通吻合

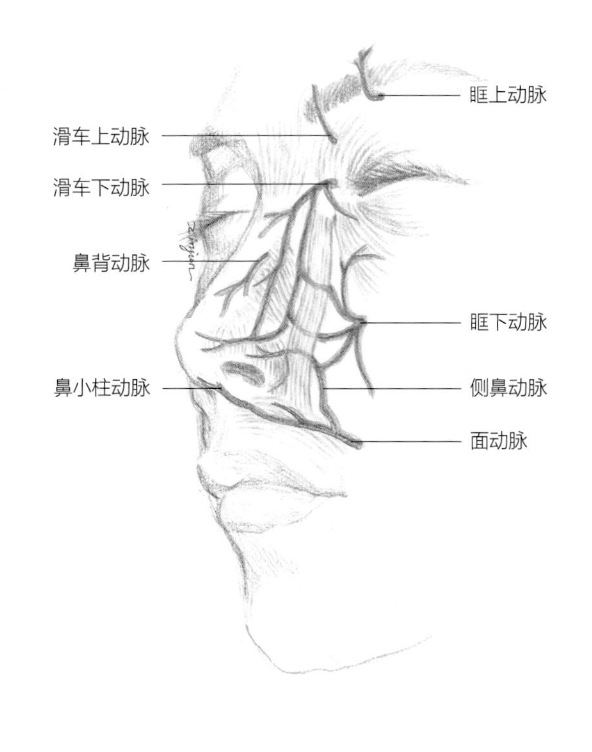

图 8-24 围绕鼻的动脉系统

二、静脉系统

1. **面静脉** 其上端起自内眦静脉，行向后下与面动脉不完全伴行，经咬肌浅面、下颌骨体下缘及下颌下腺鞘的浅面，最后在下颌角下方与下颌后静脉前支汇合而成面总静脉。面总静脉约在舌骨平面高度注入颈内静脉。面静脉的属支有上、下睑静脉，鼻外静脉，面深静脉，咬肌静脉，腮腺静脉，颏下静脉，腭静脉以及上、下唇静脉等，也与周围的知名静脉如滑车上静脉及眶上静脉相交通。

面静脉在走行过程中有一定的规律可循。在下颌缘浅面时，面静脉走行在咬肌的前下角、颈阔肌深面，向内上方一般位于面动脉外侧表情肌深面，至提上唇肌外侧缘逐渐浅出到浅层。至眼轮匝肌沿其内下缘走行到达内眦部。此处，内眦静脉分隔颧前间隙和颌前间隙，是进入颌前间隙的标志。

2. **颞浅静脉** 颞浅静脉主要回收颞部浅层静脉血，位于颞浅动脉浅面与其不完全伴行，其主干走行在颞浅筋膜内，最终汇入下颌后静脉。

3. **下颌后静脉** 下颌后静脉是由颞浅静脉和上颌静脉汇合而成，走行于下颌骨后穿经腮腺实质。下颌后静脉后支与耳后静脉、枕静脉汇合形成颈外静脉。下颌后静脉前支与面静脉合成面总静脉，最后汇入颈内静脉。

4. **哨兵静脉** 位于眉毛与外眦之间，颧额缝水平、眶外侧缘外侧约 1.0 cm，收纳额部、颞部、颧部静脉血，穿皮下脂肪层、眼轮匝肌、颞间隙至颞深筋膜浅层深面汇入颞中静脉，像哨兵一样坚守着岗位。哨兵静脉与眶上静脉、滑车上静脉、额部静脉、上睑静脉在眶上缘眉脂肪垫内相互交通形成静脉弓。

5. **颞中静脉** 颞中静脉是颞部静脉深层回流系统的枢纽，是颞部静脉回流系统的重要补充。其走行于颞浅脂肪垫内，颞浅脂肪垫呈弓形向上，最高点距颧弓上缘 2.36 ± 0.24 cm。哨兵静脉是其中一个属支，还有很多属支穿颞深筋膜深层回吸收颞肌内的静脉血，最终汇入到颞浅静脉（图 8-25）。

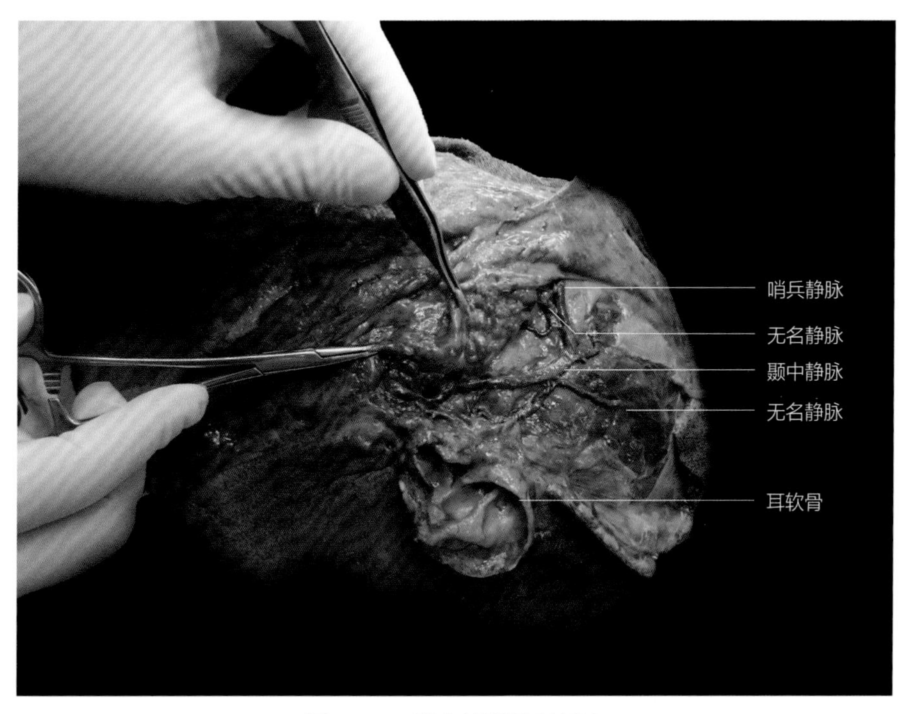

图 8-25 颞中静脉及其属支

第九章

表情肌应用解剖学

刘容嘉　冯迪

头面部的肌肉是由表情肌与咀嚼肌共同组成。表情肌（也称面肌）多起始于骨面或筋膜，止于皮肤，纤维走向多与面部皮肤的皱纹相垂直。其运动由面神经的分支支配，承担着表达各种表情、传递信息的重要任务。

一、表情肌的特点

1. 表情肌属于皮肌，位置较浅，起于骨、止于皮肤，甚至完全不固着于骨上。

2. 表情肌表面不覆盖深筋膜（颊肌除外），肌纤维固着于皮肤，当其收缩时，直接引起皮肤的运动。

3. 表情肌收缩时，使面部皮肤拉紧，改变其形状和外观，产生喜、怒、哀、乐、悲、恐、惊各种表情。当其松弛时，有弹性的皮肤就返回原来的状态，故表情肌的对抗作用较弱。

4. 表情肌主要集中于面部的眼、耳、鼻、口周围。这些肌肉有些是环形的，具有括约作用；有些呈辐射状，具有开大作用。人类由于语言关系，口周围的肌肉出现了高度分化。

二、表情肌的分群

按表情肌的位置，可分为以下 6 群：①颅顶肌：枕肌、额肌和帽状腱膜。②眼周围肌：眼轮匝肌、皱眉肌、降眉肌、降眉间肌。③鼻周围肌：降眉间肌、提上唇鼻翼肌、鼻肌翼部、鼻肌横部、降鼻中隔肌、不规则肌、前鼻孔张肌、鼻孔压肌。④口周围肌：浅层包括口轮匝肌、颧大肌、颧小肌、笑肌、提上唇肌、提上唇鼻翼肌、降口角肌；中层包括提口角肌和降下唇肌；深层包括颏肌、颊肌和切牙肌。⑤外耳肌：耳上肌、耳前肌和耳后肌。⑥颈阔肌（图 9-1）。

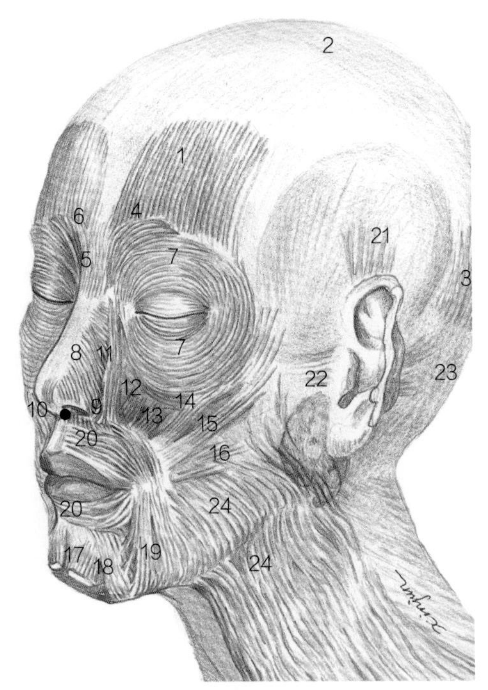

图 9-1 面部表情肌模式图

1. 额肌；2. 帽状腱膜；3. 枕肌；4. 皱眉肌 5. 降眉间肌；6. 降眉肌；7. 眼轮匝肌；8. 鼻肌横部；9. 鼻肌翼部；10. 降鼻中隔肌；11. 提上唇鼻翼肌；12. 提上唇肌；13. 提口角肌；14. 颧小肌；15. 颧大肌；16. 笑肌；17. 颏肌；18. 降下唇肌；19. 降口角肌；20. 口轮匝肌；21. 耳上肌；22. 耳前肌；23. 耳后肌；24. 颈阔肌。

三、表情肌应用解剖

（一）颅顶肌

颅顶肌也称枕额肌，位于颅顶部皮下，与颅部的皮肤和皮下组织共同组成头皮。头皮与颅顶的骨膜借疏松组织相隔，故颅顶肌收缩时，头皮可前后移动。颅顶肌属于阔肌，其肌腹分为两部，前部叫额肌，后部叫枕肌，二肌腹之间连以帽状腱膜。该膜覆盖颅顶中部，为一坚韧的纤维板，与头部皮肤紧密结合为一层。膜的两侧部分为耳上肌及耳前肌的起点，并有部分纤维移行于颞浅筋膜。

1. **额肌** 居额部皮下，宽阔、菲薄，较枕肌发达。该肌起自帽状腱膜（该膜分为两层，包绕额肌的上部），肌纤维向前下方，止于眉部皮肤并和眼轮匝肌相互交错。其深面的筋膜止于眶上缘的上部，故筋膜深面的液体不能到达至上眼睑。该肌内侧的肌纤维下部与对侧相连，上部稍微分开。额肌两侧共同作用时，向前牵拉帽状腱膜，使头皮向前，并使额部皮肤产生横纹（如仰视或惊讶时），上提眉部眼睑，协助眼睁开。额肌受面神经颞支支配。

2. **枕肌** 位于枕部两侧的皮下，起自上项线的外侧半和乳突部上面，肌纤维斜向上外方，移行于帽状腱膜的后缘。此肌向后方牵引帽状腱膜，与额肌共同作用时，使睑裂开大。枕肌受面神经的耳后支支配。

3. **帽状腱膜** 跨越颅顶，前端与额肌附于眉弓嵴及骨膜，后端附于枕外粗隆和枕骨上项线，是坚韧而富有张力的腱膜组织。

（二）眼周围肌

1. **眼轮匝肌**　为与睑裂呈环形走向的轮匝形薄层肌肉，每一纤维与另一纤维斜向衔接，像叠瓦一样层层重叠，被覆于整个眼睑（图 9-2），并向额颞及面颊与 SMAS 延续为同一层次。肌纤维还与内、外眦和眉等处皮肤有直接联系。其主要功能是括约眼睑、关闭睑裂、封闭眶口、保护眼球，同时参与眼部的各种表情动作。眼轮匝肌受面神经颞支和颧支支配。

（1）睑部眼轮匝肌：为眼轮匝肌的主要部分，覆盖于眼睑的前面，按所在位置又可分为睑板前肌和眶隔前肌。①睑板前肌：位于睑板的前面，其起始点分深、浅两部分。浅头起于内眦韧带及邻近的骨膜，于睑板表面向颞侧呈半圆形走向，止于外眦颞侧的外眦水平缝；深头起于泪后嵴上 2/3 及邻近骨膜，与眶缘平行呈弓形向颞侧走行，终止于外眦韧带。②眶隔前肌：位于眶隔前，亦分为深、浅两部分。浅头起于内眦韧带，深头起于眶隔，深、浅两部分肌纤维常交叉混合，呈弓形走向，止于外眦韧带和睑外侧水平。

睑部眼轮匝肌为不随意肌，收缩时仅引起眼睑轻度闭合，如日常短促的瞬目、睡眠时的闭睑、防御反射引起的闭睑等。在这些运动中，睑板前肌起主要作用，眶隔前肌起协同作用。睑板前肌的小部分深头纤维在沿睑缘向颞侧走行中发出两束纤维，分别走行于睑板腺的前后方，称眼轮匝肌睫毛部或睫纤维束，也称 Riolan 肌。其鼻侧与 Horner 肌相连，此肌收缩可使睑板分泌物排至睑缘，同时压迫睑缘使之与眼球紧密相贴。

（2）眶部眼轮匝肌：位于睑部眼轮匝肌外围，肌纤维起自内眦韧带、额骨内侧角突、上颌骨额

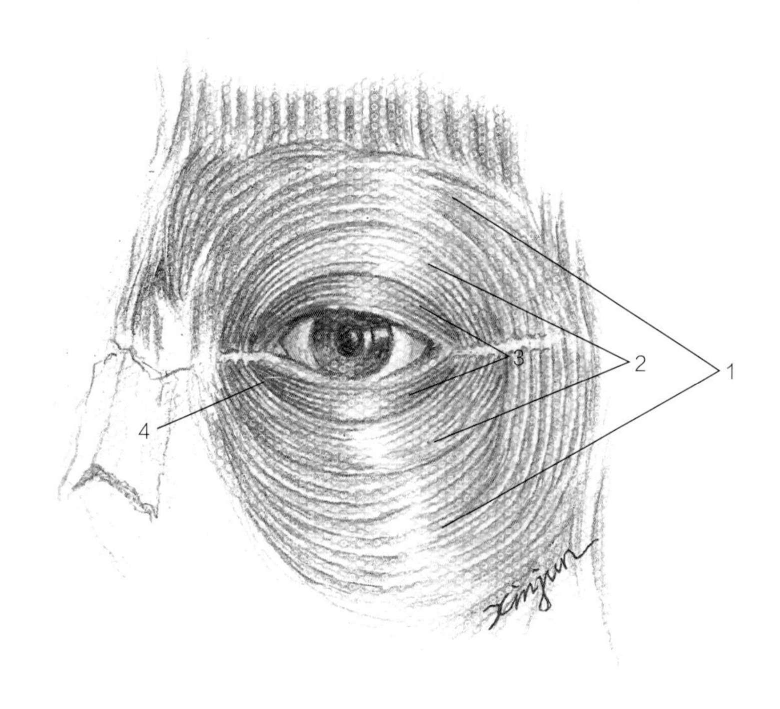

图 9-2　眼轮匝肌模式图

1. 眶部；2. 眶隔前部；3. 睑板前部；4. 泪部。

突，围绕睑裂呈环形走向，最终返回止于内眦韧带。在眉部和眶部，眼轮匝肌与额肌为同一层次，它们互相垂直交织，并有肌纤维连于眉部皮肤，眉头部有皱眉肌穿过轮匝肌止于该处皮肤。眶部眼轮匝肌为随意肌，收缩时引起眼睑紧闭，并牵拉眉毛运动，表达感情。

（3）泪囊部眼轮匝肌：亦称 Horner 肌，肌纤维分深、浅两部分。深部的肌纤维起于泪后嵴后方的骨面，经泪囊后部达睑板前面，与睑部眼轮匝肌相延续，部分肌纤维与睑板鼻侧端相连，可使眼睑与眼球表面紧密相贴；浅部的肌纤维起于泪前嵴。深、浅两部分肌纤维共同包绕泪囊，还有少部分肌纤维束进入泪小管周围的结缔组织中。Horner 肌收缩时可挤压泪囊，将泪液顺鼻泪管排入鼻腔；Horner 肌舒张使泪囊扩张，依靠负压吸力将结膜囊的泪液通过泪小管引至泪囊。

2. **皱眉肌** 是一组小而窄的肌肉，起自额骨鼻部，肌纤维斜向上外，上有降眉间肌和降眉肌覆盖，与降眉间肌有少许粘连。肌肉贴骨面延伸且逐渐增宽，约在近端 1/3 处增厚，逐渐分成两三束，汇入眼轮匝肌和额肌，在眼轮匝肌和额肌深部走行，止于眉中部上方的皮肤。有眶上血管神经束穿越肌腹。收缩时向下内方牵引眉头，形成“川字纹”。皱眉肌受角神经支配。

3. **降眉肌** 位于正中线两侧，为 2 块扁薄、呈长条的小肌肉。其内侧缘较厚，外侧缘较薄。其起于额骨鼻突和鼻骨额突构成的鼻根部，肌纤维垂直向上，外侧与眼轮匝肌眶部肌纤维相邻，上端与眉同水平，与额肌肌纤维相互交织呈扇形止于眉头部皮肤。收缩时牵拉眉头向下。

4. **降眉间肌** 为起自鼻骨下部的一小块锥形肌束，肌肉贴骨面延伸，有降眉肌汇入，汇入部位部分覆盖皱眉肌起始端，并有轻微粘连，止端和额肌融合，止于眉间区域皮肤。Cook 等认为，降眉肌是眼轮匝肌的内侧部分，起自眼睑内侧韧带，呈扇状插入眉毛内侧的真皮内；他对于降眉间肌则描述为起自鼻背，插入眉间的皮肤，其肌纤维与额肌的垂直纤维相互交错。

降眉肌和降眉间肌在同一层次，无明显深浅，肌纤维方向一致。两者作用相同，都参与形成鼻横纹和导致眉头下垂。降眉肌和降眉间肌受面神经颞支和颧支支配。也有研究认为降眉间肌专一受角神经分支支配。

（三）鼻周围肌

鼻周围的肌肉在参与面部表情和影响呼吸方面有重要作用。肌肉通过筋膜组织互相连接，在无肌肉的区域筋膜较厚，反之较薄。鼻周围肌分为两大类，有扩鼻孔作用的肌肉：降眉间肌、提上唇鼻翼肌、鼻肌翼部、降鼻中隔肌；有缩鼻孔作用的肌肉：鼻肌横部。鼻背肌由面神经颊支支配。

1. **鼻肌翼部** 起自侧切牙上方的上颌骨，止于鼻翼缘及下外侧软骨外侧脚的外侧面，并与前鼻孔张肌前组纤维交织。此肌收缩可引鼻翼向下外方运动，扩大鼻孔。

2. **鼻肌横部** 起于上颌骨犬齿及外侧门齿的齿槽，肌纤维先斜向上外方，然后绕过鼻翼渐增宽，弯向内方，在鼻背与对侧（或借腱膜）相连。收缩时压缩鼻孔、压低鼻背。

3. **降鼻中隔肌** 分深、浅两部分。浅部起自口轮匝肌，于下外侧软骨内侧脚内侧或下方前行至鼻尖；深部起于犬齿窝，纤维上行附着到内侧脚踏板和膜部中隔。有使鼻尖降低和产生鹰钩的作用。

4. **不规则肌** 起于上颌骨的额突，止于鼻背、上外侧软骨、降眉间肌和鼻肌横部。

5. **鼻孔压肌**　起自下外侧软骨外侧脚，止于鼻孔内上缘皮肤。

6. **前鼻孔张肌**　起自下外侧软骨外侧脚，止于鼻翼缘皮肤。与鼻肌翼部协同作用，共同外展鼻翼，扩张鼻孔。

（四）口周围肌

口周围肌是一复杂的肌群，其中只有口轮匝肌是环形的，其余皆呈放射状排列（图9-3）。为了便于描述，人为地将口周围肌分为浅、中、深三层，实际上这三层是相互掩盖、相互交错的。

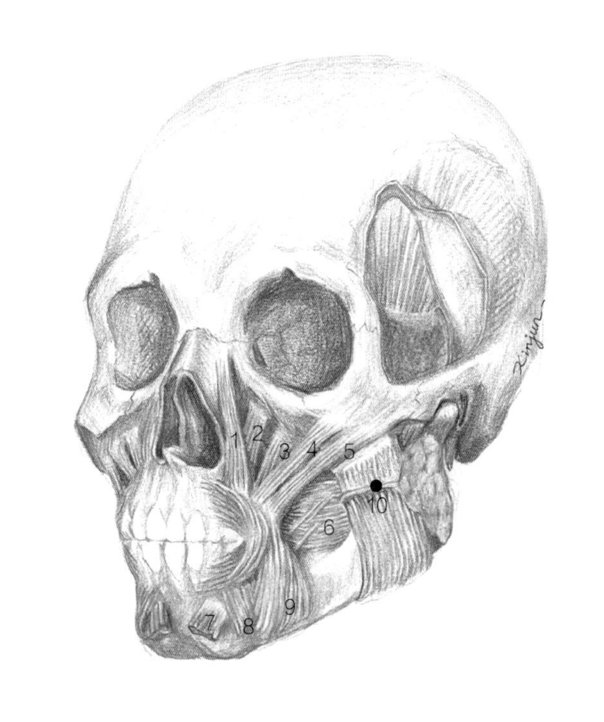

图9-3　口周围肌示意图

1. 提上唇鼻翼肌；2. 提上唇肌；3. 提口角肌；4. 颧小肌；5. 颧大肌；6. 颊肌；7. 颏肌；8. 降下唇肌；9. 降口角肌；10. 腮腺导管。

1. 浅层

（1）口轮匝肌：位于口裂周围的口唇内，为椭圆形的环形扁肌，上至外鼻，下至颏结节上方。口轮匝肌分为深、浅两层：深层肌肉狭窄，深层肌肉中部分纤维是颊肌的延续，其下缘的肌纤维与黏膜一起向外翻卷形成红唇，其肌纤维由一侧口角的黏膜和皮肤呈水平方向走至对侧口角的黏膜和皮肤。浅层肌由上、下两组肌纤维束组成：上束（鼻束）肌纤维主要来自颧大肌、颧小肌、提上唇肌、提上唇鼻翼肌，这些肌纤维由上而下汇集成为口轮匝肌的浅层，并分布到上唇的皮下，止于上颌骨的鼻嵴、鼻孔底部和鼻翼根部。下束（鼻唇束）肌纤维主要来自降口角肌，它起于下颌骨体的犬齿和前臼齿部位，肌纤维由下向上汇集于口角，再从口角分布到上唇，止于皮肤形成人中嵴。该束纤维在上唇又分为长、短两种纤维，短纤维止于同侧人中嵴，长纤维在中线交叉后止于对侧人中嵴。

口轮匝肌收缩时可使口裂紧闭，并可做努嘴、吹口哨等动作；若与颊肌共同作用时，可做吮吸动作。一侧面瘫时，该肌张力消失，口涎外溢，同时努嘴、吮吸、吹口哨等动作皆丧失。口轮匝肌受面神经下位颊支和下颌缘支支配。

（2）颧大肌：起于颧颞缝前方颧骨骨面，肌纤维斜行向内下方，止于口角外侧蜗轴，与提口角肌、口轮匝肌等融合。收缩时牵拉口角向外上。颧大肌受面神经颧支和上位颊支支配。

（3）颧小肌：起于颧颌缝后方颧骨骨面，肌束斜行向下、向内，在上方与提上唇肌外侧形成“V”形间隙，下方与提上唇肌相融合，止于上唇肌性部分。肌纤维到达鼻唇沟内外侧皮肤的真皮，其中有眼轮匝肌外缘肌束加入颧小肌浅层。收缩时牵拉口角向外上。颧小肌受面神经颧支和上位颊支支配。

（4）提上唇肌：起于眶下缘与眶下孔之间的骨面，肌纤维向下、向内与颧小肌和提上唇鼻翼肌汇集于上唇肌性部分，三者在下端相互融合。收缩时牵拉上唇向上。提上唇肌受面神经颧支和上位颊支支配。

（5）提上唇鼻翼肌：起于上颌骨眶下缘和上颌骨颧突，沿鼻面沟、鼻翼沟向下外斜行，部分止于下外侧软骨和皮肤，收缩时牵拉鼻翼向上；部分止于上唇肌性部分，与提上唇肌、口轮匝肌等相融合。提上唇鼻翼肌受面神经颧支和上位颊支支配。

（6）笑肌：由少数横行肌束构成。部分起自腮腺咬肌筋膜，还有部分肌束与颈阔肌后部肌束相连。肌束向内侧集中于口角，终止于口角皮肤，并与降口角肌结合。收缩时牵引口角向外侧活动，显示微笑面容。笑肌受面神经颊支支配。

（7）降口角肌（三角肌）：起自颏结节至第一磨牙之间的下颌骨下缘，肌束斜向上内方，遮盖颏孔，逐渐集中于口角，部分肌纤维终止于口角皮肤，部分肌纤维移行为犬牙肌，部分肌纤维至上唇移行为口轮匝肌。该肌收缩时使口角下垂，产生悲伤、不满和愤怒的表情。降口角肌受面神经下位颊支和下颌缘支双重支配。

2. 中层

（1）提口角肌（犬牙肌）：位于提上唇肌和颧肌的深面。起于眶下孔下方的犬齿窝，肌束向下外方，集中于口角，部分肌纤维终止于口角皮肤，部分肌纤维与降口角肌结合，部分肌纤维至下唇，移行为口轮匝肌。该肌收缩时上提口角。提口角肌受面神经颧支和上位颊支支配。

（2）降下唇肌：位于下唇下方两侧皮下，外侧部分被降口角肌遮盖，起自下颌体前面的斜线，肌束斜向内上方，与口轮匝肌相互交错，终止于下唇的皮肤和黏膜。收缩时使下唇下降，产生惊讶、愤怒的表情。降下唇肌主要由面神经下颌缘支支配。

3. 深层

（1）切牙肌：位于口轮匝肌的深面，上、下各二。其起自上、下颌骨侧切牙的牙槽轭与犬牙牙槽轭之间，肌束向外侧终止于口角皮肤及黏膜。收缩时牵引口角向内侧。

（2）颏肌（颏提肌）：位于降下唇肌深面。其起自下颌骨侧切牙及中切牙的牙槽轭部，肌束向内下方逐渐增宽，与对侧者靠近，终止于颏部皮肤。收缩时上提颏部皮肤，送下唇向上。颏肌主要由面神经下颌缘支支配。

（3）颊肌：位于颊部的深层，被提口角肌、颧肌、笑肌和降口角肌遮蔽，内面贴于口腔黏膜，为一长方形的扁肌。其起自下颌骨颊肌嵴、上颌骨牙槽突的后外面及颊咽缝。起自上述各部位的肌束向前至口角，部分终止于口角皮肤，部分混入口轮匝肌。其中一部分纤维于口角后部上下交叉。该肌中部对着上颌第二磨牙附近被腮腺导管所贯穿。

颊肌与口轮匝肌共同作用，能做吹喇叭、吹口哨动作。在咀嚼时，与舌共同协作，使食物在上下牙齿之间磨碎。在表情动作中，颊肌收缩使口裂向两侧张大，例如大哭、大笑时；单侧收缩使口角拉向同侧。颊肌与咬肌之间隔以筋膜（颊咽筋膜），为表情肌中唯一被有筋膜者。颊肌主要由面神经颊支支配。

（五）外耳肌

一般认为人的耳外肌属退化性肌，几乎丧失其功能。但作为器官的组成部分，它们与韧带组织一起在维持耳廓的位置及形态等方面起着一定作用。耳部肌肉的运动受面神经支配。

1. **耳上肌**　最大，呈三角形，肌腹阔而薄，起自帽状腱膜，止于耳廓后内侧面上部。有提拉耳廓向上的作用。

2. **耳前肌**　较小，常缺如，起自帽状腱膜，止于耳轮脚前外侧面下部。有牵拉耳廓向前的作用。

3. **耳后肌**　起自乳突外面，止于耳廓后内侧面耳甲腔隆起部。有牵拉耳廓向后的作用。

（六）颈阔肌

颈阔肌为一薄而宽阔的扁平肌肉，覆盖于颈部和下面部（图 9-4）。该肌起自胸大肌和三角肌表面的筋膜，向上内越过下颌缘下缘的浅面至面部，向上方可与提口角肌相延续；向前方与口轮匝肌外侧缘相连；向前下方可连接降口角肌后缘处；至颏联合下方，左右相互交错，止于下颌骨体的下缘；向后在颈背部左右两侧颈阔肌相延续，移行于颈浅筋膜。颈阔肌固定并向下牵拉面下部肌肉组织。颈阔肌受面神经颈支支配。

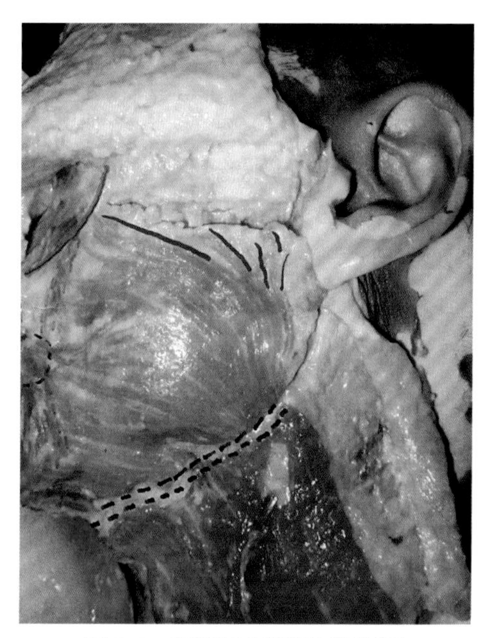

图 9-4　新鲜标本颈阔肌解剖图

各　论

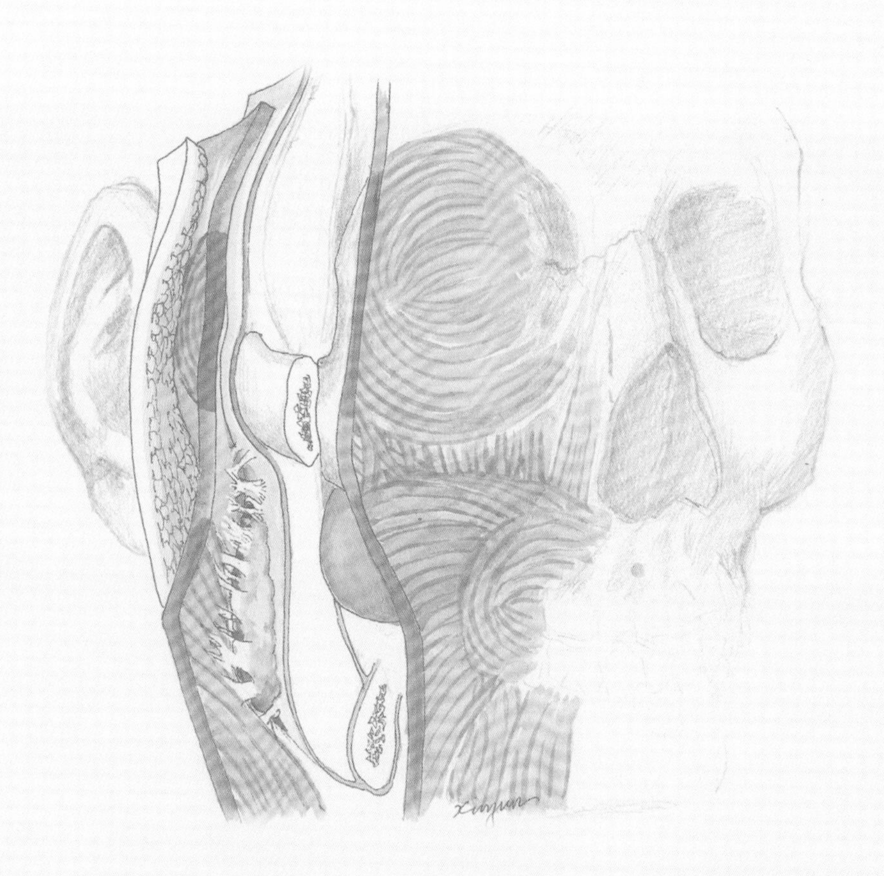

第十章

眼整形美容解剖学

马晓艳　樊雯君　刘志刚　王岩

第一节　概　述

眼睑以睑裂为界分为上睑和下睑，其内、外侧界分别为内眦内侧缘和外眦外侧缘。上睑上界是眉下缘，深面实为眶上缘。下睑下界无明确界线，但多数人认为是眶下缘。随着眶下缘骨质的吸收，软组织下移，导致下睑下界下移。

上、下睑虽然结构不同，但仍有相似性。文献中报道的眼睑分层方法有多种。笔者认为三层分类法最便于记忆，即前层为被覆结构，中层为滑动结构，后层为动力结构。上睑前层为皮肤、皮下组织、眼轮匝肌和眼轮匝肌后脂肪（ROOF），中层为眶隔和眶隔后脂肪，后层为提肌腱膜、Müller肌、睑板和结膜。下睑前层为皮肤、皮下组织、眼轮匝肌和眼轮匝肌下脂肪（SOOF），中层为眶隔和眶隔后脂肪，后层为睑囊筋膜、下睑板肌、睑板和结膜（图 10-1 和表 10-1）。

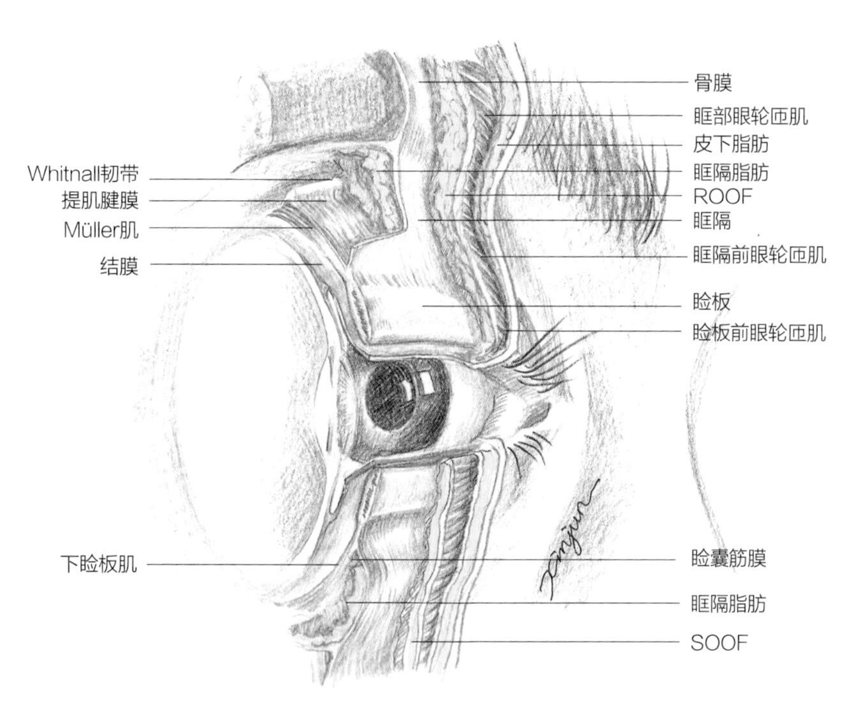

图 10-1　右侧眶部及软组织斜冠状位截面示意图

表 10-1 眼睑软组织分层

分层	上睑	下睑
前层	皮肤、皮下组织 眼轮匝肌 ROOF	皮肤、皮下组织 眼轮匝肌 SOOF
中层	眶隔 眶脂肪	眶隔 眶脂肪
后层	提肌腱膜 Müller肌 睑板 结膜	睑囊筋膜 下睑板肌 睑板 结膜

普遍接受的重睑形成原理是：上睑后层提肌腱膜发出的纤维，在上睑前层的眼轮匝肌和真皮之间形成粘连。睁眼时，提肌将粘连线处前层的组织上提，并使其上方的软组织形成垂盖（图 10-2）。

眼睑软组织表面为皮肤，深面为结膜。眼轮匝肌向上与额肌延续，向下与面颊部SMAS延续。眶隔向上与颅骨膜及眶骨膜融合，向下与提肌腱膜融合，形成分隔眶前部和深部的分界（图 10-3 和图 10-4）。

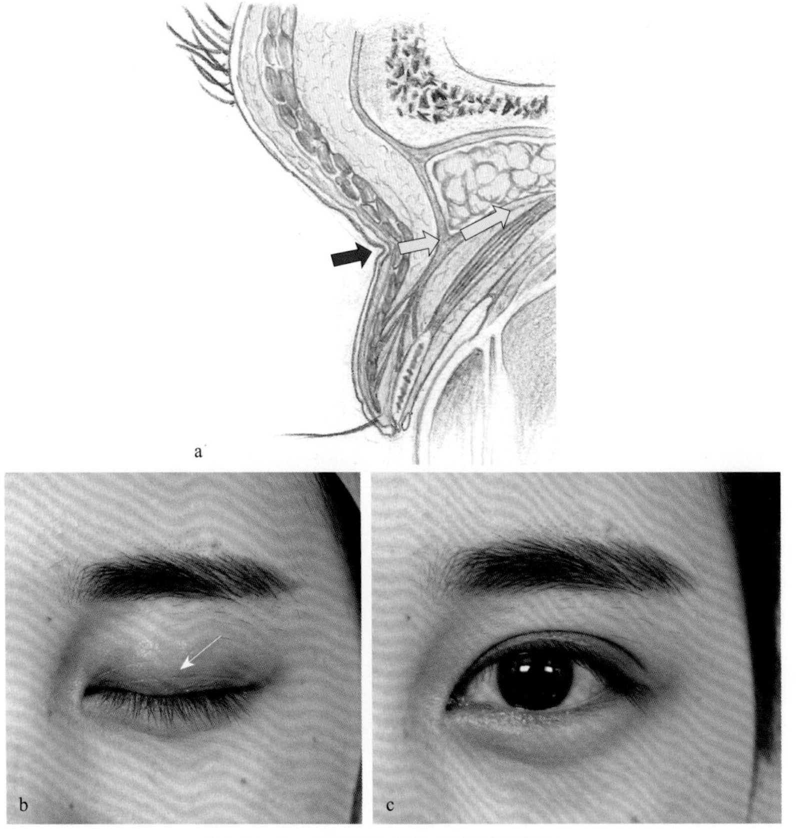

图 10-2 重睑形成的解剖学基础

a. 睑板上方提肌腱膜发出的纤维止于真皮。睁眼时，提肌腱膜将重睑线处的皮肤、眼轮匝肌一并上提（浅蓝色箭头），其上方的软组织形成垂盖（红色箭头）。b. 闭眼时，重睑线处可见对应的皮纹。c. 睁眼时，重睑线上方组织形成垂盖。

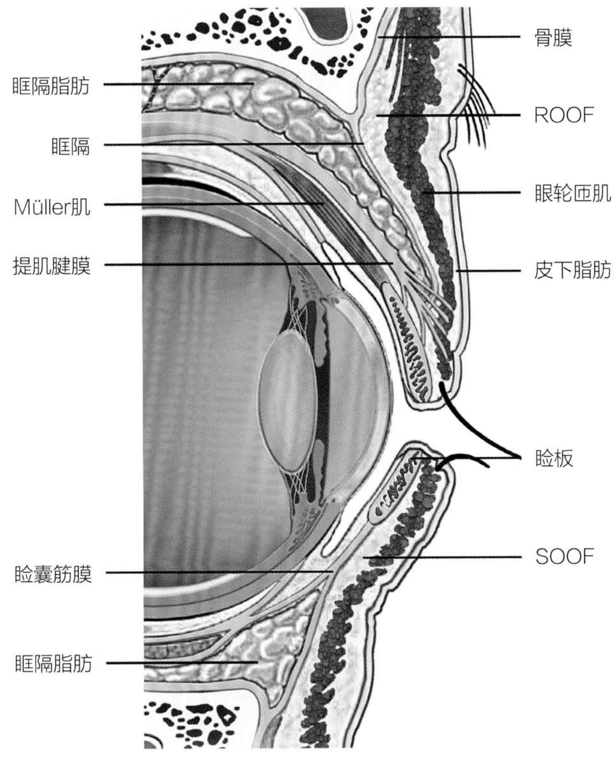

图 10-3　眶部及眼周软组织侧面观示意图

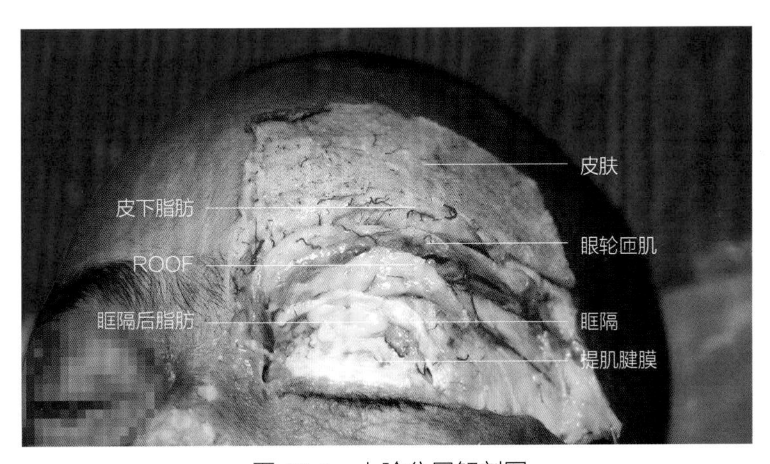

图 10-4　上睑分层解剖图

第二节　眼睑分层解剖学及临床意义

一、眼睑皮肤及皮下组织

（一）解剖及生理特点

上睑皮肤是全身最薄的皮肤，皮肤厚度个体差异很大。皮肤较薄者类似于高加索人种，皮肤较厚者上睑外侧可见少量皮下脂肪分布。眼睑皮肤在内眦区最厚，中央较薄，外侧又逐渐变厚。眼睑皮肤以睑裂为中心，靠近睑缘处较薄，向外周逐渐变厚（图 10-5 和图 10-6）。睫毛处的皮肤最薄，厚约 0.3 mm。上睑靠近眉毛处逐渐增厚，上睑最厚处约 0.8 mm；下睑靠近面颊部皮肤较厚。眼周为无脂肪区，眼睑皮肤深面通过少量疏松结缔组织与眼轮匝肌连接，便于更精准地传递眼周表情。

韩国 Yeop Choi 等按照皮肤和皮下组织的厚度不同，将上睑皮肤分成三个区：Ⅰ区，睑板前皮肤，以颜色较深为特点。皮肤表面有很多微绒毛，皮肤厚度 0.3 ~ 0.5 mm，皮肤和眼轮匝肌之间无脂肪分布，其深面是富含血管网的眼轮匝肌前覆膜。皮脂腺分泌旺盛时，皮肤表面呈颗粒状。眼轮匝肌和皮肤之间连接较松，皮肤易移动。Ⅱ区，位于Ⅰ区和Ⅲ区之间。皮肤厚 0.4 ~ 0.7 mm，皮下组织厚度不足 0.1 mm。该区的皮下组织与真皮之间无明显界线。真皮下血管网之间偶有散在脂肪组织分布。Ⅲ区，位于眉下，毛孔粗大。皮肤厚 0.7 ~ 1.0 mm，皮下脂肪厚 0.7 ~ 1.0 mm。该区的眼轮匝肌前覆膜和眼轮匝肌附着较紧密。皮下纤维脂肪较厚，限制了皮肤的滑动性（图 10-7 和图 10-8）。

眼睑皮肤亦由表皮和真皮构成，与其他部位相比有其自身特点：①眼睑皮肤纤柔，富有弹性，皮下为疏松结缔组织，易于移动和伸展，有利于眼睑轻巧灵活的运动。②睑缘真皮含大量弹性纤维，增加了睑缘弹性，使瞬目和闭眼时既能严密关闭睑裂，又减轻了眼睑对眼球的压力，同时使眼睑与眼球紧密相贴，有利于对眼球和角膜的营养、保护及泪液的正常引流。③眼睑皮肤含有较多的黑素细胞，睑缘部含量更多，这与眼睑具有遮光和保护作用相适应。④眼睑表皮基底层内有单细胞性皮脂腺，可能与生成眼睑黄色瘤有关。

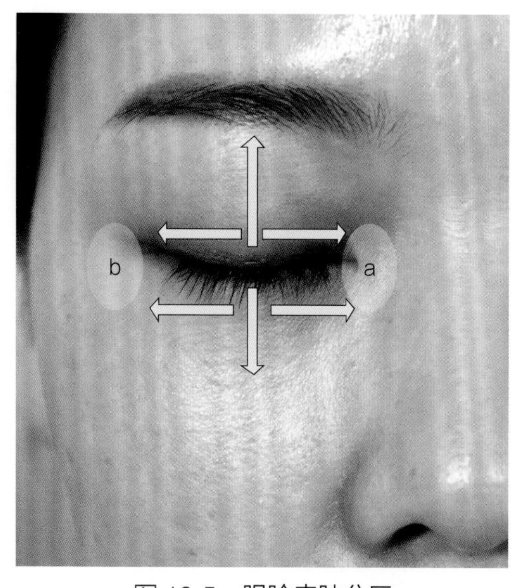

图 10-5 眼睑皮肤分区

内眦区（a）和外眦区（b）皮肤较厚，中央处最薄。以睑裂为中心，靠近睑缘处较薄，向外周逐渐变厚（箭头所指方向，皮肤厚度逐渐增加）。

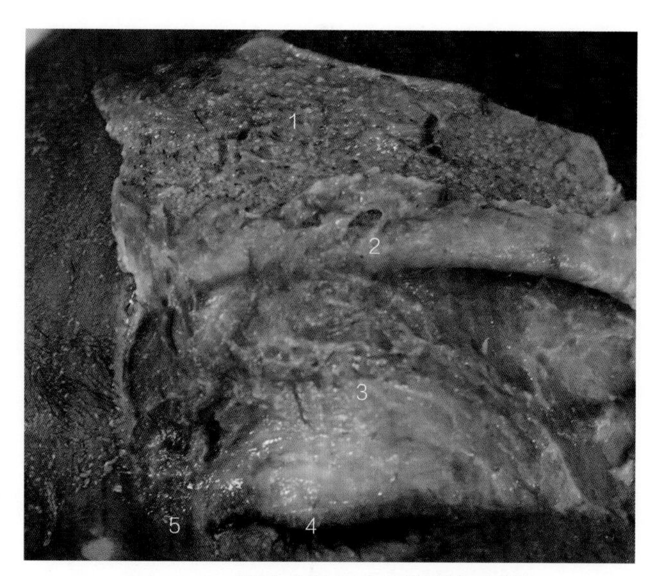

图 10-6 眼睑皮肤和皮下脂肪解剖图

1. 上睑皮肤；2. 眉区皮下脂肪；3. 眼轮匝肌；4. 睫毛；5. 内眦。

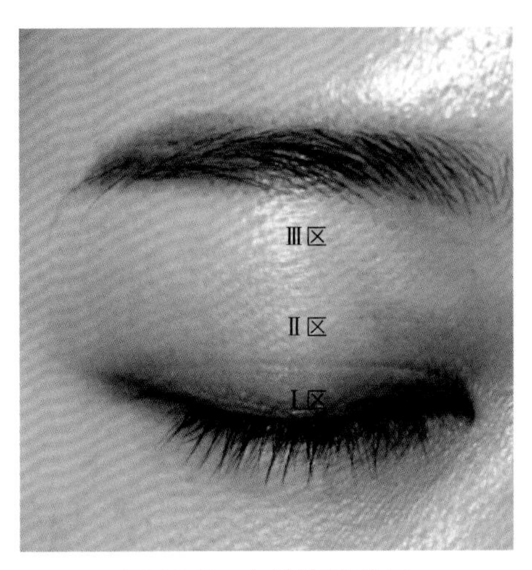

图 10-7　上睑皮肤分区

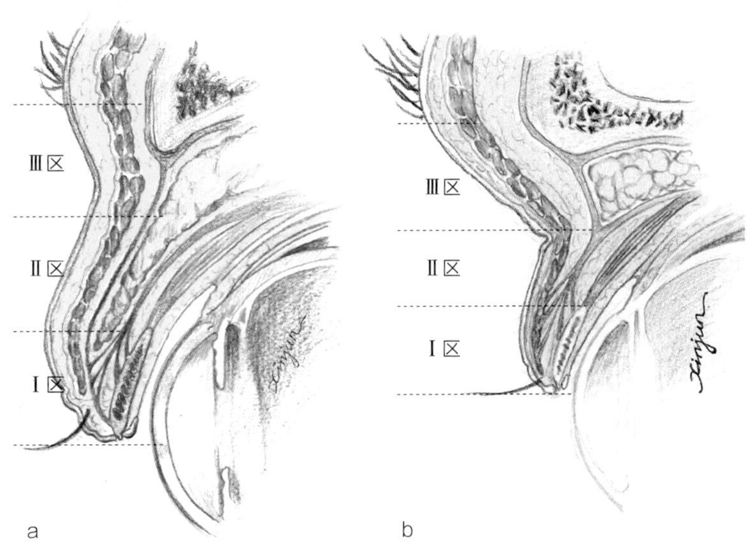

图 10-8　上睑分区解剖示意图

a. 上睑肥厚者皮肤分区，睑板前和眶隔前可见少量皮下脂肪；
b. 上睑较薄者，睑板前和眶隔前皮下脂肪几乎不可见。

（二）眼睑皮肤老化特点

随着年龄增大，上睑皮肤逐渐变薄，弹性变差，皮肤堆积出现“网格纹”。睑板前皮肤老化更明显，特别是薄皮肤者，睑板前皮肤变得菲薄，弹性差，遮盖于上睑缘。重睑老化者，重睑线处皮肤大量堆积、折叠。单睑老化者，睫毛根部皮肤堆积、重叠更明显（图 10-9）。

下睑靠近睑缘处皮肤亦菲薄，很容易出现细纹。若伴有深层眼轮匝肌、眶隔松弛，长期接受膨出眶隔后脂肪的向外下方的作用力，会加速下睑皮肤的变薄、老化。

（三）临床意义

睑板前和眉下的皮肤厚度差异很大，对于上睑皮肤严重松弛者，建议先从眉下切除多余皮肤。待上睑松弛大部分矫正后，再行重睑术。此类患者若直接经重睑切口切除多余皮肤，会导致切

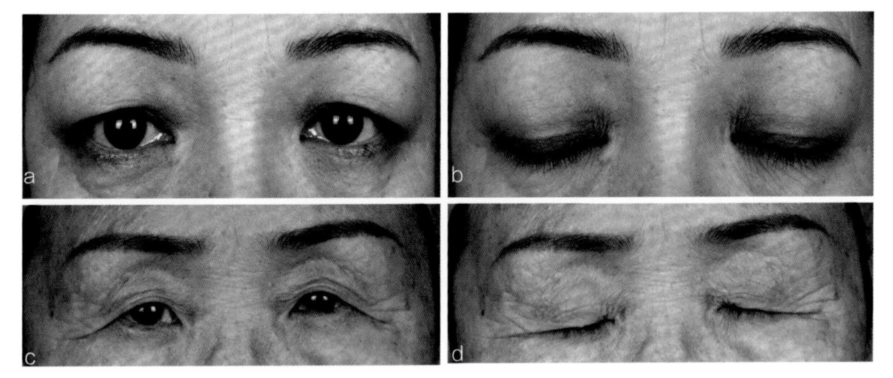

图 10-9　重睑和单睑者上睑老化表现

a, b. 重睑者上睑皮肤松弛，睑板前皮肤菲薄，有色素沉着，重睑线处皮肤大量堆积、折叠；c, d. 单睑者上睑皮肤松弛，可见横纹和纵纹，睫毛根部皮肤堆积、重叠更明显。

口上方的皮肤较厚，重睑形态厚重，影响重睑形态。

对于先天重睑者，老年患者多伴有上睑凹陷，眉眼间距较宽，重睑线较浅，线条不流畅，重睑线下方皮肤堆积较明显。此类患者通过眉下提升手术，上睑外侧松弛改善较明显，但中央和内侧仍有皮肤堆积。此时，可再行重睑术，改善睑板前区的皮肤松弛。

上睑老化者，Ⅰ、Ⅱ区皮肤下垂较明显，Ⅰ区皮肤通常遮盖上睑缘。Ⅰ区皮肤应谨慎切除，若切除过多导致较厚的Ⅱ区皮肤覆盖于睑板前，容易出现睑板外翻、眨眼困难、眼睑闭合不全等并发症。

二、睫毛

（一）解剖及生理特点

睫毛（eyelash）是生于睑缘前唇睫部的粗杆短毛，略有弯曲，沿睑缘排列成2～3行。上睑睫毛较密、粗、长，100～150根，长度为8～12 mm，弯曲度大，向上翘。下睑睫毛较稀、细、短，50～70根，长度为6～8 mm，弯曲度小，向下卷。睁眼向前注视时，上睑睫毛倾斜度为110°～130°；闭眼时，睫毛倾斜度为140°～160°（图10-10）。男性下睑睫毛倾斜度为100°～120°，女性较男性小约10°。上、下睑睫毛具有不同的倾斜度和弯曲度，既能充分发挥人的视觉功能，又有防止灰尘、异物、汗液进入眼内和减弱强光照射的作用。

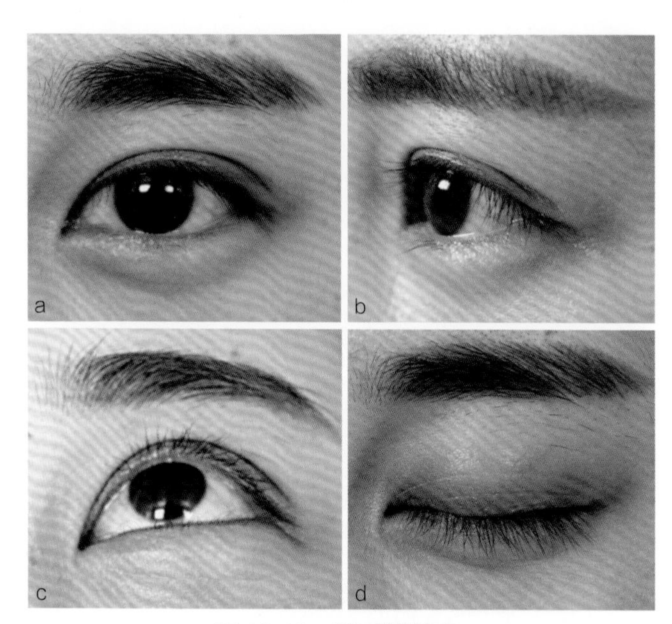

图10-10　睫毛倾斜度

a. 睫毛正面；b. 45°斜位；c. 仰头位；d. 闭眼。

在人的一生中，儿童时期睫毛相对较长，弯曲度亦稍大，青春期最长。睫毛处于不断代谢与更新状态，平均寿命为3～5个月。脱落或拔除的睫毛1周后又重新长出，每周长1～2 mm，10周可以达到原来的长度，持续存在5个月又脱落。

睫毛毛囊周围无立毛肌，但有螺旋管状的特殊汗腺，称睫毛腺（ciliary gland），也称Moll腺（莫尔腺，Moll gland）（图10-11）。还有变态的皮脂腺与之交通，称睑缘腺，也称为Zeis腺（蔡斯腺，Zeis gland）。蔡斯腺和莫尔腺的排泄管均开口于毛囊内，两者分泌的脂质与液体进入眼球表面的泪膜，脂质漂浮于泪液表面，具有减缓泪液挥发的作用。睫毛毛囊及莫尔腺或蔡斯腺的急性化脓性感染即为麦粒肿。

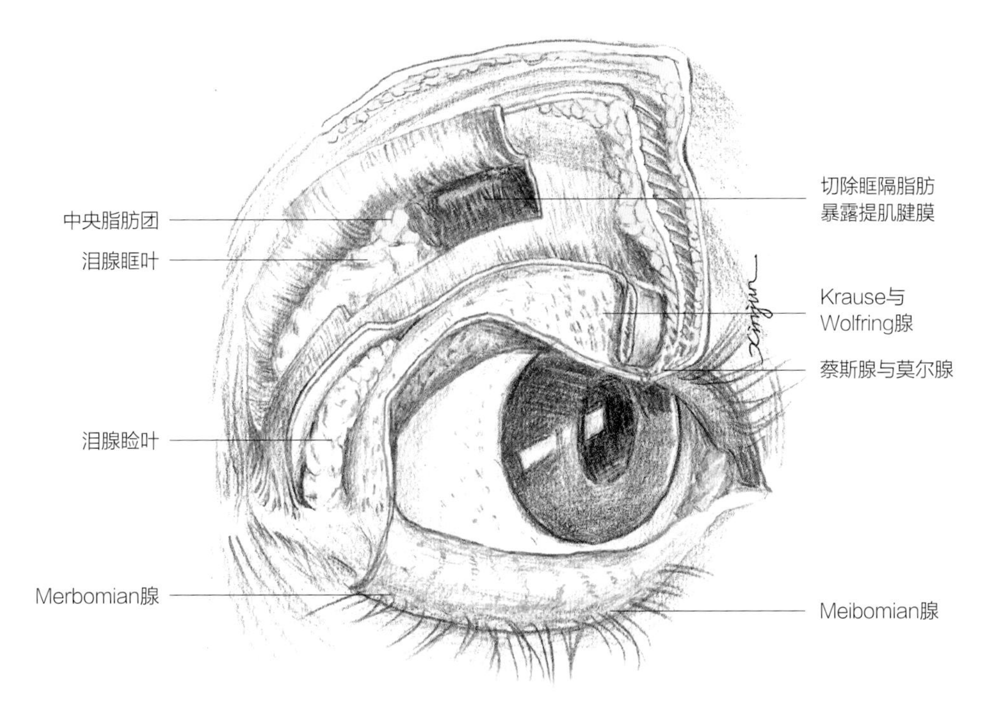

图 10-11　眼睑分层示意图

（二）临床意义

睫毛的毛囊位于上、下睑缘的浅面，进行睑缘分离和止血时，应注意保护睫毛毛囊，避免出现睫毛脱落。上、下睑成形术时，若切口距离睫毛过近，容易损伤睫毛毛囊。在重睑术或重睑修复术时，有时需在切口下唇进行皮下分离，若分离范围距睫毛根过近（小于 2 mm），容易导致睫毛脱落。

对于上睑提肌力量较差的患者，睫毛朝向向下，同时伴上睑凹陷。上睑下垂矫正后，睫毛翘度也会适度改善（图 10-12）。

此外，重睑术时将切口下唇皮肤的固定点提高 1 mm 左右，可使睫毛翘度略增加。但若将切口下唇皮肤过度向上拉升，可导致睫毛过度上翘，甚至灰线外露和睑缘变形。

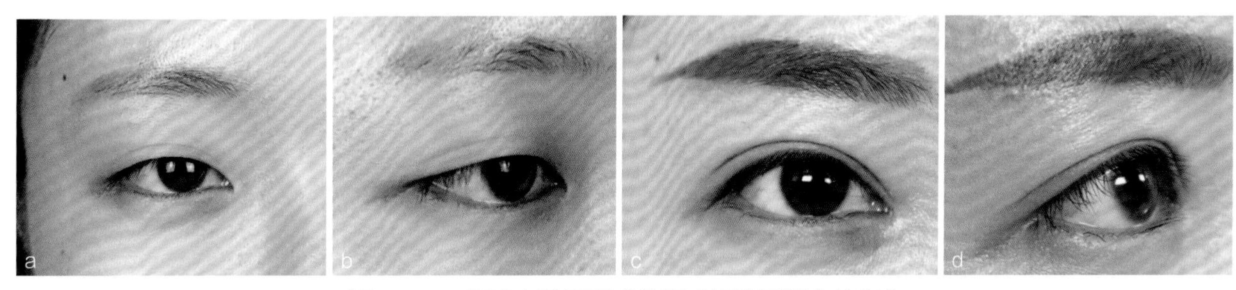

图 10-12　轻度上睑下垂术前和术后睫毛朝向的变化

a，b. 上睑下垂患者上睑稍凹陷，睫毛下垂；c，d. 上睑下垂矫正术后，上睑凹陷矫正，睫毛朝向改变。

三、眼轮匝肌

眼轮匝肌（orbicularis oculi muscle，OOM）是横纹肌，为横椭圆形分布的薄层肌肉，覆盖眼睑及眶周区域。眼轮匝肌纤维围绕睑裂呈同心圆排列，各肌纤维斜向衔接，像叠瓦一样层层重叠。外周部肌纤维粗大且排列疏松，靠近睑缘时，肌纤维变细并排列紧密（图 10-13）。眼轮匝肌向额、颞及面颊部延伸，与额肌、颈阔肌和面部 SMAS 相延续，还与内外眦韧带浅面、眉内端及表面的眼睑皮肤有直接联系。

眼轮匝肌外侧半受面神经颧支和部分面神经颞支支配，内侧半受面神经颊支支配。神经分支由眼轮匝肌眶部深面入肌。眼轮匝肌的主要功能是闭合眼睑，同时参与眼部及眼周的各种表情动作，上睑眼轮匝肌有降眉作用，下睑眼轮匝肌有提颊作用。当面神经颞支、颧支、颊支受损时，眼轮匝肌功能丧失，引起睑裂闭合不全、下睑麻痹性外翻。

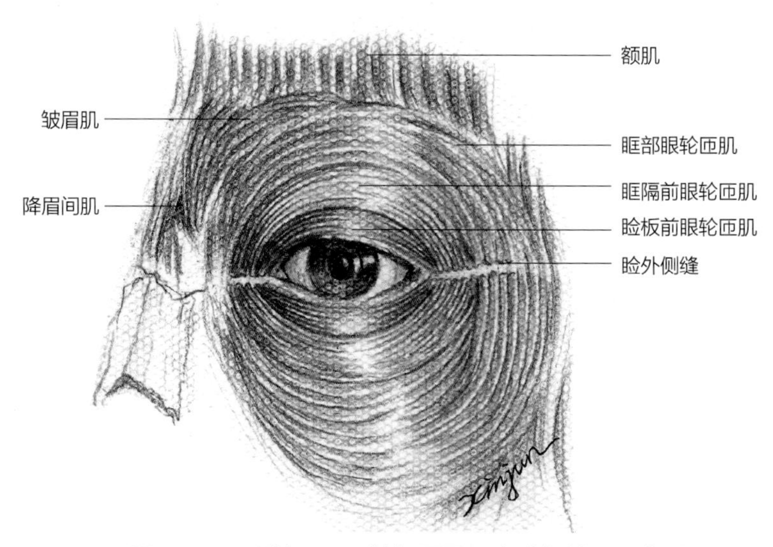

图 10-13　眼轮匝肌及其与周围肌肉毗邻关系示意图

（一）解剖及生理特点

眼轮匝肌按所在部位不同分为睑部眼轮匝肌和眶部眼轮匝肌。睑部眼轮匝肌又分为睑板前眼轮匝肌和眶隔前眼轮匝肌（图 10-1 和图 10-13）。

1. **睑板前眼轮匝肌**　睑板前眼轮匝肌（pretarsal orbicularis oculi muscle）位于睑板前面，与睑板紧密相连。起始点分浅、深两层。浅头起于内眦腱及泪前嵴，于睑板表面向外走行，止于外侧水平缝。深头起于泪后嵴上 2/3，与上、下睑板内侧附着，向外侧走行，止于外眦腱。睑板前眼轮匝肌随着外眦韧带深部，在眶隔后方共同止于 Whitnall 结节（图 10-14 和图 10-15）。

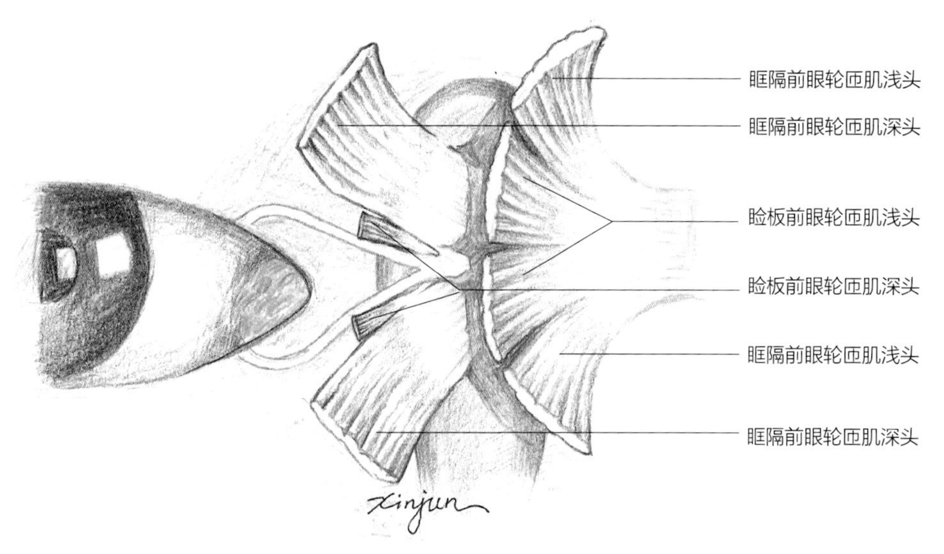

图 10-14　内眦部眼轮匝肌浅、深头示意图

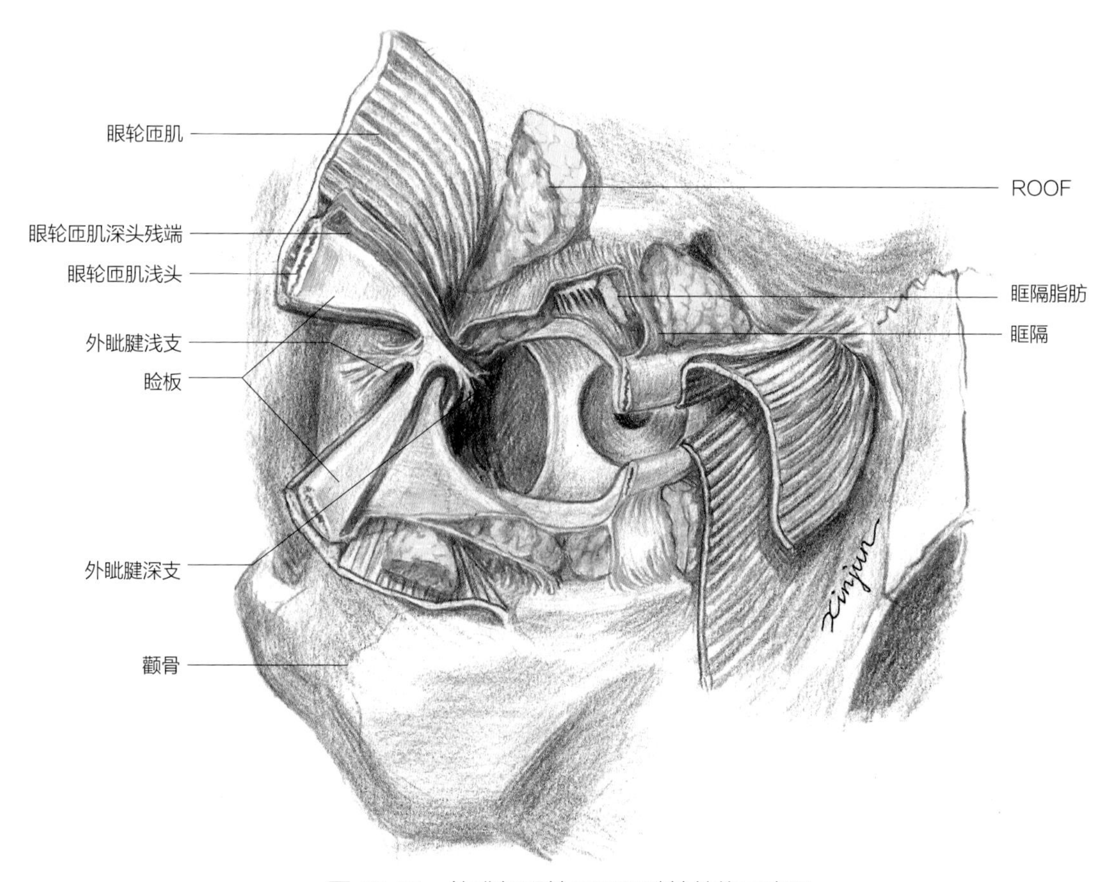

图 10-15　外眦部眼轮匝肌和腱性结构示意图

2. **眶隔前眼轮匝肌**　眶隔前眼轮匝肌（preseptal orbicularis oculi muscle）位于眶隔前，覆盖眶隔，亦分为浅、深两部分。浅头起于内眦腱，深头起于泪囊隔膜，深、浅两部分纤维交叉混合，呈弓形向外走行，止于外眦腱和睑外侧水平缝。眶隔前眼轮匝肌可完成瞬目和眨眼等动作。

睑部眼轮匝肌为不随意肌，收缩时向内侧拉动眼睑，使睑缘贴近眼球，完成日常的瞬目、睡眠时闭睑、防御反射引起的闭睑等。完成闭睑等动作时，睑板前眼轮匝肌起主要作用，眶隔前眼轮匝肌起协同作用。在睑板前眼轮匝肌更靠近睑缘的方向还存在横纹肌的结构，称为 Riolan 肌。通常将这部分眼轮匝肌统称为眼轮匝肌睫部。Riolan 肌也被认为对应于睑缘灰线的位置。因此，沿灰线切开睑缘并紧贴睑板前分离，可将眼睑分为前、后两层，并且可以最大限度保留毛囊。

3. **眶部眼轮匝肌** 眶部眼轮匝肌（orbital orbicularis oculi muscle）位于睑部眼轮匝肌的外围，较宽大。浅部起于内眦腱，深部起自内侧眶缘，围绕睑裂呈环形走向，最终返回止于内眦韧带。在眉部，眶部眼轮匝肌与额肌和皱眉肌互相交织。眶部眼轮匝肌在眶外侧增厚部，以眶外侧筋膜增厚区与深部组织附着。

眶部眼轮匝肌为随意肌，收缩时眼睑紧闭，并可牵拉眉毛向下运动。内眦部眼轮匝肌纤维密集并附着于骨面，也被视为动力源。因此，即使其他部位眼轮匝肌受损，该部位眼轮匝肌及其神经支配保持完整，眼睑闭合功能就不会完全丧失。眶部眼轮匝肌收缩时，通常睑部眼轮匝肌亦收缩，但睑部眼轮匝肌收缩时，眶部眼轮匝肌可不收缩。

眼轮匝肌的分布及功能总结列于表 10-2。

表 10-2 眼轮匝肌分布及功能

分布	起点	止点	功能
睑板前眼轮匝肌	浅头起于内眦腱及泪前嵴，深头起于泪后嵴上2/3与上下睑板内侧附着	止于Whitnall结节	主要完成闭睑。收缩时向内侧拉动眼睑，使睑缘贴近眼球，完成日常的瞬目
眶隔前眼轮匝肌	浅头起于内眦腱，深头起于泪囊隔膜	止于外眦腱和睑外侧水平缝	完成瞬目和眨眼等动作
眶部眼轮匝肌	浅部起于内眦腱，深部起自内侧眶缘	止于内眦韧带	用力闭眼

4. **泪囊部眼轮匝肌** 泪囊部眼轮匝肌亦称 Horner 肌。肌纤维分为深、浅两部分。深部纤维始于泪后嵴后方的骨面，经泪囊后部达睑板前面，与睑部眼轮匝肌相连续，可使眼睑与眼球表面紧密相贴。浅部肌纤维起于泪前嵴。深、浅两部分肌纤维共同包绕泪囊，还有少部分肌纤维束进入泪小管周围的结缔组织中。肌纤维舒张时，可使泪囊扩张，依靠负压吸力将结膜囊的泪液吸入泪小管，进入泪囊。当肌纤维收缩时，可挤压泪囊，将泪液顺鼻泪管排入鼻腔。

5. **眼轮匝肌与深部组织的附着** 眼轮匝肌纤维通过筋膜和韧带结构，直接与眶缘、眶周骨膜及内眦韧带附着。下睑内侧为泪槽韧带，外侧为眼轮匝肌限制韧带。眶外侧眼轮匝肌与深面的附着由上至下依次为：颞附着、眶外侧增厚区和颧弓韧带。眶外侧增厚区与骨膜附着紧密，形似增厚的筋膜组织，可作为眼周年轻化的固定点（图 10-16）。

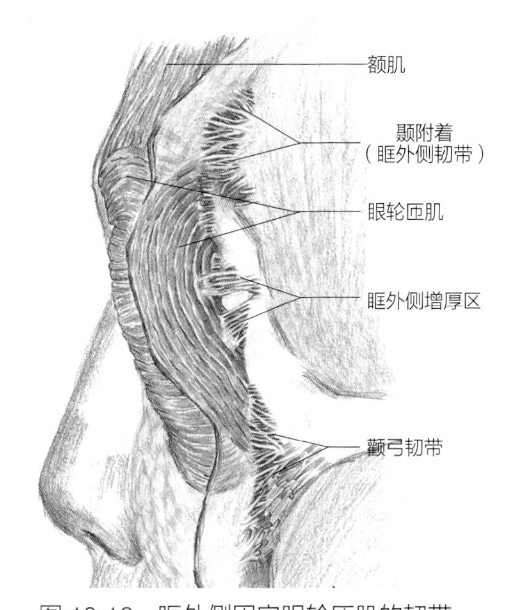

图 10-16 眶外侧固定眼轮匝肌的韧带
额、颞、眼周交界处为颞附着，眶外侧为眶外侧增厚区，眼周与颧颊部交界为颧弓韧带。

（二）临床意义

在睑成形术中，了解各部眼轮匝肌的解剖功能，对防止术后并发症有重要意义。

1. **重睑成形术** 传统重睑术中，睑板前眼轮匝肌的切除破坏了眼轮匝肌的完整性。切除的眼轮匝肌被瘢痕组织填充，眼轮匝肌之间的“瘢痕”间隙影响血液循环的建立，导致皮肤表面出现凹陷性瘢痕（图 10-17）。若切口下唇深面眼轮匝肌破坏过多，会破坏眼轮匝肌对深、浅层组织的滋养，术后出现睑板萎缩、软化，皮肤变薄，弹性变差，皮肤色素沉着，毛细血管扩张。皮肤与睑板前组织粘连，形成片状瘢痕，限制了眼睑皮肤的灵活性，使重睑线条生硬、欠流畅（图 10-18）。此外，睑板前眼轮匝肌有闭眼、促进泪液循环的作用，如被破坏过多，术后早期患者会出现闭眼困难、眼干涩等不适感。

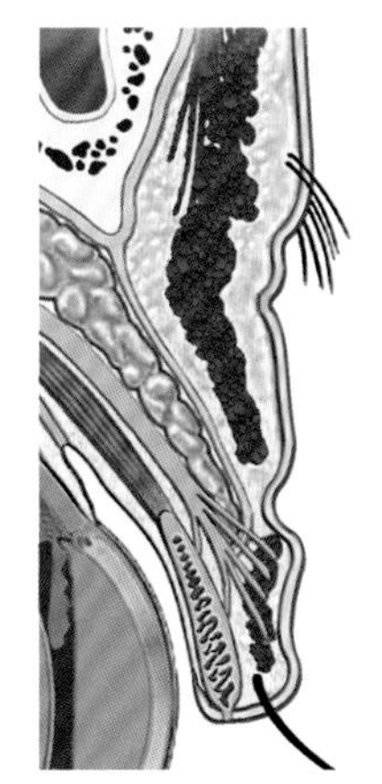
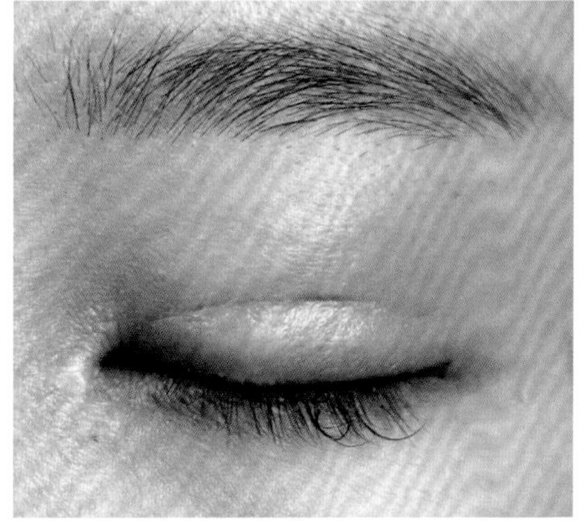

图 10-17 眼轮匝肌切除示意图及术后照片
切口深面眼轮匝肌切除，皮肤紧贴睑板前筋膜，形成凹陷性瘢痕。

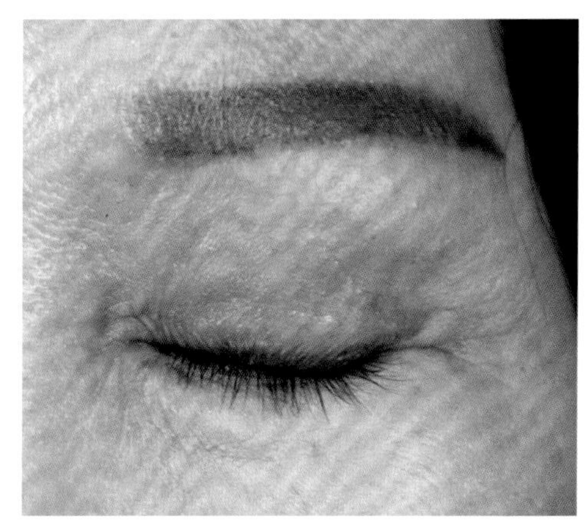

图 10-18 重睑术后，睑板前眼轮匝肌破坏过多，形成片状瘢痕

2. 下睑袋整复术 下睑睑板前眼轮匝肌对“卧蚕”的形成有重要作用。该部位眼轮匝肌的破坏可导致下睑“卧蚕”消失，下睑缘曲线破坏，睑颊距离拉长，虽然“年轻化”，但失去美感（图10-19）。睑板前部眼轮匝肌收缩时可使下睑结构紧贴眼球。当其破坏后，容易导致睑球分离。此外，当切口深面眼轮匝肌被破坏时，皮肤直接与深面组织形成粘连，在切缘处形成凹陷性瘢痕。瘢痕挛缩时，容易导致下睑外翻等。

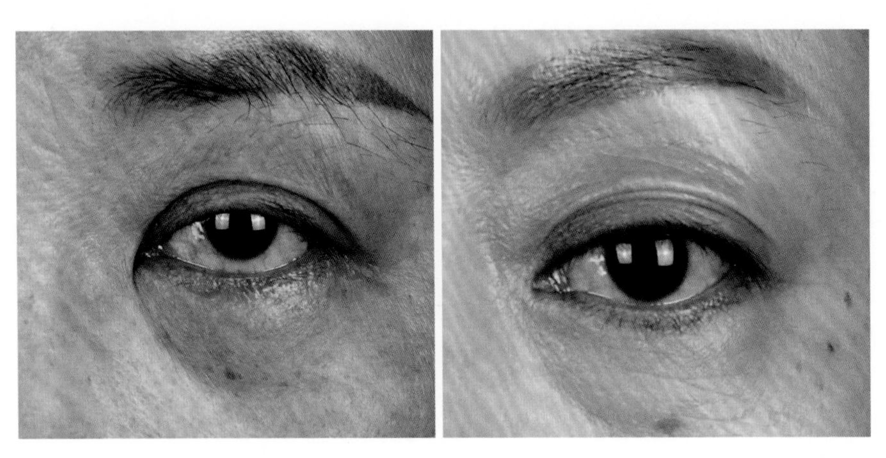

图 10-19 下睑睑板前眼轮匝肌缺损后，睑缘支撑力变差，下睑退缩，“卧蚕”消失

3. 其他 眼轮匝肌上半环为降肌，有降眉作用。下半眼轮匝肌为提肌，有提颊作用。上睑眶外侧眼轮匝肌注射 A 型肉毒毒素可使眉外侧上提。而在下半眼轮匝肌注射 A 型肉毒毒素时需谨慎：注射至下睑眼轮匝肌睑板前部，可导致“卧蚕”消失；注射至眶隔前部，可致下睑眼轮匝肌张力减小，眶隔后脂肪膨出，眼袋出现或加重。

在眉下切口上睑松弛矫正术中，可在上睑外侧部分切除眶部眼轮匝肌，既可以减小眶外侧眼轮匝肌的降眉作用，又可将眼轮匝肌瓣固定在眶外侧骨膜。将眶外缘眼轮匝肌提升固定后，切口张力转移至 SMAS 层，减少由于皮肤张力过大而形成的瘢痕，也可预防术后眉下垂。

四、眼轮匝肌后脂肪（ROOF）和眼轮匝肌下脂肪（SOOF）

（一）解剖及生理特点

在眼轮匝肌和眶隔或眶缘之间有一层富含血管、神经的纤维脂肪层，为眼轮匝肌后脂肪。纤维脂肪与眶隔后脂肪相比，纤维含量较高，颜色较眶隔后脂肪浅。在上睑称为 ROOF，下睑为 SOOF。也有文献将 ROOF 称为眼轮匝肌后纤维脂肪，即 SMFAT。

1. ROOF 上睑的 ROOF 呈长椭圆形，与眉脂肪垫相连。在眶周，ROOF 与骨膜附着牢固，为眼睑起到容积填充和支撑的作用。ROOF 在睑板上方的延续位置因人而异。上睑凹陷者，ROOF 较薄，位置较高。上睑臃肿者，甚至延伸至睑板前面（图 10-20 和图 10-21）。

ROOF 深面较光滑，可以为眶隔提供更好的滑动平面；浅面与眼轮匝肌附着较紧密，便于随着

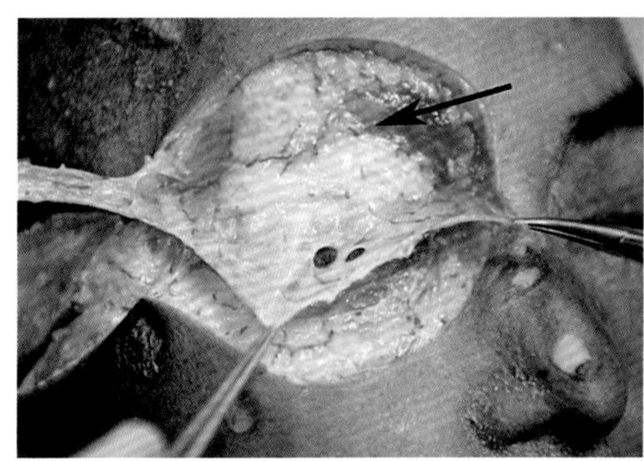

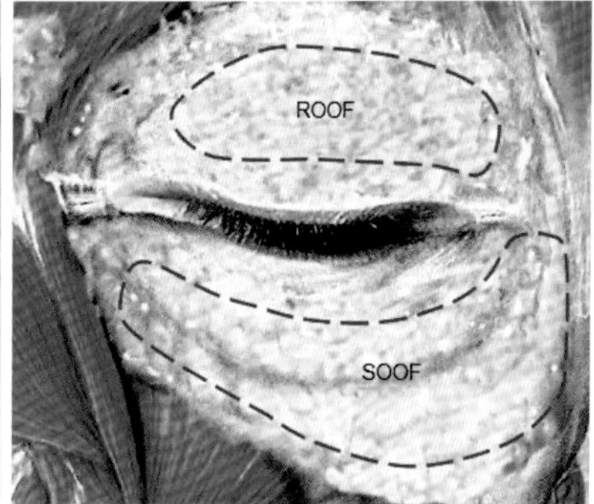

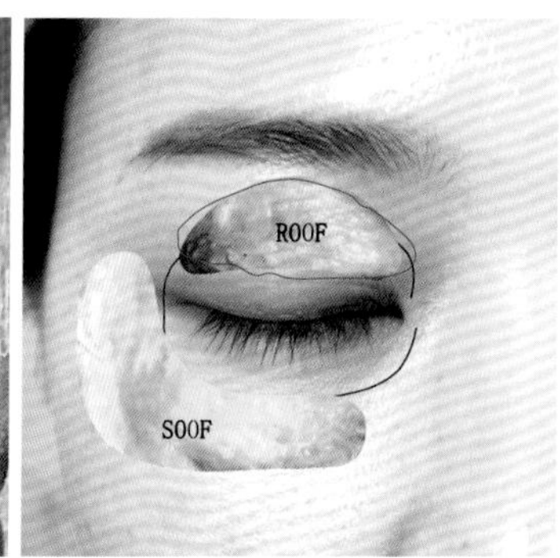

图 10-20　ROOF 和 SOOF 解剖及示意图，ROOF 呈横椭圆形，SOOF 呈倒 L 形

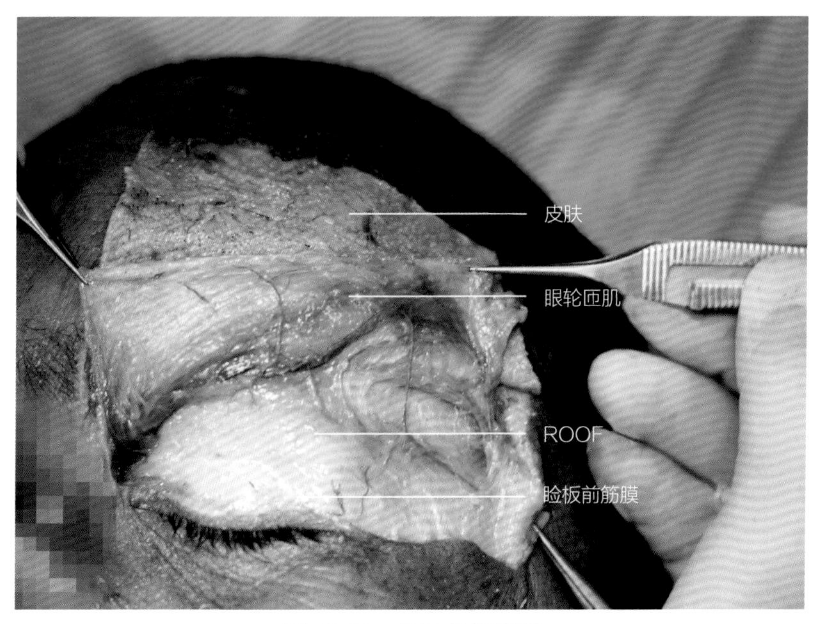

图 10-21　ROOF 解剖图

掀开眼轮匝肌可见其深面的 ROOF，向上与眉下脂肪垫延续，向下与睑板前筋膜延续。

眼轮匝肌活动。重睑者睁眼时，重睑线上方的皮肤、眼轮匝肌、ROOF 等上睑浅层软组织随着眼睑的上提而折叠。ROOF 较厚者，重睑术后会出现重睑折叠线臃肿的外观。

无论 ROOF 过厚或过薄，都会出现老化的表现。眼周年轻化时，需要平衡 ROOF 的容积。ROOF 臃肿者，予以部分切除；太薄者，予以容积填充，最佳填充层次为眼轮匝肌深面和眶隔之间。

2. SOOF　下睑的 SOOF 分布于下眶缘外下方的眼轮匝肌与颧骨之间，呈倒 L 形分布（图 10-20）。SOOF 较 ROOF 厚，紧贴于颧部骨膜上，位置相对固定，对颧部丰满程度有一定影响。SOOF 与骨面附着紧密，故衰老通常不会引起其位置发生变化。

（二）临床意义

1. **上睑成形术**　对于上睑臃肿的患者，ROOF 肥厚，是导致上睑外侧形态臃肿的原因之一。适度去除上睑外侧肥厚的 ROOF，可改善上睑外侧臃肿。但须注意紧贴眼轮匝肌深面以及骨膜浅面

ROOF 的保留，可有效预防“三眼皮”和“眶骨轮廓显露”。韩国曹仁昌教授建议，尽量保留上睑内 1/2 的 ROOF，避免形成“三眼皮”。

有些上睑臃肿的患者上睑外侧的纤维脂肪斜向下走行，并与眶外侧增厚连接紧密，增加了上睑外侧的阻力。此类患者从视觉上看多伴有眼尾下垂。实际上，其外眦韧带附着位置并无异常。此时，需将斜向下走行的纤维松解，可以减少睁眼阻力，并可改善眼尾下垂的外观。

眼轮匝肌后的纤维脂肪内有丰富的血管和神经分布，手术操作时易引起疼痛和出血。应尽量用电刀切除，并彻底止血，以预防术后血肿。此外，切除浅层脂肪的患者，术后可能会有短暂的麻木表现，且可能会延长术后肿胀时间。

对于上睑凹陷患者，可将颗粒脂肪填充于眶上缘骨膜浅面的 ROOF 层，既可起到增加容积的作用，又可避免凹凸不平。

2. **下睑成形术** 在眶隔释放法下睑成形术中，眼轮匝肌限制韧带和泪槽韧带松解后，继续沿骨膜浅面向下分离，注意在骨膜表面保留少量 SOOF，避免固定眶隔后脂肪时骨膜撕脱。有些患者下睑外侧 SOOF 下大范围分离后，术后颧颊部的肿胀时间较长。在矫正重度下睑退缩或面中部下垂患者时，可将颊部的 SOOF 固定于眶下缘骨膜。

五、眶隔

（一）解剖及生理特点

眶隔（orbital septum）是连于睑板外周与眶缘之间的环形致密结缔组织薄膜，又称睑板阔韧带，具有固定睑板的作用。眶隔内含有大量弹力纤维，较坚韧，与睑板一起共同封闭眶口（图 10-22 和图 10-23）。眶隔是隔开眶内容物和眼睑的一个重要屏障，能够在一定程度上阻止炎症渗出物或出血在两者之间蔓延。在眶缘处，由眶骨膜和面骨膜相互移行并增厚隆起形成白色致密的筋膜

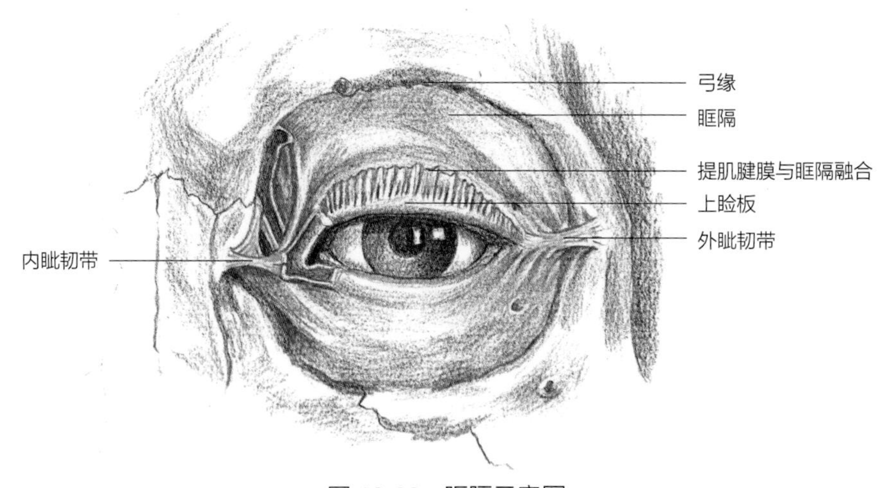

图 10-22 眶隔示意图

眶隔连于睑板外周与眶缘之间，与睑板一起共同封闭眶口。

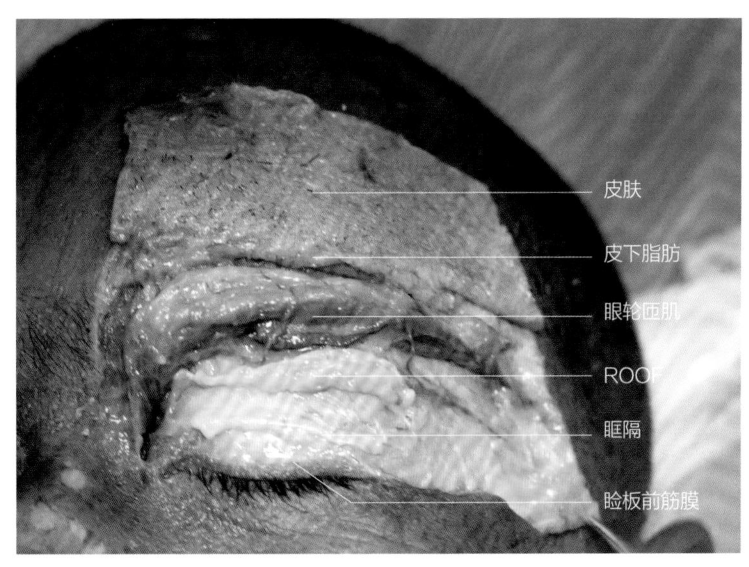

图 10-23　上睑分层解剖图
ROOF 深面为眶隔，上睑的眶隔较厚。

嵴，为眶隔的起点，称弓缘。在外眦部，眶隔前面的外眦韧带和 Whitnal 结节相连。在内眦部，眶隔位于内眦韧带深部的前面，而与内眦韧带浅部融合。在内眦韧带下方，眶隔经泪囊前部附着于泪前嵴。眶隔由多层纤维结缔组织膜组成，其强度因人而异。由于眶隔止于眶缘，在上睑手术时，向下牵拉时不被拉动，可用此法与其他结构进行区别。

上睑眶隔较厚，位于 ROOF 的后方，由前、后两层构成。前层由额肌鞘后层在眶缘处与骨膜融合后继续向下延伸而来，后层为弓缘处骨膜向下延伸。眶隔后壁与提肌腱膜前壁相互延续，其交汇部分位于睑板上缘数毫米处，高加索人融合的位置较亚洲人更高。单睑的东方人其眶隔常因眶脂肪向前下方膨出而在睑板前形成反折，最终眶隔延伸止于睑板，称为眶隔的延伸部。上睑眶隔在内侧和外侧分别与内、外眦腱及眼轮匝肌深支的纤维融合。

下睑的眶隔只有骨膜层自弓缘向上延伸达下睑板的眶隔缘，故下睑的眶隔较薄。下睑的眶隔附着于下眶缘和下睑板，在内侧和内眦腱深支及泪囊筋膜相延续，在外侧止于 Whitnall 结节。上、下睑眶隔的外侧部又较内侧部厚而坚韧，内侧眶隔较外侧眶隔薄弱。

眶隔不是一个完整的膜，在血管和神经穿过之处形成薄弱区。此外，眶隔亦不是一个固定的膜，可随着眼睑的运动而改变形态。眶隔膜及其包绕的腱膜前脂肪形成了类似“滚筒”的滑动结构。

（二）临床意义

1. 上睑成形术　对于上睑形态饱满、睁眼正常者，在去除少量眶脂肪时尽量保留眶隔的完整性。上睑凹陷者，眶隔前壁较厚韧，限制了眶隔后脂肪的滑动，成为睁眼时上睑运动的阻力。此类患者松解强韧眶隔前壁时，眶脂肪自行疝出，患者自觉睁眼轻松，术后睁眼无力、上睑凹陷症状均有明显改善。

2. 下睑成形术 眶隔薄弱者，皮肤和眼轮匝肌松弛，眶脂肪疝出，形成眼袋，有碍美观，可通过眶隔释放眼袋手术予以矫正。下睑眶隔脂肪重新分布后，应将眶隔膜一并复位固定。

六、眶隔后脂肪

（一）解剖及生理特点

眶隔后脂肪垫（postseptal fat pad）是眶脂体的一个组成部分，位于眼外肌组成的肌锥之外、眶骨膜之内、眶隔之后（图 10-24 和图 10-25）。眶隔后脂肪垫也被称为周围性眶脂肪或锥外脂肪，而位于肌锥间隙内的脂肪则被称为中央性眶脂肪或锥内脂肪。在国内，眶隔后脂肪常被称为“眶隔脂肪”。上、下睑成形术中需要处理的一般也是指眶隔后脂肪。

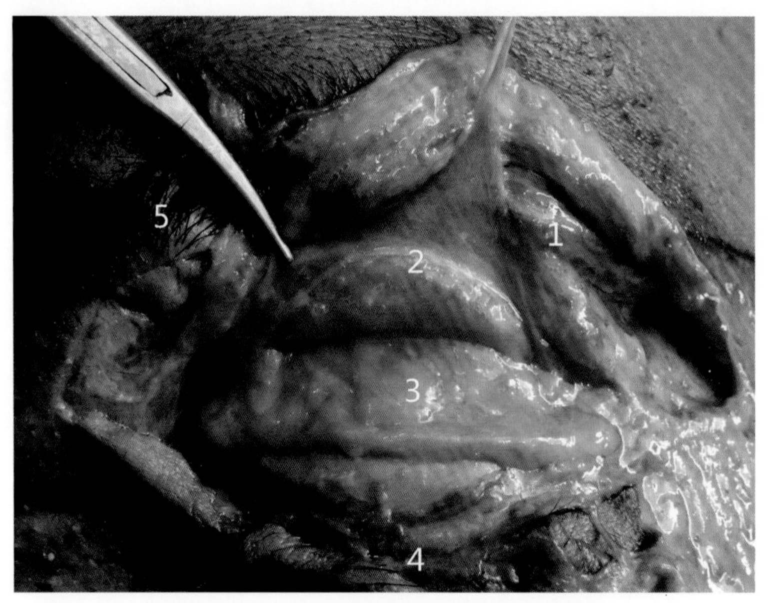

图 10-24 上睑眶隔和眶隔后脂肪解剖图
1. 眼轮匝肌；2. 眶隔及 ROOF；3. 眶隔后脂肪；4. 睑缘；5. 眉毛。

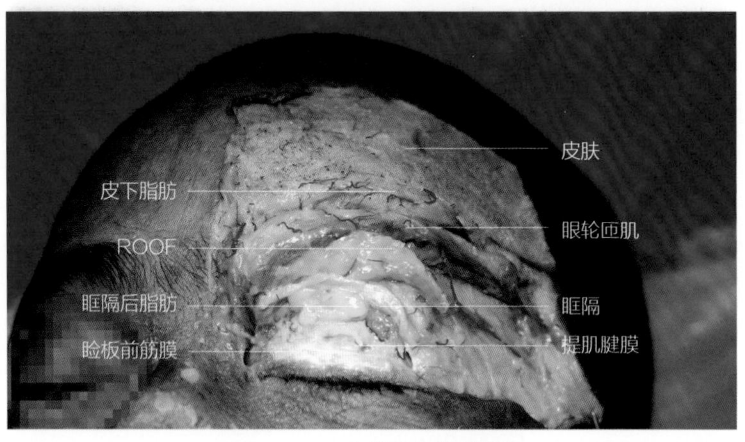

图 10-25 上睑分层解剖图
上睑眶隔较厚，其深面为眶隔后脂肪。

1. **上睑眶隔后脂肪**　上睑存在内侧与中央两个脂肪团，两者在眶深部无明显界线（图 10-26 和图 10-27）。

内侧脂肪团位于由提肌腱膜内侧脚、眶上缘和上斜肌腱组成的间隙内，颜色为灰黄色或有时接近白色，与眶脂肪颜色相近。内侧脂肪团含有更多的致密结缔组织，其感觉由滑车上神经支配，血管含量较多，为眼动脉和眼上静脉的终末支。

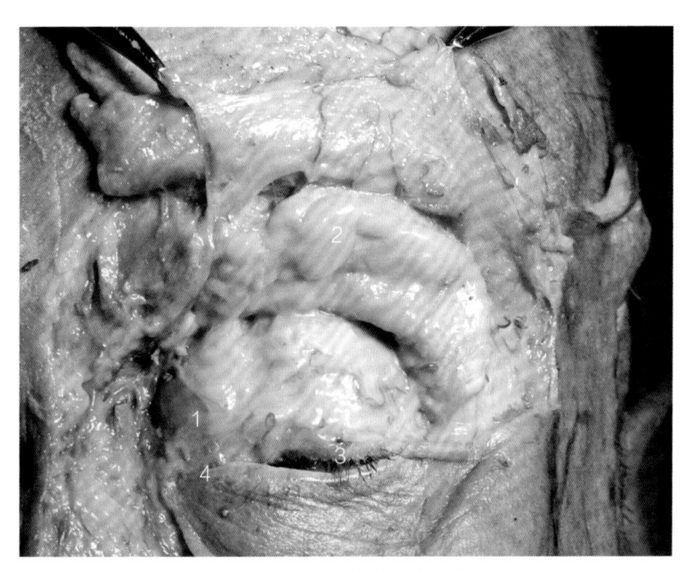

图 10-26　眶隔后脂肪

1. 内侧团；2. 中央团；3. 睫毛；4. 内眦。

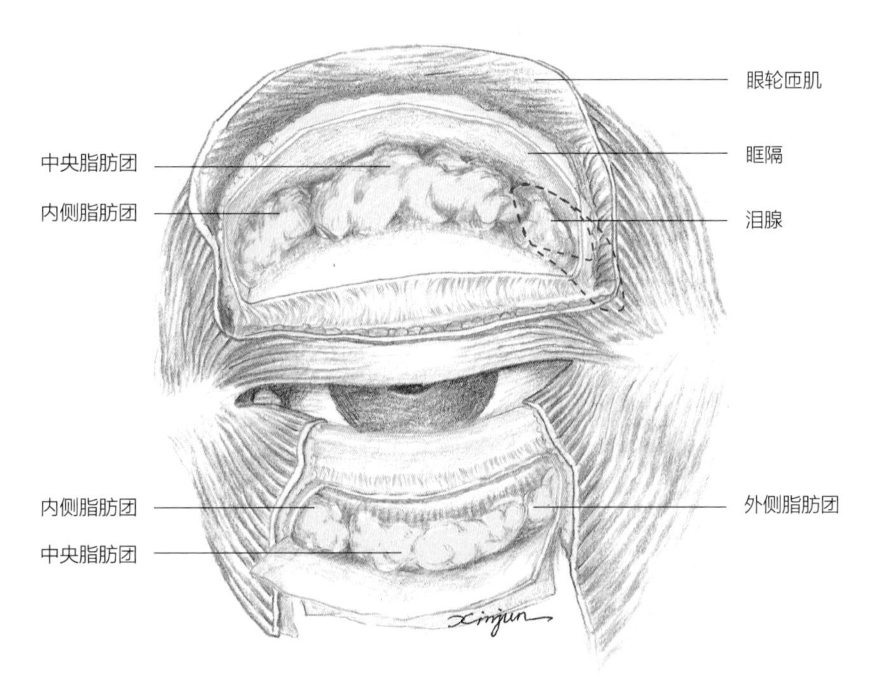

图 10-27　眶隔后脂肪示意图

上睑存在内侧和中央两个脂肪团，下睑存在内、中、外三个脂肪团。红色虚线：上睑外侧臃肿者，上睑中央脂肪团向外侧延伸，覆盖泪腺。蓝色虚线：上睑严重臃肿者，上睑中央脂肪团向外侧延伸。绿色虚线：上睑内侧臃肿者，上睑中央脂肪团的内侧延伸部可覆盖于内侧脂肪团表面。

中央脂肪团位于提肌腱膜浅面，又称为腱膜前脂肪垫（preaponeurotic fat pad）。其脂肪内胆固醇含量较高，颜色为亮黄色。腱膜前脂肪垫被薄膜所包裹，眶隔前壁有纤细的血管和少量的眶上神经通过。在外侧，其延伸范围达到甚至超过泪腺；而在内侧，由上直肌腱和提肌腱膜内侧脚将其与眶内侧脂肪团分隔。上睑内侧和中央脂肪垫之间可看到上斜肌的滑车和Whitnall韧带纤维的附着，这也可视作这两个脂肪垫分隔的标志。上睑外侧臃肿者，中央脂肪团的外侧延伸部可超过泪腺，甚至达外眦部的眼轮匝肌深面，可伴或不伴泪腺脱垂。有些患者中央脂肪团的内侧延伸部可覆盖于内侧脂肪团表面（图10-27）。

2. **下睑眶隔后脂肪** 下睑通常存在内、中、外三个脂肪团，中央脂肪团较大且表浅，内侧与外侧脂肪团较小且位置相对较深（图10-27）。内侧与中央脂肪团以下斜肌为界；而中央脂肪团与外侧脂肪团之间的分隔，目前多数学者认为是来源于睑囊筋膜的弓状扩张，也有学者认为是来源于下斜肌的筋膜组织。

在下睑眶隔的后方，可发现从内眦向外眦内侧面延伸的一个弓形筋膜样结构，称为弓状扩张。它在下睑外侧和中央脂肪团之间形成不完全的分隔并部分包裹了外侧脂肪团，因此可将其视作下睑中央和外侧脂肪团的分隔标志。

眶脂肪和血管的关系很重要，动脉穿过眶脂肪的筋膜，但是静脉分布于筋膜表面。

3. **Eisler囊袋与Eisler脂肪垫** Eisler囊袋（Eisler's pocket）是下睑外侧被脂肪所充填的一个凹陷，位于眶隔和外眦腱之间，其前方和上方是眶隔，后方和鼻侧是外眦腱，颞侧为眶外缘的内面，下方为颧骨，上方为上睑中央脂肪团的外侧延伸部。

1930年，Paul Eisler描述了游离于眶隔以外的脂肪垫，并将其称为Eisler脂肪垫（Eisler's fat pad）。Eisler脂肪垫位于眶隔前方和外眦腱下方之间，位于腱膜前脂肪外侧延伸部的下方，在标准的睑成形术中不需对其进行处理。它是眶外侧壁寻找Whitnall结节的重要标志。

（二）临床意义

1. **上睑成形术** 有些上睑外侧臃肿者，重睑术中需切除中央脂肪团的外侧延伸部分。术中应注意区分泪腺和中央脂肪团，以免误将泪腺切除或损伤。若同时伴有泪腺脱垂，可将其还纳。中央脂肪团的向内延伸部可导致上睑内侧臃肿，若不予处理，很容易导致内侧重睑线变浅。

眶隔后脂肪及眶隔膜构成了上睑的滑动装置。在睑成形术中，要注意保留眶隔膜的完整性，去除眶脂肪时也应适量，尽量保留上睑内侧和中间的脂肪团。

对于上睑凹陷者，打开眶隔膜，释放被眶隔膜束缚的脂肪，有助于上睑的增容。此外，松解眶隔和提肌腱膜之间的异常纤维条索，也可改善眶脂肪的滑动性和减少提肌腱膜的传导阻力，改善睁眼动力。

2. **下睑成形术** 先天性或老化导致的眶隔松弛是下睑袋和泪沟凹陷的常见原因。眶隔释放法下睑袋整复术中，松解眼轮匝肌限制韧带和泪槽韧带后，打开眶隔膜，将自然疝出的下睑脂肪填充并固定于弓缘下方的眶下缘骨膜。笔者不建议切除三组眶隔后脂肪的眼袋去除术。去除眶脂肪的下睑缺少眶脂肪的支持，下睑空虚，皮肤弹性变差，会加速下睑老化。

七、睑板

（一）解剖及生理特点

在上睑缘上方及下睑缘下方，可见一横行黄白色、柔韧致密的纤维结缔组织，即为睑板（tarsus）。睑板内含有丰富的弹力纤维和腺体组织，两端分别与内、外眦韧带相连，固定于眶缘上，形成眼睑的支架，是维持眼睑弧形支撑和硬度的重要结构。睑板的这种垂直支持功能是保持下睑高于角膜缘 1～2 mm 的基本和重要条件。

睑板前面稍凸起，后面稍凹陷，其弧度恰与眼球表面弧度相适应。上睑板较大，中部最宽，水平长度为 27～30 mm，垂直高度为 7～9 mm；下睑板稍窄，水平长度为 25～28 mm，垂直高度为 3～4 mm。

在上、下睑板内侧，睑板延续为纤维组织，走行于泪小管周围，并与内眦腱膜的纤维融合。上、下睑板的外侧延续为外眦腱的上角和下角，并合并形成外眦腱止于眶外侧的 Whitnall 结节（图 10-22）。Flowers 等的解剖研究发现，下睑板向外延续的纤维性结构有一部分止于外眦腱附着点下方的眶缘内侧，他将这一结构称为“睑板吊带”。睑板的深面与结膜紧密连接，不易分离。

Nagasao 等关于亚洲人睑板形态的研究认为，睑板形态因人而异，常见的形态有镰刀形、三角形和梯形三种（图 10-28），并且认为睑板形态对重睑成形术有重要影响。

睑板内的睑板腺垂直于睑缘排列，开口于睫毛后方，是一种复泡状皮脂腺。上睑板有 30～40 个，形体稍大，下睑板有 20～30 个，形体稍小（图 10-29）。睑板腺的分泌物富含脂肪酸和胆固醇，可润滑睑缘，防止泪液流出结膜囊外。睡眠时，可使眼睑紧密闭合，防止泪液蒸发，避免角膜、结膜干燥。如果导管阻塞，睑板腺分泌物潴留，脂肪酸分解，局部刺激肉芽形成，临床上出现霰粒肿。由于睑板腺彼此平行且与睑缘呈垂直走向，故在睑板上做手术时，切口应与睑缘垂直，以免损伤大量的睑板腺。

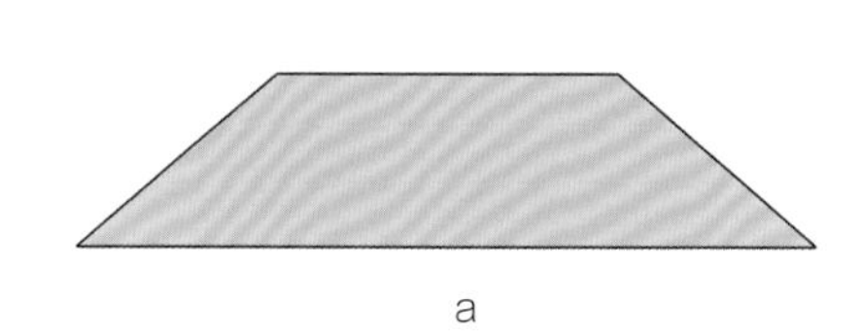

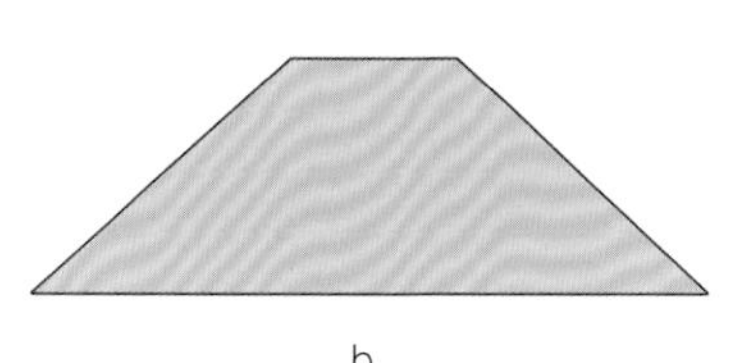

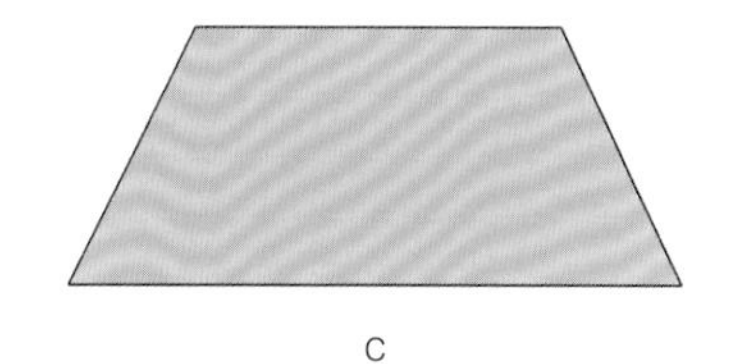

图 10-28 睑板的三种形态示意图
a. 镰刀形；b. 三角形；c. 梯形。

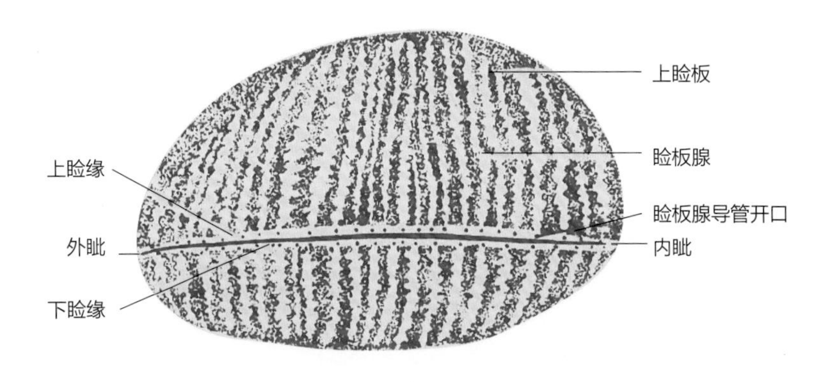

图 10-29　睑板和睑板腺

（二）临床意义

上睑下垂矫正术时，通常是将缩短或迁徙后的提肌腱膜尾端固定于睑板上缘下方约 2 mm 处。固定点过高容易出血，固定点过低容易出现睑板上翘（图 10-30）。一定要确切固定于睑板上，但不可穿透睑板全层，避免损伤角膜。

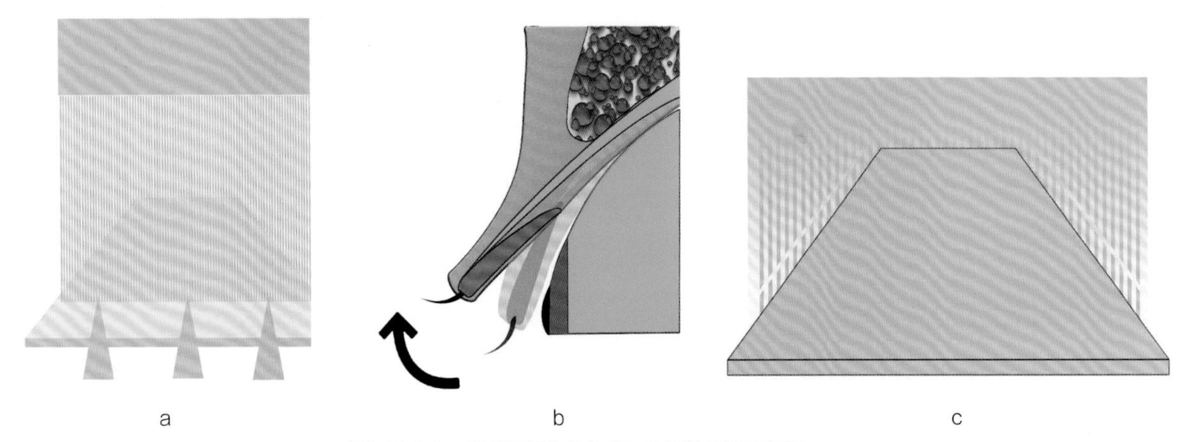

图 10-30　提肌腱膜在睑板固定位置示意图

固定点过低（a），出现了睑板上翘（b）。按照睑板形态固定提肌腱膜，使其受力均衡（c）。

八、睑板前脂肪和睑板前筋膜

（一）解剖及生理特点

睑板前脂肪（pretarsal fat）是位于睑板浅面的纤维脂肪，内侧较厚，外侧相对较薄。在睑板内侧和瞳孔中线之间，可见较集中的纤维脂肪团。上睑肥厚者的上睑内侧脂肪尤为突出，需与上睑眶隔内侧脂肪团相鉴别。

眶隔内侧脂肪团被眶隔膜所包裹，而睑板前脂肪团其根部位于睑板前，与眶隔膜有明显界线。上睑臃肿者的睑板前脂肪含量较多，上睑凹陷者相对较少。韩国卞振锡医生的解剖学研究发现，睑板前内侧脂肪分为圆形、倒三角形和三角形等几种形态，其中以圆形最为常见（图 10-31）。

睑板前筋膜（pretarsal fascia）是由纤维脂肪和多层纤维筋膜组成的类似“三明治”样结构，为 ROOF、眶隔、提肌腱膜和睑板前脂肪等在睑板前的延续而成（图 10-32）。睑板前筋膜位于睑板浅面和睑板前眼轮匝肌深面之间，起到连接作用，并为眼轮匝肌提供滑动平面。高加索人 ROOF 未延伸至睑板前，且眶隔反折处位于睑板上数毫米，使得提肌腱膜发出的纤维穿过眼轮匝肌止于真皮，形成重睑线。亚洲人单睑者的 ROOF 向下延伸至睑板浅面，以及在睑板前反折眶隔，阻碍了提肌腱膜发出的纤维止于真皮，不能形成重睑（图 10-32）。

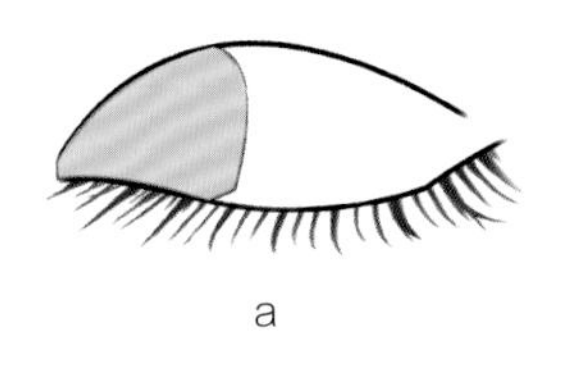
a

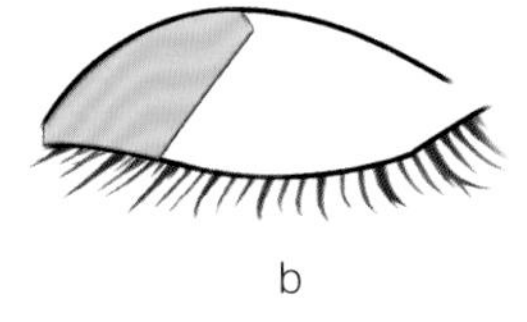
b

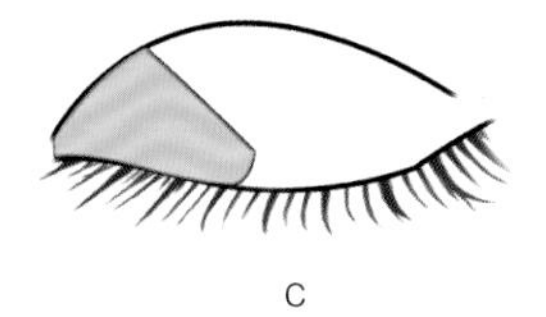
c

图 10-31 睑板前内侧脂肪示意图
a. 圆形；b. 倒三角形；c. 三角形。

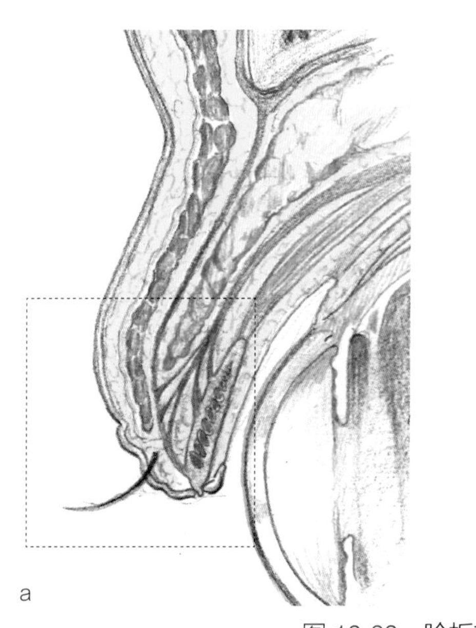
a

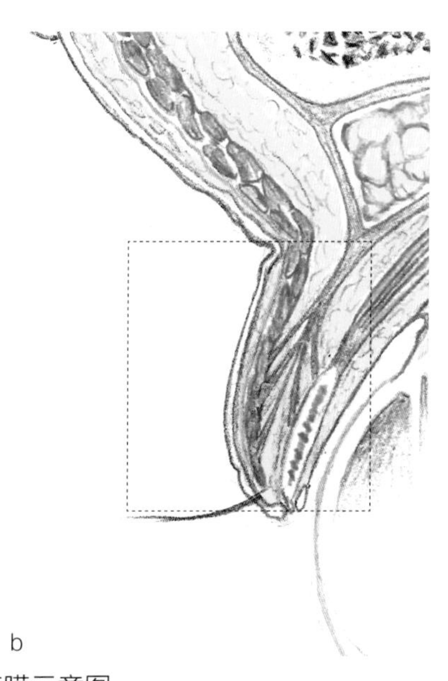
b

图 10-32 睑板前筋膜示意图
a. 上睑臃肿者，睑板前筋膜较厚，由延伸至睑板前的 ROOF、眶隔膜、提肌腱膜和睑板前脂肪组成。
b. 上睑轻薄者，睑板前筋膜较薄，仅可见眶隔膜、提肌腱膜和薄层睑板前脂肪。

（二）临床意义

在重睑切口线或切口线下方过多切除眼轮匝肌和睑板前筋膜，会造成闭眼时切口线上下有明显的阶梯外观，甚至凹陷性瘢痕，睁眼时重睑线生硬。同时，由于切除组织过多造成皮下瘢痕粘连重，使眼睑的静脉和淋巴回流障碍，是重睑线下方组织长期水肿的重要原因。术中应尽量保护肌下疏松结缔组织层的血管网和睑缘动脉弓，可减轻术后肿胀。天然重睑线对应的皮肤与睑板间有一定的移动性，并有较浅的皮肤皱褶。因此，术中应适当保留部分睑板前筋膜，以使睁、闭眼时重睑线以下的皮肤有一定移动性，更符合天然重睑的特点。

明显肥厚的睑板前脂肪也会影响重睑线形成，若不予以处理，很容易导致内侧重睑线变浅。

九、上睑提肌及腱膜

（一）解剖及生理特点

上睑提肌（levator palpebrae superioris）属于骨骼肌，受动眼神经支配，收缩时可开大睑裂。上睑提肌位于上直肌上方，起自蝶骨小翼 Zinn 总腱环上方，沿眶上壁向前走行，逐渐呈扇形展开，在眶上壁和上直肌之间的上穹窿结膜顶处移行为腱膜（图 10-33）。上睑提肌长约 37 mm，但在眶顶部仅宽约 4 mm，向前逐渐变宽，扇形散开形成腱膜部分。

上睑提肌近眶上缘处，肌鞘增厚形成上横韧带，又称节制韧带或 Whitnall 韧带，通常位于上睑提肌前面，也可包围上睑提肌。以 Whitnall 韧带为界，上睑提肌向前逐渐移行为腱膜，即上睑提肌腱膜（图 10-34）。提肌腱膜向眼轮匝肌及睑板方向延伸，向下附着于睑板上缘，其扩张部延伸至睑板前下 1/3 处，甚至睑板末端。提肌腱膜长 15～20 mm，近端与肌腹交界处宽约 6 mm，远端宽达 30 mm 并止于睑板。在上睑提肌的上方和下方有两条横韧带，分别是 Whitnall 韧带和上直肌 Check 韧带，形成一个类似滑车的结构，控制睁眼时上睑提肌滑动的方向和幅度。

提肌腱膜在止点附近形成了厚韧的外角和薄弱的内角。上睑提肌腱膜中央部止于睑板上缘，向颞侧的扩展为外角，向鼻侧的扩展为内角。外角附着于眶外侧结节和外眦腱上缘，止于眶上侧缘的颧结节。纤维穿过泪腺的睑部和眶部，将泪腺分成深、浅两部分。内角附着于额泪缝和内眦腱上缘，止于泪后嵴。提肌腱膜与矢状面形成了偏向外侧约 20° 的夹角，使牵引方向更靠外。年轻人的上睑提肌腱膜呈亮白色，为坚韧的膜状组织。随年龄增加，肌纤维内脂肪浸润，腱膜变薄，甚至从睑板上脱离，形成老年性上睑下垂。

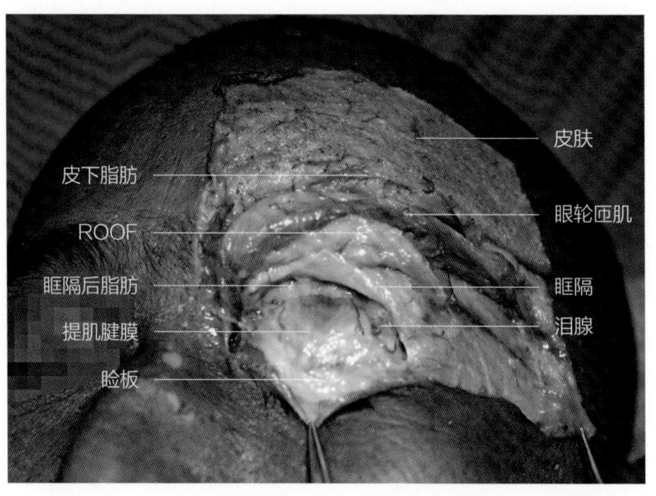

图 10-33　上睑分层解剖图，显露上睑提肌及其腱膜

早期的研究认为提肌腱膜为单层膜结构。2005 年，Kakizaki 等的解剖研究表明，提肌腱膜由前层和后层组成（图 10-35）：前层在睑板上数毫米处与眶隔融合，形成“白线”（white line）；后层腱膜继续向下延伸附着于睑板上 1/3，少部分后层的腱膜纤维向浅层穿过眼轮匝肌，直至皮下组织。传统意义上的提肌腱膜是指提肌腱膜的后层。也有研究表明，有些上睑下垂人群的提肌腱膜前层并未止于睑板上数毫米处，而是退缩在限制韧带上方的穹窿部。上睑下垂矫正术中可将退缩的提肌腱膜分离，向下牵拉固定于睑板上缘。

腱膜与眶隔融合处明显增厚，呈白色，故被称为“白线”。提肌腱膜后层较薄，含有更多的平滑肌纤维。很多学者认为，后层提肌腱膜纤维止于真皮是重睑线形成的重要理论基础。东方人眶隔

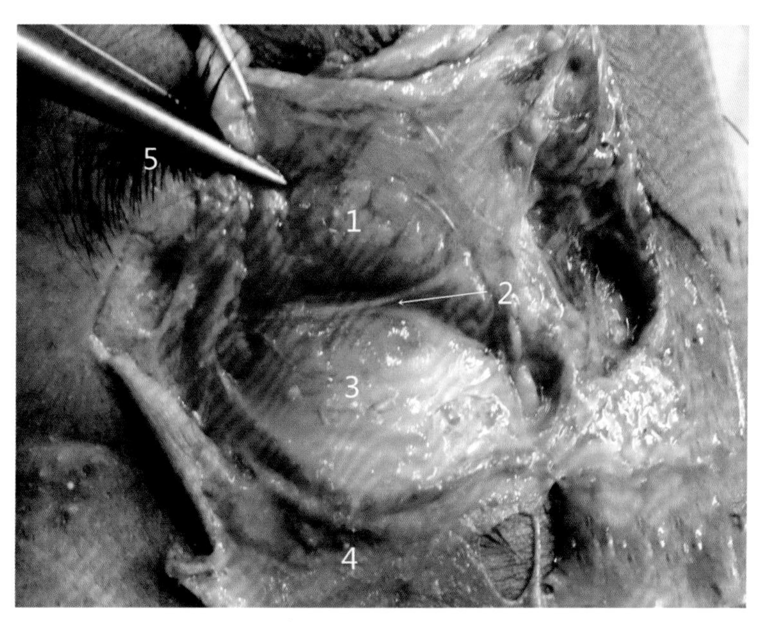

图 10-34　上睑提肌腱膜和 Whitnall 韧带解剖图

掀开眶隔后脂肪，显露上睑提肌、提肌腱膜、Whitnall 韧带，以及提肌腱膜与睑板的附着：1. 眶隔脂肪；2. 节制韧带；3. 上睑提肌及腱膜；4. 皮肤；5. 眉毛。

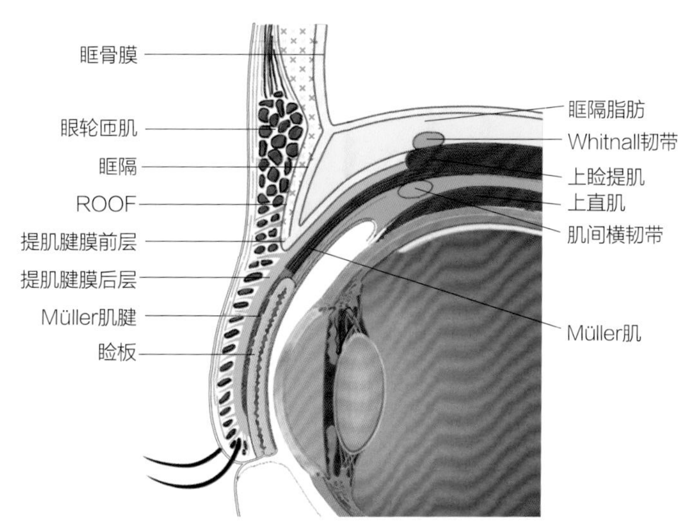

图 10-35　上睑分层解剖示意图

提肌腱膜前层与眶隔后壁融合，提肌腱膜后层继续向下走行，覆盖睑板，形成睑板前筋膜的一部分。

融合线位置较西方人低，故单睑形态较为常见。

在提肌腱膜深面，存在着一层界线清晰的脂肪层，称为腱膜后脂肪，该脂肪存在的间隙为腱膜后间隙。腱膜后脂肪位于提肌腱膜和 Müller 肌之间，向下延伸至睑板上方，向后延伸至上睑提肌的肌纤维。提肌腱膜浅面为眶隔后脂肪，因其位于提肌腱膜前，故也称为腱膜前脂肪。

（二）临床意义

1. 上睑提肌与上睑下垂 睁眼功能良好者，上睑提肌的肌纤维清晰、红润，提肌腱膜厚韧、光滑，且颜色瓷白。上睑提肌功能较差者，上睑提肌纤维不清晰，甚至脂肪化；提肌腱膜变薄，表面有很多纤维条索。

各种原因引起的上睑提肌损伤、无力或功能受限都可导致上睑下垂。上睑缘遮盖角膜缘超过 2 mm，即为上睑下垂。术前需测试上睑提肌的肌力：1～4 mm 为肌力弱，5～7 mm 为肌力中等，＞ 8 mm 为肌力良好。肌力中等或良好时，常用上睑提肌腱膜或复合瓣折叠、前徙。肌力弱时，需使用额肌瓣、联合筋膜鞘（conjoined fascial sheath，CFS）等方法矫正上睑下垂。

提肌腱膜内、外侧角的强度不对称，并且上睑提肌与睑板的附着平面存在倾斜角。因此，一些上睑下垂矫正术后会出现上睑最高点偏外的现象，甲状腺功能亢进突眼的患者尤为明显。为防止上睑下垂术后出现睑缘高点靠外，重要的是将提肌腱膜的中心固定于睑裂中心对应的睑板处。下拉提肌腱膜，等腰三角形顶点所对应的位置即为提肌腱膜中心。睁眼时，上睑最高点位于瞳孔中线外侧 1 mm 处，但临床中常以瞳孔中线为上睑中心。此外，眼睑闭合时，睑板会向内移 0.5～1.0 mm。因此，术中应将提肌腱膜的中心固定于睑板中心的稍内侧。

有些先天性轻度上睑下垂者的睑板前脂肪过厚，影响提肌腱膜在睑板表面的附着。术中可先使睑板前组织适度变薄，再将提肌腱膜重新固定于睑板，上睑下垂可得到明显改善。

2. 提肌腱膜与重睑术 多数上睑凹陷患者的提肌腱膜薄厚不均，且其表面有数条斜向的纤维条索。在上睑中内侧，眶隔后脂肪常被纤维束限制或包绕，脂肪容量压缩，故上睑凹陷以中内侧较为明显。此外，束缚脂肪的纤维条索也会影响提肌腱膜力量的传导，多表现为角膜暴露不足、睁眼无力。术中松解纤维条索，释放眶隔后脂肪，可适度矫正上睑凹陷，同时改善睁眼动力。

重睑术中，去除多余睑板前脂肪时，需要打开提肌腱膜在睑板表面的附着。若提肌腱膜的切开位置靠近或高于睑板上缘，去除睑板前脂肪后，需将提肌腱膜重新固定在睑板上，否则容易继发上睑下垂。术后早期由于 Müller 肌功能尚好，并不影响睁眼动力。随着 Müller 肌磨损，术后晚期可出现上睑下垂。笔者建议无论睑板前筋膜切开位置的高低，都应将打开的提肌腱膜复位缝合，既可预防上睑下垂，又可使重睑形态更稳定。

重睑术后偶尔会出现上睑下垂，可能原因如下：①局部麻醉药物浸润；②组织明显肿胀；③重睑线过高，导致睁眼乏力；④上睑提肌或腱膜损伤。前两种情况随时间推移，待麻醉药代谢，水肿消退后，上睑下垂可得到缓解，后两种情况常需再次手术修复。重睑过宽继发上睑下垂的原因，可能有以下几个方面：①睑板上方提肌腱膜损伤；②皮肤与高位提肌腱膜形成粘连带，增加上睑提肌动力负荷，影响睁眼动力；③眼轮匝肌连续性中断，影响组织的滑动性，间接增加提肌负荷。可通过松解粘连，重新将重睑线固定在较低位置，缝合固定断开的提肌腱膜，恢复眼轮匝肌的连续性等予以改善。

十、Müller 肌和下睑板肌

（一）解剖及生理特点

在睑板上缘、上睑提肌腱膜与上睑结膜之间，以及下睑板下缘、睑囊筋膜与下睑结膜之间，都存在一些薄而细小的平滑肌（图 10-36）。上睑为 Müller 肌（Müller’s muscle），下睑为下睑板肌（inferior tarsal muscle），均受交感神经支配。

Müller 肌较宽大，长 12～14 mm，宽 15～20 mm，在其向前下方走行过程中逐渐增宽，呈梯形。Müller 肌起自 Whitnall 韧带周围的上睑提肌远端，在上睑提肌、上直肌及穹窿结膜之间向前下走行，止于睑板上缘。也有研究表明，Müller 肌是混合性结构，主要包括平滑肌、结缔组织、脂肪及穿行其中的血管。

下睑板肌与 Müller 肌相对应，但较薄而窄，肉眼常不易分辨。下睑板肌起自下斜肌和下直肌鞘融合处，肌纤维向前上方走行，止于下睑板下缘。

Müller 肌和下睑板肌均受交感神经支配，其作用是协助上睑提肌开大睑裂。处于极度兴奋与紧张时，Müller 肌收缩，可使睑裂开大 2 mm 左右。惊恐、愤怒时，此肌收缩，睑裂明显开大。麻痹或受炎症侵袭时，可导致上睑呈轻度下垂状态。当颈交感神经麻痹时，可造成 Horner 综合征，其临床特征是上睑下垂、瞳孔缩小和面部不对称性无汗三联症。

上睑肌力较好者的 Müller 肌，其肌纤维红润，有少量脂肪浸润，与之纵向伴行的血管清晰可

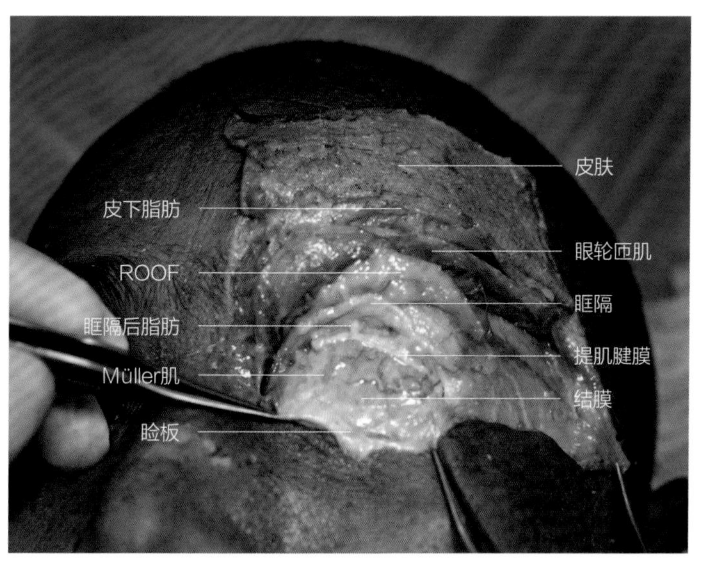

图 10-36　上睑分层解剖图
掀开提肌腱膜，可见其深面与血管伴行的 Müller 肌。

见。随着年龄增大，Müller 肌结构变松、变长，并出现大量脂肪浸润。

（二）临床意义

Müller 肌受交感神经支配，当交感神经功能受损时，可导致 Müller 肌麻痹（例如 Horner 综合征），出现轻度上睑下垂，下垂量为 2～3 mm，同时伴有瞳孔缩小、眼球内陷、患侧半面无汗、温度升高等症状，应与上睑提肌功能障碍引起的上睑下垂相鉴别。交感神经过度兴奋（甲状腺功能亢进）使 Müller 肌过度收缩，可引起上睑退缩。

上睑下垂矫正术时，建议使用不含肾上腺素的局麻药物，避免兴奋 Müller 肌，影响提升效果的判断。提肌腱膜 -Müller 肌复合瓣前徙术是轻中度上睑下垂常用的矫正技术。分离 Müller 肌瓣时，Müller 肌内伴行的血管是重要的参考标志。保护好这些血管，既有利于减少出血，又保证了 Müller 肌结构的完整。

重睑术中，只要 Müller 肌结构完整且功能正常，即使切断上睑提肌腱膜也不会造成明显上睑下垂。但长时间缺少提肌腱膜的保护，Müller 肌逐渐被磨损，久而久之也会导致上睑下垂。

十一、睑囊筋膜和下睑板肌

（一）解剖及生理特点

睑囊筋膜（capsulopalpebral fascia）位于下睑眶隔后方，呈扇形向睑板延伸。睑囊筋膜起于下直肌鞘，是下直肌鞘自眼球止点向前延伸的纤维组织，其起点处称为睑囊头。睑囊筋膜自睑囊头向前延伸，从上、下方包裹下斜肌，与下斜肌鞘部分融合。随着其向前延伸，在下睑板下缘下方 3～5 mm 处与下睑眶隔融合，止于下睑板下缘。

睑囊筋膜与下睑板肌连接紧密、不易分离，也有学者将此两层结构合称为下睑缩肌（lower palpebrae contractor）。下睑缩肌的力量主要来源于睑囊筋膜，向下看时睑囊筋膜的长度不变。有研究认为下睑缩肌分前、后两层，后层较厚，前层较薄。后层主要由睑囊筋膜及其包绕的下睑平滑肌组成，向前走行止于下睑板的前面、下面和后面，主要作用是将下睑向后下方移动。下睑缩肌的前层主要包括睑囊筋膜的前层，以及从眶隔膜后壁和睑囊筋膜之间延伸的纤维筋膜（图 10-37）。前层没有到达睑板，而是止于皮下各层组织。术中很容易通过锐性或钝性分离将前、后两层分开，但后层与下睑结膜结合紧密，很难与结膜分离。

（二）临床意义

在下睑异位矫正术中，下睑缩肌是主要的治疗对象，但有时很难识别和处理。寻找下睑缩肌时，应考虑到下睑缩肌位于下睑结膜前，其厚度与下睑板类似。处理下睑缩肌时优先选择结膜入路，既便于寻找下睑缩肌，又可减少对其他组织结构的损伤。

反向下垂指下睑缘上移，与上睑下垂相反。例如 Horner 综合征等患者出现眼球内陷后，下睑

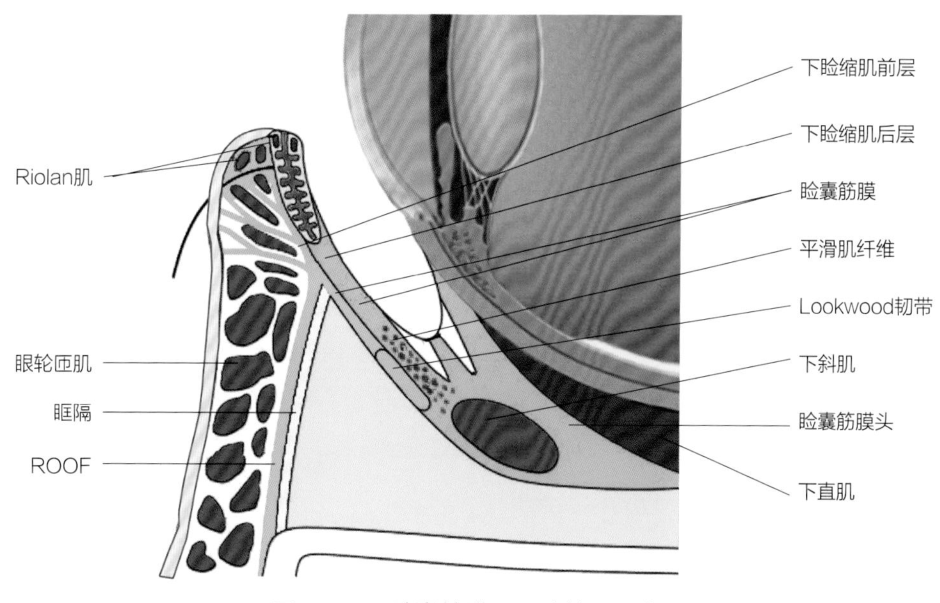

图 10-37　睑囊筋膜和下睑缩肌示意图

缘上移，覆盖部分角膜缘。缩短下睑缩肌后层可减少下睑缘对黑眼球的覆盖。

下睑下至手术是目前美容外科比较有争议的手术。但若适应证选择恰当，操作合理，可在不影响下睑功能的前提下，垂直方向增大睑裂。下睑下至术适用于：①下睑缘遮盖部分角膜缘；②内外眦倾斜角度过大的"吊眼"；③下睑缘外侧弧度平直。在瞳孔中线外侧至外眦处，选择 2～3 个点，将下睑缩肌缩短或折叠固定于下睑板下缘，使下睑缘的中外侧向外下方牵拉，形成横"S"形的下睑曲线。注意瞳孔中线处不可过多向下牵拉，以免出现角膜下缘露白。

亚裔患者的下睑内翻多由眶隔后脂肪向前突出所致。先天性下睑内翻矫正术中应先去除部分向前突出的脂肪，减少脂肪对睑缘皮肤向前的推力。而瘢痕性下睑内翻和下睑退缩，需要充分松解下睑缩肌后层组织，以及切断内角和外角。在下睑错位矫正术中，可将下睑缩肌松解与填充物的置入相结合。

十二、结膜

（一）解剖及生理特点

结膜（conjunctiva）为一连接于眼睑与眼球之间薄而透明的黏膜。结膜起始于上、下睑缘的后缘，覆盖于眼球后面及前面的巩膜表面，并与角膜缘结膜上皮和角膜上皮相延续。在眼睑到眼球的反折部形成一深的凹陷，称结膜穹窿。整个结膜形成一个以睑裂为口、角膜为底的囊状间隙，称结膜囊。上方和颞侧较深，尤其颞上方最深，鼻侧较浅。穹窿结膜最厚，球结膜最薄。

结膜可分为睑结膜、穹窿结膜、球结膜和结膜半月襞四部分。

1. 睑结膜　睑结膜为覆盖眼睑内面的部分，可以分为睑缘部、睑板部和眶部。

（1）睑缘部：为皮肤与结膜间的移行部分，起自睑缘后缘，向后有一浅沟，为睑板下沟。睑板下沟为血管穿过睑板进入结膜的部位。上、下睑缘部结膜近内眦端可见一微小隆起，称为泪乳头。泪乳头中央有一小孔，即泪点，为泪道入口。泪点经泪道与鼻腔相通。

（2）睑板部：薄而透明的睑板部结膜与睑板紧密附着，可透见下面平行排列的黄白条状睑板腺。此部结膜血管丰富，故外观呈淡红色。

（3）眶部：眶部结膜位于睑板上缘与穹窿结膜之间，其下面为 Müller 肌，其间有少许疏松结缔组织。眶部结膜稍厚，表面可见水平走向的皱襞，有利于眼睑活动。

2. **穹窿结膜**　穹窿结膜位于睑结膜和球结膜之间，仅在内眦部被半月襞和泪阜所中断，呈一环形盲袋。该部结膜下有丰富的疏松结缔组织，有利于眼睑和眼球的灵活运动。穹窿结膜有丰富的血管，且富有静脉丛和大量淋巴细胞。穹窿结膜内含有 Krause 和 Wolfring 副泪腺，上穹窿约 40 个，下穹窿 6～8 个，可分泌泪液湿润和保护角膜。

3. **球结膜**　球结膜为覆盖眼球前 1/3 的结膜，是结膜中最薄的部分。覆盖巩膜表面的为巩膜部，距角膜缘 3 mm 以内者为角膜缘部。球结膜与其下方组织结合很疏松，既有利于眼球活动，也容易发生球结膜水肿。

4. **结膜半月襞和泪阜**　结膜半月襞位于结膜的内眦部，泪阜的内侧为一半月形皱襞，宽约 2 mm，其游离缘朝向角膜。泪阜位于睑裂的内眦部，结膜半月襞的鼻侧为一红色卵圆形组织，高约 5 mm，宽约 3 mm。泪阜功能包括：①使上、下眼睑严密闭合；②避免异物进入泪点；③与半月襞形成泪湖，暂存眼泪；④眼睑开闭，泪阜不断压迫泪点和泪小管，形成负压，使泪液引流入泪道。

结膜内含有丰富的血管和神经末梢，其表面富含分泌细胞和腺体，包括杯状细胞、黏液腺和小唾液腺，能分泌黏液，滑润眼球，减少睑结膜与角膜的摩擦。闭眼时，可形成相对密闭的结膜囊，保护眼球，并协助将泪液引流到泪道。

（二）临床意义

上穹窿部结膜和上睑提肌肌腱及上直肌腱联系密切，眼睑手术时如误伤此部分，容易导致上睑下垂、斜视及上穹窿结膜脱垂。老年患者结膜相对松弛，下睑眶隔释放术后容易出现顽固性球结膜水肿，严重者可持续 2 个月以上。封闭眼睑并轻加压，可加快球结膜水肿的吸收。

第三节　眼睑及眶周韧带系统

眼睑与眶部的筋膜、韧带系统是一个由结缔组织构成的连续、相互交织、富有弹性的复杂系统，为眼球提供了一个眶内支架，使之悬吊于眶内，并在有限范围内灵活运动。该筋膜系统包括眶外侧增厚区、眶隔、睑囊筋膜、眼球筋膜鞘、眼外肌鞘膜、总腱环等，还包括眼轮匝肌限制韧带、内眦腱、外眦腱、Whitnall 韧带、上穹窿悬韧带、Lockwood 韧带等结构（图 10-38）。

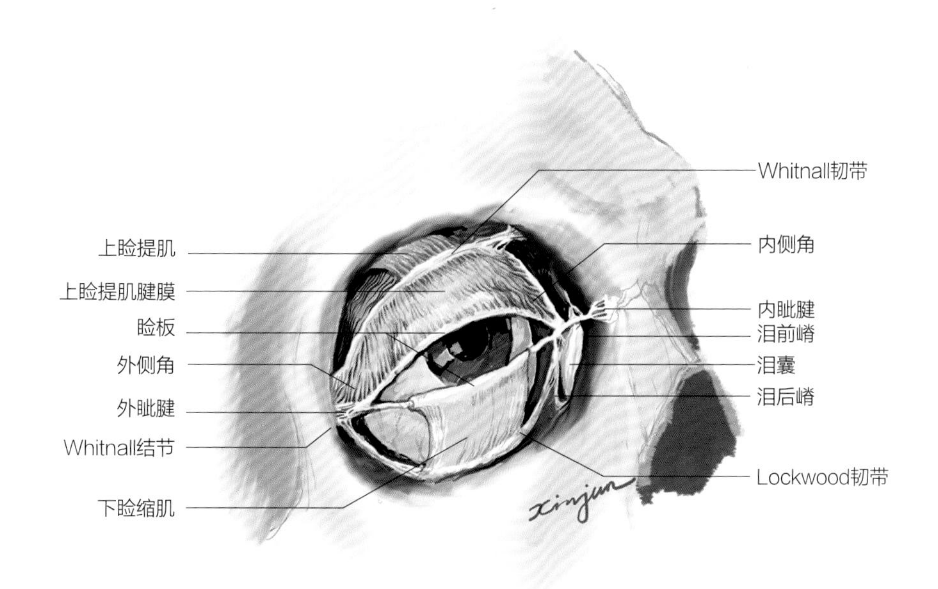

图 10-38　眶周韧带系统示意图

一、内眦腱和内眦支持结构

1. **解剖特点**　内眦腱（medial canthal tendon）是将眼睑与眶内侧缘相连的腱性结构。起初的研究认为，内眦腱是从睑板附着于上颌骨额突的真性韧带，故称为内眦韧带。后来很多研究认为，内眦腱还包含眼轮匝肌纤维的腱性结构，将其称为内眦腱（图 10-39 和图 10-40）。

内眦腱与上、下睑板的内侧相延续，其在眶内侧壁的附着分为浅、深两层。浅层主要由睑板前眼轮匝肌的肌腱组成，横过泪囊中部前方，止于泪前嵴和鼻额缝附近的上颌骨额突；深层是眶隔前和眶部眼轮匝肌的肌腱部分，可分为上支和后支，于泪囊的后方和上方嵌于泪后嵴并覆盖泪囊的后部和上部。Kakizaki 等的研究认为，内眦腱后支不存在，在泪后嵴处由泪道纤维与 Horner 肌筋膜延续，组成了形似腱性的结构。

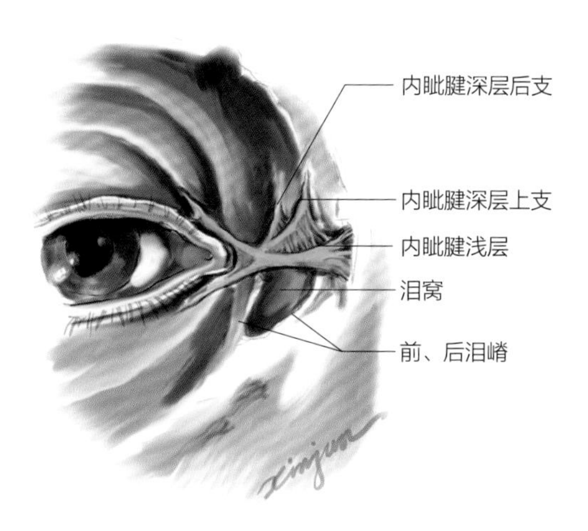

图 10-39　内眦腱位置示意图

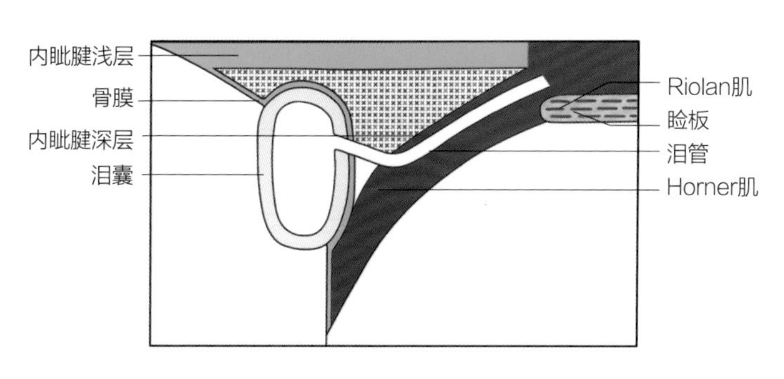

图 10-40　内眦腱剖面示意图

在内眦腱的周围除眼轮匝肌外，还有 Horner 肌、上睑提肌腱膜的内侧角、内直肌的 Check 韧带及筋膜、下睑睑囊筋膜的内侧部、Lockwood 韧带的内侧部等韧带筋膜结构附着，这些结构组成了内眦的三维结构，称为内眦支持带（medial retinaculum）。这些结构对维持内眦的稳定、眼睑和眼球位置以及泪道功能具有重要作用。

2. 临床意义　内眦腱毗邻 Horner 肌及睑板前、眶隔前眼轮匝肌深头，且二肌均止于泪囊后方的泪后嵴。因此，内眦腱浅部是寻找泪囊的标志，包绕泪囊的眼轮匝肌纤维，具有主动扩张和被动收缩泪囊的作用。包绕泪小管的眼轮匝肌纤维收缩可以改变泪道近段的长度和宽度。Horner 肌收缩可牵拉眼睑向内、向后运动，是维持泪液泵功能正常的关键因素。

内眦腱松弛可造成睑裂内端和泪小管向外下移位。特别是当内、外眦腱均松弛时，仅收紧外眦腱，可造成泪小点和泪道错位。内眦腱断裂可出现内眦部向颞侧移位。

错构的眼轮匝肌和内眦腱浅层纤维牵拉是内眦赘皮产生的主要原因。在内眦赘皮矫正术时，需将错位连接的眼轮匝肌与内眦腱松解，否则容易导致内眦赘皮复发。对于内眦间距较宽且内眦腱松弛者，可将内眦腱浅层折叠缝合，注意缝合位置不可过深，避免损伤泪管。

二、外眦腱和外眦支持结构

1. 解剖特点　外眦腱起自上、下睑板外侧缘，相互融合后分浅、深两支向眶外侧缘走行（图 10-15）。上、下睑板向颞侧延续为外眦腱的上、下角，随后合并为外眦腱。外眦腱起始部较宽，在走行过程中逐渐变细，呈楔形。

外眦腱深支较浅支纤维更坚韧、致密，在维持眼睑与弧形眼球相贴过程中起了更重要的作用，是传统意义上的外眦韧带。外眦腱浅支起自由眶隔和眼轮匝肌及其筋膜融合而成的睑外侧水平缝，附着于眶外缘，与眶外侧筋膜增厚区相延续。外眦腱深支止于眶缘内后方的 Whitnall 结节。

外眦腱深部的上方与上睑提肌外侧角及 Whitnall 韧带汇合。下方与下睑眶隔、睑囊筋膜和 Lockwood 韧带外侧部汇合，后方与 Check 韧带及一些筋膜结构附着。这些在 Whitnall 结节处附着的结构统称为外眦支持结构。

Hyera Kang 等的组织学研究认为，外眦腱是由腱性结构和韧带性结构组成的复合结构，并将其称为外眦带（lateral canthal bands，LCB）。在边缘区域，睑板前眼轮匝肌和 Riolan 肌延续部位为腱性结构，而连接睑板和眶外侧结节的位置为韧带性结构。

外眦腱的主要生理功能是维持睑板的正常生理位置，参与外眦区形态的形成。正常的睑板应紧贴眼球，下睑缘与角膜下缘相切，外眦点比内眦点稍高。

2. 临床意义　外眦腱松弛导致眼睑悬吊失衡，是外眦部老化的主要原因。随着年龄增长，外眦腱张力下降，老年人会出现巩膜暴露增加、睑球分离、下睑外翻等问题。恢复外眦腱的解剖位置，重建内外眦角度关系，是纠正外眦及下睑老化的关键。通过下睑袋切口或重睑切口分离眼轮匝肌后，沿睑板向外找到外眦腱，缩短折叠外眦腱或向上悬吊于眶外侧缘骨膜。

外眦腱断裂可出现外眦圆钝，闭眼时外眦向鼻侧移动，甚至导致睑裂闭合不全。内、外眦成形或固定手术当中，在关注内外眦固定高度的同时，还应注意将内、外眦腱固定于眶缘内侧的后方，避免出现睑球分离的情况。

三、Whitnall 韧带

1. **解剖特点**　上睑提肌近眶上缘处，其肌鞘增厚形成上横韧带，又称节制韧带或 Whitnall 韧带。它通常位于上睑提肌的前面，也可包绕着上睑提肌。韧带的颞侧部扩展到眶部泪腺，鼻侧部与滑车筋膜相连，在一定程度上起着限制上睑过度运动的作用，同时也是提肌肌腹与腱膜移行部的标志，还可以改变上睑提肌收缩力的方向，使之由后前向转为上下向，有利于上睑上提。

Whitnall 韧带的作用有：①对上睑提肌起着支持和悬吊作用；②对上睑提肌运动方向起滑车样作用，使之由前后方向转为上下方向，更利于提升上睑；③是上睑提肌腱膜最上缘的标志；④分割泪腺睑叶、眶叶，对泪腺起支持作用。

2. **临床意义**　在上睑下垂矫正术中，沿上睑提肌表面向上分离，可见横向走行的 Whitnall 韧带。部分上睑下垂病例中，Whitnall 韧带的纤维条索限制了提肌腱膜的运动，可通过松解异常条索予以改善。有学者采用 Whitnall 韧带与睑板上缘缝合悬吊来矫正上睑下垂。Whitnall 韧带功能受损或老化时，上睑提肌延长并下沉，力量下降。

四、肌间横韧带

肌间横韧带（intermuscular transverse ligament）是上直肌、下直肌、内直肌、外直肌由相应的肌鞘发出的韧带样纤维结构，又称 Check 韧带。Check 韧带限制了每条直肌的活动范围，是每条直肌的限制韧带。上直肌肌间横韧带位于上睑提肌和上直肌之间，止于结膜上穹窿，故也称为上穹窿悬韧带、联合筋膜鞘。该韧带在上睑下垂矫正术中越来越受关注。下直肌肌间横韧带与睑囊筋膜融合。内、外直肌的肌间横韧带分别止于内、外眦的后方，起到悬吊和固定眼球的作用。

五、Lockwood 韧带

下直肌肌鞘与下斜肌肌鞘融合在一起，使眼球囊下部增厚，并由此向上、外上与内、外直肌肌鞘延续，形成一个吊床样的结构，托住眼球下面，称为 Lookwood 韧带，也称眼球悬韧带。在下睑眶隔后，形成横跨睑囊筋膜的束带状韧带样结构，有支撑和维持眼球正常位置的作用。其纤维在内侧止于内眦腱，外侧止于 Whitnall 结节下方。随着年龄增长，Lookwood 韧带也会出现松垂，这也是眶隔后脂肪膨出的原因之一。

六、眶外侧增厚区和眼轮匝肌限制韧带

在眶外缘，眼轮匝肌与眶外侧骨膜发出的纤维形成紧密的附着，将眼轮匝肌与眶外侧骨膜连接在一起，形似增厚的筋膜组织，称为眶外侧增厚。眶外侧增厚区的面积随着年龄增加逐渐减小。由于这种特点，其外周结构也逐渐变弱，韧带密度下降。眶外侧增厚变薄弱后，使眶外侧固定眼轮匝肌的力量变弱，外眦周围浅层软组织的移动性增加，继而导致下睑下移。

眼轮匝肌限制韧带起于眶缘，止于眼轮匝肌睑部与眶部的结合部，体表与泪沟和睑颊沟的位置对应。眼轮匝肌限制韧带将眼轮匝肌与眶缘形成环形附着。该韧带在眶外侧与眶缘的附着较松弛，其纤维束分散穿过 SOOF 和眼轮匝肌。在眶内 1/3，眼轮匝肌与眶缘骨面直接附着，且形成平行于眶缘的多层纤维束，术中常需锐性分离。眼轮匝肌限制韧带主要起固定眼轮匝肌并限制眶外炎症进入眶内的作用。随着眼周软组织的老化，限制韧带之外的各层软组织向前膨出，导致眼袋形成，泪槽畸形，睑颊沟加深（图 10-41）。

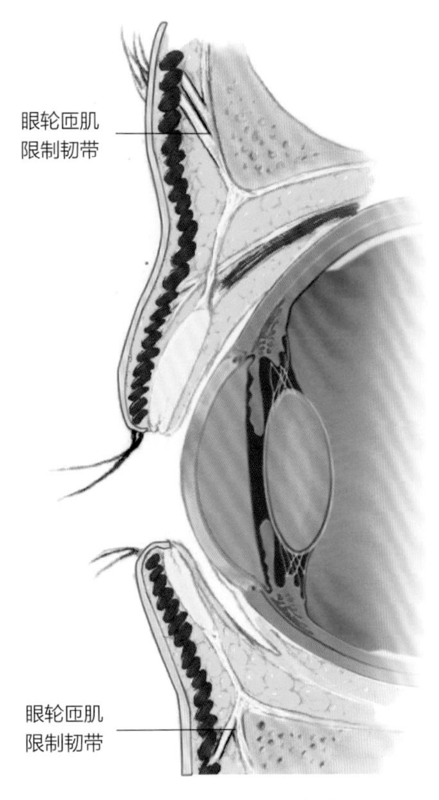

图 10-41　眼轮匝肌限制韧带示意图

第四节　泪腺与泪道系统

泪液引流系统由泪液的分泌部和排出部组成。泪液的分泌部由两叶主泪腺及其导管和副泪腺（Krause 腺和 Wolfring 腺）等组成。泪液的排出部由眼轮匝肌、泪小点、泪小管、泪囊和鼻泪管组成。

一、泪腺

正常泪腺（lacrimal gland）为粉灰色，色泽较眶脂肪为暗，质地较硬，呈分叶状，位于眶外上方眶缘内的泪腺窝内，前面被眶隔及眶脂肪覆盖，内侧与眶脂肪有粘连，深面毗邻眼球。内侧端居上睑提肌之上；外侧端位于外直肌上方，并由支持韧带或 Whitnall 韧带的外侧端将泪腺固定于眶外壁的骨结节上。正常情况下不易触及泪腺，如翻转上眼睑，并尽量向上牵引，嘱患者向鼻下方注视，有时在外上方穹窿结膜下可以透见部分泪腺组织。如果上述支持韧带或上睑提肌张力减弱，临床上可出现轻度泪腺下垂现象（图 10-42）。

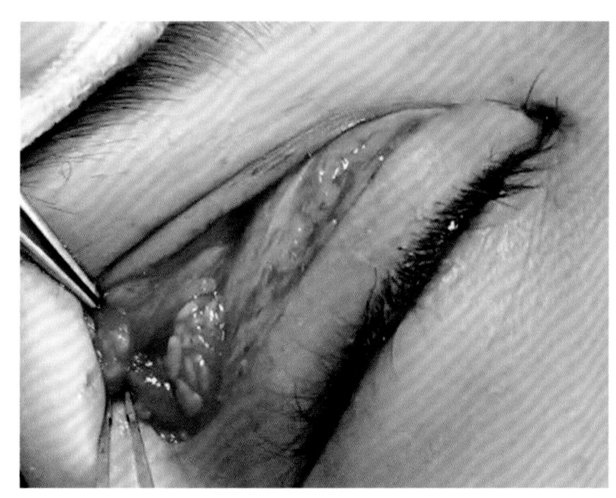

图 10-42 重睑术中脱垂的泪腺

泪腺被 Whtinall 韧带分隔成眶叶和睑叶，睑叶较小（图 10-43）。尽管泪腺分叶，但腺体仍连续成一体。在上穹窿外侧部，泪腺分泌的泪液经 10～20 条泪腺排泄管排入结膜囊内。除了主泪腺外，还有位于结膜穹窿附近和睑板上缘的副泪腺，其产生的泪液可经排泄管进入结膜囊内。

泪腺眶部位于泪腺窝内，外观扁平、微凹，横径 17～22 mm，纵径 11～15 mm，厚度 4～6 mm。上面隆凸，借结缔组织索与泪腺窝骨膜紧贴；下面与上睑提肌腱膜扩展部和外直肌连接。泪腺眶部的神经和血管由其后端中部进入。

泪腺睑部位于上睑提肌腱膜扩展部之下，其前缘正好在上穹窿结膜外上方，超越眶缘与 Müller 肌和睑结膜相连。泪腺睑部较小，为泪腺眶部的 1/3～1/2，又可分成 2～3 个小叶。

泪腺共有排泄管 10～20 个，其中泪腺眶部有 2～5 个，泪腺睑部有 6～8 个。泪腺眶部的排泄管通过泪腺睑部开口于上穹窿结膜的颞侧部。

在靠近上穹窿处的结膜内有数个小的副泪腺。副泪腺包括 Krause 腺、Wolfring 腺和 Ciaccio 腺等，其排泄管亦开口于结膜囊内。睫毛根部有毛囊，其周围有皮脂腺（Zeis 腺）及变态汗腺（Moll 腺）（图 10-11）。

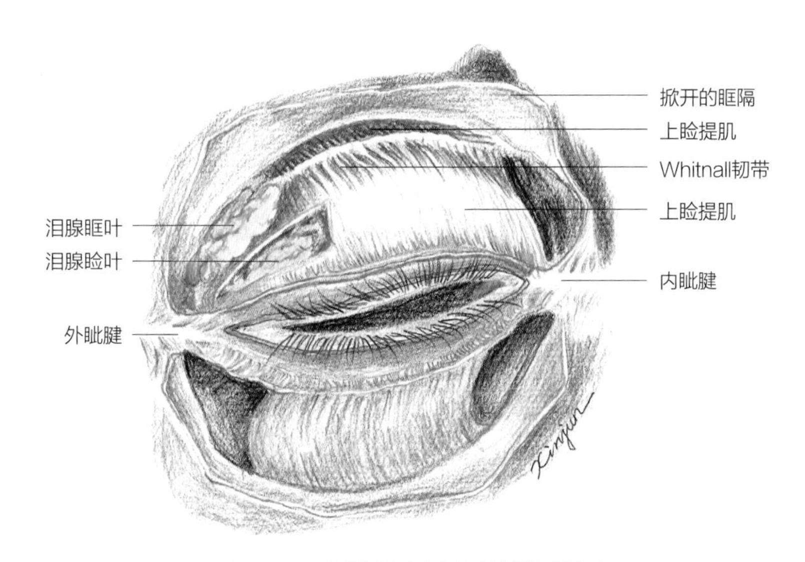

图 10-43 泪腺眶叶和睑叶位置示意图

二、泪液

泪液（tears）由泪腺、结膜杯状细胞分泌的水样液体组成。泪液富含免疫球蛋白和溶酶，具有杀菌和抗感染作用。

正常眼球表面覆盖的泪膜由三层结构组成（图 10-44）：表层为睑板腺（Zeis 腺和 Moll 腺）分泌的脂质层，分布于泪液的表面，具有维持泪膜的稳定性、防止泪液蒸发的作用。中层是泪腺及副泪腺分泌的浆液层，也是泪液的主体。内层是杯状细胞等分泌的黏液层，是紧密附着在角膜上皮的黏蛋白层。黏蛋白层可降低泪液表面张力，使中层在角膜表面分布更均匀。

泪膜的主要功能有：①湿润眼表，提供光滑的光学面；②湿润和保护角膜及结膜上皮；③通过机械冲刷及抗菌成分抑制微生物生长；④为角膜提供必要的营养物质。

正常稳定的泪膜是维持眼表上皮正常结构及功能的基础。任何导致泪膜完整性和功能破坏的损害因素都会引起不适症状。

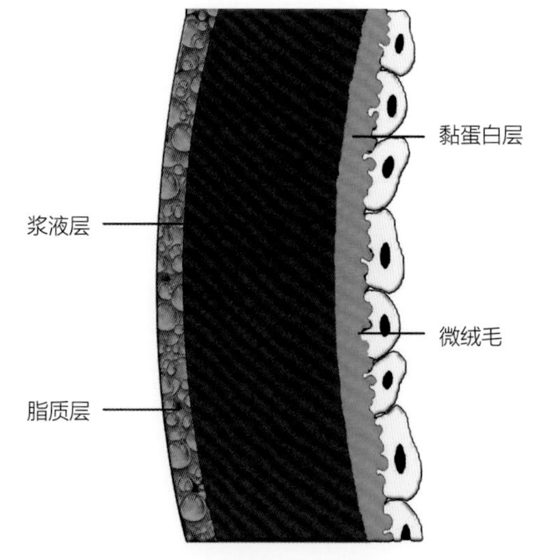

图 10-44　泪膜组成结构示意图

三、泪道系统

泪道系统（lacrimal drainage system）分骨性泪道和膜性泪道两部分。骨性泪道是膜性泪道外围的支撑结构，膜性泪道是泪液的主要排泄通道。

1. **骨性泪道**　骨性泪道包括泪囊窝和骨性鼻泪管两部分。泪囊窝位于内侧眶缘，是由上颌骨额突的后部和泪骨的前部所形成的一个凹陷，其前界为上颌骨的泪前嵴，后界为泪骨的泪后嵴。骨性鼻泪管自泪囊窝向下直达下鼻道，其外壁为上颌骨泪沟，内壁纤薄，由泪骨降突及下鼻甲的泪骨突构成（图 10-45）。

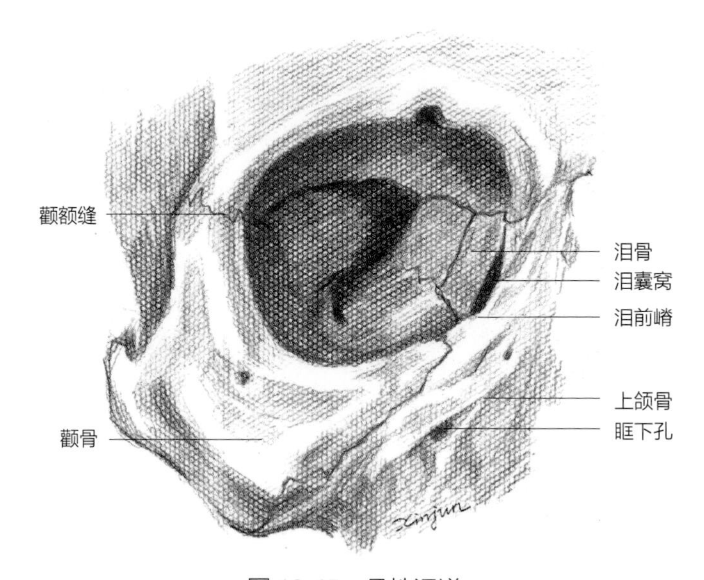

图 10-45　骨性泪道

2. **膜性泪道**　膜性泪道包括泪小管、泪囊和膜性鼻泪管（图 10-46）。

泪小管起自泪点，上泪点较下泪点稍偏向内侧。闭睑时，上、下泪点并不互相接触。成人泪小管管径为 0.5 ~ 0.8 mm。上、下泪小管均可分为相互垂直的两部分。起始部和睑缘垂直，长 1.5 ~ 2 mm，行于结膜下。随后转为水平方向走行，向内沿睑缘直达内眦部。该部分前半段行于结膜下，距睑缘 1 ~ 2 mm，后半段穿行于 Horner 肌间和内眦腱之后。上、下泪小管汇合形成泪总管，而后进入泪囊。

泪囊位于泪囊窝内，其上下径长约 12 mm，左右径为 2 ~ 3 mm，前后径为 4 ~ 6 mm，顶端闭合，下接鼻泪管，颞侧与泪总管或泪小管相连通。泪囊四周被泪筋膜及眶骨膜包围。泪囊的前上方有内眦腱，前下方相当于内眦腱下缘以下部位，该处覆盖少许眼轮匝肌，其后方为 Horner 肌。临床中常以内眦腱或泪前嵴为寻找泪囊的标志，该标志用指尖可扪及。

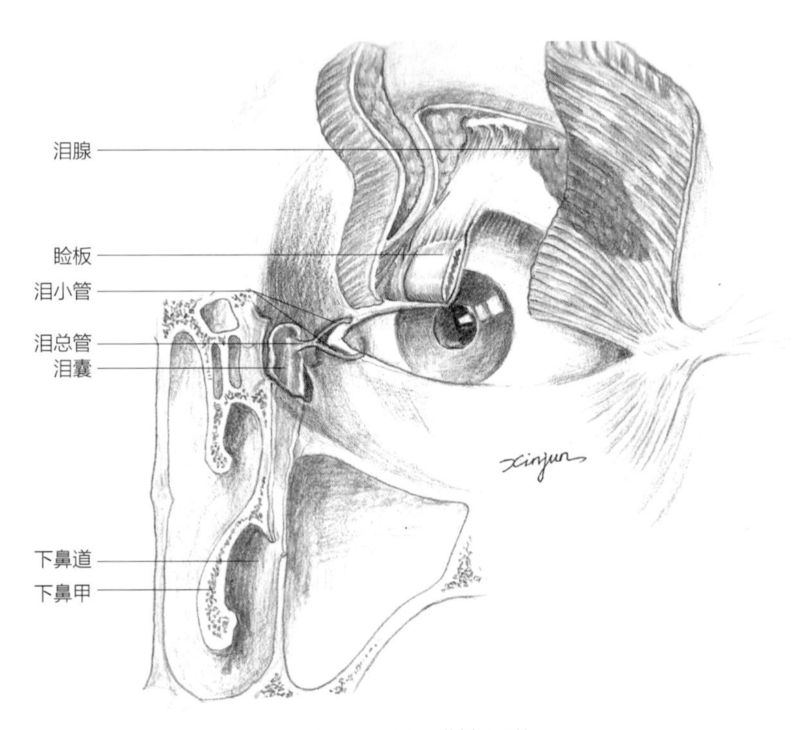

图 10-46　膜性泪道

四、泪道系统工作原理

泪液的循环包括产生、分布和引流三个过程。泪液自泪腺分泌产生后进入结膜囊，通过眼睑的瞬目运动，像刮板一样将泪液均匀分布于角膜及结膜的表面，形成泪膜。泪液缓慢向内下方的泪湖方向汇集。眨眼过程主要由眼轮匝肌的收缩引起。外覆筋膜和泪管、泪囊随眼睑位置的周期变化，即通过牵拉和压迫产生泪泵的功能。

周期性眨眼是引流泪液的重要生理机制，这种推进式机制不受重力影响。睁眼时，产生于外上穹窿的泪液在角膜前形成泪膜（图 10-47a）。此时，壶腹和远侧泪小管扩张，为向鼻侧方向收集泪液做准备。闭眼时，包括 Horner 肌在内的眼轮匝肌收缩，使泪液从泪湖挤入泪小管，也使泪小管缩

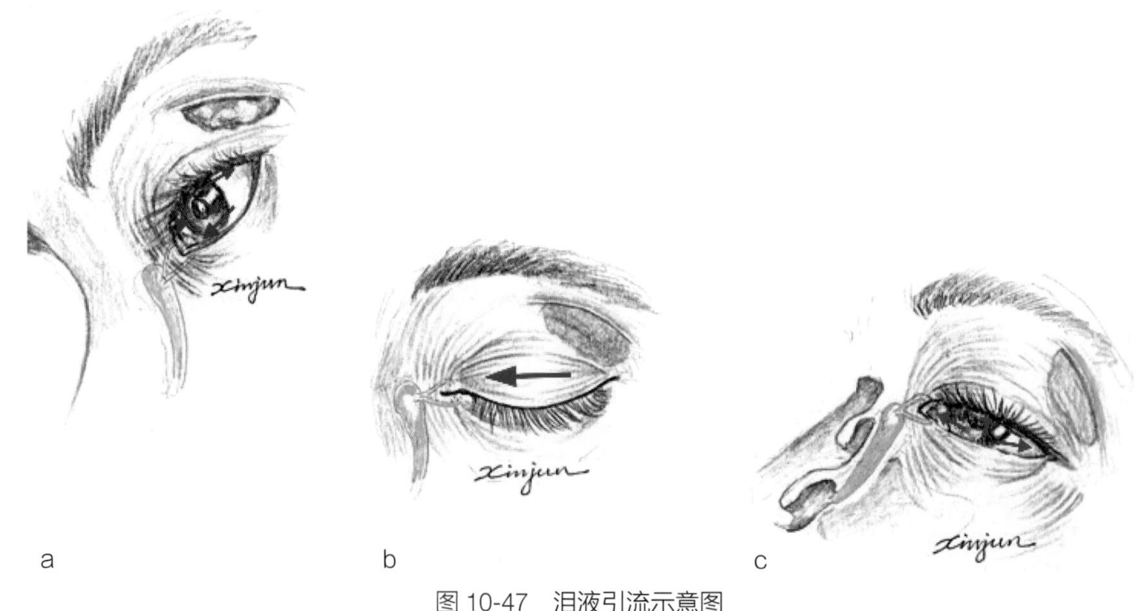

图 10-47 泪液引流示意图

短、泪囊扩张，泪囊内形成负压，将泪湖中的泪液引入泪囊（图 10-47b）；再睁眼时，泪液重新分布，泪小管扩张，泪液被吸入，泪囊则受松弛肌肉的压迫，将泪液顺鼻泪管排入鼻腔（图 10-47c）。

五、临床意义

泪液生成和蒸发之间的动态平衡，决定了角膜的湿润度和眼睛的舒适度。如果泪液产生足够，但泪膜表面的油脂不足，不能有效减少泪液蒸发，也会出现眼睛干涩的症状。有些美容外科手术可能会对泪液的产生、分布和泵出过程的某些环节形成干扰，影响泪液的量和质，术后可导致干眼或溢泪等并发症。

1. **上睑成形术** 瞬目时，上睑起到刮板的作用，使泪液均匀分布。上睑成形术后，如果瘢痕或组织缺损导致睑板外翻，以及睑板前眼轮匝肌破坏过多使睑板不能紧贴眼球，均会影响上睑的刮板作用，同时会加快泪液蒸发。上睑成形术中，在处理上睑外侧臃肿眶脂肪时若损伤泪腺，可能会影响泪液的生成。此外，泪腺导管损伤，还可能导致泪液渗漏。

2. **内、外眦成形术** 眼轮匝肌浅、深头包裹泪囊、泪小管和泪总管，内眦部的很多眼轮匝肌是参与泪液引流系统的主要动力，对维持引流的功能和主动性具有重要作用。该部位眼轮匝肌破坏会影响泪液循环的动力。内眦腱的浅支和深支包绕泪囊，上、下泪小管和泪总管与内眦腱非常接近，内眦折叠或成形时，要避免泪小点和泪道错位。

内外眼角开大术可在水平方向上增大睑裂。睑裂变大后，泪液蒸发增多。如果使泪液的产生量和蒸发量失去平衡，则会出现干眼症状。

3. **下睑成形术** 通常下睑缘位于角膜交界上方 1～2 mm，其瞳孔外缘最低，外眦稍高于内眦，两者之间呈 10°～15° 的倾斜角。正常解剖位置的下睑对于维持角膜湿润，减少泪液蒸发损

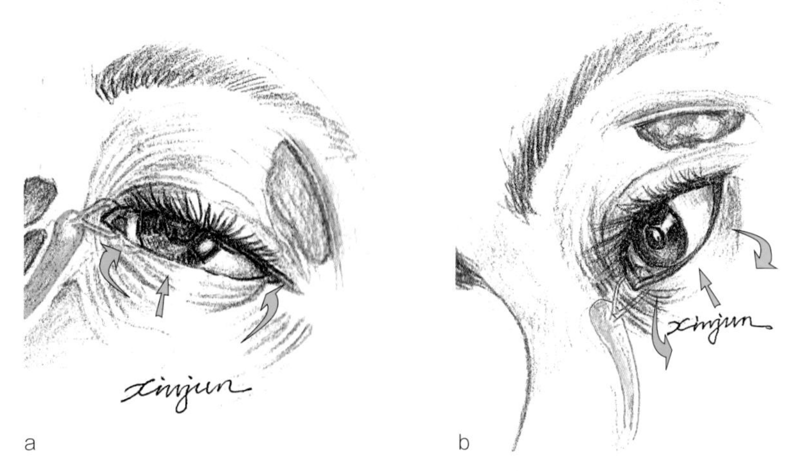

图 10-48　下睑力量的平衡示意图
a. 内在支持力大于分离力；b. 内在支持力小于分离力。

失，帮助眼睑对泪液的刮扫和分布，以及维持泪液泵机制的完整，均非常重要。

下睑正常位置的维持需要保持其支持力和分离力之间的平衡（图 10-48）。通常将维持下睑覆盖角膜缘之上和紧贴眼球的力量称为内在支持力。它的产生源于睑板向头侧作用的力量，以及眼轮匝肌和内、外眦向头侧和后侧作用的力量。下睑分离力是指使下睑向下、向外远离眼球的力量。立体的睑板结构将上述力量整合。一般来说，支持力和分离力存在动态平衡。如果支持力大于分离力，下睑缘遮盖部分角膜缘，眼睑和眼球贴合紧密，泪膜分布均匀，角膜湿润，眼睛舒适。如果分离力大于支持力，例如老化导致的支持力变弱，或由于内外眦腱、睑板或眼轮匝肌破坏，使内外支持力受损，可造成下睑下垂或睑球分离。此外，下睑创伤和手术后，若下睑皮肤缺失过多，下睑瘢痕，造成下睑分离力大于支持力，可导致睑球分离、下睑外翻。

第十一章 线技术（面部）年轻化应用解剖学

王建　王娜

随着线技术研究的不断进展和求美者对微创美容要求的不断提升，线技术在面颈部美化和年轻化的临床应用在全球范围内日益广泛。对不同线材理化特性和面颈部相关解剖的透彻了解，对从事线技术美容的医生来说至关重要。熟知面部解剖结构，理解面部衰老机制，是线技术美容医学的基石。它不但可以帮助医生更安全、更有效地设计和实施面颈部线性提升和美化的治疗方案，最大限度地减少并发症的发生，还可以保证线技术的疗效，获得更为自然、和谐的面部美化和年轻化效果。

第一节　概　述

一、面部分区

在进行面部线技术治疗时，面部经常被人为地分为上、中、下三个区域，分别以平眉水平线和耳垂与口角的连线为界。这种分区方法很实用，但是并不是基于面部功能的一种划分方法。依据功能的不同，面部可以分为前面和侧面两个部分。前面部高度进化，结构复杂，在功能上主要与交流和表情有关，而侧面部主要与满足生存的咀嚼活动有关。两者大致上以通过骨性眶外侧缘的垂线为界。沿着这条垂线，很多限制韧带自上而下分布，将前面部和侧面部分隔开来。在前面部，眼裂和口裂周围分布着丰富的表情肌，这些表情肌大多位置较表浅。这一区域的软组织可移动性强，在表情肌的作用下，可以产生更加精细的运动，也更容易随着老化而发生松弛和下垂。与之相反，侧面颊覆盖着咀嚼肌（咬肌和颞肌）和腮腺，是相对固定的区域。这些组织都位于深筋膜深层，只在下面部浅层有颈阔肌向上延伸到口裂水平。

二、面部层次

在进行面部线技术的设计和治疗时，对面部层次的熟悉尤为重要。依据部位和目的的不同，不同的线材可能埋置在皮下脂肪层、肌肉内、间隙和骨膜上等不同的层次（锯齿线进入肌层弊大于利，在间隙内很难产生坚强的提升力，所以皮下脂肪层是很多线材的优先埋置层次）。如果不考虑在很多部位存在的特殊变化，面部由浅至深可以分为经典的五层结构：皮肤、皮下脂肪层、SMAS、疏松网状层（间隙和韧带）、骨膜层（图 11-1）。

1. **皮肤** 皮肤由表皮和真皮构成。表皮是由不同分化程度的角质细胞构成的多细胞层，其内含有少量的产黑素细胞和抗原呈递细胞。真皮位于浅筋膜外层，含有由成纤维细胞分泌的丰富的细胞外基质。其中，含量最丰富的是Ⅰ型胶原蛋白，另外还含有少量的Ⅲ、Ⅳ、Ⅶ型胶原蛋白和弹性蛋白。此外，真皮内还含有丰富的毛细血管网。真皮的厚度与功能密切相关，与皮肤的移动性成反比。眼睑的真皮最薄，额头和鼻尖的真皮最厚。真皮越薄弱的部位越容易发生老化改变。将没有倒刺的可吸收线密集埋置在真皮深层，可以有效地刺激成纤维细胞分泌更多的胶原蛋白，增加毛细血管网的密度，改善真皮的厚度和质地。这些组织变化将在本章后半部分进一步阐述。

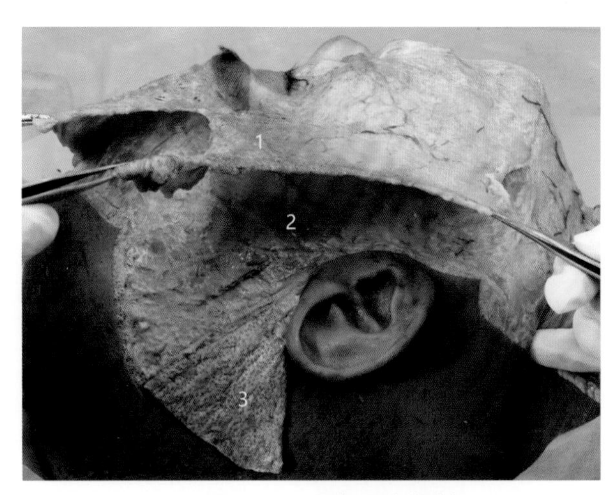

图 11-1 面部层次解剖
1. 皮下脂肪层；2. SMAS；3. 翻起的皮肤。

2. **皮下脂肪层** 这里的皮下脂肪层主要指真皮深面的浅层脂肪层，约占面部总脂肪量的 55%，是线技术治疗涉及的重要层次（图 11-2）。其含有两种主要成分。①皮下脂肪：提供面部的容积；②纤维网：将真皮与深方的 SMAS 联系在一起。这些纤维网由支持韧带系统穿过 SMAS 后在皮下脂肪层发出的大量分支构成。这些纤维网络是锯齿线能够在脂肪组织中有效抓持的结构基础。纤维组织的密度、构成和分布形式在面部的各个区域各不相同。在头皮，皮下脂肪层厚度均一，与真皮紧密结合；而面部的其他区域，皮下脂肪层在厚度和附着的紧密度上有很大差异。眼睑和唇部的皮下脂肪层非常致密，就像并不存在一般，而鼻唇沟和颧部的脂肪垫非常厚。在皮下脂肪显著增厚的区域，纤

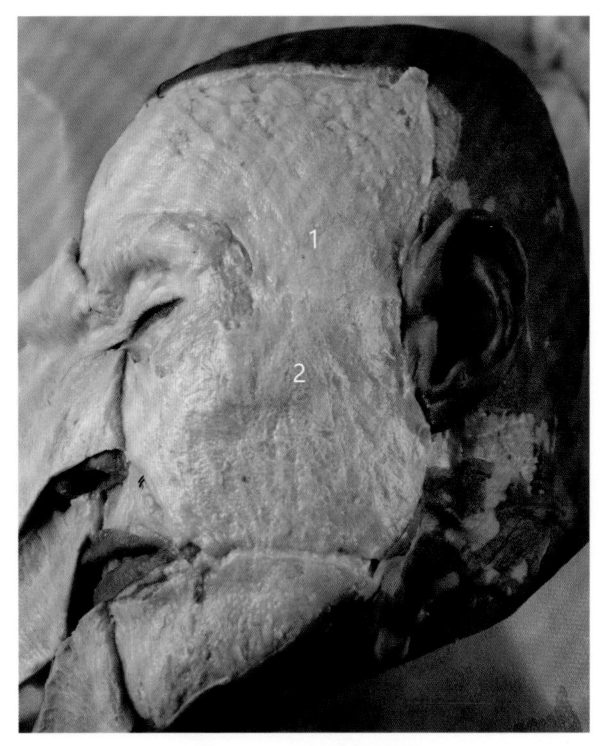

图 11-2 皮下脂肪层
眼周为无脂肪区，皮下脂肪缺如，眼轮匝肌肉眼可见。脂肪表面可见白色的真皮组织残留，其越密集，脂肪内纤维网也越致密。1. 脂肪组织；2. 真皮组织。

维网的纤维长度更长，并更容易发生老化改变而变薄弱和拉长。整个皮下脂肪层与真皮的连接比与SMAS的连接更为致密。埋线时，套管针越贴近SMAS，走行越顺畅；越靠近真皮，走行越困难。

皮下纤维网依深层解剖结构的差异，在密度和方向上有很大差异。在深方（第四层）有韧带穿出的区域，纤维网最致密，对表面软组织的固定作用最强，埋线时阻力最大，对锯齿线的固定也最牢固，同时也是容易出现线痕和凹陷等并发症的区域。在韧带之间是面部的间隙，便于浅筋膜在深筋膜上的运动。在覆盖间隙表面的皮下脂肪层，纤维网间距稀薄，呈水平排列，容易分离和移动，是老化和下垂的部位。实际上，这些皮下纤维网将整个皮下脂肪层分隔成很多相对独立的脂肪室结构。这些脂肪室结构将在后面进一步阐述。

3. SMAS层　SMAS是面部表浅肌肉腱膜系统（superficial musculoaponeurotic system）的缩写。面部的表情肌主要走行在SMAS层。该层连续分布在整个面部，但是在不同区域有不同的名称（图11-3和图11-4）：在头部，称为帽状腱膜层；在颞部，称为颞顶筋膜或颞浅筋膜层；在下面部，为颈阔肌及其筋膜。第三层内走行的为表情肌。埋线时，锯齿线可能穿过该层，但很少直接走行在该层次内，否则可能影响面部表情。但是，在埋置平滑线时，在某些肌肉（如额肌）内埋线，可以起到调节肌力、减少动态性皱纹的作用。

4. **疏松网状层**　第四层是很多外科手术的分离平面。在该层，主要含有以下结构：①软组织间隙；②支持韧带；③起于骨膜的深层肌肉；④从深向浅走行的面神经分支。在第四层内存在很多软组织间隙。这些间隙的存在使眼周和口周的表情肌可以独立于深方深筋膜和咀嚼肌而灵活地运动。这些间隙也为锯齿线对SMAS及其浅面的软组织提拉提供了解剖学基础。但是必须看到，线材的锯齿在间隙层内的固定是不确切的，无法提供持久而坚固的拉力。耳前2.5～3 mm宽的范围，直到颈

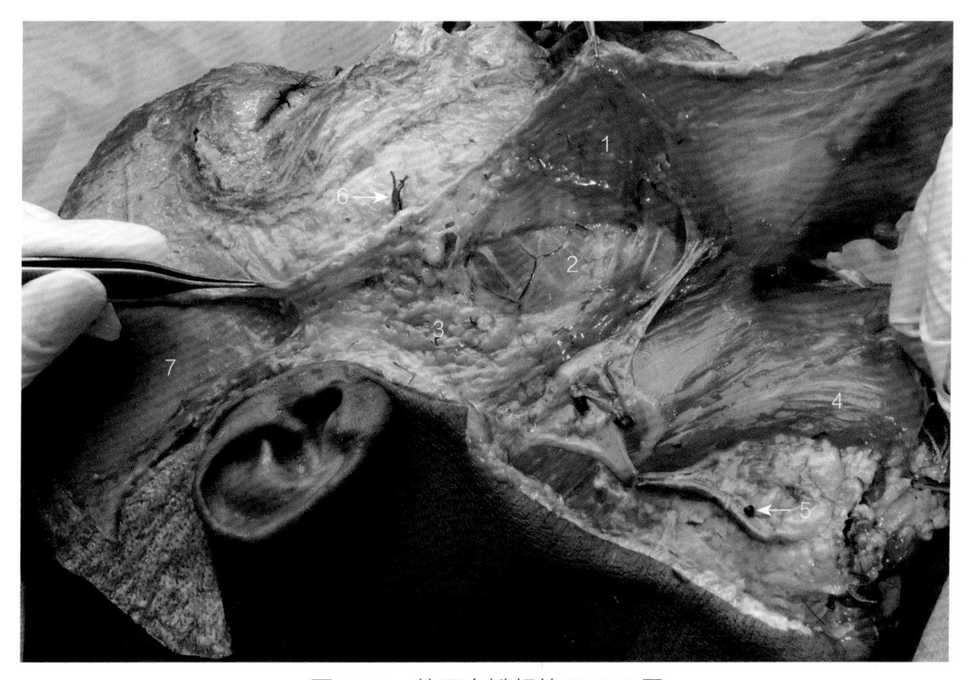

图11-3　从下方掀起的SMAS层

1. 掀起的SMAS层；2. 咬肌；3. 腮腺；4. 胸锁乳突肌；5. 颈外静脉；6. 面横动脉皮肤穿支；7. 颞深筋膜。

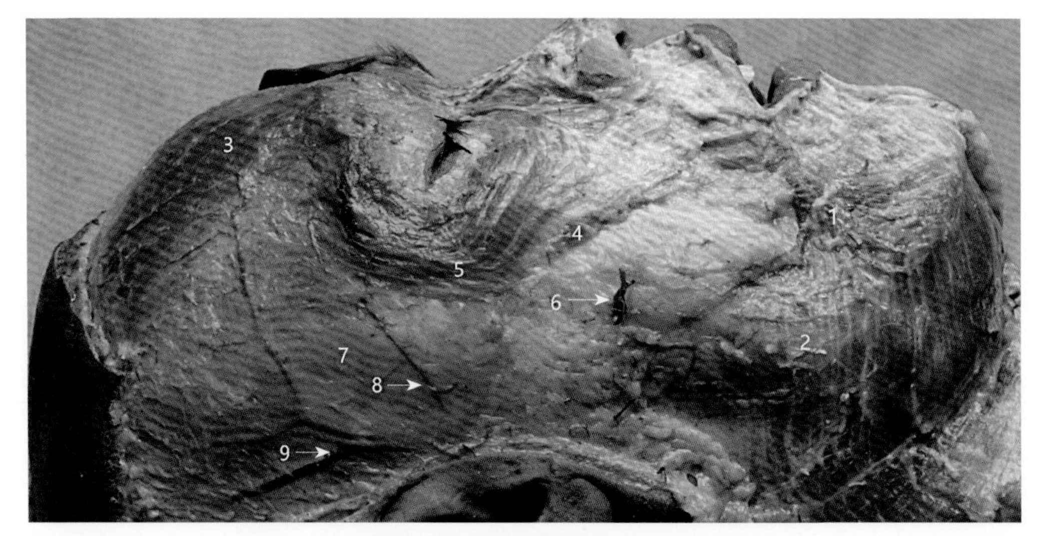

图 11-4 面部的表浅肌肉腱膜系统（SMAS 层）

1. 降口角肌；2. 颈阔肌；3. 额肌；4. 颧大肌；5. 眼轮匝肌；6. 面横动脉皮肤穿支；7. 颞浅筋膜；8. 眶颧动脉；9. 颞浅动静脉。

阔肌后缘，因为没有表情活动的需要，真皮层、皮下组织、SMAS、腮腺筋膜（1～5 层）紧密融合在一起，构成颈阔肌耳筋膜。这一相对固定的韧带样结构区常常在线技术治疗时起重要的固定作用。

5. 骨膜和深筋膜层 第五层是骨膜层，也是面部软组织最深层。在侧面部，咀嚼肌（颞肌和咬肌）覆盖在骨表面，所以颧弓上颞深筋膜和颧弓下腮腺咬肌筋膜构成了第五层深筋膜层。不管是骨膜，还是深筋膜，都非常坚韧致密，不但为支持韧带系统提供了坚固的附着，也是线技术治疗时提拉线最重要的锚着结构。

三、面部间隙

在 SMAS 下的第四层大部分由软组织间隙构成。这些间隙具有由支持韧带构成的坚固边界。这些间隙是解剖上的相对“安全区”，没有重要的结构穿过，所有的面神经分支都在间隙外走行。与被韧带加固的边缘相比，各间隙的顶部是最薄弱的部位，很容易因为老化而松弛。这些部位松弛程度的差异是特征性的老化面容的主要成因。

1. 颞上间隙 颞上间隙位于颞浅和颞深筋膜之间，借颞上隔与额部相邻。该间隙的下界为颞下隔。在间隙的前下方，颞上隔和颞下隔相互融合，构成三角形的韧带样结构，称为颞融合，有重要的解剖结构经过。

2. 颧前间隙 颧前间隙是一个三角形的间隙，位于颧骨体的表面。该间隙的底覆盖着颧肌的起点。该间隙使眼轮匝肌眶部与颧肌相间隔，并相互独立地产生运动。该间隙的顶由眼轮匝肌构成，上界为眼轮匝肌限制韧带，下界为颧皮肤韧带，内有 SOOF（图 11-5）。随着老化，该间隙的顶部逐渐松弛，是出现颧丘（malar mounds）畸形的主要原因。

3. 咬肌前间隙 该间隙位于咬肌下部的表面，与颞间隙相似，借深筋膜与咀嚼肌相间隔。这

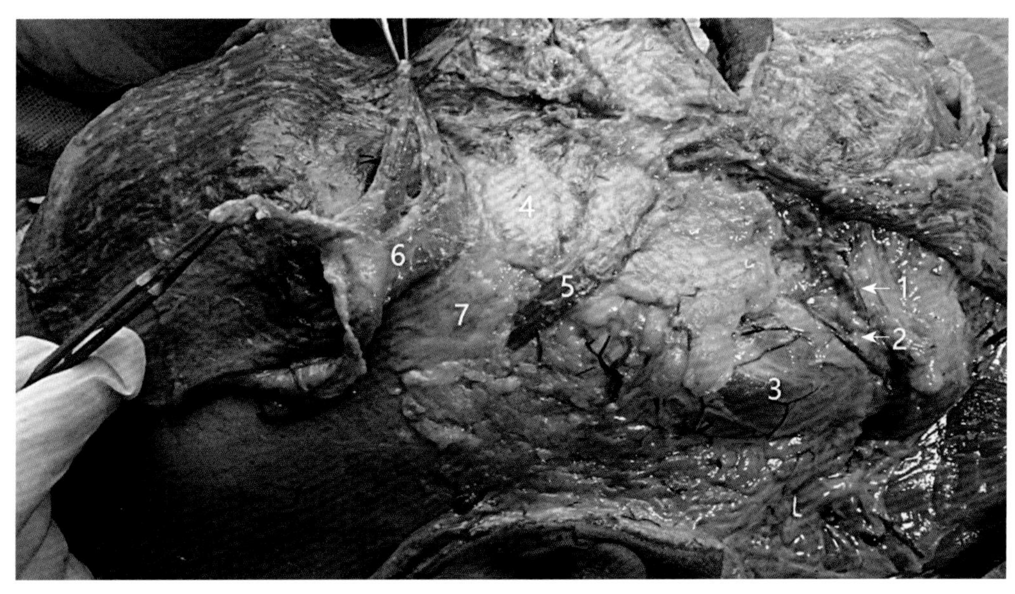

图 11-5　颧前间隙

1. 面动脉；2. 面静脉；3. 咬肌；4. 颊内深脂肪室；5. 颧大肌。可见掀起的眼轮匝肌（6）构成间隙的顶，其内容纳 SOOF（7）。

一间隙使张嘴的动作不会受限，同时避免过多地干扰表面的软组织。该间隙的顶由颈阔肌构成。咬肌前间隙的前界为咬肌皮肤韧带，下界为颈阔肌皮肤韧带，两者交界处前方为坚固的下颌骨韧带。

4. **颊间隙**　该间隙是最深部的面部间隙，位于前面部咬肌前缘的内侧，其内容纳着颊脂肪垫的大部分。年轻时，该间隙的下界位于口裂水平以上。随着老化松弛，该间隙下移到口裂水平以下，颊脂肪垫的位置也出现下移，加重了“羊腮”畸形。

四、面神经分支

面神经在腮腺内分支并穿出腮腺后，在侧面部依然走行在第五层（深筋膜）的深面。当到达前面部后进入第四层，走行到所支配的表情肌的深面。这些从第五层进入第四层的区域正是面神经容易损伤的地方。而这些区域很多是支持韧带所在的地方。这些韧带可对神经提供稳定和保护作用。

面神经颞支的体表投影称为 Pitanguy 线。它是外耳门下 0.5 cm 到眶上缘外侧 1.5 cm 的连线。颞支在颧弓下方穿出腮腺后，走行在骨膜和颞深筋膜表面的第四层内，该层在颧弓表面和颧弓上缘约 2 cm 范围富含脂肪组织（图 11-6）。该层组织称为腮腺颞筋膜或颞中筋膜。当面神经颞支向头侧哨兵静脉走行时，逐渐表浅，进入第三层颞浅筋膜的深面。

面神经颧支穿出腮腺后，继续走行在腮腺筋膜深面、腮腺导管的头侧，与面横动脉伴行，在咬肌表面水平向前走行。在颧大肌外侧，颧弓韧带最强韧的根部在此起于颧骨体的骨面。在该处，颧支分出一支进入眼轮匝肌下外侧角，支配该肌。主干继续向内侧走行，在颧大、小肌的深面支配这些肌肉。

面神经上颊支出腮腺后，几乎与腮腺导管平行，但更表浅地走行在腮腺咬肌筋膜的深面。当接

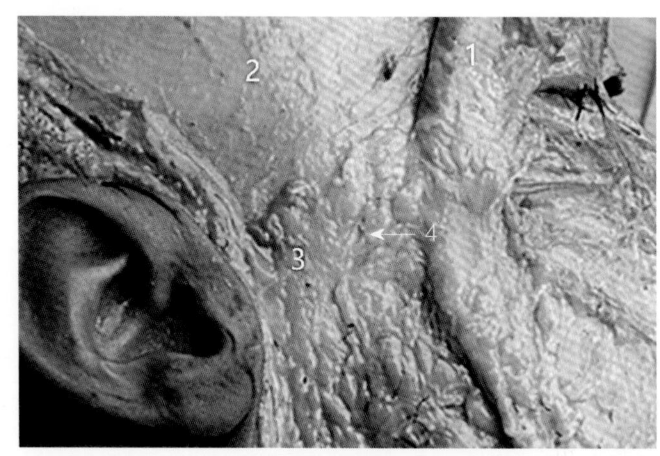

图 11-6 走行在颞中筋膜内的面神经颞支

1. 掀起的 SMAS 瓣；2. 颞深筋膜；3. 颞中筋膜脂肪区；4. 面神经颞支。

近咬肌前缘时，该分支沿上部的咬肌皮肤韧带向浅层走行。下颊支在约平耳垂水平穿出腮腺后，走行在咬肌筋膜的深面、咬肌前间隙的底部。当到达咬肌前缘时，沿下部咬肌皮肤韧带向浅层走行。

下颌缘支在下颌角的部位走行在腮腺耳筋膜的深面，向前抵达下颌骨韧带。其大部分走行在咬肌前间隙的下缘，并具有一定的移动性。

一般来说，在面神经的所有分支中，面神经的颞支和下颌缘支因为缺少代偿分支，在损伤后出现支配肌肉瘫痪的可能性更大。在面部线技术治疗时，当导针通过颧弓表面时，可能损伤面神经颞支，出现单侧额肌的瘫痪，多可以在 3 个月以内恢复；当导针穿过中面部时，可能在颧支和颊支之间形成神经短路，出现张口瞬目的表现。另外，注射局部麻醉药也可能引起颞支、颧支和下颌缘支的暂时性麻痹，出现眉下垂、闭眼无力、口角偏斜等表现，多在麻醉药作用消除后恢复。

第二节　面部分区解剖

一、额部和眉间区解剖

（一）额部层次

额部是面部线技术治疗的常见施术部位。额部的上界为额部的发际线；下界为眉和鼻根部，借眼轮匝肌限制韧带与上睑相隔；外界为两侧的颞嵴，借颞上隔与颞部相间隔。

额部的软组织具有典型的五层结构：皮肤、皮下脂肪层、肌肉腱膜层（帽状腱膜和额肌）、疏松网状层和骨膜层。此五层结构在头皮和前额中央区域表现得非常清晰，是面部解剖层次学习的理想部位。疏松网状层（第四层）为无血管层，它使得浅层（前三层）和深层（第五层）的组织之间可以滑动。沿颞嵴和眶上缘，前额的筋膜组织相互融合，紧密地锚着在骨性组织上，形成宽度

5～8 mm 的固定带，分别称为颞融合、眶外侧增厚区和眶韧带。

额部埋线时，依据额部脂肪层厚度的不同，提升线可能埋置在第二层皮下脂肪层或第五层骨膜层的表面。当将纤细的平滑线埋置在额肌层内时，可以调节和减低额肌的肌力，起到控制额纹的作用。

额部的皮肤自发际线处向眉和眉间区逐渐增厚，平均厚度为 2.38 mm。额部浅层脂肪（第二层）相对较为薄弱，外观上是一层均一、连续的脂肪组织。Rohrich 等通过染色发现这些脂肪被从浅筋膜发出的血管化的纤维间隔分割成几个相对独立的脂肪室。在额部，皮下脂肪由 3 个脂肪室构成，分别是中间的额中央脂肪室和两侧的额中间脂肪室。额中央脂肪室位于额部正中，两侧隔滑车上动脉与额中间脂肪室相邻，向下邻接鼻背。额中间脂肪室位于额中央脂肪室的两侧，下界为眼轮匝肌限制韧带，外侧界为颞上隔。

（二）额部肌肉

额部肌肉是对面部表情活动产生重要影响的表情肌。根据肌力的方向，可以分为提眉肌肉和降眉肌肉两组。它们相互拮抗或协调，共同控制着眉毛的高度和形态。产生提眉力量的肌肉只有额肌，产生降眉力量的肌肉包括降眉间肌、降眉肌、皱眉肌和上部的眼轮匝肌。同时，随着老化和反复收缩运动，这些肌肉还通过其在皮肤上的止点产生与肌纤维走行方向垂直的皱纹，如额纹、皱眉纹、鱼尾纹等。

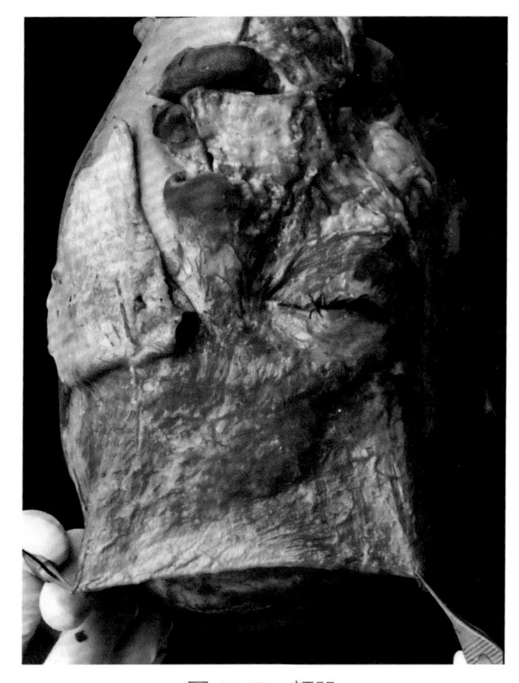

图 11-7　额肌

额肌是枕额肌的额腹，是唯一一块没有骨膜起点的肌肉（图 11-7）。它起自冠状缝和眉弓之间的（帽状）腱膜深层，在眉内侧 2/3 和鼻根部止于皮肤，多数为左、右两块肌腹，有时可以在中线处相互融合。内侧纤维与降眉间肌混合，中间纤维、外侧纤维与眼轮匝肌和降眉肌混合。宽阔的帽状腱膜作为中间腱连接着额肌和枕肌。（帽状）腱膜深层的腱膜下间隙是由疏松的结缔组织构成，使额肌和枕肌可以自由地滑动。

额肌正常收缩时，其作用主要是上抬眉和鼻根部的皮肤，同时会把帽状腱膜拉向前，在额部的皮肤上产生横纹，产生类似惊讶的表情。如果额肌进一步收缩，眉毛会进一步抬高，在额部的皮肤上会产生更深的横纹，额部的宽度也会变窄。这种重复的运动会压缩皮肤、皮下脂肪和额下部的帽状腱膜脂肪垫。这就是导致静态性额纹和额部凹陷的主要原因之一。上睑下垂的患者会通过额肌代偿性收缩尽量抬高眼睑，以获取更好的视野。这种通过额肌收缩代偿上睑提肌肌力的不足，称为眉代偿现象。因此，上睑下垂的患者横纹和额部凹陷总是很明显。

眶上神经的浅支约在眶上缘上方 3.5 cm 处穿过额肌，在额肌表面向颅顶走行。面神经颞支发出的额肌支在额肌的外侧进入，并分成上、下两个分支支配额肌。眶上和滑车上动脉以及颞浅动脉的额支均发出分支供应额肌。

眼轮匝肌是围绕眶周控制眼睑的椭圆形扁肌。它的周围部分延伸较广泛，向上到额部，外侧至外眦外 3～4 cm，下侧至颊部。根据位置，眼轮匝肌可分为睑板前部、眶隔前部和眶部。眼轮匝肌眶部在眶缘内侧直接起于骨膜，在内眦处还有部分肌束起自内眦韧带。眼轮匝肌是睑裂的括约肌。其收缩时，上外侧部分是眉外侧 1/3 的降肌，也加重了眼角的鱼尾纹和外眦凹陷。内侧部眼轮匝肌垂直方向的收缩参与形成内侧鱼尾纹。该肌肉由面神经颧支支配。

（三）额部血供

额部血供包括颈外动脉系统的颞浅动脉额支和来自颈内动脉系统的眼动脉分支眶上动脉和滑车上动脉（图 11-8）。这些动脉相互之间存在广泛吻合，共同滋养着额部组织。颞浅动脉走行在颞浅筋膜中，在颧弓上 5 cm 左右分出额支，在眉尾上方 2 cm 左右向前内侧走行。在走行过程中，它与眶上动脉、滑车上动脉和对侧的颞浅动脉额支形成大量的吻合，并发出肌皮穿支供应表面的额肌和额部皮肤。

来自颈内动脉系统的眼动脉在颅内发出眼外支，在眶内进一步分为眶上动脉、滑车上动脉、睑动脉和泪腺动脉。眶上动脉与眶上神经伴行，经眶上孔或切迹出眶，进而分成浅支和深支。滑车上动脉与滑车上神经伴行，通常位于眶上动脉内侧约 1 cm 处。在滑车上动脉和神经出眶处，通常可触及较为明显的切迹。两动脉间有丰富的吻合支。

眶上静脉和滑车上静脉与同名动脉伴行，收纳额部的静脉血，汇入内眦静脉，在眶下缘水平汇入面静脉。另外，这些静脉与眼上静脉和鼻额静脉相交通，最后与海绵窦相通。

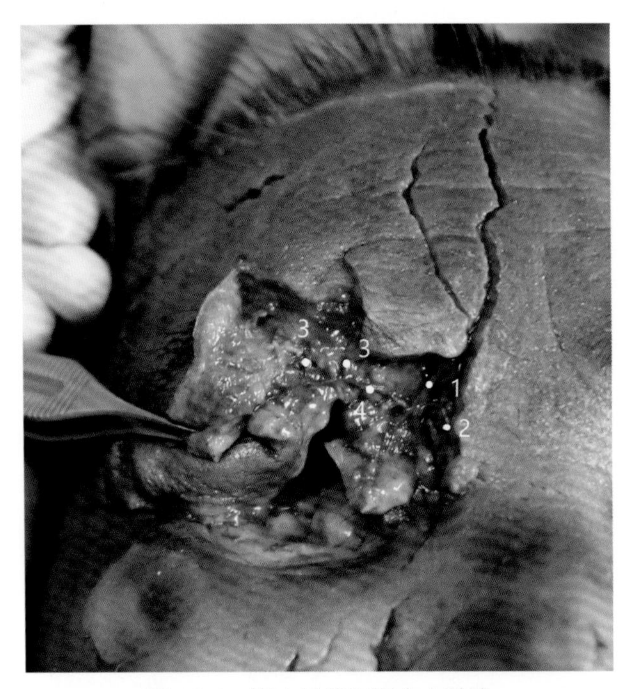

图 11-8　眶上动脉和滑车上动脉

1. 滑车上动脉；2. 鼻背动脉；3. 眶上动脉；4. 上睑弓动脉。

（四）额部神经

额部的感觉主要由滑车上神经和眶上神经传导。另外，一条更细小的感觉神经——滑车下神经也参与传导眉间区和鼻根部的感觉。这些感觉神经都是三叉神经的分支。

滑车下神经是三叉神经最上方的分支眼神经的一个细小分支，在眶内侧出眶，传导眶内侧区域和鼻根部的感觉。滑车上神经的变异较大，多数在眶缘的上内侧出眶；有时紧贴眶上神经内侧出眶。滑车上神经在骨膜表面出眶后，随即分出 4～6 个细小的分支，在皱眉肌表面或穿过皱眉肌肌腹向上方走行。这些分支在向上走行的过程中逐渐表浅，司额部中央区域的感觉。眶上神经经眶上缘的眶上切迹或眶上孔出眶。眶上孔或切迹的位置距中线 16 ~ 42 mm，平均 25 mm。经瞳孔的垂线或可触及的切迹通常是判断眶上切迹位置的常用方法。眶上孔距离眶缘最远，甚至可达 19 mm。眶上神经出眶后，立即分为两支，即深支和浅支。浅支穿过额肌和眼轮匝肌，分成几个更细小的分支在额肌表面走行，司额部的感觉，最远可达发际线后 2 cm。更后方的头皮感觉由深支传导。深支在浅支外侧、最深层帽状腱膜和额骨骨膜间、颞嵴内侧 5 ~ 15 mm 宽的区域向上走行。两支同时存在的概率大概为 60%。

面神经颞支是额部唯一的运动神经。颞支受损将出现额肌瘫痪，导致眉下垂和不对称。面神经的颞支在颧弓中间 1/3 骨膜表面出腮腺后，发出 2 ~ 4 个分支，紧贴颞浅筋膜深面向上走行，在额肌外侧进入额部，支配额肌、上部眼轮匝肌和眉间肌的运动。当从颞区向面部埋置提升线时，尤其是导引针通过颧弓表面时，层次不宜过深，以免损伤该支。

综上所述，额部的血供比较丰富，在眉上 2 cm 范围即进入皮下脂肪和额肌层。在额部埋线操作时，出血较多，容易出现小的血肿和淤青。

二、颞区解剖

颞区是面部线技术治疗的重要锚定区。该区结构复杂，清楚地了解该区解剖，对牢固固定和避免血肿等并发症的发生非常重要。颞区的上界为上颞线（颞嵴），前界为上颞线和颧骨额突，下界为颧弓。其向前与额部相延续，向下与中面部相延续。颞部的骨面凹陷，称颞窝，主要由额骨颞部、颞骨和蝶骨大翼构成。颞窝内容纳着颞肌、颞部的各层筋膜、脂肪垫、颞浅动静脉、颞中静脉、耳颞神经等。颞部的发际线蜿蜒斜行通过颞区。前下部为无发区，上外侧头皮覆盖有毛发。毛发区的皮肤和皮下脂肪更厚，血管也更为丰富。

（一）颞区层次

颞区的层次较多，从浅至深分为七层，包括皮肤、皮下组织、颞浅筋膜、疏松网状层（颞中筋膜）、颞深筋膜、颞肌和颞骨骨膜。在颞区下部，颧弓上方约 3 cm 范围内，颞深筋膜又可分为深、浅两层，中间包绕着颞浅脂肪垫；在颞深筋膜深层的深面，颞肌浅面还分布有颞深脂肪垫（颊脂肪垫颞突），层次更为复杂。

颞浅筋膜又称为颞顶筋膜，紧贴于颞区皮下脂肪层深方，是一层薄而柔韧、富含血管的筋膜层，与表面的皮肤连接紧密。颞浅动静脉及其分支走行在该层，在有些个体，尚可见残存的肌纤维，为退化不全的耳上肌。颞浅筋膜为中面部 SMAS 向上方的延续。在上颞线处，颞浅筋膜与额部的帽状腱膜相延续。

颞浅筋膜与深方的颞深筋膜间借一层疏松的网状组织相间隔。在向颞部逆向埋线时，线材和导引针通常在此层走行（图 11-9）。网状组织层在颞嵴处增厚形成颞上隔，在颞区中份形成颞下隔，将整个颞区分为上、下两个间隙。颞上间隙内没有重要的神经、血管走行，是一个安全的外科分离间隙，很容易进行钝性分离。颞下隔下方的三角形间隙内走行有面神经颞支、哨兵静脉等结构。颞上隔和颞下隔在眉尾处相互融合，形成颞融合。

颞深筋膜作为颞部的深筋膜，是厚韧的结缔组织，覆盖在颞肌表面（图 11-10）。颞深筋膜在颞窝上部为单层结构，在颞窝下部、颧弓上方 2～3 cm 处，其分为深、浅两层，包绕颞浅脂肪垫和颧弓（图 11-11）。该脂肪垫完全封闭在颞深筋膜深、浅两层间。颞深筋膜坚韧而致密，是面部线技术操作最常用的固定结构。在颞深筋膜的深方还有一层脂肪，位于颧骨体的深面，与中面部的颊脂肪垫相连，称颞深脂肪垫。该脂肪垫是颊脂肪垫的颞突，与颊脂肪垫相延续，其所在的间隙也与中面部的颊间隙相通。当做深层埋线，向上提拉复位下垂的颊脂肪垫颊突时，该间隙就是线提拉的重要层次（图 11-12）。

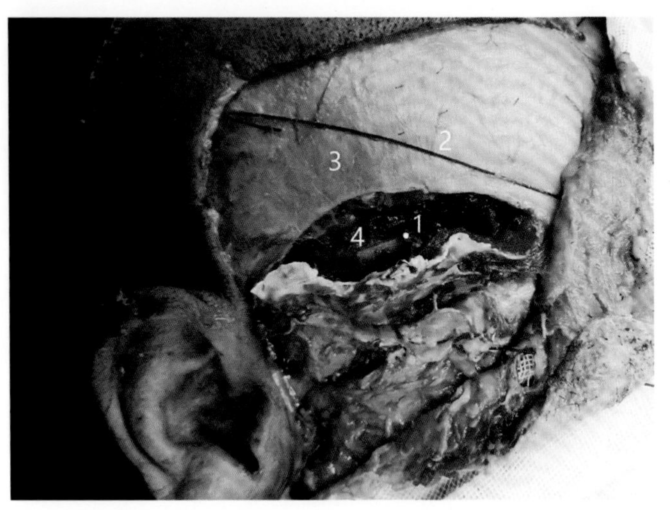

图 11-9　在颞深筋膜表面逆向埋置的线材
1. 颞深动静脉；2. 锯齿线；3. 颞深筋膜；4. 颞肌。

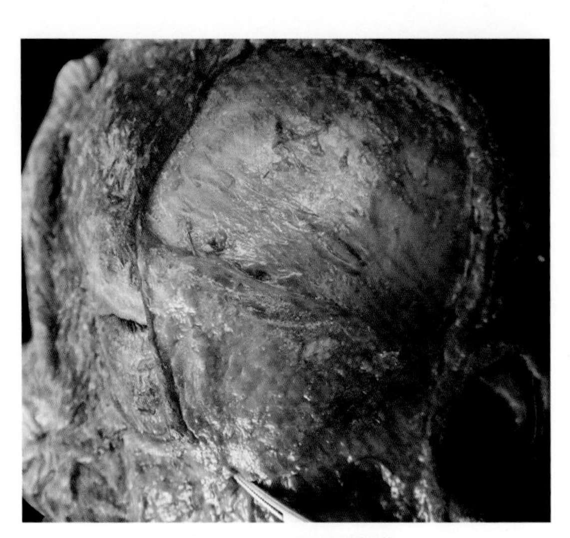
图 11-10　颞深筋膜

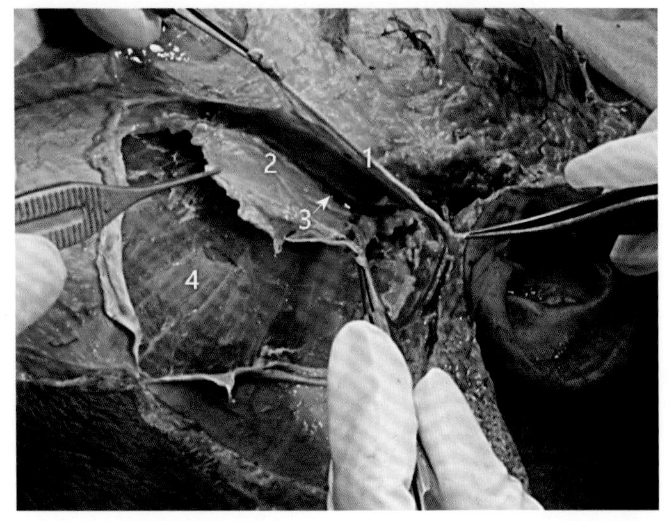

图 11-11　颞深筋膜浅层（1）、颞浅脂肪垫（2）、颞中静脉（3）、颞肌（4）

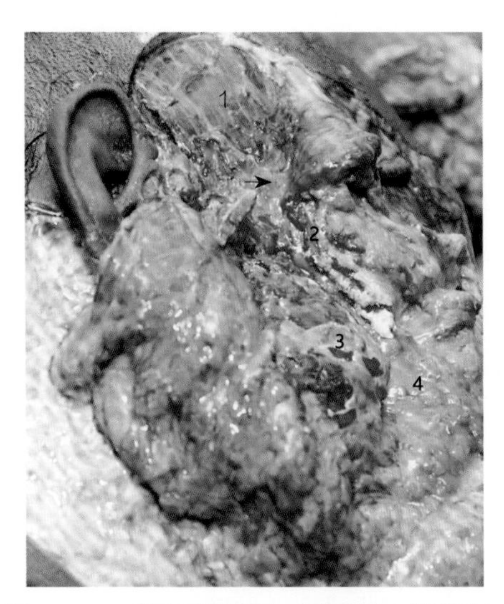

图 11-12　颧弓切断后，显露深方的颞深脂肪与颊脂肪的连续（如黑色箭头所示）
1. 颞肌；2. 切断的颧弓断端；3. 咬肌；4. 颊脂肪垫颊突。

颞肌是一片大的扇形肌肉，起自颞窝的骨面和颞深筋膜，肌纤维向下汇聚，穿过颧弓下方，止于下颌骨的冠突。其内侧借颞深脂肪垫与颧骨体相隔。颞肌属于咀嚼肌，由下颌神经发出的咀嚼肌支支配。当在颞深筋膜上固定提升线时，如果将较多的颞肌组织固定在线结内，术后咀嚼时的痛感会比较强烈，持续时间也较长。

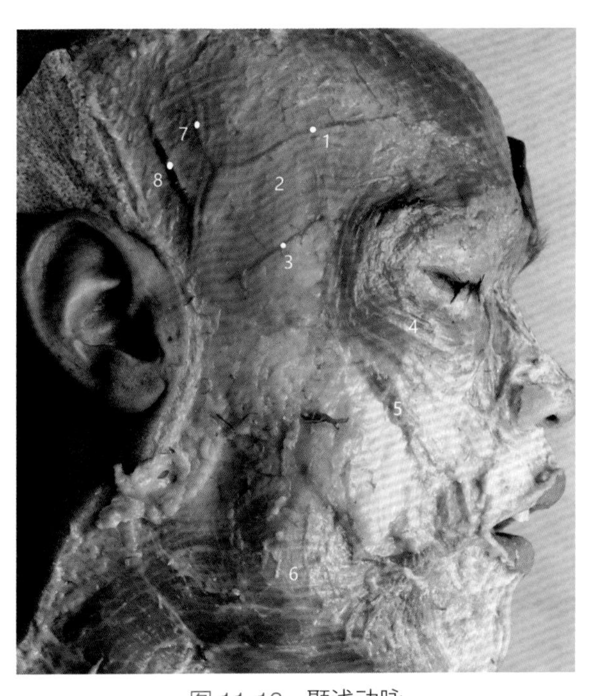

图 11-13　颞浅动脉

1. 颞浅动脉额支；2. 颞浅筋膜；3. 眶颧动脉；4. 眼轮匝肌；5. 颧大肌；6. 颈阔肌；7. 颞浅动脉顶支；8. 颞浅静脉。

（二）颞区血供

颞浅动脉是颈外动脉的终末支之一，其走行在腮腺内，在耳屏前 1 cm 范围内跨过颧弓进入颞区，走行在颞浅筋膜层（图 11-13）。其中 74% 在颧弓上方分成额支和顶支，26% 直接在颧弓表面分支。颞浅动脉分出的额支在眉尾上方 2 cm 左右向前上方水平走行，与对侧同名动脉和眶上、滑车上动脉形成吻合。眶颧动脉起自颞浅动脉或颞中动脉，沿颧弓上缘向眶外侧缘走行，沿途发出肌皮穿支供应表面的软组织。该动脉在眶外缘与泪腺动脉的分支形成吻合，是颈内、颈外动脉系统交通的又一径路。颈外动脉的另一终支上颌动脉发出的颞深动脉沿颞骨骨膜表面经颧弓深面到达颞窝，通常发出前、中、后 3 个主要分支供应颞肌及颞骨骨膜。提升线在颞深筋膜固定时若损伤颞浅动脉，常出血量较多，有时会形成较大的血肿。

颞区的静脉中最重要的是颞中静脉系统。上睑静脉或眉静脉（起自上睑或眉）与那些伴行于颞浅动脉的颞浅静脉相交通。颧颞静脉主要收纳颧弓以上颞部的静脉回流。该静脉与颧面静脉（也称眶颧静脉，主要收纳下睑、颊交界处的静脉回流）相交通。这些眶周浅静脉交织成静脉网，最后通过内、外两条比较恒定的交通静脉（哨兵静脉）汇聚为颞中静脉。颞深静脉前支起自颞肌，也汇入颞中静脉。颞深静脉后支由上方平行段或下方垂直段汇入颞中静脉，在颞浅脂肪垫中形成静脉网。颞中静脉在眉尾外侧由眶周的属支汇聚形成后，在颧弓上方一横指水平的颞浅脂肪垫中向后走行，继而突然反折向下走行在耳前，与颞前静脉汇合形成下颌后静脉。

（三）颞区神经

颞区的感觉主要由上颌神经的分支颧颞神经和下颌神经的分支耳颞神经传导。上颌神经在翼腭窝内发出颧神经，经眶下裂进入眶窝，在眶外侧壁发出颧颞和颧面神经。颧颞神经经眶下外侧壁的小孔进入颞窝，在颞肌和颞骨骨膜间上行，在距离颧弓上缘 2 cm 处穿过颞深筋膜，司颞区前部的皮肤感觉。耳颞神经起自下颌神经，在颞区与颞浅动脉伴行，传导颞区后部的皮肤感觉（图 11-14）。

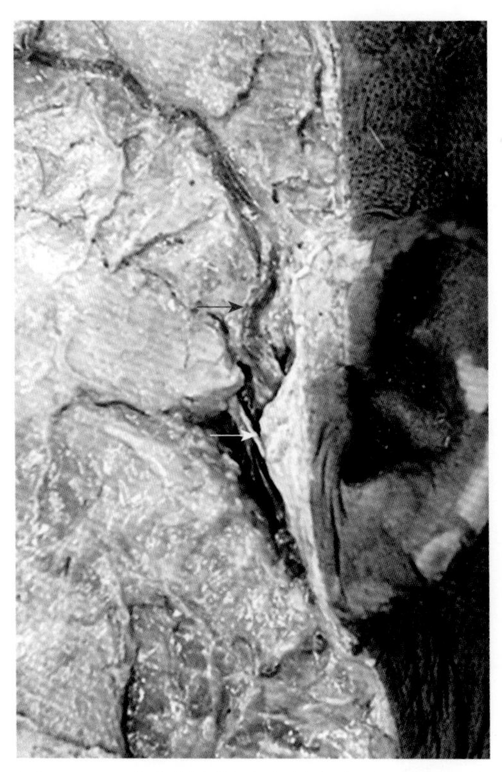

图 11-14 耳颞神经（白箭头）和颞浅动脉（红箭头）

面神经颞支是经过颞区的主要运动神经。面神经颞支在颧弓中间 1/3 骨膜表面跨过颧弓（外眦与外耳门连线中点），发出 2～4 个分支，紧贴颞浅筋膜深面向上走行，在颧弓上方 1.5～3 cm 处浅出进入颞浅筋膜，在额肌外侧进入额部，支配额肌、上部眼轮匝肌和眉间肌的运动（皱眉肌尚有颧支发出的角神经支配）。如前所述，在耳屏下方 5 mm 与眉尾上方 1.5 cm 处画一条连线，基本为面神经颞支在颞区的体表投影。

三、鼻部解剖

线技术隆鼻目前应用越来越广泛。熟悉鼻部解剖，掌握线技术隆鼻的适应证，对于术后取得满意的效果至关重要。鼻部从解剖学角度主要由三部分组成：支架、辅助结构和被盖组织。鼻部的支架主要由骨（鼻骨）和软骨（侧壁软骨和大翼软骨）构成。纤维结缔组织和韧带将上述支架结构连接起来，构成鼻的辅助结构。皮肤和软组织覆盖在骨、软骨支架的表面，赋予鼻部最终的形态。鼻部的被盖组织由浅入深亦可分为五层：皮肤、皮下组织、SMAS、间隙、骨膜和软骨膜。鼻部上 2/3 的皮肤更加菲薄，活动度大；下 1/3 的皮肤更为厚韧，活动性较小。

（一）鼻部血供

鼻部血供极为丰富，来自颈内和颈外动脉两大系统。由眼动脉发出的滑车上动脉（也可由眼外支主干）在眶内侧发出鼻背动脉，走行在皮下组织层、SMAS 浅面，与面动脉的终末内眦动脉相互吻合，供应鼻根和鼻背上部区域。面动脉分支上唇动脉发出鼻小柱动脉，与角动脉在鼻翼沟上方 2 mm 处发出的侧壁动脉相互吻合，在鼻尖真皮下形成丰富的血管网（图 11-15）。总体而言，鼻部的动脉系统主要分布在第二层和第三层，而在骨膜和软骨膜上血管分布相对较少，是相对安全的层次。

（二）鼻部神经

鼻部的感觉主要由眶下神经和外鼻神经传导，前者来自上颌神经，后者来自眼神经。它们都是三叉神经的分支。眶下神经在提上唇肌深面的上颌骨骨面出眶下孔。眶下孔位于眶下缘 5～8 mm、瞳孔内侧缘的垂线上。眶下神经出孔后发出分支，传导鼻翼、鼻基底部和鼻侧壁的感觉。鼻部的另一感觉神经外鼻神经来自额神经的分支筛前神经。额神经是眼神经在眶内的分支。该神经在鼻骨与侧壁软骨交汇处穿出，传导鼻背中份和鼻尖的感觉。

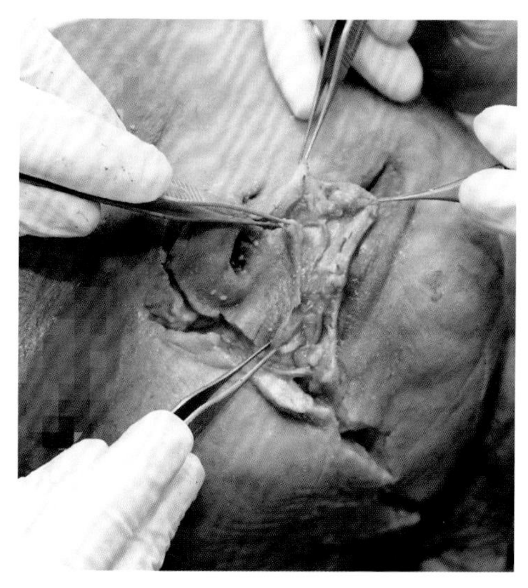

图 11-15 侧鼻动脉和鼻小柱动脉

（三）鼻部支架

鼻部上 1/3 由上颌骨鼻突和鼻骨共同构成三角锥形的骨性鼻拱（nasal vault）。成对的侧壁软骨与上方的鼻骨相连，与中央的中隔软骨共同构成鼻中份的软骨支架。侧壁软骨在鼻背处与中隔软骨相连；在上方与鼻骨相连处，有 4～5 mm 的重叠区，称鼻礁石，是鼻背的最宽处。成对的大翼软骨借韧带与侧壁软骨相连，构成鼻下 1/3 的软骨支架。

四、面中部解剖

面中部（midface）在面部美学中占有重要地位。面中部是指颧弓上缘到外眦水平连线与耳屏软骨下缘到口裂水平连线之间的区域。中颊部（midcheek）是指面中部前方，下睑与鼻唇沟之间的区域，呈倒三角形。年轻的中颊部饱满而均一。随着老化，中颊部常被三个皮肤上的沟槽（睑颧沟、泪沟、面中沟）分成三个单独的区域：睑颊部、颧部和鼻唇部。

（一）面中部层次

面中部软组织由浅至深也可分为五层：皮肤、皮下脂肪、SMAS、间隙和韧带、骨膜和深筋膜。

面中部的皮下脂肪（第二层）被大量的垂直走向的纤维间隔分成不同的脂肪室。这些纤维间隔内走行有细小的血管，并将皮肤与其深方的表情肌连接在一起。这些浅层脂肪室包括颊内侧脂肪室、颊中间脂肪室、外侧颞颊部脂肪室和鼻唇侧脂肪室。

颊内侧脂肪室：它位于鼻唇侧脂肪室的外侧、颊中间脂肪室的内侧。后壁为眼轮匝肌、深内侧脂肪室和颊脂肪垫，上界为眼轮匝肌限制韧带和眶下脂肪室，下界为下颌脂肪室和颊脂肪垫的颊突。另外，颧大肌与该脂肪室的下缘相邻。该脂肪室对应的位置即为所谓的“苹果肌”所在的区域。

颊中间脂肪室：它位于颊内侧脂肪室和外侧颞颊部脂肪室之间，眶外缘垂线的外侧，腮腺的前面和浅部。上界为眶下和眶外侧脂肪室。颧大肌走行于该脂肪室的上部。此处，三个脂肪室的纤维间隔组织相互汇聚，构成致密的面部固定带。

外侧颞颊部脂肪室：它是颊部最外侧的脂肪室，位于腮腺表面，后接耳后脂肪，上接颞部脂肪，向下与颈部脂肪相延续。

鼻唇侧脂肪室：该脂肪室向上邻接眼轮匝肌限制韧带，向下覆盖或毗邻下颌上脂肪，外侧毗邻SOOF、颊内侧脂肪和颊中间脂肪，内侧为上颌骨。该脂肪室在鼻唇沟的构成中发挥重要作用。

面中部的第三层为SMAS层，该层向下与颈阔肌相延续，向上与颞浅筋膜相延续，向鼻部与鼻部的SMAS相延续，在眶周与眼轮匝肌相延续。面中部的SAMS与深方的第五层之间有很多坚固的连接。这些连接或者是神经从深到浅的保护套，或者是强劲的固定点（颧弓韧带、眼轮匝肌限制韧带、上颌骨韧带），或者是动脉血管走行的路径（面横动脉在颧弓韧带处的穿支）。在前颊部和侧颊部交界处（外眦垂线），SMAS通过咬肌皮肤韧带与深方的颊肌紧密连接。在该韧带内侧，SMAS与面中部的表情肌（颧大肌、颧小肌、眼轮匝肌、提上唇肌、笑肌等）或延续，或连接。这些连接就像传动装置，使口裂周围的表情肌在做面部表情时可以协同工作。

面中部的第四层是深部的疏松网状层。在韧带围成的间隙中有面中部的深层脂肪室分布。在侧颊部，第三层与第五层（腮腺咬肌筋膜）紧密贴合在一起。在中颊部，面中部被韧带和血管鞘结缔组织分隔成不同的间隙和脂肪室，包括颧前间隙、深内侧脂肪室内侧部、深内侧脂肪室外侧部分、Ristow间隙等。

颧前间隙是颧骨体浅面的三角形间隙。该间隙的上界为眼轮匝肌限制韧带，下界为颧弓韧带（zygomatic ligaments），间隙的底为一层骨膜上脂肪层和颧大、小肌的起点，顶为眼轮匝肌的眶部。该间隙内容纳着深层脂肪SOOF。

SOOF位于颧前间隙内，向内侧与颊深内侧脂肪室内侧部相邻，分为内侧和外侧两部分。内侧SOOF位于瞳孔内侧缘与外眦之间。外侧SOOF起自外眦角，向外延伸，与颞中筋膜相延续。内侧SOOF的下部与颊深内侧脂肪室的外侧部分相互重叠。表面覆盖鼻唇侧脂肪室和颊内侧脂肪室。外侧SOOF位于眶外侧脂肪室和颊中间脂肪室的深方，覆盖在颧突表面，多数在抵达颧弓上缘上方前终止。SOOF分成很多细小的小叶，颜色偏黄。颧面神经和血管、支配眼轮匝肌的面神经分支走行在外侧SOOF之中。

颊深内侧脂肪室位于颊浅层脂肪室（颊内侧脂肪室和颊中间脂肪室）的深面，颧大肌的内侧，上颌骨骨膜表面，分为内、外侧两部分。外侧部位于颊内侧脂肪室的深层，向头侧与SOOF相邻接，并略有重叠，向外侧与颊脂肪垫相邻接，向深方与上颌骨骨膜相邻接，向内侧借面静脉与内侧部相隔。内侧部分略呈四边形，位于鼻唇侧脂肪室的深面，并进一步向内侧延伸。颊深内侧脂肪室上界为泪槽韧带和眼轮匝肌起点，外侧边界为面静脉，内侧边界为梨状孔韧带，下界为上颌骨韧带。眼轮匝肌眶部和面中部的SMAS构成该脂肪室的顶，其底部并未直接覆盖在上颌骨骨膜上，在它与骨膜之间还有一个潜在的Ristow间隙。脂肪室包绕着提口角肌，与周围结构有明确的分界。血供主要来自眶下动脉。Ristow间隙又称梨状孔深间隙，大小约1.1 cm × 0.9 cm，是位于梨状孔周围呈半月形的潜在腔隙。其内侧界为降鼻中隔肌和梨状孔韧带，上外侧被深内侧脂肪室的内侧部包绕，浅面为提上唇肌和深内侧脂肪室内侧部。面动脉被纤维组织鞘包裹，从间隙的顶与深内侧脂肪室之间上行。

（二）面中部肌肉

提上唇鼻翼肌是一个长窄的肌肉，起自上颌骨额突的上部，沿鼻面角在提上唇肌浅面向下走行。其分成两个部分，附着在大翼软骨的外下侧和上唇的外侧皮肤。它的作用是张大鼻孔和提升上唇。它也能牵拉鼻唇沟的上内侧部分向上运动，因此对鼻唇沟有加深作用。该肌由面神经颊支支配，由面动脉的分支角动脉滋养。

提上唇肌是一片小的三角形肌肉，起自眶下孔上方的上颌骨和颧骨的眶下缘，向下止于提上唇鼻翼肌和提口角肌之间的上唇皮肤中。它能提升和翻转上唇，也能协助颧小肌加深鼻唇沟的中部。该肌由面神经颊支支配，由面横动脉滋养。

颧小肌起于颧颌缝后方的颧骨外侧面，行向内下，止于口角内侧上唇皮肤。它位于提上唇肌的浅面，由面神经颧支支配。它能提升上唇和翻转口角。它也参与鼻唇沟中段的形成。

颧大肌是一块长条形肌肉（长约 7 cm），起自颧颞缝前面的颧骨、颧小肌起点的上后方，斜向下走行，越过咬肌浅面到达口角处。部分纤维插入到皮肤中，部分肌纤维移行于蜗轴和口轮匝肌。从法兰克福平面来看，颧大肌的平均起点位于外眦点外侧 0～1 cm 范围下方 1.4～1.5 cm 处（图 11-16）。它能牵拉口角向外上方，呈现笑容。该肌由面神经颧支支配，由面横动脉滋养。

提口角肌是厚而圆的肌肉，位于提上唇肌和颧小肌的深面，起自眶下孔下方的尖牙窝。肌纤维向外下方走行，止于口角。该肌能上提口角，同时使口角向内侧牵拉，最终使鼻唇沟加深。它由面神经颊支支配。

笑肌起于颈阔肌和咬肌筋膜。它附着在腮腺表面的筋膜上，横向走行，插入到皮肤和口角黏膜

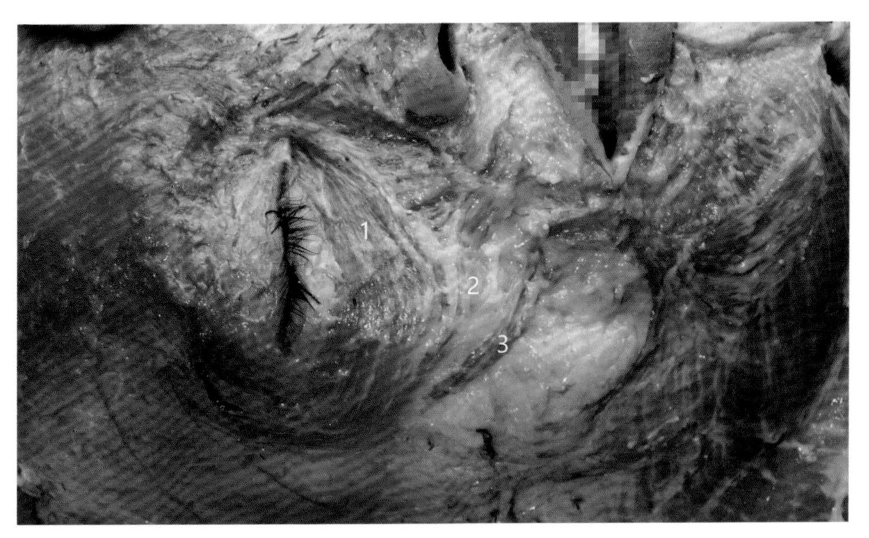

图 11-16　面中部的表情肌

1. 眼轮匝肌；2. 颧小肌；3. 颧大肌。

上。它能向外侧牵拉口角，呈现微笑面容。很多人该肌肉缺失。

颊肌位于最深层，呈方形，起于上颌骨的牙槽突、下颌骨颊肌嵴、翼突下颌缝，向口角走行，紧贴口轮匝肌的深层，终止于唇黏膜。颊脂肪垫位于咬肌前缘的颊肌浅面。腮腺导管穿过颊肌。该肌肉能使颊部收缩，向外侧牵拉口角，做吸吮动作，能协助吹口哨和吹风琴。面神经颊支是其支配神经。

（三）面中部血供

面中部皮肤和软组织主要靠颈外动脉系统供血。其中，面动脉在向上走行的过程中是主要的供血动脉（图 11-17）。典型的面动脉在咬肌前缘跨过下颌缘后进入面部，在口角外侧鼻唇沟区和鼻面角上行，沿途发出下唇动脉、上唇动脉、侧鼻动脉和角动脉，最后终止为内眦动脉，与滑车上动脉相吻合。但该种走行方式仅占 50% 左右。还有面动脉向眶下方走行（眶下型），终止在上下唇动脉（唇型），或终止在侧鼻动脉（鼻型）。面动脉在走行过程中，深浅变异也较大，可走行在表情肌浅面、内部或深面。在鼻唇沟处，面动脉可经过其内侧、外侧或穿过其正下方。在该区域，面动脉较恒定地走行于深内侧脂肪室与 Ristow 间隙之间。

面横动脉在腮腺内起自颞浅动脉，在腺体内向前走行，在颧弓下方、腮腺导管上方跨过咬肌。在走行过程中，有面神经的颧支或颊支伴行。面横动脉供养侧颊部的大面积区域，与眶下动脉和面动脉形成丰富的吻合。其中有一筋膜皮肤穿支伴随颧弓韧带走行，在分离时较易出血（图 11-18）。在面部埋线治疗时，导引针穿过颧弓韧带区域时，阻力比较大，应避免暴力操作，以免损伤该动脉，引发血肿。

上颌动脉在其第三段发出分支，经眶下裂入眶，在眶下管内与眶下神经伴行，经提上唇肌深方的眶下孔出眶后，移行为眶下动脉，在提上唇肌和提口角肌之间下行，与面动脉、上唇动脉、面横

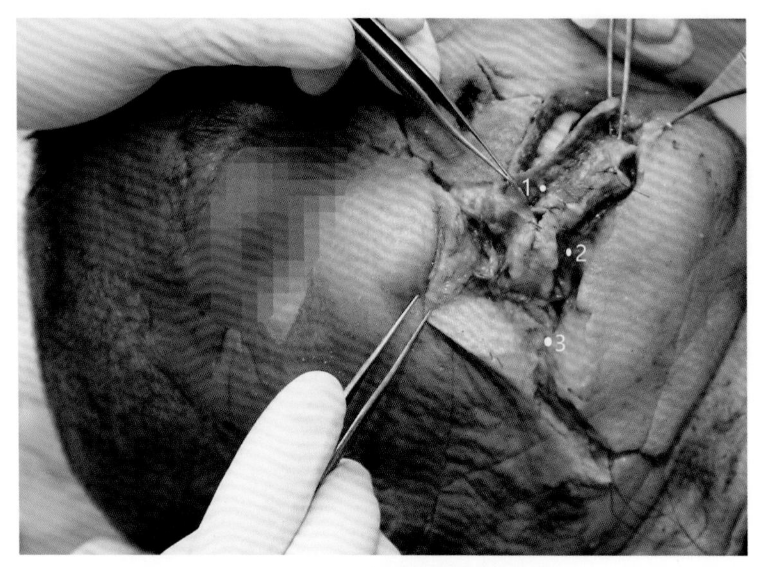

图 11-17　面动脉主干及其分支

1. 下唇动脉；2. 唇颏动脉；3. 面动脉。

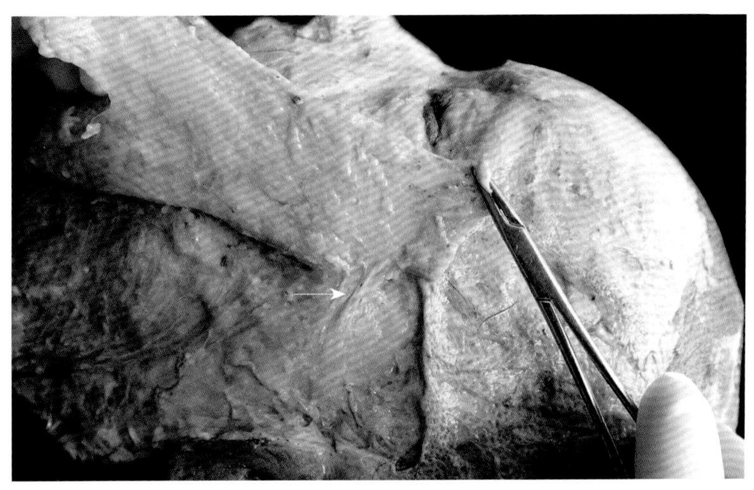

图 11-18　面横动脉的皮肤穿支（白色箭头所示）与颧弓韧带伴行，出现率 100%

动脉形成吻合，通过肌皮穿支供养周围的软组织。

面静脉收纳眶周和面中部的静脉血，与下颌后静脉的前干共同汇入颈外静脉，也可直接汇入颈内静脉。面静脉在下颌缘的咬肌前缘处与面动脉伴行，进入面部后，两者即相互分离。面静脉在动脉外侧更为垂直上行，构成颊深内侧脂肪室外侧部分和内侧部分的分界，上升到眼轮匝肌韧带下方后，以近似直角向内侧转折，在颧前间隙的上缘向内侧走行过渡为角静脉和内眦静脉。

（四）面中部神经

面中部的感觉神经主要来自上颌神经和下颌神经的分支。上颌神经发出的颧神经经眶下裂入眶后，发出颧面神经，经眶外下缘颧骨上的小孔出眶，穿过眼轮匝肌后，支配颧突下方的面颊皮肤感觉。上颌神经在眶内进入眶下神经管，经眶下孔出眶后，移行为眶下神经，发出分支传导中颊部、鼻基底和上唇的感觉。下颌神经发出的颊神经在翼外肌两头之间向前走行，穿过颞肌下部或经其深面，从咬肌和下颌支前缘穿出，与面神经的颊支吻合，传导颊肌周围皮肤和黏膜的感觉。

面神经穿茎乳孔后，即进入腮腺。在腮腺内，面神经分为五大主要分支：颞支、颧支、颊支、下颌缘支和颈支（图 11-19）。面神经出腮腺后，在面中部腮腺咬肌筋膜深方继续向前走行。其跨过咬肌后，走行在颊脂肪垫表面或穿入颊脂肪垫内，在表情肌深面进入肌肉（提口角肌、颏肌、颊肌在其表面进入），支配各表情肌的运动。

五、下面部解剖

（一）下面部脂肪室

Rohrich 等发现并描述了 4 个下颌骨周围的脂肪室。其中两个位于下颌缘上方，称为下颌上和下颌下脂肪室；另一个位于颏部，称为颏深脂肪室；还有一个位于腮腺咬肌筋膜表面。位于腮腺咬肌筋膜表面的为颊深外侧脂肪室，该脂肪室位于 SMAS 深层、咬肌筋膜表面。其体积的减少很可

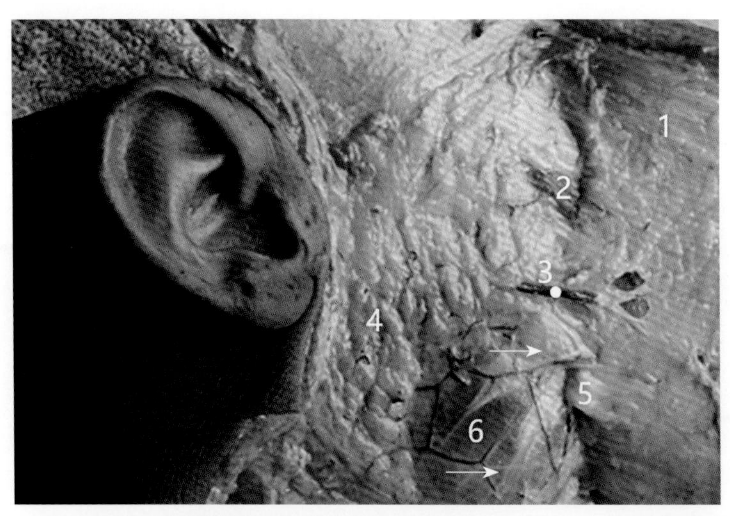

图 11-19 腮腺、咬肌筋膜深面走行的面神经颧支和颊支（白色箭头所示）
1. 掀起的 SMAS 瓣；2. 颧大肌起点；3. 面横动脉皮肤穿支；4. 腮腺；5. 颊脂肪垫；6. 咬肌。

能与老化时的侧面部萎缩有关。颏深脂肪室位于颏肌深面，与口轮匝肌下脂肪室有明确的分界。该脂肪室容量的减少可以增大唇颏角的角度。

颊脂肪垫是位于面部深间隙（咬肌间隙）的脂肪组织，外观与眶隔脂肪相似，很容易与颊部的皮下浅层脂肪相鉴别。颊脂垫分布在颞肌、咬肌、颊肌和颧肌之间的间隙内，分为一体三突（颞突、翼突、颊突）。颊脂肪垫的颊突位于腮腺导管的下方，是颊脂肪垫最表浅的部分，对面颊的饱满度有很大影响。它在腮腺导管下方突入颊部浅层并延伸到咬肌前缘，在其走行过程中覆盖了颊肌大部分。它的前缘为面动、静脉，两者位于同一水平。颊突借颊肌韧带与颊肌膜附着。腮腺导管位于颊突浅面，向前穿颊脂肪垫和颊肌进入口腔，开口在平对第二磨牙牙冠的颊黏膜上。颊脂肪垫的大小对面颊的形态影响较大。颊突在儿童较发达。在成人，颊突逐渐萎缩，到老年时甚至退化消失。但是，很多成人也表现出颊部的丰腴，这是颊突向前下方疝出导致的。随着面部的老化，颊突假性疝出到皮下层，是导致颧下凹陷和口角外侧囊袋的原因。颊肌韧带的薄弱、深筋膜的松弛和外伤是导致颊脂肪垫外膜破裂的常见原因。

（二）下面部肌肉

颏肌呈小圆锥形，起自切牙下方的下颌骨，止于颏部皮肤中。它能向上方牵拉颏部皮肤，协助上唇向前突。该肌肉由面神经下颌缘支支配。

降下唇肌是小的方形肌（图 11-20）。它的肌纤维起于下颌骨斜线、颏孔内侧上方，肌纤维直接向内上走行插入到下唇皮肤中。最内侧纤维与对侧同名肌相互混合。它能向下侧和外侧牵拉下唇。面神经下颌缘支支配该肌。

降口角肌位于口角下方，呈三角形。它的肌纤维与颈阔肌相连续，起自下颌骨斜线、降口角肌起点的下外侧，肌纤维向上走行，汇聚于口角。该肌的收缩能牵拉口角向下。面神经的下颌缘支支配该肌肉。

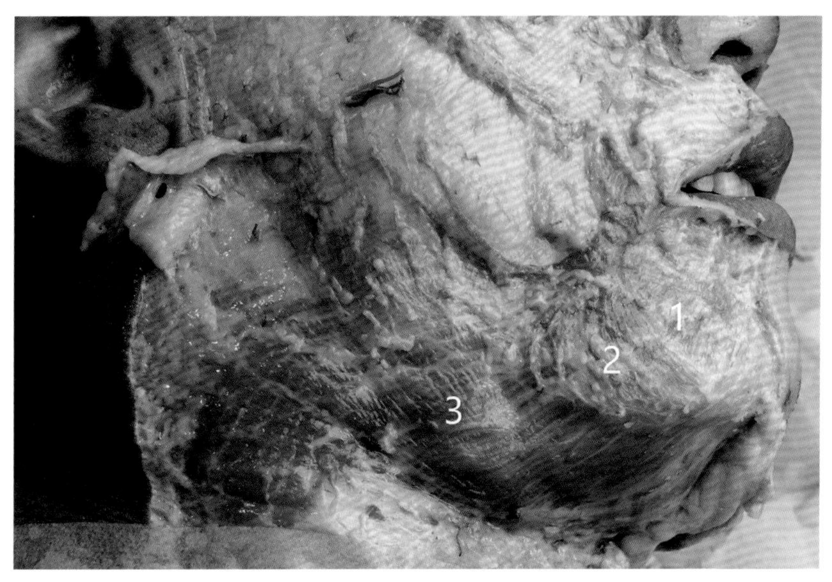

图 11-20　降下唇肌（1）、降口角肌（2）、颈阔肌（3）

口轮匝肌是口裂的括约肌，由口周的肌纤维交错组成，深层的肌纤维起源于颊肌。该肌有闭嘴、努嘴、使唇前突的功能。口轮匝肌受面神经颊支支配。

咬肌是厚的四方形肌肉，覆盖在下颌角的上面，由浅、中、深三头组成。浅头较大而厚，起自颧弓下缘前 2/3 和颧骨颧突，向后下走行。中间头和深头肌纤维起于颧弓下缘后 1/3 和整个内侧表面，向前下走行。咬肌止于冠状突的外侧面、下颌支和下颌角。颊脂肪垫将咬肌与颊肌分隔开，腮腺导管横跨咬肌；部分咬肌与腮腺重叠。咬肌的支配神经是三叉神经的下颌神经分支。颧弓下缘后 1/3 下方侧颊部的三角形凹陷区域主要由咬肌浅层部分缺失引起。其上界是颧弓下缘，前界是咬肌浅层的后缘，后下边界是下颌骨升支和腮腺。

颈阔肌是薄而宽阔的肌肉，起自胸大肌和三角肌表面的筋膜，肌纤维跨过锁骨后向上内走行。其前缘在颏下不同高度与对侧肌肉的肌纤维相互交织融合，其后缘向后超越下颌角后向前上方走行，止于面部的 SMAS。颈阔肌收缩能降低下颌并牵拉口角向下运动。颏下动脉为该肌的主要供血动脉，面神经颈支支配该肌的运动。

（三）下面部血供

面动脉在越过下颌缘前发出颏下动脉。该动脉在下颌体下方、舌骨肌表面向前走行，沿途发出分支，供应周边肌肉和皮肤。在颏下，该动脉转向上方进入颏部，与下唇动脉和颏动脉形成吻合，滋养颏部的皮肤。面动脉发出颏下动脉后，在面静脉前方跨过下颌缘，向上走行在颈阔肌深面，首先发出下唇动脉（图 11-21）。该动脉在降口角肌深面穿口轮匝肌，在唇红缘下方 2～4 mm 水平走行，与对侧同名动脉形成吻合，供应下唇的皮肤和黏膜。面动脉在近口角水平发出上唇动脉，通常较下唇动脉粗大，紧邻唇红缘深方，在口轮匝肌内或黏膜下水平走行，并与对侧同名动脉相吻合。

上颌动脉在下颌支深方发出下牙槽动脉，进入下颌神经管，与下牙槽神经伴行，出颏孔后移行

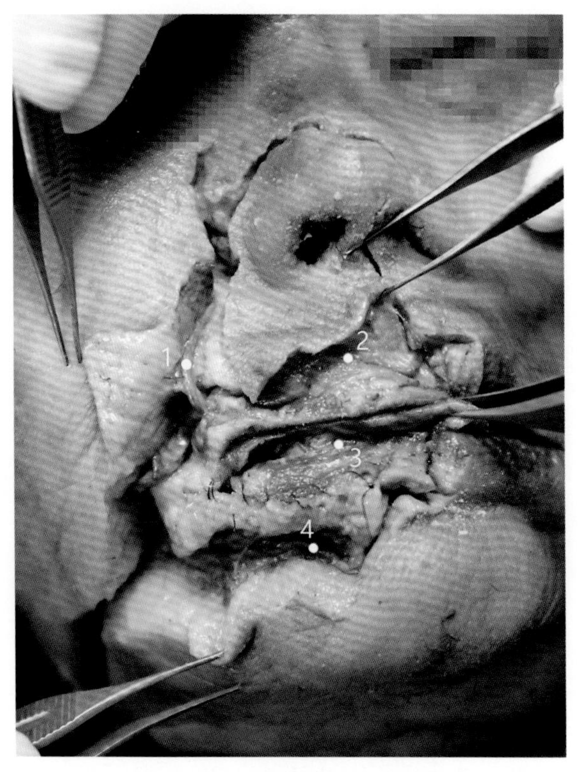

图 11-21　面动脉及下唇动脉

1. 面动脉；2. 上唇动脉；3. 下唇动脉；4. 唇颏动脉。

为颏动脉，与下唇动脉和颏下动脉相吻合，供养下唇和颏部的皮肤和软组织。颏孔位于经瞳孔正中的垂线上。

（四）下面部神经

下颌神经的分支颊神经是面颊部的主要皮神经。该神经起于下颌支深面，在咬肌前缘穿入皮下，发出分支传导颊部皮肤感觉；另一部分分支穿过颊肌，传导颊和牙龈黏膜的感觉。在颊肌表面，下颌神经颊支与面神经颊支相交通，经后者传导颊肌的感觉。

颏神经是下颌神经最大的皮下分支，走行在下颌神经管中，在第二前磨牙下方的颏孔出下颌骨。颏神经在降口角肌深面分为三支：一支传导颏部皮肤感觉，其他两支传导下唇皮肤和黏膜感觉。

颈神经发出的耳大神经（C2～C3）传导耳前和下颌角周围感觉。耳大神经从胸锁乳突肌后缘中点穿颈深筋膜，平行于颈外静脉后方 0.5～1 cm 处向耳垂方向倾斜向上走行。该神经走行在外耳门垂线下方约 6.5 cm 处，分为前、后两支：前支传导腮腺表面面部皮肤感觉，后支传导耳后和乳突皮肤感觉。

下面部的运动神经主要为面神经的下颌缘支和颈支。下颌缘支从腮腺前缘穿出后，沿咬肌表面和下颌缘的骨面走行。在整个走行过程中，下颌缘支位于 SMAS（颈阔肌）的深面。在下颌角水平，该神经有几种分支方式：单干占 21%，双主干占 67%，三主干占 9%，四主干占 3%。下颌缘支在抵达面动脉附近之前通常位于颌缘水平或其下方。下颌缘支在超过下颌骨下缘走行时，其距离下颌骨下缘的平均距离为 1.2 cm。对有颌缘组织松垂的患者，该神经甚至可以到达下缘下 3～4 cm 水平。下颌缘支跨过下颌骨切迹时，在面动脉浅面、颈阔肌深面走行，继续向前，基本位于下颌缘上方，从深面进入降口角肌，发出分支支配该肌和降下唇肌、颏肌。

第三节　线技术的组织学研究

聚二噁烷酮（polydioxanone，PDO）、聚乳酸（polylactic acid，PLA）和聚己内酯（polycrylactone，PCL）制成的单丝平滑线在埋置到皮下组织后，在吸收过程中，通过刺激不同程度的炎症反应，可以产生不同程度的促年轻化作用。

以 PDO 线为例，它最早应用在心脏外科，在组织内平均 6 个月左右可以水解而被人体吸收。有学者证明将 PDO 平滑线埋置到皮下，可以促进皮肤的紧致，改善皮肤的质地。当将 PDO 线材埋置到人体后，它不是简单地水解、消失，而是刺激周围组织产生一系列的变化。

Kim 等将单向 PDO 锯齿线埋置到豚鼠的肉膜层内，发现在线材周围形成纤维鞘，有炎症反应和胶原蛋白合成的增加，TGF-β 的含量也有所增加。

Amuso 等通过活检组织对 PDO 线材在人体组织内的生物再生作用进行了观察，发现胶原的生成增加，真皮内的胶原纤维增多，弹性纤维变长。这种变化大概持续了 12 个月，在第 18 个月胶原蛋白回到了初始状态。

Yoon 等将 4-0 PDO 平滑线以 1 cm 的间距埋置在猪背部的皮下脂肪层，4 周后取活检发现，PDO 线材的蓝色消失，变透明，但外形依然保持。对组织学切片的观察发现，在线材周围形成了富含疏松胶原纤维、嗜酸性粒细胞、淋巴细胞的肉芽组织，新形成的胶原纤维与脂肪组织内原有的纤维结缔组织形成了桥接。另外，在肉芽组织内，还观察到很多成纤维细胞和肌成纤维细胞；线材周边组织的毛细血管横截面积增加，表明有血液循环的增加。在第 12 周取活检发现，PDO 线材的外形依然保持；线材周边疏松的胶原纤维变得致密，淋巴细胞和嗜酸性粒细胞消失，肉芽组织周围脂肪细胞变性明显；胶原纤维从线材周围向真皮发出分支，彼此桥接，形成蛛网样外观；成纤维细胞和肌成纤维细胞数量与 4 周相比有所下降。在 24 周时，PDO 线形态不完整，但还有碎片残留；线材周围的胶原纤维鞘与 12 周时相比变薄。在 48 周时，PDO 线已经完全水解；纤维鞘变薄但尚存；脂肪细胞变性区依然存在；测量埋线区的真皮与肌层距离，与对照组相比缩短了 24%。

根据其实验结果，Yoon 等认为：① PDO 线材的形态可以保持 12 周，在 24 周时碎裂，在 48 周时完全被吸收。②新生胶原的过程可维持 48 周以上。③肉芽组织会持续 48 周以上，有时可以观察到异物肉芽肿现象。所以，即使是可吸收线，依然可能产生异物肉芽肿结节。④埋线后炎症反应会持续 4 ~ 12 周。⑤肌成纤维细胞在埋线后 0 ~ 12 周持续存在，是创伤愈合过程中伤口收缩的主要原因。因此，PDO 线埋置后的组织收缩作用主要发生在 0 ~ 12 周。⑥成纤维细胞的增殖主要发生在埋线后的 0 ~ 24 周，故埋线后的胶原蛋白增多现象主要发生在 6 个月内。⑦因为脂肪细胞的变性作用，脂肪层厚度减少，该效果可维持 48 周。

第十二章
鼻整形美容解剖学

第一节　鼻部美学

李高峰　党宁　刘容嘉

一、鼻部解剖学常用体表标志及术语

鼻位于面部中央，占面部的1/3。像其他所有的突出结构一样，包括支架结构、支撑系统及外覆软组织。支架结构包括骨和软骨，它们由结缔组织和韧带连接到一起并发挥支撑作用。皮肤等软组织覆盖其表面。为了更清晰地表述，笔者参考国内外文献，将鼻部不同部位的术语做如下描述（图12-1～12-6）。

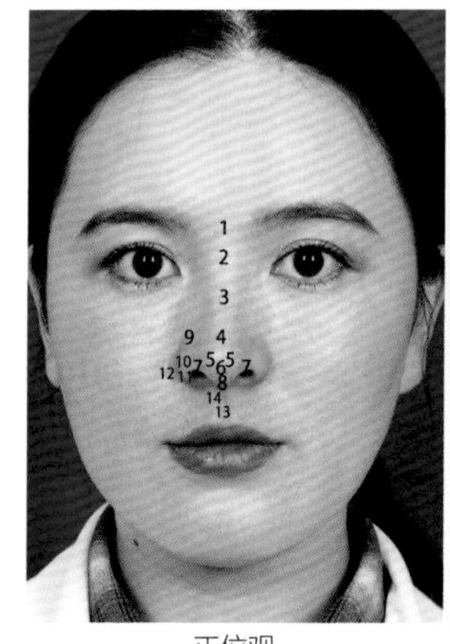
正位观

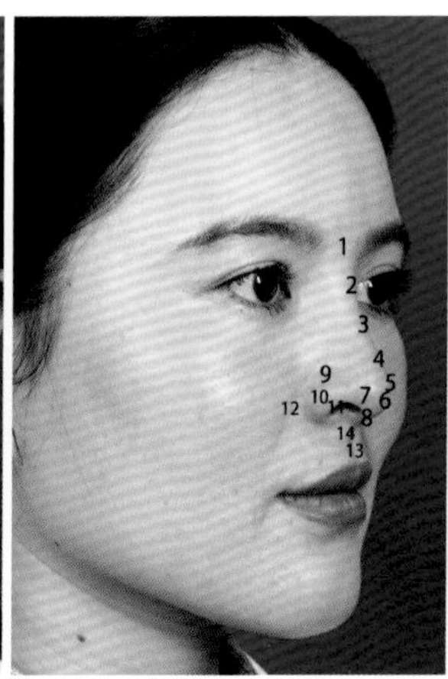
右侧斜位观

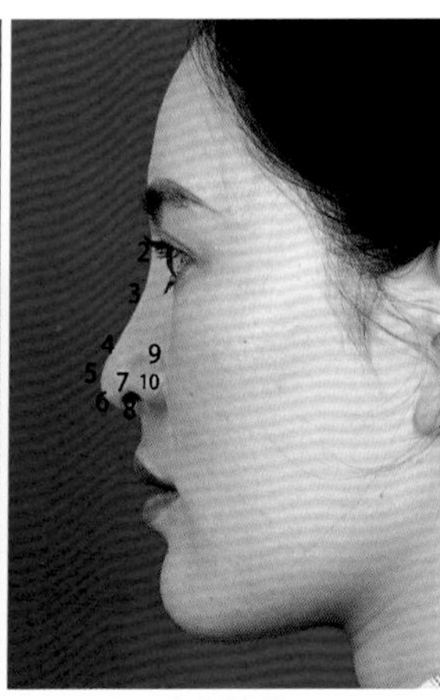
左侧位观

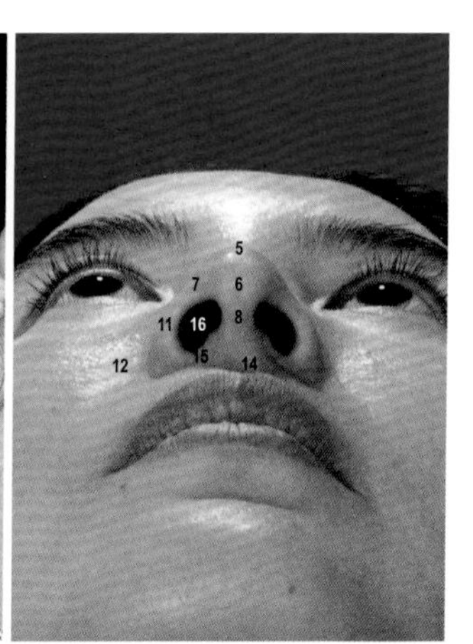
底位观

图12-1　鼻部主要解剖学标志和术语（一）

1. 眉间；2. 鼻根；3. 鼻缝点；4. 鼻尖上区；5. 鼻尖表现点；6. 鼻尖下小叶；7. 软三角；8. 鼻小柱；9. 鼻翼沟；10. 鼻翼；11. 鼻翼缘；12. 翼面沟；13. 人中；14. 人中嵴；15. 鼻槛；16. 鼻孔。

眉间区：两眉之间的区域。

鼻根点：额骨和鼻骨的交界点。

鼻缝点：筛骨垂直板和鼻中隔软骨、上外侧软骨在鼻背侧交界的位置。

鼻尖上区：位于鼻尖上端和鼻背尾端之间的区域。

鼻尖表现点：鼻尖两侧对外部光源产生反射而形成，是鼻尖最突出的位置。

鼻尖下小叶：位于鼻尖表现点和鼻小柱之间的部分结构。

软三角：位于下外侧软骨内、外侧脚之间，穹窿部尾缘、鼻孔前端薄的皮肤皱襞。

鼻小柱：位于鼻底分隔双侧鼻孔之间的复合组织。

鼻翼沟：位于侧面鼻尖和鼻翼之间，斜向外上方的皮肤凹陷。

鼻翼：从鼻尖延伸至上唇和面颊部的鼻孔侧壁。

鼻翼缘：鼻翼尾侧的游离缘。

翼面沟：鼻翼和面颊部之间的交界。

人中：上唇正中的凹陷部分。

人中嵴：人中两侧的皮肤软组织隆起。

鼻槛：位于鼻小柱底部和鼻翼底部之间的水平脊状突起。

鼻孔：鼻腔与外界相通的通道。

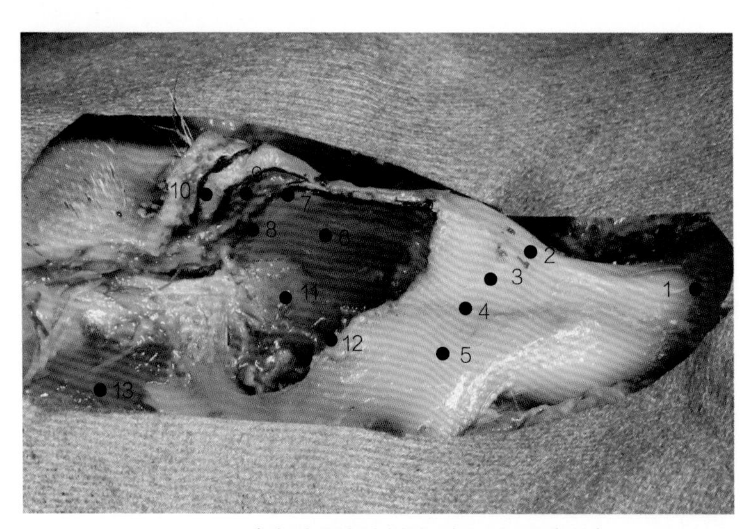

图 12-2　鼻部主要解剖学标志和术语（二）

新鲜尸体标本鼻部解剖后，左侧斜位外观：1. 鼻额缝；2. 鼻骨缝；3. 鼻骨；4. 鼻 - 上颌骨缝；5. 上颌骨额突；6. 鼻中隔软骨；7. 鼻中隔前角；8. 鼻中隔尾缘；9. 膜性中隔；10. 下外侧软骨内侧脚；11. 犁骨；12. 梨状孔边缘；13. 鼻肌基底部。

鼻额缝：鼻骨与额骨鼻突之间的连接，呈锯齿状。

鼻骨缝：两块鼻骨之间的连接。

鼻骨：成对的长条状骨片，上窄下宽，是构成鼻根的基础。

鼻 - 上颌骨缝：鼻骨与上颌骨额突之间的连接。

上颌骨额突：上颌骨的 4 个突起之一，向内上方突起，与鼻骨、额骨相连。

鼻中隔：将鼻腔分为两部分。鼻中隔分为骨部（筛骨垂直板、犁骨、上颌骨前嵴）、软骨部及膜部。

鼻中隔前角：鼻中隔软骨背侧缘和尾侧缘的连接处。

键石区：筛骨垂直板和鼻中隔软骨在鼻背的连接处。

鼻中隔尾缘：鼻中隔软骨尾端的游离缘，其后角与鼻棘相连。

膜性中隔：位于鼻中隔软骨尾端和鼻小柱之间，由双侧的鼻前庭皮肤和皮下结缔组织组成，具有高度的活动性。

梨状孔边缘：梨状孔前方的边缘，由鼻骨（上）与上颌骨额突（外）及上颌骨腭突游离缘（下）共同组成。

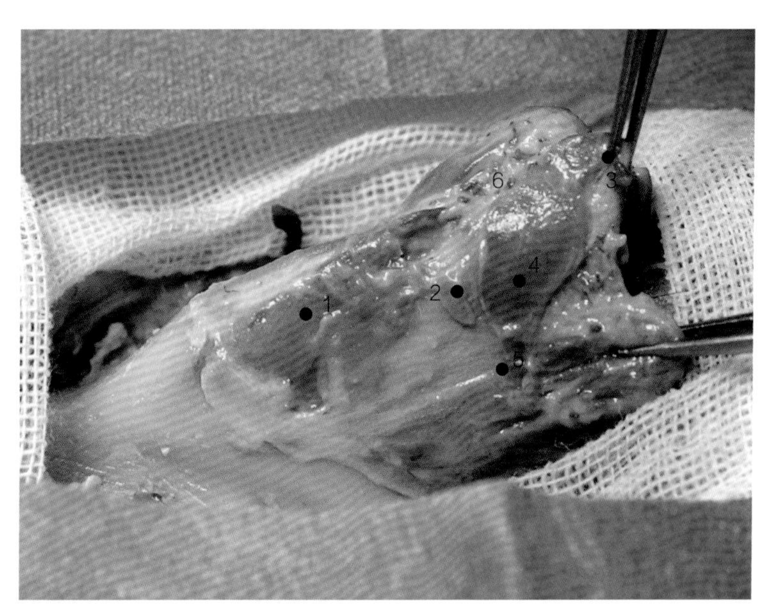

图 12-3　鼻部主要解剖学标志和术语（三）

新鲜尸体标本鼻部解剖后，右侧斜位观：1. 上外侧软骨；2. 籽软骨；3. 下外侧软骨中间脚；4. 下外侧软骨外侧脚中间段；5. 下外侧软骨外侧脚外侧段；6. 薄弱三角。

鼻尖表现点：鼻尖上两侧产生外部光反射最突出的区域。

上外侧软骨：由鼻中隔软骨背侧向外延伸的一对三角形软骨，靠近鼻部头侧，形成中鼻拱的外侧壁。

籽软骨：上外侧软骨和下外侧软骨外侧脚之间横向分布的小软骨。

下外侧软骨：又称鼻翼软骨，位于鼻部尾端的一对软骨，由内侧脚、中间脚、外侧脚组成。

下外侧软骨中间脚：下外侧软骨内侧脚与外侧脚之间过渡的部分。

下外侧软骨外侧脚中间段：下外侧软骨外侧脚的中央部分，向内与中间脚相连，向外延续为外侧段。

下外侧软骨外侧脚外侧段：下外侧软骨外侧脚最外侧的部分，向外借韧带和（或）籽（附件）软骨与梨状孔相连。

薄弱三角：下外侧软骨外侧脚头侧与鼻中隔前角之间的区域。

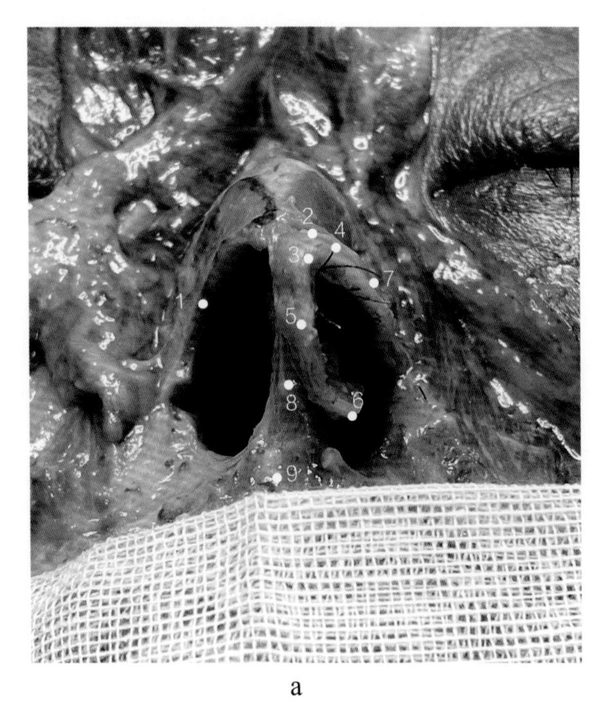

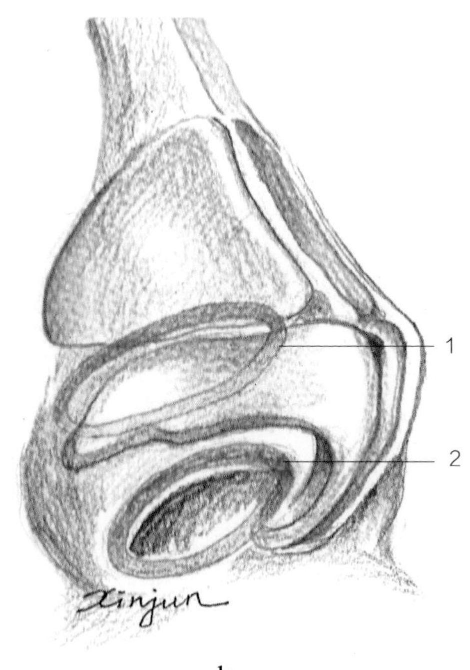

a　　　　　　　　b

图 12-4　鼻部解剖学标志和术语（四）

a. 新鲜尸体标本鼻部解剖后，底位观：1. 上外侧软骨尾侧缘；2. 穹窿；3. 穹窿的内侧膝；4. 穹窿的外侧膝；5. 下外侧软骨内侧脚；6. 内侧脚踏板；7. 下外侧软骨外侧脚；8. 膜性中隔；9. 鼻棘。b. 内鼻阀和外鼻阀示意图：1. 内鼻阀；2. 外鼻阀。

穹窿：位于鼻孔入口最上内端的下外侧软骨内、外侧脚之间，最向前突出的部分。

穹窿的内侧膝：下外侧软骨穹窿内侧的软骨凸起。

穹窿的外侧膝：下外侧软骨穹窿外侧的软骨凸起。

内侧脚踏板：下外侧软骨内侧脚后下段横向延伸的部分。

内鼻阀：上外侧软骨和鼻中隔连接处尾侧缘区域。

外鼻阀：鼻孔对外的开口。

鼻棘：上颌骨正中位置与鼻中隔后角相连的骨性结构。

上颌骨前嵴：鼻棘两侧上颌骨的小的骨性突起。

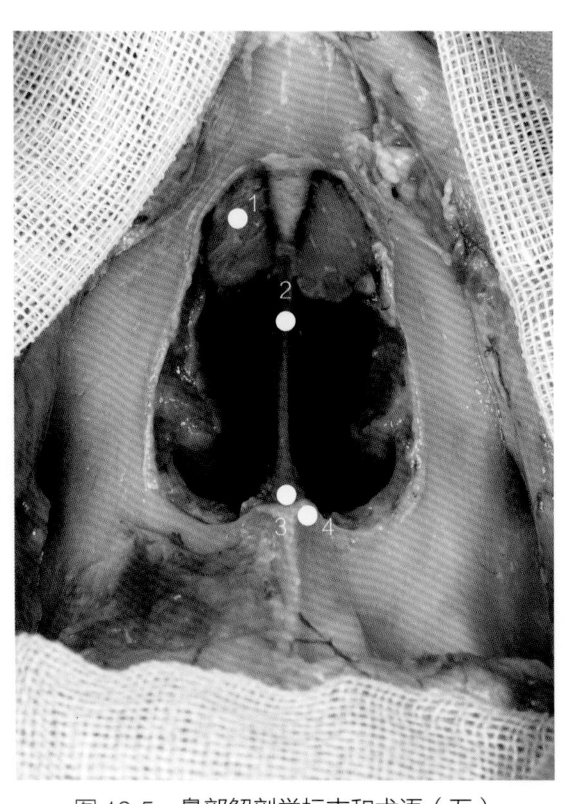

图 12-5　鼻部解剖学标志和术语（五）

新鲜尸体标本鼻部解剖后，底位观：1. 上外侧软骨；2. 鼻中隔软骨；3. 鼻棘；4. 上颌骨前嵴。

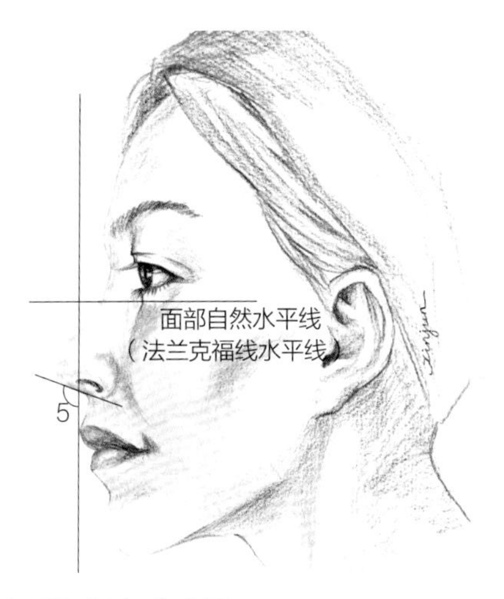

图 12-6 鼻部侧面主要相关角度术语
1. 鼻额角；2. 鼻小柱 - 小叶角；3. 鼻尖下折点；4. 鼻小柱 - 上唇角；5. 鼻唇角。

鼻额角：侧面观前额切线与鼻背斜线之间的角度。

鼻小柱 - 小叶角：鼻尖下小叶与鼻小柱之间的夹角。

鼻尖下折点：内侧脚与中间脚的转折点。

鼻小柱 - 上唇角：鼻小柱与上唇之间的夹角。

鼻唇角：侧面观中，鼻孔最前点和最后点的连线与面部垂直线相交形成的角度。

鼻面角：鼻面角也被称作额面角或 Jacques Joseph 角。它是由面平面（眉间点与颏前点的连线）与鼻背平面（鼻根点与鼻尖点连线）形成的夹角。理想角度值为 35°（范围 30°～40°）。

二、鼻部形态学及鼻的亚单位

（一）鼻部形态学（图 12-7）

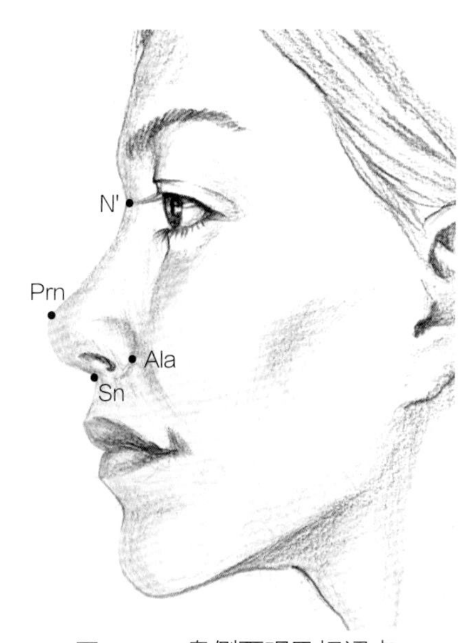

图 12-7 鼻侧面观及标记点
N'：鼻根点；Sn：鼻下点；Prn：鼻尖点；Ala：鼻翼点。

外鼻高度：外鼻的高度是指鼻根点（N'）到鼻下点（Sn）的垂直距离。

外鼻长度：外鼻长度是指鼻根点（N'）到鼻尖点（Prn）的距离。

鼻翼点（Ala）：正面观鼻翼曲线最外侧点。

鼻尖点（Prn）：正中矢状面鼻尖向前最突出点。

鼻下点（Sn）：正中矢状面上鼻小柱 - 上唇角的顶点。

鼻深（Sn-Prn）：鼻尖点至鼻下点的距离。

鼻宽：两侧鼻翼点之间的直线距离。

鼻根宽：鼻根两侧最低点连线距离。

鼻指数：鼻指数反映了外鼻的宽高比（鼻翼宽度与外鼻

高度的比）。参考 Farkas 计算出北美高加索人的鼻指数如下：平均鼻指数：65 ± 5，男性：66 ± 7，女性：64 ± 5。而韦敏等测量中国人的鼻指数平均为 75.5。此数值的意义为：宽鼻鼻指数较大，窄鼻鼻指数较小。

一般来说，鼻形态与人种密切相关。医生要在尊重外鼻种族差异的基础上，尽量改善鼻部外形并保持其种族特点。基于人种差异，可将鼻形态分为三大类（表 12-1）。

• 高狭鼻型：高加索人种鼻型窄而高，在北欧和地中海族群常见。极高极细窄的鼻型被称为超高狭鼻型。

• 中鼻型：东方人外鼻形态居中，较高加索人鼻高度并不突出，鼻背较宽，鼻尖突出度较小，鼻小柱短缩。

• 扁阔鼻型：非裔人鼻型特点是鼻根低平，鼻短且宽，鼻尖突出度小，鼻孔宽且外展，被覆皮肤厚。极度宽且低平的鼻型被称为超扁阔鼻型。

表 12-1　根据鼻指数对鼻型的分类

鼻型	鼻指数
超高狭鼻型	≤54.9
高狭鼻型	55.0 ~ 69.9
中鼻型	70.0 ~ 84.9
扁阔鼻型	85.0 ~ 99.9
超扁阔鼻型	≥100.0

纵向比例：外鼻高度（鼻根点至鼻下点距离）大致为中面部高度（眉间点至鼻下点距离）的 95%。

横向比例：鼻翼基底宽度（图 12-8）、内眦间距、单眼长度三者应大致相同。这种标准基于“面部五分法”，即把面部横向分成五个等份，每一份大致为一只眼的长度。Guyuron 曾建议鼻翼基底宽度应比内眦间距宽 1 ~ 2 mm。

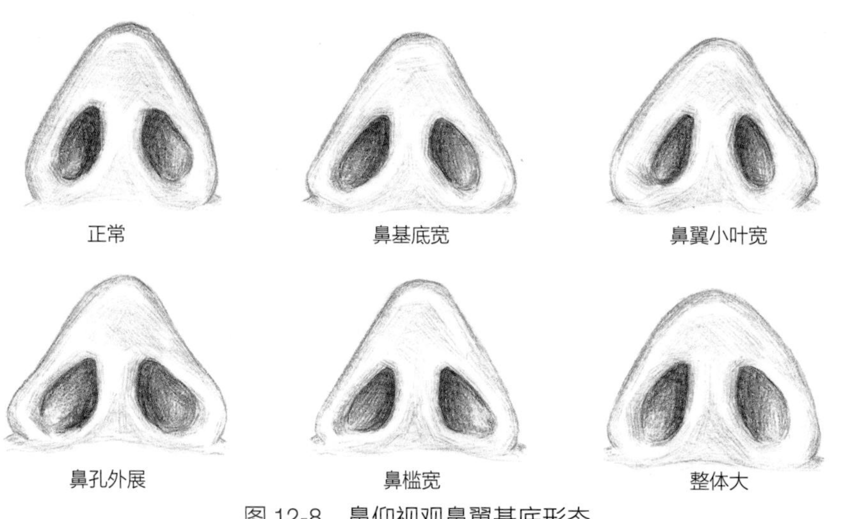

图 12-8　鼻仰视观鼻翼基底形态

鼻根宽度应大致等于内眦间距的 1/3。

鼻上部宽度大致等于鼻翼基底宽度的 70%～80%。

外鼻长宽比：鼻翼基底宽度大致为鼻长度（鼻根点至鼻尖点距离）的 70%。

（二）鼻的亚单位

外鼻作为一个面部美学单位位于面部中央，而它也是由若干个美学亚单位组成。Burget 将外鼻分为中线的鼻背、鼻尖和鼻小柱 3 个亚单位，以及两侧的鼻侧壁、鼻翼、软三角区 6 个亚单位，并认为超过 1/2 亚单位缺损，即应行全亚单位重建（图 12-9）。

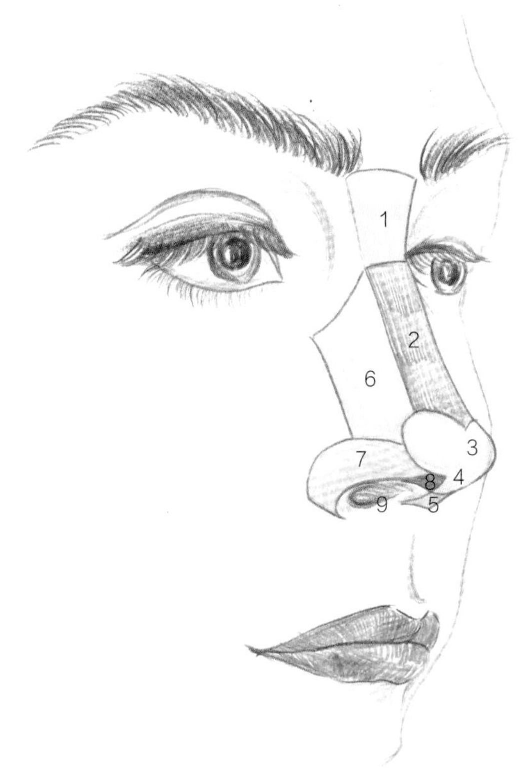

图 12-9 外鼻的亚单位分区

1. 鼻额区；2. 鼻背；3. 鼻尖上小叶；4. 鼻尖下小叶；5. 鼻小柱及其基底区；6. 鼻侧壁（右）；7. 鼻翼；8. 软三角区；9. 鼻槛。

我们在鼻美容整形领域中，所应用的亚单位为中线的鼻额区、鼻背区、鼻尖上小叶区、鼻尖下小叶区、鼻小柱和鼻基底 5 个亚单位，以及两侧的鼻侧壁、鼻翼、软三角和鼻槛 8 个亚单位。与 Burget 的亚单位分区相比，更细致地描述了鼻部美学，更能为术前美学评估、解剖结构分析、术前精准诊断、手术方案制订、术中细节再评估和术后效果评价提供科学的评价系统。尤其是对鼻槛的划定，在做鼻翼缩小和鼻孔大小调整方面有了重要的参考界定。

鼻根：外鼻根部区域。

鼻背：鼻背范围自鼻根尾端直至鼻尖上点处，鼻尖上点即鼻小叶的起始部位，也就是说鼻背位于鼻根与鼻尖之间，起连接作用。

鼻侧壁：鼻的外侧壁，位于鼻背与面部之间，起连接作用。

鼻小叶：上自鼻尖上转折区域，下至鼻尖下转折区域，包括鼻尖上小叶和鼻尖下小叶。

鼻小柱：鼻小柱皮肤在基底部将两侧鼻孔分隔。Millard 曾将鼻小柱描述为“支持鼻尖的中心支柱”。

软三角：软三角是指位于鼻翼缘与鼻尖前部交界处的薄层皮肤，横跨下外侧软骨内侧脚与外侧脚之间的区域。此区域内软骨缺如。

鼻翼小叶（鼻翼外侧壁）：构成鼻孔外侧壁的下外侧隆起。

三、鼻部美学评估

（一）鼻根

Daniel 描述了鼻根区域在鼻部美学评估中的重要性，其中鼻根点位置的确定是一个非常重要的问题。鼻根区域指的是一个以鼻根点为中心的区域，向下到达内眦连线水平，向上范围与之等距。

1. **鼻根点** 鼻根点是鼻根中线上一个特定的解剖位点或软组织标记点。骨性鼻根点（N）在鼻额缝的中点处。临床上确定骨性鼻根点的位置是有一定困难，因鼻根区域被覆皮肤软组织较厚，通过触诊仅可以大致感受鼻额缝的位置。软组织鼻根点（N'）是鼻额角顶点，此点通常位于鼻根点的下后方，这是由于鼻骨上部常存在一个向前的曲率导致的。大部分临床文献和书籍都将鼻根点作为鼻额角的顶点即外鼻的起点。

一般静眼平视时，上眼睑皱襞线（重睑线）的水平高度是最理想的鼻根点位置。角膜点到鼻根点的距离在亚洲人一般为 6 mm 左右，但临床上要考虑额部的高度。韩国郑东学教授认为，从侧面照片上看，以鼻额角与角膜的高度作为基准，就能计算出鼻根部该提高的理想高度。通常鼻根点越高（越接近上睑皱襞水平），鼻子就越硬朗，鼻长度也越长；相反，鼻根点越低（越接近瞳孔水平），鼻子就越柔和，鼻长度也越短。

2. **鼻根突出度** 有时被称作鼻根高度。可通过侧面观经角膜前缘或经眉间点的垂直切线进行测量，也可经内眦进行测量。鼻根突出度没有统一标准，西方一般主张鼻根突出度在眉间后 4 mm 或者位于角膜垂线与经眉间垂线之间的中点。目前尚未见文献对国人鼻根突出度的报道。

3. **鼻额角** 过鼻根点、眉间点所成的切线与鼻背切线的交角称为鼻额角（图 12-6）。亚洲人适合的角度为 135°。鼻额角可被用来评估眉骨与鼻背间的关系。用水平矢状线将鼻额角分为上下两部分，这两部分各自随着眉骨或鼻骨形态的不同而不同。

（二）鼻背

鼻背形态学在外鼻美学中有着重要意义，大部分患者会因鼻背的畸形缺陷寻求医治。

自鼻根点（N'）至鼻尖点画一条直线即鼻背线。理想状态下，鼻背应与鼻背线重合，或者略低于鼻背线。如果鼻背明显低于鼻背线，则有必要进行鼻背隆起术；相反，如果鼻背超过了鼻背线，则可能需要进行鼻背降低术。从正面照片看，鼻背轮廓线从眉头到鼻尖形成两条弧形线最为理想，即双 C 线。鼻整形时，这两条线的宽度在西方女性为 6～8 mm，男性为 8～10 mm，东亚人一般为 10 mm 左右，而且这个数值要考虑面部轮廓和内眦间距，以及患者对鼻型的个人喜好。侧面观，鼻根点和鼻尖的连线与鼻背部的连接不应该是直线，而应该是多边形且有起伏的。

（三）鼻尖

1. **鼻尖上点** 鼻尖点是外鼻最凸前的部位，鼻尖上区是鼻尖的头部、鼻背的尾端，是鼻小叶与鼻背交界的部位。鼻尖上点或鼻尖上凹陷是一个微妙的鼻背凹陷，它是由于下外侧软骨外侧脚头侧缘突起高于鼻中隔而形成的。理想的外鼻形态一般都会在鼻尖上点处存在一个轻微的凹陷，有助于鼻尖与鼻背之间的区分，对于女性来说，这个鼻尖上的凹陷往往更明显。解剖结果显示，外鼻形成低于鼻尖 2 mm 的鼻尖上折点，支架结构上至少要在鼻中隔前角和鼻尖穹窿点之间存在 6～8 mm 的落差，具体数值与皮肤软组织的厚度及顺应性直接相关。

2. **鼻尖表现点及穹窿对称性**　鼻尖或者穹窿区域存在两个鼻尖表现点，也被称作穹窿表现点，位于下外侧软骨中间脚与外侧脚转折前部的突起处，其表面被覆皮肤的光反射点即该表现点。穹窿区域视觉上的不对称可导致正面观上鼻尖的不对称。两侧穹窿表现点距离过大时，我们称之为鼻尖分裂，可由两侧穹窿过度分离造成，这就需要我们在手术过程中将其聚拢。两侧穹窿间之间的夹角一般为 35°～60°。Sheen 将鼻尖描述为一个包含四个表现点的曲面：左右两个穹窿表现点、鼻尖上点及鼻小柱点，将该四点连接起来可构成两个等边三角形，有些医生也将鼻尖表现点描述成菱形。两侧穹窿表现点之间距离是鼻尖美学的重要因素，与内侧脚和中间脚交界处的分离度有关。

3. **鼻尖旋转度**　鼻尖旋转度的概念是由 Simons 提出的。无论鼻尖向头侧或是向尾侧旋转，都沿着一个半径不变的圆弧。随着鼻尖的旋转，可能会出现鼻尖突度增加的假象，实际鼻尖突出度未有改变。然而，鼻尖旋转和突度改变可以同时实现，故术前评估的目的就在于分辨两者中哪个可以更好地解决鼻部的缺陷问题。

4. **鼻尖突出度**　鼻尖突出度指的是从鼻翼基底至下外侧软骨最前端之间的长度。反映了鼻翼至鼻尖的垂直距离，即鼻翼 - 鼻尖距。面部侧位相上通过上唇最突前的一点做一竖直线（Tvl），将鼻尖突出度（鼻尖点至鼻翼沟的连线）分为前后两部分，前部为 A，后部为 B，鼻尖突出指数 =A/（A+B）× 100（图 12-10）。Rohrich 等提出，白种女性鼻尖突出指数为 50～60，如果低于 50，说明鼻尖突出不足。但东方人骨性支架薄弱，软组织肥厚，与白种人在鼻尖形态上存在明显解剖学差异。吴丹雯通过大量样本测量后指出，中国女性此指数的美学范围应调整至 39～49，低于 39 为不足。如果鼻尖突出度过大，鼻尖与面部距离过大，会形成一个不协调外观。

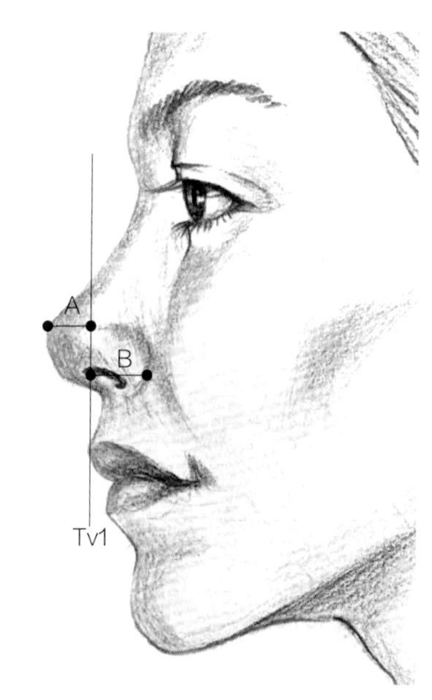

图 12-10　鼻尖突出指数标记点

（四）鼻小柱

1. **鼻小柱双折点**　侧面观，在鼻小柱 - 小叶连接处，依内侧脚转折的曲线，形成鼻小柱的两个转折点。

第一转折点：此点位于鼻尖向下转向鼻尖下小叶处，实际上也就是鼻尖点。

第二转折点（鼻尖下点）：此点位于鼻小柱中部位置。在此处，鼻小柱倾向于水平位置，并向后延伸至鼻下点。此点为鼻小柱 - 小叶角的顶点。

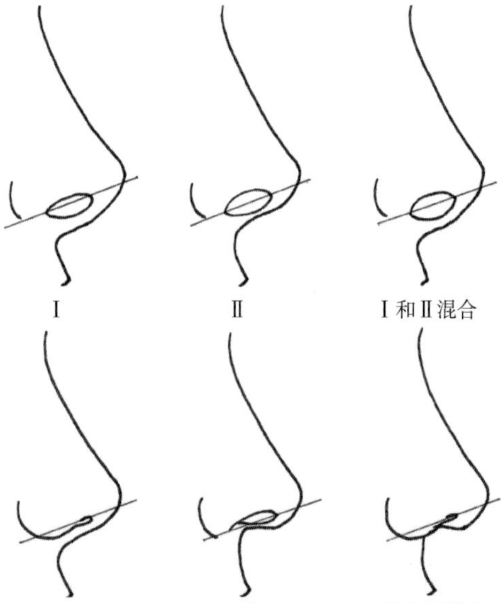

图 12-11 鼻翼缘与鼻小柱的关系

Ⅰ：鼻小柱悬吊；Ⅱ：鼻翼回缩；Ⅳ：鼻翼悬吊；Ⅴ：鼻小柱回缩

2. **鼻小柱 - 小叶角** 鼻小柱 - 小叶角是鼻小柱切线与鼻尖下小叶切线的交角。理想的鼻小柱 - 小叶角范围为 35°～40°（图 12-6）。

3. **鼻小柱 - 鼻翼关系** 正面观，鼻小柱悬于鼻翼缘下方，使鼻尖下小叶与鼻翼呈飞鸟状外观，鼻小柱好比飞鸟的“身体”，鼻翼缘好比“翅膀”。

侧面观，鼻孔呈卵圆形，鼻翼缘构成卵圆形的上界，外鼻与前庭皮肤交界处的鼻小柱缘构成卵圆形的下界。经过卵圆形最前点与最后点的直线为鼻孔的长轴，将其分为上、下两部分。Gunter 和 Rohrich 根据长轴向上到鼻翼缘的距离以及向下到鼻小柱缘的距离，将鼻小柱 - 鼻翼关系分为 6 种：理想情况下，两端各 2 mm；长于 2 mm 意味着鼻翼回缩、鼻小柱悬吊或者两者共同存在（Ⅰ和Ⅱ型混合）；短于 1 mm 意味着鼻翼悬吊（Ⅳ型）、鼻小柱回缩（Ⅴ型）或两者共同存在（Ⅳ和Ⅴ型混合）(图 12-11)。

4. **鼻小柱 - 上唇角** 是鼻下点与上唇凸点连线（上唇切线）与鼻小柱切线的夹角，个体变异较大，高加索人的平均值为：男性 100° ± 12°，女性 105° ± 10°，东亚人一般 90°～95° 为佳。

鼻小柱 - 上唇角的大小取决于鼻小柱与上唇的倾角，为了更好地评估鼻小柱或上唇的倾角，我们用过鼻下点的水平线将其分为上、下两部分。

理想的鼻小柱切线与水平面夹角为：男性 10°～15°。女性 15°～20°。

5. **鼻小柱底面观** 底面观，鼻底中柱可被等分为三份（图 12-12）：

鼻尖（前）小叶：鼻尖（前）小叶严格来讲并不属于鼻小柱的一部分，其位于鼻小柱前方，底面观的鼻尖下小叶。其长约为鼻基底至鼻尖长度的 1/3，宽约为鼻翼基底宽度的 75%。

中段鼻小柱：这是鼻小柱最狭窄的部分，我们通常所说的鼻小柱指的就是这一段。

基段鼻小柱：鼻小柱依内侧脚的形态朝向基底部逐渐向外展开。

6. **鼻孔底面观** 鼻孔的形状存在着明显的个体差异（图 12-13），但对于每个个体来说，鼻孔都应该是对称的。理想的高加索人种以Ⅱ型为多，大约占 53%，鼻孔呈卵圆形或梨形，在鼻孔基底部最宽；而亚洲人以Ⅲ型为多，大约占 53%，鼻翼肥厚，鼻翼基底宽大。

鼻孔宽度：大致与鼻小柱宽度相同（平均 5～10 mm），中国人的鼻孔宽度平均 7.13 mm。

鼻孔长度：高加索人鼻孔长度大致为 15～20 mm，中国人的鼻孔长度平均 10.92 mm。

鼻孔长轴：鼻孔长轴方向应与鼻小柱呈 45°～60° 夹角。

Tessier 等曾表示，外鼻美观与否并不仅仅是依靠距离、线段、表面积及体积的描述，还需要参考比例大小。鼻形美与其线性距离及角度有关，但更重要的是其各亚单位间的比例协调。Farkas

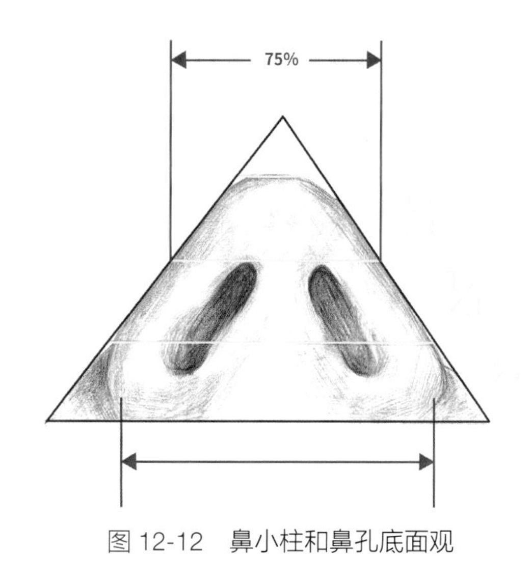

图 12-12　鼻小柱和鼻孔底面观

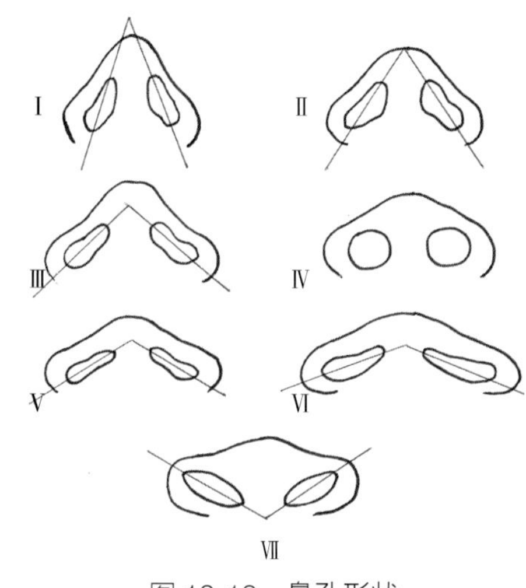

图 12-13　鼻孔形状

等认为，鼻根 - 鼻根宽指数、鼻指数和鼻宽深指数可以描述外鼻的基本框架，鼻部比例指数在鼻整形中意义重大。

第二节　鼻部相关应用解剖学

刘容嘉　党宁　李高峰

一、外鼻的软组织

外鼻的被覆软组织层次由浅入深分别为：皮肤、皮下脂肪、肌肉筋膜层、鼻背筋膜后间隙、骨膜及软骨膜五层（图 12-14）。

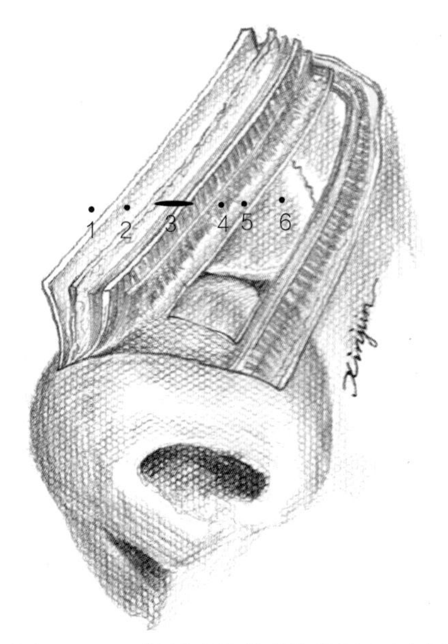

图 12-14　鼻部皮肤软组织层次示意图

1. 皮肤；2. 皮下脂肪；3. 肌肉筋膜层；4. 鼻背筋膜后间隙；5. 软骨膜（骨膜）；6. 软骨（骨）。

（一）皮肤层

皮肤含胶原纤维和弹性纤维，弹性大。外鼻皮肤厚度存在明显的个体差异，但总体呈现出一定规律。鼻根皮肤薄而松弛，在鼻额角处软组织最厚，包括皮肤、皮下脂肪和肌肉。虽无皮肤单独测量结果，但成人软组织总厚度为 3.5～9.5 mm，平均 7.2 mm；向下逐渐变薄，在鼻缝点皮肤最薄，向鼻尖和鼻翼又逐渐增厚；沿着鼻小柱和鼻翼缘，皮肤再次变薄（图 12-15）。

过厚或过薄的皮肤对鼻整形的效果均可能产生影响。较

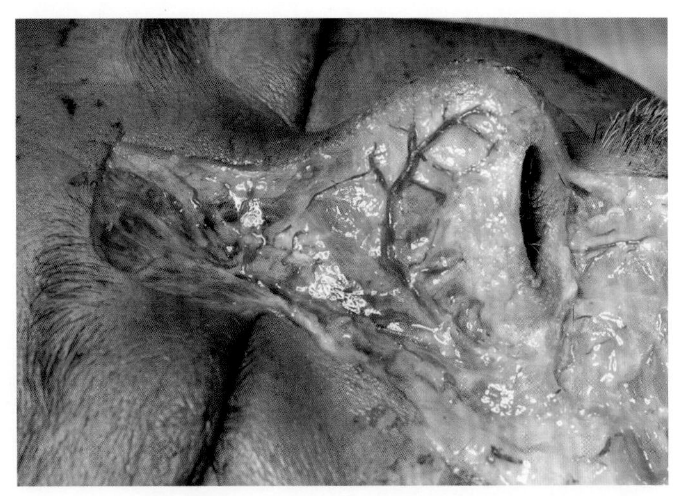

图 12-15 新鲜尸体标本解剖后，鼻部中线区皮肤厚度的变化

厚的皮肤容易掩盖下方骨和软骨构架的形态，术后外形的改善可能不明显；外观苍白、半透明以及伴有雀斑可能提示皮肤过薄，术后容易显露软骨支架的瑕疵；而较薄的皮肤在若干年后常常会发生不同程度的萎缩，导致鼻外形不自然。外鼻的皮肤在鼻孔的周围向内移行，成为前庭的皮肤。前庭皮肤有毛，称为鼻毛。亚洲人的鼻部皮肤组织较西方人厚，有利于鼻假体的使用。

鼻孔的三角形顶部没有软骨，称为软三角。下外侧软骨的外侧脚在更靠近头侧的方向上向外延伸，在鼻翼小叶上没有软骨。鼻翼小叶主要由脂肪和纤维结缔组织构成，是构成侧面鼻侧壁的一部分。鼻尖及鼻翼处皮肤较厚，富有大量的皮脂腺及汗腺，与深层组织结合紧密、牢固。

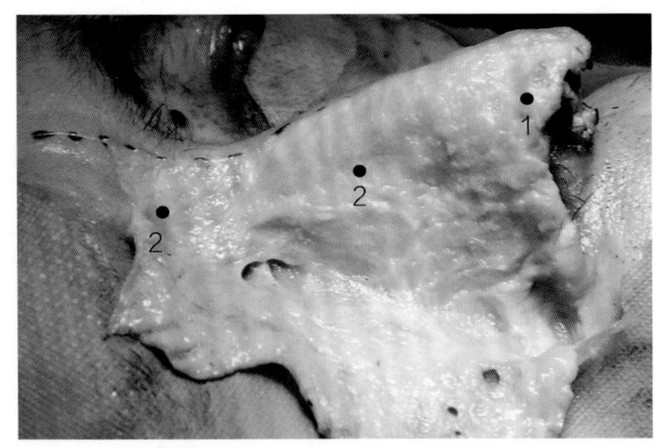

图 12-16 新鲜尸体标本解剖后，外鼻部浅层脂肪的分布

1. 软三角；2. 皮下脂肪。

（二）皮下脂肪层

皮下脂肪内含有少量的脂肪组织和相互交织的垂直纤维隔，纤维隔呈网状连接真皮与肌肉浅面的筋膜，并包含终止于真皮下血管网的血管，难以剥离（图 12-16）。

（三）肌肉筋膜层

鼻部肌肉筋膜层内有血管、神经走行，在行使鼻部功能和维持外鼻形态上，有着不可替代的作用。鼻部肌肉很薄，纤细而精巧（图 12-17），与深、浅组织之间有纤维间隔相互交叉，术中不易被暴露，一旦被破坏，将不可避免地影响鼻功能的发挥与外形的维持。

1. **降眉间肌** 降眉间肌是起自鼻骨下部的一小块锥形肌束，肌肉贴骨面延伸，有降眉肌汇入，汇入部位部分覆盖皱眉肌的始端，止端和额肌融合，止于眉间区域皮肤。降眉间肌主要功能是使眉头向下运动；有时也协同皱眉肌向内下方牵拉眉头，当与额肌协同作用时，向上牵拉鼻尖，开

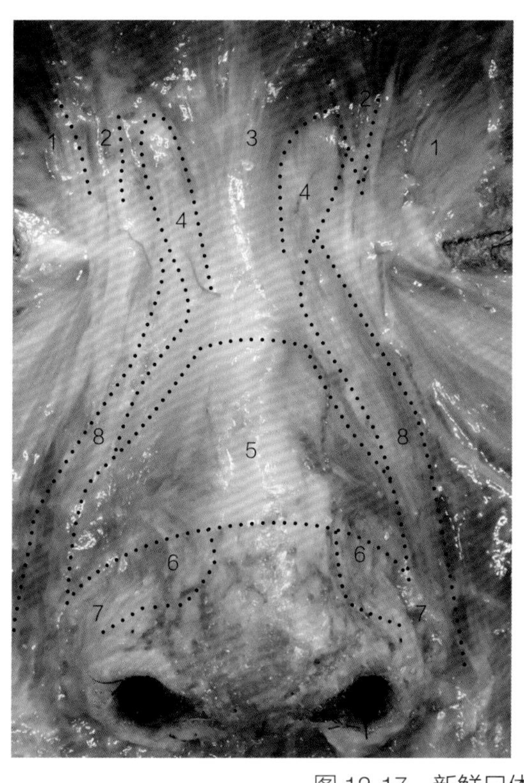

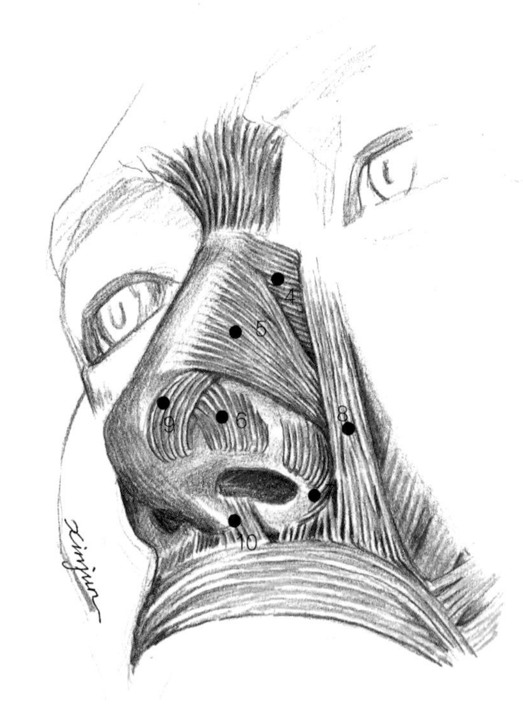

图 12-17 新鲜尸体标本鼻部肌肉解剖图和示意图

1. 眼轮匝肌；2. 降眉肌；3. 降眉间肌；4. 不规则肌；5. 鼻肌横部；6. 前鼻孔张肌；7. 鼻肌翼部；8. 提上唇鼻翼肌；9. 鼻孔压肌；10. 降鼻中隔肌。

大鼻孔，增加通气量。

2. **皱眉肌** 位于眼轮匝肌眶部及额肌深面，两侧眉弓之间，起自额骨鼻突，肌纤维斜向外上，终于眉部皮肤。肌肉收缩时牵拉眉部向内下运动，使眉间部皮肤产生纵沟，出现皱眉的表情。

3. **提上唇鼻翼肌** 起自上颌骨额突，内侧一小束肌纤维呈头尾方向附着于鼻翼，有扩张鼻孔和上抬鼻小叶侧壁的功能，外侧肌束与口轮匝肌交织融合。该肌肉麻痹可导致外鼻阀的塌陷。

4. **鼻肌** 鼻肌翼部起自侧切牙上方的上颌骨，止于鼻翼缘及下外侧软骨外侧脚的外侧面，并与前鼻孔张肌前组纤维交织。此肌收缩可引鼻翼向外扇动，扩大鼻孔。鼻肌横部起于上颌骨犬齿及外侧门齿的齿槽，肌纤维先斜向上外方，然后绕过鼻翼渐增宽，弯向内方，在鼻背与对侧（或借腱膜）相连。收缩时压缩鼻孔、压低鼻背。鼻肌基底部起于上颌骨切牙窝中部，与翼部肌束毗邻，肌纤维穿过口轮匝肌深面向上分布于鼻孔基底皮肤，部分纤维止于下外侧软骨外侧的附件软骨，具有稳定附件软骨与梨状孔间连接的作用。

5. **降鼻中隔肌** 分深、浅两部分，浅部起自口轮匝肌，深部起于犬齿窝，止于下外侧软骨的内侧脚、膜性鼻中隔，有使鼻尖降低和产生鹰钩的作用。因此，鼻整形手术可部分离断此肌肉，减少鼻尖下旋；或者鼻整形术后因为鼻尖张力过大，担心鼻尖下旋时，可早期注射肉毒毒素减轻此肌肉的力量，起到抑止鼻尖下旋的作用。

6. **鼻孔压肌** 起于下外侧软骨外侧脚，走行在鼻尖皮肤深面，止于鼻孔内上缘皮肤（图 12-18）。

7. 前鼻孔张肌 起自下外侧软骨外侧脚，走行在鼻翼部皮肤深面，止于鼻翼缘皮肤（图 12-19）。与鼻肌翼部协同作用，共同外展鼻翼，扩张鼻孔。

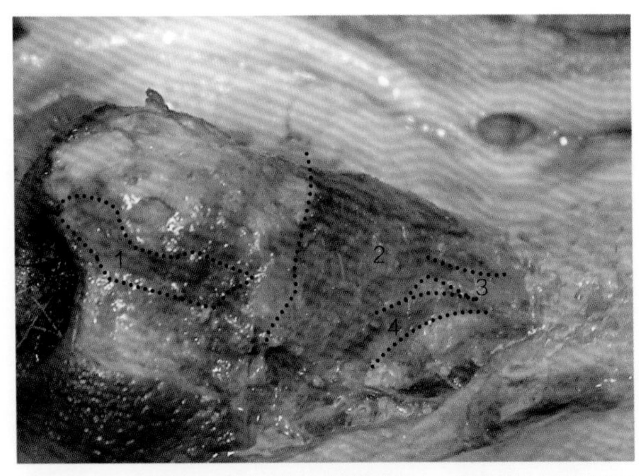

图 12-18 新鲜尸体标本鼻部解剖后，鼻部肌肉解剖图（左斜位观）

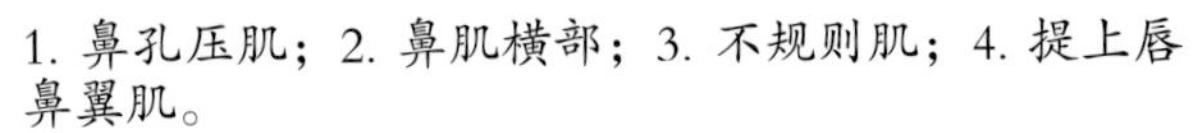
1. 鼻孔压肌；2. 鼻肌横部；3. 不规则肌；4. 提上唇鼻翼肌。

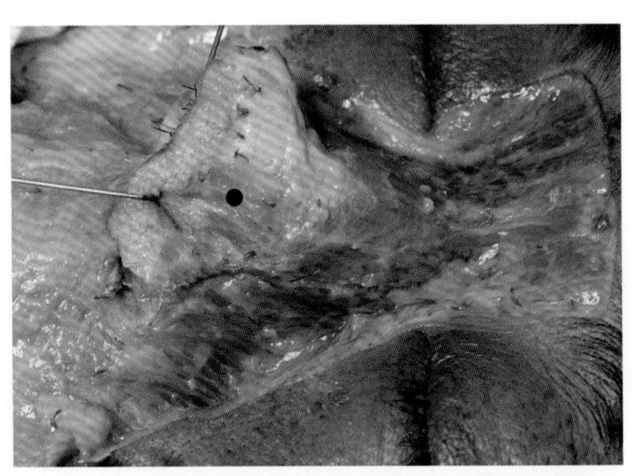

图 12-19 新鲜尸体标本鼻部解剖后，鼻部肌肉解剖图：前鼻孔张肌

8. 不规则肌 起于上颌骨的额突，止于鼻背、上外侧软骨、降眉间肌和鼻肌横部。

不同起止点和方向上的肌群依靠筋膜相延续，共同维持着鼻部外形和生理功能的稳定。肌肉深面的筋膜在鼻外侧软骨及鼻中隔软骨下端较薄弱，并与软骨相连。组织学显示为致密的胶原纤维包裹肌纤维，在肌肉缺乏处，筋膜聚集成致密胶原束。鼻部的 SMAS 可视作面部 SMAS 的延续，其上端有降眉间肌延续至鼻根鼻背；两侧以提上唇鼻翼肌为界，由内下方的不规则鼻肌和鼻肌横部覆盖鼻侧壁；下端则由鼻肌翼部、前鼻孔张肌和鼻孔压肌覆盖鼻翼，并经鼻小柱与降鼻中隔肌融合。鼻部 SMAS 覆盖整个外鼻，均衡分配作用于鼻部活动的力量（表 2-1）。

表 2-1 鼻部肌肉功能分组

肌肉功能	肌肉名称
提肌	降眉间肌 提上唇鼻翼肌
降肌	不规则肌肉 鼻肌翼部 降鼻中隔肌
收缩肌	鼻肌横部 鼻孔压肌
扩张肌	前鼻孔张肌

（四）鼻背筋膜后间隙

鼻背部肌纤维深面的纤维结缔组织筋膜层称为鼻背筋膜、鼻肌深筋膜。其组织与鼻骨骨膜、软骨膜之间的间隙称为鼻背筋膜后间隙，此间隙上窄下宽，呈锥状，内有垂直纤维隔连接鼻肌与骨膜，与帽状腱膜下疏松结缔组织相连续，在近中线处易于剥离，是外科解剖分离平面，也是临床上隆鼻植入材料（假体或者自体材料）放置的组织间隙。在此间隙内，垂直方向的韧带将皮肤软组织与鼻部支架紧密连接在一起，在保证支架表面软组织有一定活动度的同时，还为鼻尖形态提供一定程度的支撑力。

从梨状孔边界垂直位置的SMAS层发出致密结缔组织与梨状孔相连，称为梨状孔垂直韧带。在上外侧软骨和下外侧软骨连接的卷轴区，鼻部SMAS层亦发出致密结缔组织和深部结构相连接，称为卷轴区垂直韧带（图12-20）。在鼻中隔前角稍上方的位置，SMAS层发出致密结缔组织走向鼻中隔尾端及膜性中隔，并有表浅分支经过下外侧软骨之间，与降鼻中隔肌相连，称为Pitanguy带。

在下外侧软骨穹窿段表面，有一束亮白色致密结缔组织，将两侧穹窿连为一体，称为穹隆间韧带。在下外侧软骨之间的头侧，位于黏膜下方，有致密结缔组织相连，该结构贯穿下外侧软骨头侧全长，称为脚间韧带（图12-21）。在梨状孔边缘、上外侧软骨及下外侧软骨外侧脚之间，存在骨膜与软骨膜相融合的梨状韧带（图12-22），其间可包含有籽软骨。在上外侧软骨与下外侧软骨外侧脚之间的区域，称为卷轴区，区域内软骨结合形态多变，但都借致密结缔组织相连，该组织称为卷轴区水平韧带（图12-23）。上外侧软骨与下外侧软骨之间的韧带和两侧下外侧软骨之间的韧带，为鼻尖的形态、位置和轮廓提供了主要的支撑力。

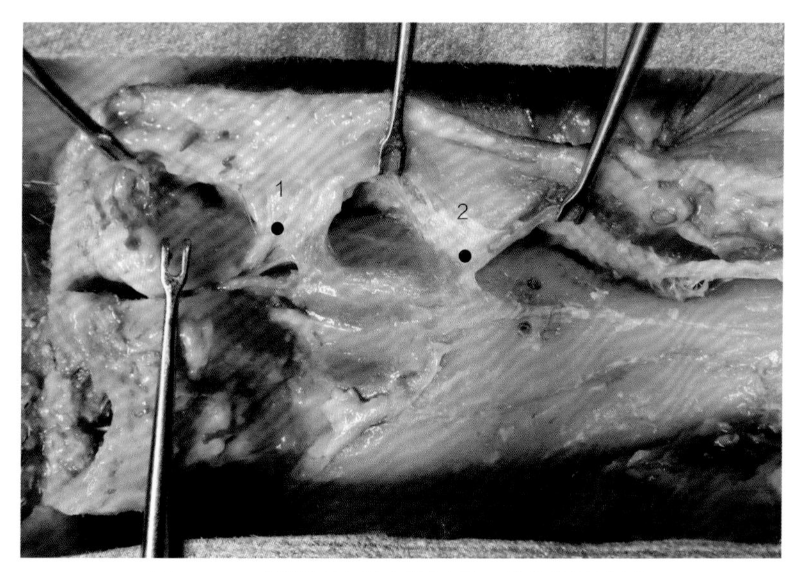

图12-20 新鲜尸体标本解剖后：鼻部垂直韧带
1. 卷轴区垂直韧带；2. 梨状孔垂直韧带。

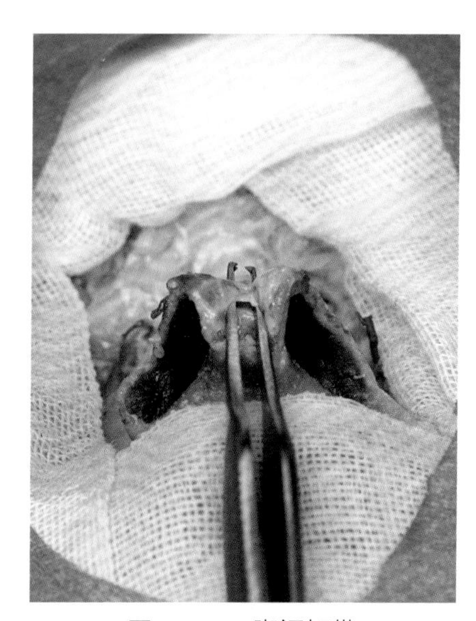
图12-21　脚间韧带

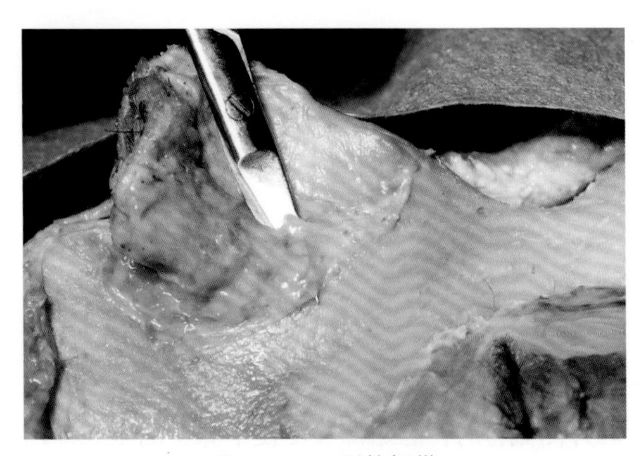

图 12-22　梨状韧带

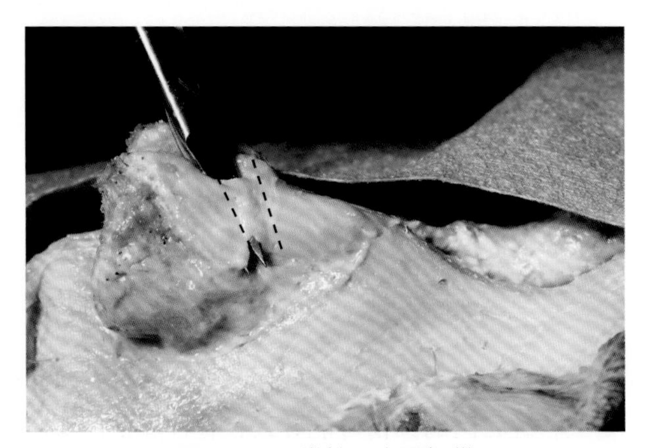

图 12-23　卷轴区水平韧带

（五）骨膜及软骨膜

骨膜覆盖鼻骨、上颌骨额突和额骨的鼻部，由两层组成，浅层是包含血管的结缔组织网，深层有更为疏松排列的胶原纤维、纺锤状结缔组织和薄的弹性纤维组织。软骨膜含有软骨的营养血管。鼻骨骨膜在鼻骨间缝，上、外侧缝及鼻外侧软骨交界处紧密黏附。直视下虽能在骨膜下形成人工腔隙，但此腔隙的最大高度为3 mm左右（器械支撑下），不足以形成容纳假体大的腔隙或骨膜下隧道。也有观点认为鼻骨骨膜较鼻背筋膜具有更大的抗张力强度，对假体具有更牢固、持久的固定作用。

二、鼻骨

鼻部有 3 个拱形结构：骨拱、上软骨拱、下软骨拱（图 12-24）。

骨性鼻拱由鼻骨和上颌骨额突构成（图 12-25）。两侧鼻骨在面部正中线相接合，鼻骨向上与

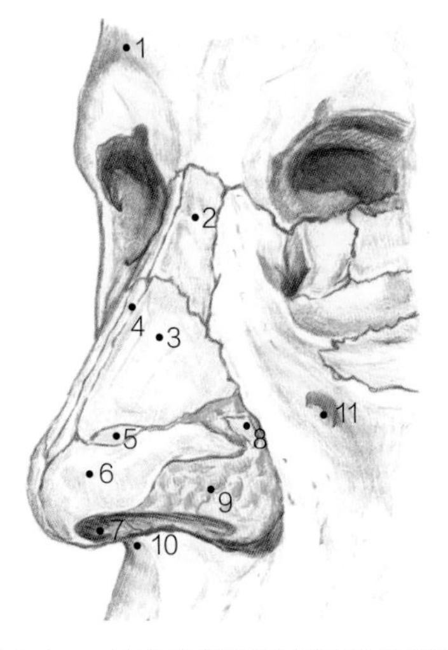

图 12-24　外鼻支架前外侧面观示意图

1. 额骨；2. 鼻骨；3. 上外侧软骨；4. 鼻中隔软骨；5. 籽软骨；6. 下外侧软骨外侧脚；7. 下外侧软骨内侧脚；8. 附件软骨；9. 鼻翼纤维脂肪组织；10. 上颌骨鼻前嵴；11. 眶下孔。

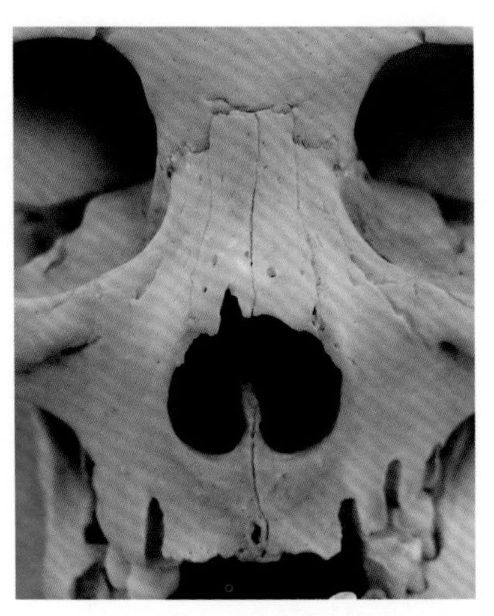

图 12-25　鼻骨骨性鼻拱支架的构成

额骨、向下与上外侧软骨、向外与上颌骨额突、向后与筛骨垂直板相连。鼻骨在鼻根处内眦平面以上厚且致密，向鼻尖方向则逐渐变薄（图 12-26）。最宽部位在鼻额相接处，鼻额角处最窄，从鼻根开始变宽，至接近下缘处再次变窄。鼻骨的下缘和上颌骨额突的边缘形成梨状孔。上颌骨额突的背侧和泪骨共同形成泪沟，内有鼻泪管经过。鼻骨外侧截骨时，应远离内眦点外 1.5 cm，注意不要损伤鼻泪管。

键石区是骨性鼻中隔和软骨性鼻中隔在鼻背相接合的部位，是鼻骨尾侧端与上外侧软骨重叠的部分。与西方人相比，亚洲人的键石区重叠部分较少。矫正驼峰鼻时，过度的驼峰切除可能会损伤键石区。键石区的损伤可能导致软骨性鼻拱的塌陷畸形。外侧截骨时，起始部过低使下鼻甲的基底部内移，有可能引起内鼻阀狭窄，出现通气功能障碍。因此，外侧截骨时，为了预防下鼻甲的内移，截骨的起点要略高于下鼻甲的基底部，由此而保留的三角形骨部位称为 Webster 三角（图 12-27）。

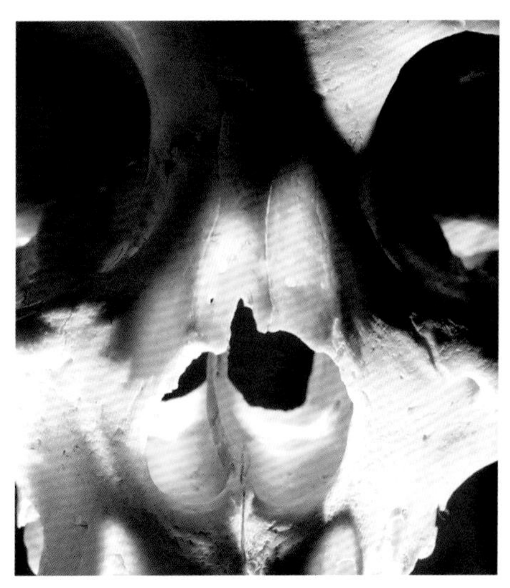

图 12-26　鼻部骨骼厚度变化的直观展现

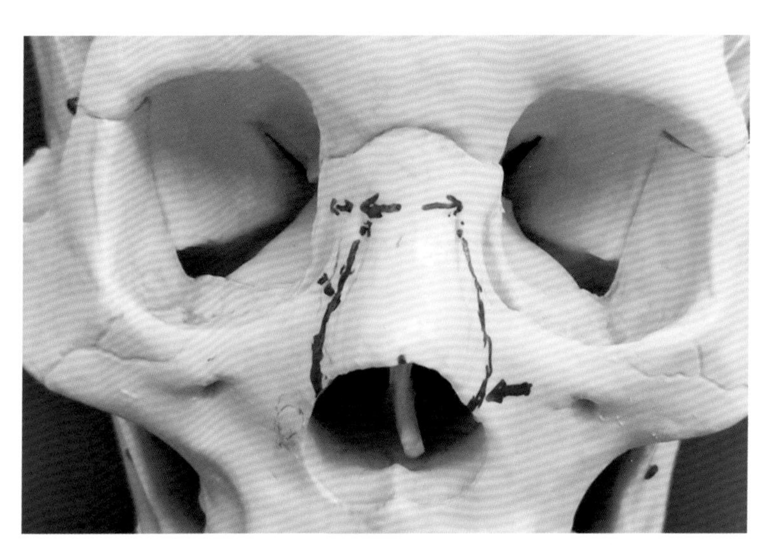

图 12-27　外侧截（鼻）骨示意图

三、软骨

鼻部的软骨包括一对上外侧软骨（侧鼻软骨）、一对下外侧软骨（鼻翼软骨）及一个鼻中隔软骨。

（一）上外侧软骨

上外侧软骨在前面观呈三角形，在键石区与鼻骨紧密结合。上外侧软骨与鼻中隔软骨的交界处在组织学上为软骨移行而成。在键石区，上外侧软骨与鼻中隔约呈“个”字形相接。上外侧软骨的下缘与鼻中隔相交形成的部位称为内鼻阀，对鼻的通气起重要作用。内鼻阀部位的上外侧软骨较薄，与鼻中隔软骨连接疏松，吸气时内鼻阀的角度增大，有利于增加通气量。值得注意的是，过度抬高鼻尖（如“网红鼻”）可导致鼻腔狭窄，使鼻内气流改变。有些患者出现通气功能障碍，而鼻镜检查时鼻腔却是通畅的，多半是鼻阀角度的改变引起的。

（二）下外侧软骨

下外侧软骨又称为鼻翼软骨。下外侧软骨可分为内侧脚、中间脚和外侧脚（图 12-28 和图 12-29），每一脚又由两个节段组成。内侧脚由上方的小柱段和下方的脚板段组成，作用为构成鼻小柱的主要部分和鼻尖的支撑结构。中间脚由内侧的小叶段和外侧的鼻顶段组成，主要构成鼻头和鼻尖下小叶的形态。中间脚的小叶段与内侧脚的小柱段之间的过渡为小柱连接，有一向后旋转的角度为下外侧软骨的后旋脚，该角度通常为 30°～90°，多数在 45°～60°。中间脚两侧小叶段从小柱交界开始向左右两侧分开，形成下外侧软骨的分离角度，为 90°～100°。中间脚的鼻顶段与外侧脚相接，过渡处称为鼻顶连接，左右两侧的穹窿部交界点的体表投影即左右顶点，确定了鼻尖的宽度，一般为 6～12 mm，平均为 8 mm。外侧脚组成鼻翼的主要部分，它主要依据凹凸形状分为两个节段。总之，下外侧软骨是个整体，由 3 个脚、6 个节段组成，相邻脚之间的连接是重要的美学相关点。除了软骨内、外侧脚外，鼻内韧带及软组织间的连接同样影响鼻尖的高度。

鼻尖上小叶转折是下外侧软骨与上外侧软骨相接合的部位，为鼻背和鼻尖的界线。下外侧软骨内侧脚底部与鼻中隔尾侧端由弹性纤维组织连接，辅助支持保持鼻尖突出度并阻挡鼻尖向后移动；内侧脚底部

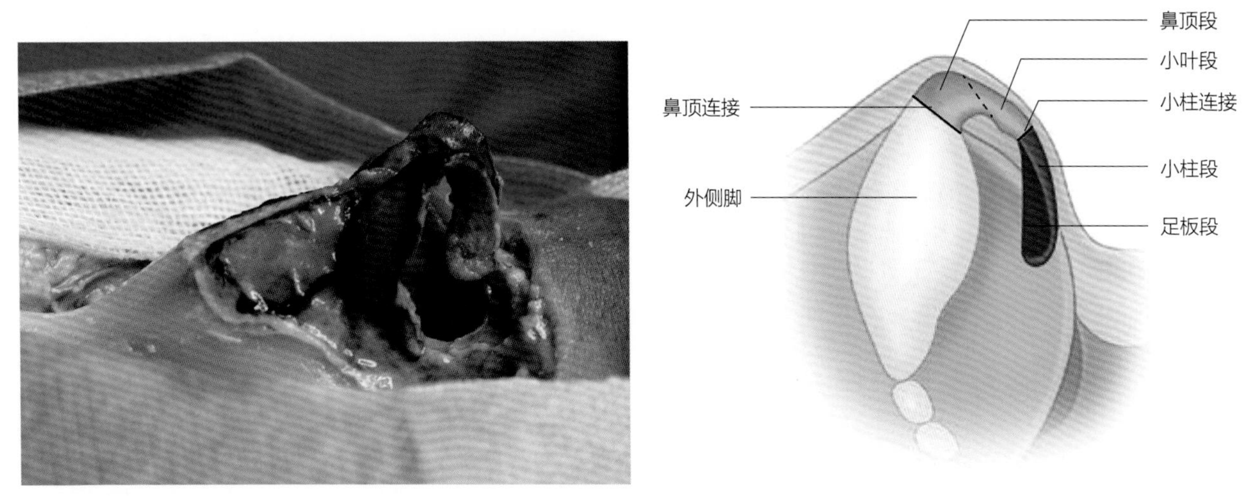

图 12-28　下外侧软骨构成侧面观（解剖图和模式图）

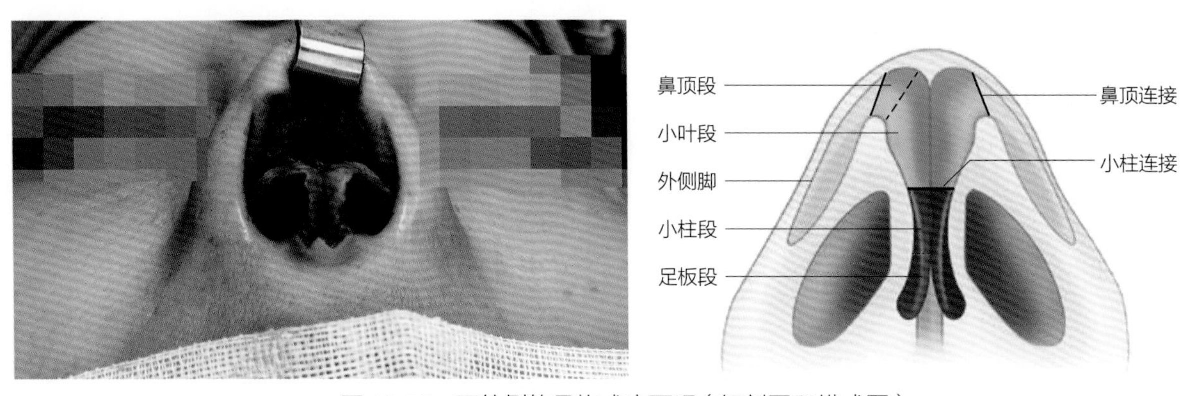

图 12-29　下外侧软骨构成底面观（解剖图和模式图）

和切牙之间的软组织对内侧脚提供支撑。内侧脚间损伤或内侧脚下方的软组织损伤会降低鼻尖高度。特别在鼻整形手术中、构建鼻尖支架时，保持内侧脚支架的稳定性，是术后整个鼻尖稳定的基础。在手术时一定要注意保持内侧脚移植物或者鼻小柱支撑移植物的力量。

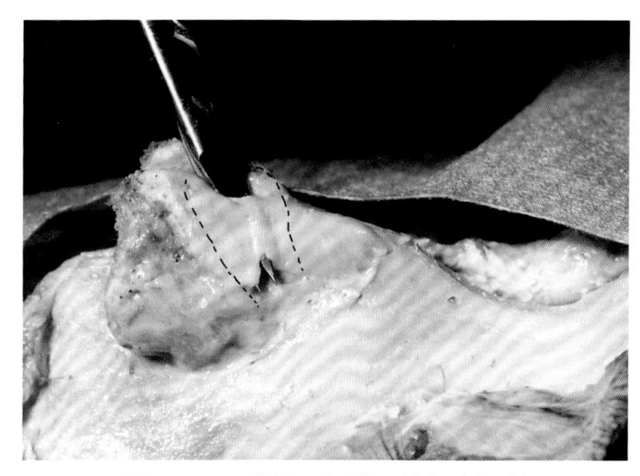

图 12-30　卷轴区新鲜尸体标本解剖

下外侧软骨的外侧脚与上外侧软骨相接合的部位称为卷轴区（图 12-30），是非常重要的解剖结构。卷轴区局部上外侧软骨与下外侧软骨的外侧脚连接疏松，下外侧软骨的外侧脚可在上外侧软骨表面滑动。在亚洲人的鼻整形术中，如切除外侧脚头侧部分或剥离上外侧软骨与下外侧软骨的外侧脚时，需松解卷轴区。卷轴区的充分松解才能使上、下外侧软骨充分游离，进而达到短鼻延长的效果。

籽软骨有 1～2 块，位于上外侧软骨与下外侧软骨之间的连续纤维组织内。

附件软骨每侧有 2～4 块，位于下外侧软骨与上颌骨额突之间，由下外侧软骨外侧脚软骨膜包裹，延伸到梨状孔边缘并可绕至前鼻棘。

（三）鼻中隔软骨

近似四方形。在背侧，与上外侧软骨融合在一起，并向下延伸至鼻中隔前角，继而转向后下至鼻中隔中角、后角构成鼻中隔的尾端。上方与筛骨垂直板呈缝相接，并有部分软骨向后上方嵌入筛骨垂直板与犁骨之间，有的直达蝶骨。下方嵌入犁骨及鼻棘的沟内，并借膜性鼻中隔与下外侧软骨相连。鼻中隔软骨的平均面积为 4.94 cm^2，长度、高度分别为 2.83 cm 和 2.42 mm，厚度为 0.97 mm，但存在较大的个体差异。鼻中隔软骨前角和中心区域较薄，与鼻骨、上颌骨鼻嵴、筛骨垂直板和犁骨交界的区域均有增厚（图 12-31）。

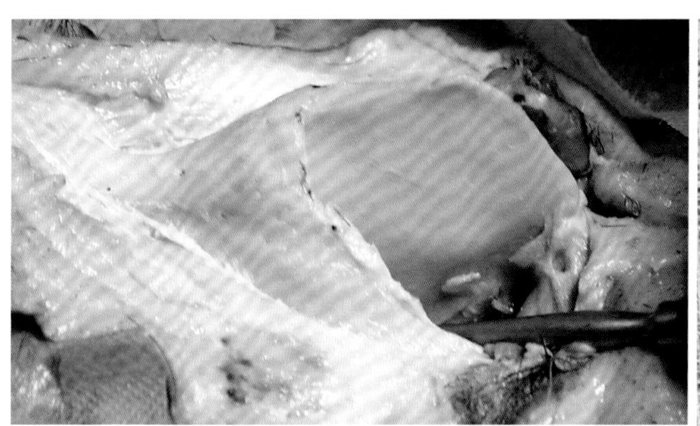

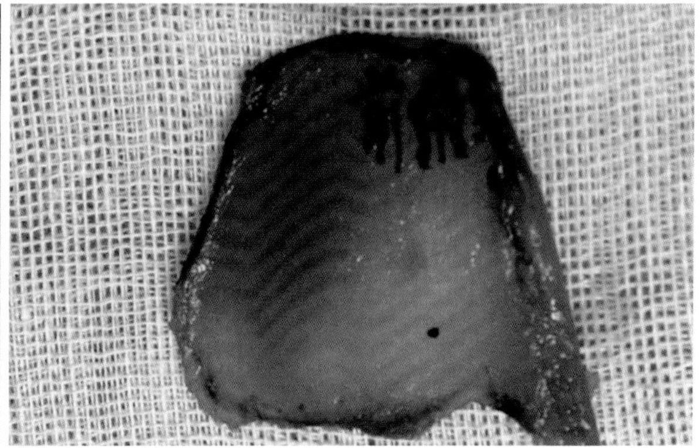

图 12-31　新鲜尸体标本解剖

左图示鼻中隔软骨，右图示从标本上取下的完整鼻中隔软骨。

四、外鼻血液供应

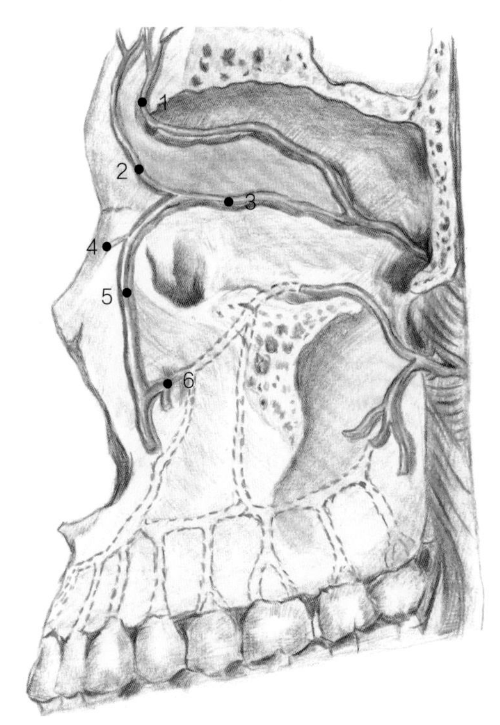

图 12-32 外鼻动脉血供吻合示意图
1. 眶上动脉；2. 滑车上动脉；3. 眼动脉；4. 鼻背动脉；5. 内眦动脉；6. 眶下动脉。

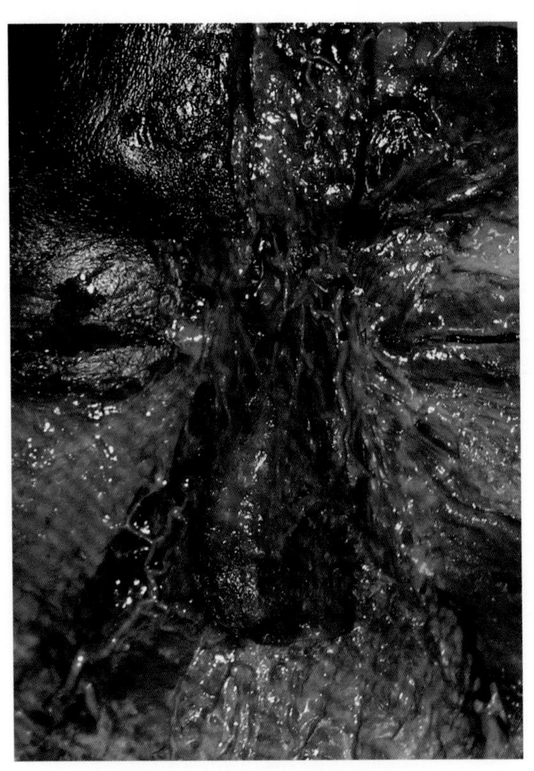

图 12-33 外鼻动脉分布解剖图
1. 内眦动脉；2. 鼻背动脉。

（一）动脉

外鼻的血液供应主要来自颈内动脉（通过眼动脉）和颈外动脉（通过面动脉及上颌动脉）。颈外动脉系统主要分布于鼻尖、鼻翼和鼻背下部，颈内动脉系统主要分布于鼻背中上部和眉间（图 12-32）。

Nakajima 等将面动脉发出上唇动脉后向鼻翼基底走行的一段血管称为鼻外侧动脉。鼻外侧动脉沿鼻外侧迂曲向上走行，到达内眦部延续为内眦动脉，末端与滑车上动脉吻合。眼动脉从眼眶内上穿出后首先分为向上的眶眉间前动脉和向下的眉间动脉。眶眉间前动脉沿眶缘向上走行，随即分支为滑车上动脉和眶上动脉。也有滑车上动脉发自下眉间眼动脉主干。

1. **滑车上动脉** 为眼动脉的分支，在距额前正中线 15.82 ± 2.52 mm 的滑车上切迹出眶，在中线外侧大致呈直线斜向内上走行至额部皮肤。此动脉在额上部与对侧同名动脉及同侧眶上动脉、颞浅动脉额支的分支相吻合。

2. **眶上动脉** 眼动脉的分支在距滑车上切迹外侧约 9.42 ± 3.51 mm 的眶上切迹（孔）出眶，转而向上至额肌的深面，并逐渐穿额肌行于皮下，供应额部和头顶部皮肤。临床上，可根据眶上动脉和滑车上动脉的行程和走向设计额部正中皮瓣，转位修复鼻部缺损或行鼻再造。

3. **鼻背动脉** 是眼动脉的终末支之一，在滑车与内眦韧带之间穿过眶隔、眼轮匝肌，从内眦角前行为两支，较粗的分支沿鼻背向下行，并趋向中线，并与侧鼻动脉、鼻小柱动脉以及面动脉或眶下动脉分支相互吻合，形成鼻尖动脉网；较细的分支达鼻根部（图 12-33）。鼻背动脉在鼻骨水平位于纤维肌肉层上层，在鼻软骨水平深入到纤维肌肉层下方，而骨膜上层几乎没有鼻背动脉分支。

4. **筛前动脉鼻外支** 其来自眼动脉，沿鼻骨腹侧面下行，从鼻骨与上外侧软骨交界处穿出，下行达鼻尖部（图 12-34）。

5. **眶下动脉**　其起源于上颌动脉翼腭部分，与眶下神经伴行，穿眶下孔，在提上唇肌深面的眶下间隙内分出下睑支、鼻翼支和上唇支，分布于同名区域，并与内眦动脉、上唇动脉、鼻背动脉和面横动脉等相吻合。

6. **侧鼻动脉**　其起源于鼻外侧动脉或上唇动脉。侧鼻动脉经下外侧软骨外侧脚的头侧缘延伸，与鼻肌横部伴行发出穿支血管，然后向内弯曲成弧形下行至鼻尖。侧鼻动脉主要位于纤维肌肉层或浅脂肪层，但在鼻穹窿顶处紧贴软骨膜层。该动脉走行于鼻翼沟上方约 4 mm。此外，在下外侧软骨外侧脚头侧缘中点附近的上方，81.3% 的侧鼻动脉向下发出 1～2 条分支，穿过上外侧软骨尾侧缘与下外侧软骨头侧缘之间的筋膜，向内行至鼻腔（图 12-35），参与构成鼻前庭血供的一部分，此穿支血管相对恒定。

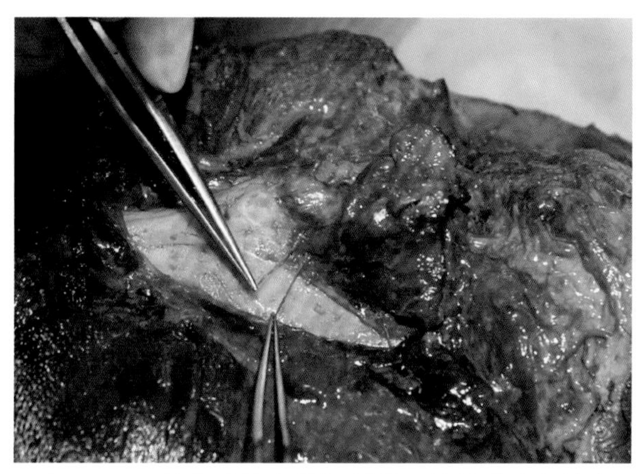

图 12-34　外鼻动脉血供解剖图：筛前动脉鼻外支

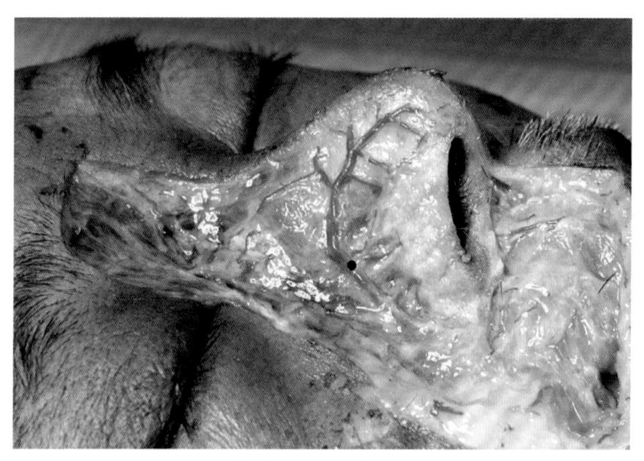

图 12-35　外鼻动脉解剖图：侧鼻动脉

7. **鼻翼动脉**　其起源于鼻外侧动脉或侧鼻动脉，沿下外侧软骨外侧脚的尾侧缘水平走行至鼻尖，在鼻尖分支成小动脉。也有学者描述为由侧鼻动脉发至鼻孔上缘的分支（图 12-36）。

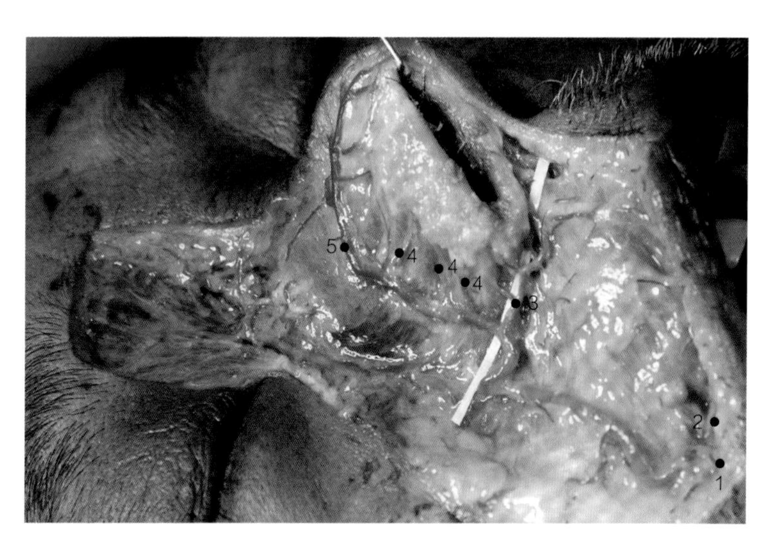

图 12-36　外鼻动脉分布解剖图

1. 面动脉；2. 上唇动脉；3. 翼下缘动脉；4. 鼻翼动脉；5. 侧鼻动脉。

8. **翼下缘动脉**　起源于鼻外侧动脉或上唇动脉，从翼面沟沿鼻孔下缘水平走行至鼻小柱基底，为鼻翼基底和鼻槛供血，其解剖层次位于皮下组织或者提上唇鼻翼肌浅层。此外，还向下发出分支参与上唇的血供。在鼻小柱基底，翼下

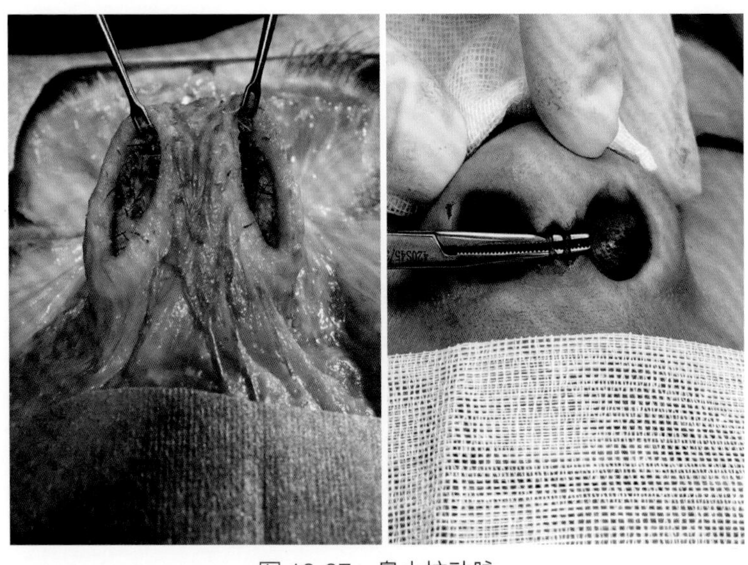

图 12-37 鼻小柱动脉

缘动脉进入鼻中隔，和上唇动脉发出的鼻中隔深支一起沿着鼻中隔软骨前缘上行，沿途发出分支至鼻中隔软骨和下外侧软骨内侧脚，并和蝶腭动脉的终支吻合，然后加入鼻尖血供。

9. **鼻小柱动脉** 上唇动脉由面动脉在口角外侧发出，沿唇红缘弯曲走行于口轮匝肌和口腔黏膜之间，并在人中的皮肤侧和黏膜侧发出上行的鼻中隔浅支和鼻中隔深支。鼻中隔浅支在鼻小柱内延续为鼻小柱动脉，走行于皮下与下外侧软骨内侧脚之间至鼻翼。鼻中隔深支沿鼻中隔前缘上行，也加入鼻尖血供。在鼻尖附近水平，鼻小柱动脉相对均匀地分布于浅脂肪层和深脂肪层。鼻小柱动脉常呈分叉状，左右各一，鼻整形手术做鼻小柱切口时将被切断，可提前电凝止血，防止手术时视野模糊，影响手术操作（图 12-37）。

外鼻相关血管走行位置变异较大，血供类型亦具有很大的不确定性，通常以不对称的广泛血管网形式存在，有学者认为鼻部血管存在右侧优势。可区分为鼻尖部、鼻背部、鼻翼部和鼻根部血管网，其中鼻尖和鼻翼部血管网最稠密，其次是鼻根部动脉网，以鼻背部动脉网最稀疏（图 12-38）。在开放式入路鼻整形手术时，应明确上述血管的位置，尽可能避免损伤鼻尖及鼻小柱皮肤的血液循环，并尽可能保持在下外侧软骨外侧脚表面解剖分离，以及减少鼻翼基底部皮肤和皮下组织切口，以避免对侧面血管的损伤。

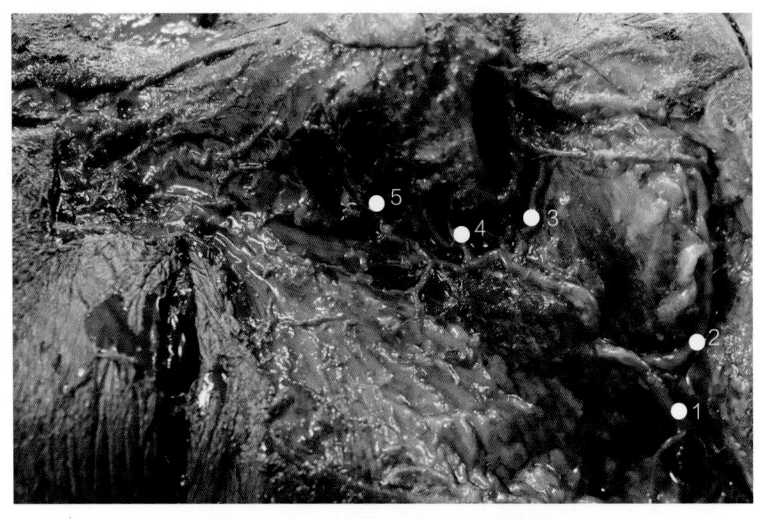

图 12-38 外鼻动脉分布解剖图

1. 面动脉；2. 上唇动脉；3. 翼下缘动脉；4. 鼻翼动脉；5. 侧鼻动脉。

（二）静脉

静脉与同名动脉伴行，沿鼻外侧壁、鼻背和鼻尖上区走行于 SMAS 层内偏浅面，最终通过面 q浅静脉回流到翼丛，亦通过眼静脉回流到海绵窦。鼻小柱部没有明显可见的静脉。

（三）淋巴回流

以往的解剖学研究表明，外鼻淋巴回流系统也位于肌肉筋膜浅层。沿着鼻侧面向头侧，引流至梨状孔和腮腺淋巴结。另外，鼻小柱部位无淋巴回流。

五、神经支配

外鼻的神经有支配鼻肌运动的面神经分支和支配感觉的三叉神经（眼神经和上颌神经）分支。

（一）面神经分支

鼻肌的运动主要由面神经的颊支支配。面神经主干出茎乳孔进入腮腺后，发出上、下两个颊支，分别经腮腺管的上、下方水平前行，支配所有鼻肌。

（二）三叉神经

1. **滑车上神经** 为眼神经分出的额神经在眶内的分支，穿眶隔和眼轮匝肌，分布于鼻根部皮肤，还分布于额中线两侧和上睑内 1/3 的皮肤。

2. **滑车下神经** 为眼神经的鼻睫状神经终支之一，沿上斜肌和内直肌之间前行，经滑车下方出眶，分布于鼻根部皮肤和内眦部皮肤。

3. **筛前神经** 由鼻睫神经分出后，向上穿眶颅管入颅前窝，沿鸡冠两侧在筛板与硬脑膜之间前行，伴筛前动脉入鼻腔，分布于鼻腔上部黏膜外。鼻外支穿鼻骨与鼻软骨之间达鼻背，经鼻肌横部下方下降，分布于鼻背下部、鼻尖和鼻翼皮肤。鼻外支在鼻整形手术中经常被切断，引起术后早期鼻尖麻木感，通常 3 个月左右可以恢复。

4. **眶下神经** 为上颌神经主干的直接延续，经眶下裂入眶后易名为眶下神经，伴眶下动脉经眶下裂、眶下管出眶下孔，分布于睑裂和口裂之间的皮肤。其鼻外支行向内侧，分布于鼻外侧皮肤。鼻内支行向下内，经鼻翼外侧达下缘，再向内钩绕鼻翼外下缘，分布于鼻前庭皮肤（图 12-39）。

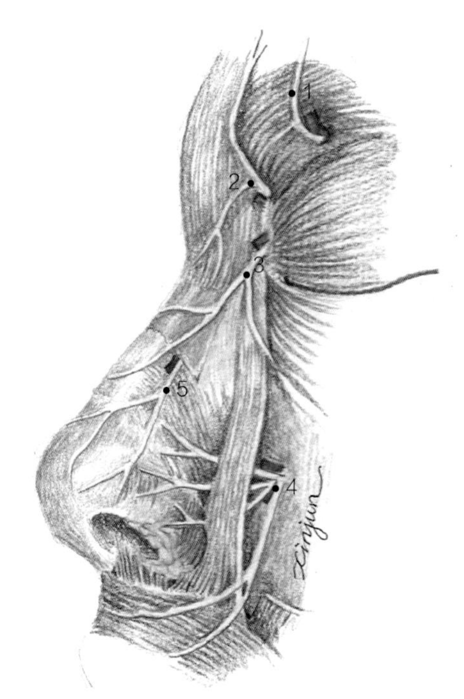

图 12-39 外鼻的感觉神经

1. 眶上神经；2. 滑车上神经；3. 滑车下神经；4. 眶下神经；5. 筛前神经鼻外支。

第三节 鼻腔和鼻旁窦解剖学

党宁 刘容嘉 李高峰

一、鼻腔的解剖

（一）鼻腔的构造

鼻腔可分为前下部的鼻前庭和后部的固有鼻腔。两者的分界标志是鼻前庭后上方的弧形隆起部，称内鼻阀，其由上外侧软骨尾缘与鼻中隔软骨共同构成。在此处，鼻前庭的皮肤逐渐过渡为固有鼻腔的黏膜。

1. **鼻前庭** 鼻前庭为鼻腔前段的一小部分，较为宽阔，前为鼻翼缘、鼻翼基底、鼻槛和鼻小柱侧缘合围的鼻孔，后至由内鼻阀（外侧）、鼻中隔（内侧）和鼻腔底（外下方）所构成的鼻内孔处。鼻内孔较鼻孔小，可防止鼻腔过度通气和水分蒸发，是鼻部行使呼吸功能的重要结构。鼻前庭皮肤延伸至下外侧软骨穹窿下方所形成的小隐窝，称为鼻前庭窝。该处生长着向鼻孔方向弯曲的鼻毛，起滤过空气和阻挡异物吸入呼吸道的作用。隐窝内的皮肤固有膜含有毛囊、皮脂腺和汗腺，是疖、肿的好发部位，而且因与软骨紧密连接，故发生疖、肿时疼痛较重。

2. **固有鼻腔** 固有鼻腔临床上称为鼻腔（狭义鼻腔），前起自鼻孔内，后至鼻后孔，由骨和软骨覆以黏膜构成。其形态大致与骨性鼻腔相同，是鼻腔的主要部分。每侧固有鼻腔均具有上壁、下壁、不完整后壁、内侧壁和外侧壁。

（1）上壁：又称顶部，呈穹窿状，较狭窄，自前向后可分为额鼻段、筛段和蝶段。额鼻段倾斜上升，为额骨鼻突及鼻骨的鼻腔面；筛段呈水平状，为分隔颅前窝与鼻腔的筛板；蝶段倾斜向下，由蝶窦前壁构成。中间部分的筛板构成鼻腔顶的大部分，其骨质薄弱，厚度为 1 ~ 2 mm。因此，外伤时容易骨折并损伤相邻的颅前窝，造成穿过筛孔进入颅腔的嗅神经损伤，从而引起嗅觉障碍，以及颅前窝损伤脑膜引起脑脊液漏。另外，脑膜可能经骨折处突入鼻腔内，且不可误诊为鼻息肉而切除之。眶周、鼻部等颜面部骨性结构与鼻腔上壁存在紧密毗邻关系。这些邻近的面骨发生骨折时，由于力的传导作用，可能会导致筛板、颅前窝、筛骨等骨折。需检查鼻腔是否存在脑脊液鼻漏。

（2）下壁：或称底壁，其较上部宽大，为上颌骨腭突和腭骨水平板构成的硬腭鼻腔面。其前 3/4 是上颌骨腭突，后 1/4 由腭骨水平部组成，左右两侧在中线相接，形成上颌骨鼻嵴及腭骨鼻嵴，与犁骨下缘相接。在硬腭前方，左右各有一切牙管开口，腭大动脉终支、静脉及鼻腭神经等由此通过。

（3）后壁：不完整，为鼻后孔上方的一小部分，由蝶骨体的前壁构成，使得蝶窦和鼻腔分开。鼻后孔上缘为蝶骨体和犁骨翼，下缘为硬腭和软腭交接处，外侧缘为蝶骨翼突内侧板，内侧缘为犁骨所构成。

（4）内侧壁：即鼻中隔，可划分为骨部、软骨部和膜部。鼻中隔支撑鼻背，将鼻腔分为左、右两侧。鼻中隔分为前端的软骨性鼻中隔和后端的骨性鼻中隔，由鼻中隔软骨、筛骨垂直板、犁骨、上颌骨嵴及腭骨构成。鼻中隔软骨与筛骨垂直板呈端端相连，但与犁骨呈榫卯结构牢固地相接（图 12-40）。鼻中隔软骨的三个角部分别称为鼻中隔前角、鼻中隔中间角及鼻中隔后角。鼻中隔最下端与鼻小柱之间没有软骨，该部位称为膜性鼻中隔，有较大的移动性。膜性鼻中隔内有降鼻中隔肌。鼻翼软骨与膜性鼻中隔的移动性使鼻尖具有一定的移动度，触之柔和。鼻尖美容手术时，应尽量避免植入坚硬的材料于膜性鼻中隔，以维持鼻尖的移动性。鼻中隔软骨的黏软骨在尾侧端及下端，即与犁骨或上颌骨嵴接合的部位粘连紧密；在背侧端、头侧端及中心粘连较为疏松。剥离鼻中隔软骨黏软骨膜时，应先剥离疏松的部位，再向粘连紧密的部位剥离，可以减少黏软骨膜的损伤。鼻中隔软骨的头侧端在键石区与鼻骨紧密相接而固定。鼻中隔软骨的尾侧端未与下外侧软骨相接，因此有一定的移动度。鼻中隔软骨与上外侧软骨的尾侧端相交的部位称为内鼻阀，角度为 10°～15°，是鼻腔内截面最窄的部位。与西方人相比，亚洲人的鼻中隔软骨发育较小且薄弱。鼻中隔软骨的厚度不均，与犁骨相接的后端较前端厚。与上颌骨嵴相接的鼻中隔软骨部位较厚，称为中心柱。该部位对鼻的支撑起着重要作用，仅次于键石区。

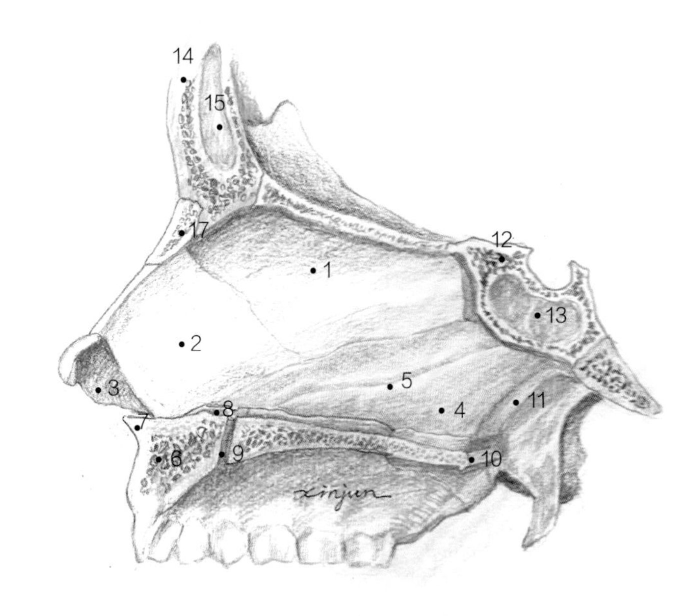

图 12-40　鼻腔内侧壁

1. 筛骨垂直板；2. 鼻中隔软骨；3. 下外侧软骨；4. 犁骨；5. 犁骨沟（有鼻腭神经、血管通过）；6. 上颌骨；7. 鼻前棘；8. 鼻嵴；9. 切牙管；10. 腭骨；11. 腭骨垂直板；12. 蝶骨；13. 蝶窦；14. 额骨；15. 额窦。

（5）外侧壁：其由上颌骨、泪骨、下鼻甲骨、筛骨迷路、腭骨垂直板及蝶骨翼突等组成，构造最为复杂，在鼻整形手术的相关影响中也比较重要。蝶骨翼突与腭骨垂直板相接处的前上方、近蝶窦底有蝶腭孔，此孔内有同名血管、神经通过，使得鼻腔与蝶腭窝相通。鼻腔外侧有 3～4 个呈阶梯状排列、向内下方悬垂的鼻甲凸向鼻腔，分别称为下、中、上和最上鼻甲。其中，下鼻甲为独立的面颅骨，中、上鼻甲均有筛骨迷路内侧壁向下卷曲的薄骨片及覆盖黏膜构成。上、中、下 3 个鼻甲均从前上方向后下方倾斜，由上向下呈梯形排列，并梯次增加和前移 1/3。各鼻甲外侧面和鼻腔外侧面之间的腔隙相对应的称为上、中、下鼻道（图 12-41）。如果有最上鼻甲出现，则其外下方间隙为最上鼻道。由于鼻甲和鼻道的形成，缩小了鼻腔空间，增加了鼻腔黏膜的表面积，有加强鼻腔湿润、温暖空气的作用。

鼻腔内的动脉供应主要来自颈内动脉的眼动脉分支筛前动脉和筛后动脉，以及颈外动脉的颌内动脉分支蝶腭动脉、眶下动脉和腭大动脉（图 12-42）。鼻腔后部及下部的静脉最后汇入颈内及颈外静脉，上部静脉则可经眼静脉汇入海绵窦，亦可经筛静脉通入颅内的静脉和硬脑膜窦。鼻腔前 1/3 的淋巴管与外鼻淋巴管相连，汇入耳前淋巴结、腮腺淋巴结及下颌下淋巴结。鼻腔后 2/3 的淋

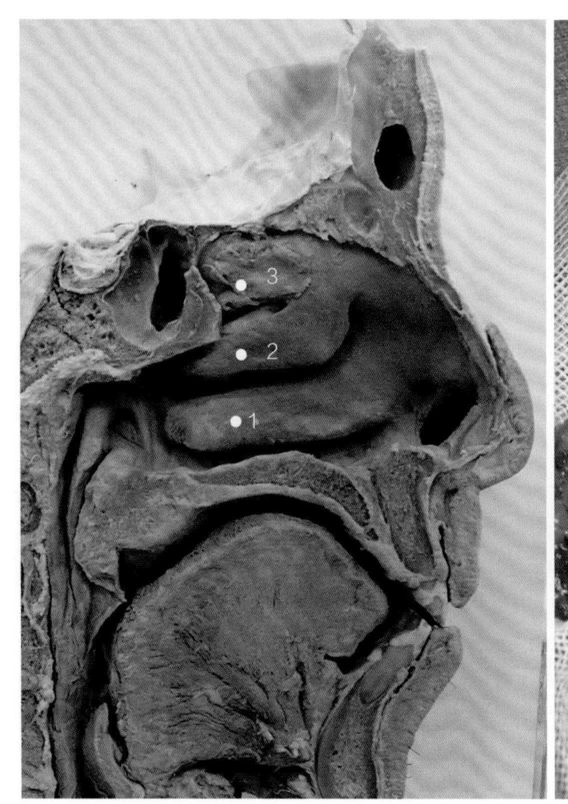

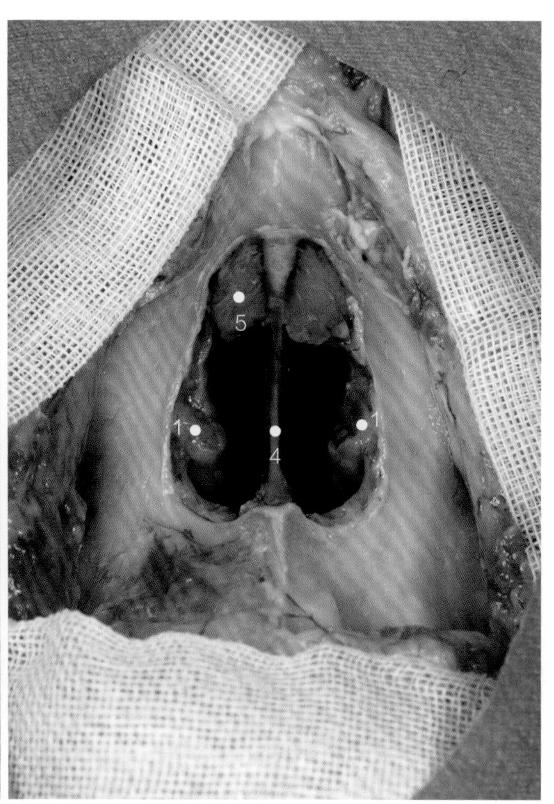

图 12-41 鼻甲位置解剖图

1. 下鼻甲；2. 中鼻甲；3. 上鼻甲；4. 鼻中隔；5. 上外侧软骨。

巴汇入咽后淋巴结及颈深淋巴结上群。鼻腔的感觉神经为三叉神经第 1 支（眼神经）和第 2 支（上颌神经）的分支（图 12-43）。嗅神经分布于嗅区黏膜中的嗅细胞，嗅神经的鞘膜由硬脑膜延续而来，故手术损伤嗅区黏膜继发感染可循此入颅，引起鼻源性颅内感染。

（二）鼻腔黏膜

鼻腔的黏膜借助纤维层紧密附着于骨膜和软骨膜。依其结构和功能不同，可以分为嗅区和呼吸区两部分。其中，上鼻甲及其对应的鼻中隔区域以上为嗅区，其余部分为呼吸区。鼻旁窦内黏膜是鼻腔黏膜的延续，但较鼻腔黏膜薄，含血管少，且与骨骼的附着较为松弛。

1. **嗅区黏膜** 位于鼻腔上部，占鼻黏膜的 1/3，包括上鼻甲和相对的鼻中隔上份及鼻腔顶部，有 8～10 mm 的范围，总面积约 50 cm^2。活体状态下呈棕黄色。嗅部黏膜较呼吸黏膜薄，由嗅上皮和固有膜组成。嗅上皮有支持细胞、嗅细胞和基底细胞等 3 种细胞组成。嗅细胞为具有嗅毛的双极神经细胞。嗅细胞体向内发出一无髓的轴突，并与其他嗅细胞发出的轴突集合组成小束而形成嗅丝，被硬脑膜等形成的嗅鞘包裹，分布在鼻甲和鼻中隔黏膜的两侧向上通过筛板进入颅内，止于嗅球（图 12-43）。

近年来，由于鼻整形手术的广泛开展，鼻部手术切取鼻中隔软骨时，因为解剖不熟悉或者操作粗暴，时有嗅觉减退或者消失的并发症发生。如果是因为术后水肿引起的嗅觉丧失或者减弱，一般

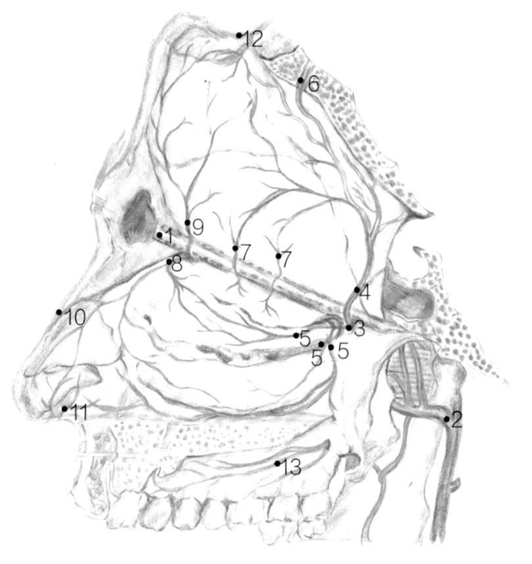

图 12-42 鼻腔内动脉供应

1. 沿此线鼻中隔上翻；2. 上颌动脉；3. 蝶腭动脉；4. 蝶腭动脉鼻中隔后支；5. 蝶腭动脉鼻后外侧支；6. 切牙管内蝶腭动脉鼻中隔后支和腭大动脉吻合支；7. 筛后动脉鼻中隔支和鼻外侧支；8. 筛前动脉鼻前外侧支；9. 筛前动脉鼻中隔前支；10. 筛前动脉鼻外侧支；11. 鼻外侧动脉翼支（起自面动脉）；12. 上唇动脉鼻中隔支（起自面动脉）；13. 腭大动脉。

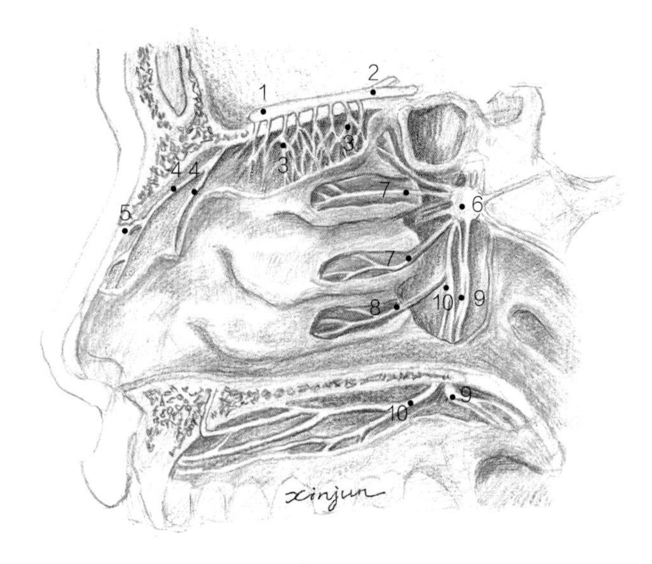

图 12-43 鼻腔内感觉神经支

1. 嗅球；2. 嗅束；3. 嗅神经（Ⅰ）；4. 筛前神经（V_1）的鼻内外侧支；5. 筛前神经（V_1）的鼻外支；6. 翼腭神经节；7. 上颌神经（V_2）鼻后上外侧支；8. 腭大神经（V_2）鼻后上外侧支；9. 腭小神经；10. 腭大神经。

3～6 个月即能逐渐恢复；如果是双侧嗅丝的缺失（双侧鼻中隔黏膜伴随鼻中隔软骨一并切取下来），嗅觉功能将永远无法恢复，一定要引起高度重视（图 12-44）。

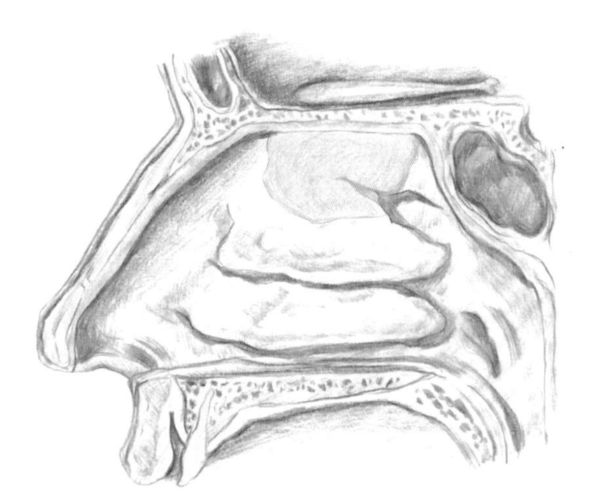

图 12-44 嗅黏膜分布（蓝色区域）

2. 呼吸区黏膜 面积较大，占鼻腔黏膜的主要部分。其位于上鼻甲以下的较大区域，在人类总面积约为 160 cm^2。正常情况下呈粉红色，表面光滑湿润。其上皮属假复层纤毛柱状上皮，其间夹有杯状细胞，为呼吸部黏膜所特有，故又称呼吸上皮。因其含有大量的纤毛，可以向咽部方向做快速节律性的摆动，将鼻腔黏膜的细菌、病毒、灰尘、污染颗粒等推送至咽部，是鼻腔非特异性保护功能的重要组成部分。呼吸区黏膜另一个显著的特征是含有丰富的静脉网和静脉丛。其管壁薄，腔大似窦状，随动静脉吻合的开放和关闭呈周期性充血变化。通过静脉网散热和渗出，加上大量腺体的分泌，较快增加吸入空气的温度和湿度。

二、鼻旁窦解剖

鼻旁窦共有 4 对，左右对称排列，分别为额窦、筛窦、蝶窦及上颌窦（图 12-45）。所有的鼻旁窦皆为密质骨包绕，均开口于鼻腔外侧壁。依照窦口引流的位置和方向，临床上将开口于中鼻道的上颌窦、筛窦前群和中群、额窦合称为前组鼻旁窦，开口于上鼻道和蝶筛隐窝的筛窦后群和蝶窦称为后组鼻旁窦。因此，前组鼻窦炎的分泌物主要见于中鼻道，后组鼻窦炎的分泌物见于上鼻道和鼻后孔。鼻旁窦彼此之间，鼻旁窦与眼眶、颅骨之间，仅有一些菲薄的骨板作为间隔。尤其是各鼻旁窦均与眼眶位置关系密切，手术操作时，应注意勿伤及眶内结构。鼻旁窦中的黏膜与鼻腔黏膜相似且相延续，同样覆盖以假复层柱状纤毛上皮，但黏膜较薄且腺体较少，腺体为黏液性。当鼻腔黏膜发生炎症甚或感染时，常蔓延至鼻旁窦，从而引起鼻旁窦炎或感染。急性鼻窦炎症时，鼻部手术应延期。

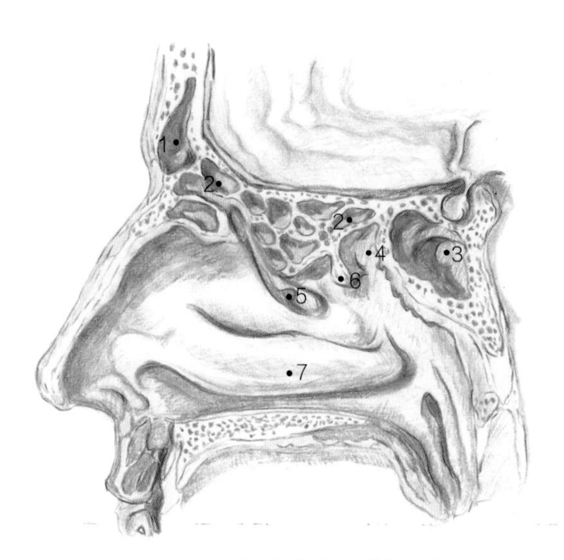

图 12-45　部分鼻窦矢状切面图

1. 额窦；2. 筛小房；3. 蝶窦；4. 蝶窦开口；5. 上颌窦开口；6. 中鼻甲（切除）；7. 下鼻甲。

（一）额窦

1. 位置与形态　额窦位于额骨眉弓后方、筛窦的前上方，额骨内、外两层骨板之间。左右各一，多不对称。成年人平均容积 6～7 ml。额窦形状和大小极不一致，基本形状似底向下、尖向上的三棱锥体。体表投影多位于眉内侧端的上方，一般为三角形区域（图 12-46）。

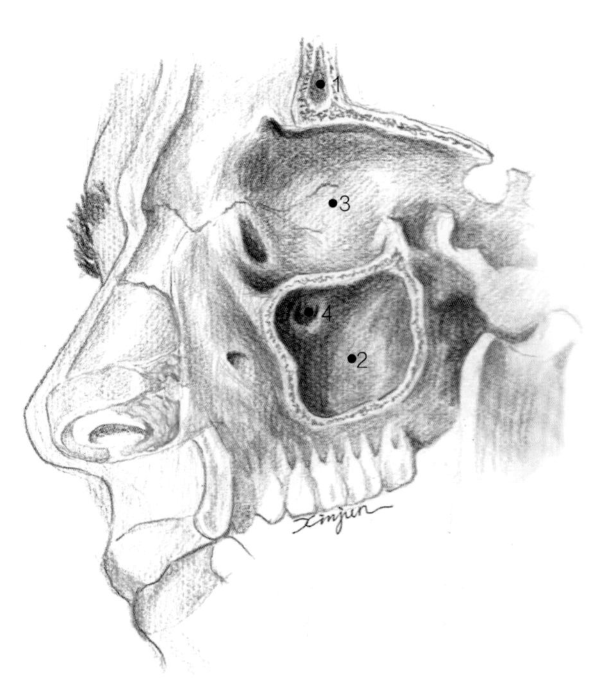

图 12-46　矢状切面鼻窦外侧面观

1. 额窦；2. 上颌窦；3. 眶；4. 开口于中鼻道。

2. 额窦各壁　额窦有 4 个壁构成，其中前壁骨质较厚，后壁和底较薄。①前壁：为前额部的额骨外板，相当坚厚，含有骨髓。所以，当发生额窦炎、额骨外伤或手术后感染时，可并发骨髓炎。②后壁：为额骨内板，较薄，不含骨髓，其后对应颅前窝，与颅前窝内脑膜及大脑半球的额叶毗邻。③底壁：外侧为眶上壁，内侧为筛窦前小房的顶。此壁最薄，尤以眶内上角明显，急性额窦炎时此处痛点也最明显。④内侧壁：是分隔两侧额窦的骨性中隔，多偏向一侧。

3. **额窦开口**　借额鼻管与半月裂孔内的筛漏斗或额隐窝相通，最终开口于中鼻道。

4. **额窦的血管、神经和淋巴引流**　额窦的动脉来自颈内动脉系的眶上动脉板障支和筛前动脉分支。静脉与眶上静脉的板障静脉相交通，主要汇入眼上静脉。额窦的神经主要来自筛前神经和额神经分支。淋巴管汇入下颌下淋巴结。

（二）筛窦

1. **位置与形态**　筛窦为筛骨两翼骨体内的含气空腔，位于鼻腔外上方，是鼻腔外侧壁上部与眶内侧壁之间、蝶窦之前、前颅底之下的蜂窝状锥体形气房结构。筛窦的大小、排列及伸展范围极不规则，两侧常不对称。每侧有 4～17 个小的海绵状气房，又称筛骨迷路。筛窦分为前、中、后 3 群，各群窦之间并无明确的界线，经常出现一群侵入另一群的范围。

2. **筛窦的周围关系**　①前壁：由额骨筛切迹、鼻骨嵴和上颌骨额突组成，与额窦相接，但不相通，位于上颌骨额突之后。②后壁：与蝶窦前壁的外上部毗邻。③上壁：即额骨眶板的内侧部分。其内侧与筛骨水平板（即筛板）相连接，外侧与眶顶延续。筛板位置较筛窦上界略低，两者交界处下方为中鼻甲的颅底附着处，骨质薄弱，外伤和手术时易受损伤，引起脑脊液鼻漏。④下壁：为中鼻道的外侧壁结构，如筛泡、钩突、半月裂、筛漏斗等，与上颌窦的内上角相接。⑤外壁：即眼眶的内侧壁，由泪骨和纸样板组成。筛窦小房感染极易蔓延至眶部，常引起眶内蜂窝织炎。筛骨纸板上缘与额骨眶板接缝处为额筛缝，相当于筛顶水平，筛前动脉与筛前神经伴行经此部位的筛前孔进入筛窦，是筛窦顶的重要标志。⑥内壁：为鼻腔外侧壁上部，有上鼻甲和中鼻甲附着。中鼻甲是鼻内筛窦手术的重要参考标志，手术保持在中鼻甲前上端以外，可避免损伤到筛板而引起脑脊液漏。

3. **筛窦开口**　前组筛窦毗邻额窦，开口于中鼻道的额隐窝及半月裂孔的底部。后组筛窦开口于上鼻道。

4. **筛窦的血管、神经及淋巴管**　筛窦动脉血供来自于蝶腭动脉、筛前动脉和筛后动脉。筛窦的静脉主要回流入眼上静脉。神经来自筛前、后神经，蝶腭神经及眶支。筛窦前、中群的淋巴管注入下颌下淋巴结，后群的淋巴管注入咽后淋巴结。

（三）蝶窦

1. **位置与形态**　蝶窦位于蝶骨体内、垂体窝下方，居鼻腔最上后方，左右各一，常不对称。成人蝶窦容量平均约 7.5 ml。

2. **蝶窦各壁及毗邻**　蝶窦分为 6 个壁，是常规鼻旁窦手术和鼻内镜鼻旁窦手术最危险的区域。①前壁：蝶窦前壁不完全垂直，稍向后下方倾斜，构成鼻腔顶的后段及筛窦的后壁，其前方有中鼻甲的后端附着。此壁上部较薄、下部较厚，上方有蝶窦开口开放到蝶筛隐窝，外下方有翼管开口。②后壁：骨质最厚，其后为颅后窝的脑桥及基底动脉。③上壁：颅中窝的底壁，呈鞍形，称为蝶鞍，可承托上方的垂体。④下壁：为鼻后孔及鼻咽部的顶。与前壁交界处有蝶腭动脉的鼻后中隔动脉经此到鼻中隔。在下壁外侧部分，有包绕着翼管神经的翼管。⑤内侧壁：即骨性蝶窦中隔，常向一侧偏曲，两侧窦腔多不对称。⑥外侧壁：构成颅中窝的一部分，结构复杂，与海绵窦、颈内动脉、视神经管及眼动脉毗邻。在气化较好的蝶窦，其外侧壁菲薄甚至缺如，视神经管和颈内动脉在外侧壁上形成隆起或裸露于窦腔内。

3. 蝶窦开口 蝶窦开口于上鼻甲后方的蝶筛隐窝，其位于蝶窦前壁上方近鼻中隔处，高出窦底，对窦腔引流不利。

4. 蝶窦的血管、神经及淋巴管 动脉血液来自筛后动脉和上颌动脉咽支，静脉通过筛后静脉注入眼上静脉，再入海绵窦。神经来自筛后神经和翼腭神经节眶支。淋巴管注入咽后淋巴结。

（四）上颌窦

1. 位置和形态 上颌窦是最大的鼻旁窦，位于上颌骨体内，鼻腔下部的外侧，翼腭窝及颞下窝的前方，眼眶下方，牙槽突上方。其呈不规则的三角锥体形，锥底为鼻腔外侧壁，锥尖指向上颌骨颧突。窦腔容积的个体差异较大，平均为 12.5 ml。窦内通常有许多不同方向和大小的骨隔或黏膜皱襞，将窦不完全分隔开。

2. 上颌窦各壁 上颌窦大致可分为 5 个壁。①前壁：位于上颌骨体的前面，中央薄而凹陷，称为尖牙窝，行上颌窦根治术时，经此窝入窦腔。②后外壁：此壁的骨质厚薄不均，后部较薄，前部相对较厚。与颞下窝和蝶腭窝毗邻，上颌窦癌如破坏此壁，可侵犯翼内肌，引起张口困难。在严重鼻出血时，可经此凿开结扎上颌动脉。③内侧壁：即鼻腔外侧壁下部。该壁在接近鼻腔底部处骨质较厚，越向上越薄，在下鼻甲附着处最薄。因此，下鼻道是行上颌窦穿刺的最佳部位。其相当于中鼻道处，大部分为膜性壁，其后上方有上颌窦口，通入中鼻道。④上壁：为眼眶的底壁，外伤常引起眶底骨折，常常导致眶内容下垂到上颌窦内，引起眼球活动障碍、复视、眼球内陷。⑤底壁：相当于上颌牙槽突，常低于鼻腔底部，为上颌窦各骨壁中骨质最厚者。此壁与上颌第 2 前磨牙及第 2 前磨牙的根部有密切关系。其牙根常与上颌窦腔仅有一层菲薄骨质相隔，有时直接埋藏于窦内黏膜之下，故牙根尖感染容易浸入窦内，引起牙源性上颌窦炎。

3. 上颌窦开口 上颌窦内侧壁的后上方有上颌窦口，其开口于中鼻道筛漏斗的中后部。其后下方有时会出现一副窦口。上颌窦开口位置比窦底高，站立时不利于引流，上颌窦感染时窦内往往积脓。而且，其开口的位置较额窦口和筛窦口低，后两者感染时其分泌物可沿半月裂孔流入上颌窦口，故常合并上颌窦炎。

4. 上颌窦的血管、神经、淋巴管 上颌窦有面动脉、眶下动脉、腭大动脉及上牙槽前、后动脉分支分布。静脉主要汇入翼静脉丛。神经来自眶下神经发出的上牙槽前、中、后支。淋巴管注入下颌下淋巴结。

附：与鼻塞有关的解剖学结构

可引起鼻塞的鼻部解剖学结构共有 4 个。对伴有鼻塞的患者施行鼻整形术时，需要仔细检查以下 4 个结构：

1. **外鼻阀**　外鼻阀是鼻孔至上外侧软骨尾端之间的部分。过度切除下外侧软骨外侧脚导致的鼻翼塌陷或瘢痕挛缩可引起外鼻阀塌陷。

2. **内鼻阀**　外伤、软骨性驼峰切除后或软骨间切口引起的瘢痕挛缩，可导致内鼻阀的角度缩小，进而引起鼻塞。外鼻阀或内鼻阀狭窄引起鼻塞时，用棉签抬高鼻阀部位可缓解症状，可用于鉴别其他原因引起的鼻塞。牵拉鼻旁颊部皮肤可缓解鼻阀狭窄引起的鼻塞症状，称为 Cottle 试验。Cottle 试验在鼻中隔或下鼻甲引起鼻塞时也可呈阳性反应，并非特异性检查。

3. **鼻中隔**　大部分人的鼻中隔软骨并不平整，多伴有轻微的偏曲或凸出。偏曲超过一定程度可引起鼻塞。从外形上来看，下端鼻中隔的偏斜表现为鼻尖歪斜；中段鼻中隔的偏斜表现为鼻梁下段的偏斜；而深层鼻中隔的偏斜有时在鼻背并不表现出明显的偏斜。

4. **下鼻甲**　鼻甲是位于鼻腔外侧壁的沿气流方向水平附着的 3 个突出结构，自上而下称为上鼻甲、中鼻甲及下鼻甲。其中，下鼻甲最大，由骨和黏膜构成。下鼻甲调节吸入空气的湿度和温度。鼻中隔偏曲时，对侧的下鼻甲代偿性增生肥大。鼻炎患者的下鼻甲也可见到增大。对于伴有鼻塞的患者，需要评价和矫正下鼻甲。

第十三章
唇颏整形美容解剖学

第一节　唇部解剖学

党宁　刘容嘉　李高峰

一、唇部应用解剖

口唇部一般指上、下唇与口裂周围的面部软组织，上界为鼻底，下界为颏唇沟，两侧为鼻唇沟。上、下唇均可分为三部分：一为皮肤部（也称白唇）；二为唇红部，皮肤极薄，没有角质层和色素，故其下方血管内的血色可清晰显露；三为黏膜部，在唇的里面，为口腔黏膜的一部分，色泽较深，有光亮感并具有分泌功能。

（一）上唇体表解剖

上唇正中有一浅行的凹陷，为人中，是人类特有的结构。人中两侧各有一个纵行的隆起，为人中嵴，从鼻小柱两侧缘下端鼻底部开始，微向外下方走行止于两侧唇峰，是胚胎发育时鼻额突和上颌突融合的界线。

口唇的皮肤分白唇和红唇。红唇是口唇皮肤到口腔前庭黏膜的移行部，红唇区充满纵行细密皱纹。红唇转向口内为粉红色、光亮、有黏液腺的口腔前庭部唇黏膜。白唇终止于隆起的唇红缘。

唇弓是白唇和红唇的交界缘，呈优美的弓背形，名唇弓缘。此缘微隆起，与人中嵴相接处形成两个等高的峰，称唇峰。唇弓的中点低于唇峰并微向前突，形成唇弓的最前点，称人中点，亦称为唇弓凹（也称唇谷）。上唇红唇中部相当于两侧唇峰之间的范围，明显向前、向下突出，在婴儿更为明显，称为唇珠。唇弓缘下方 3～5 mm 宽范围的红唇区（唇珠区）微内收，稍显扁平。这样形成了唇弓缘和上唇下部的突翘，使上唇的立体感更强，形态更加动人。

上唇高度是指上唇皮肤的高度，通常以人中嵴长度表示上唇高度。上唇高度、厚度有种族、性别及个体差异。我国成年人上唇高度在 13～22 mm。①高唇：上唇高在 19 mm 以上；②中等唇：上唇高在 12～19 mm；③低唇：上唇高在 12 mm 以内。

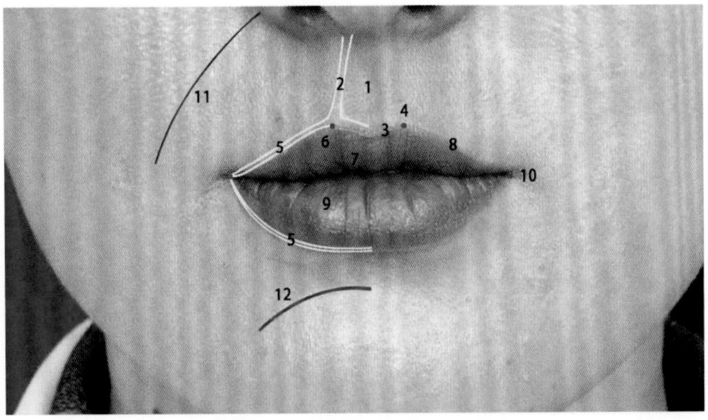

图 13-1 唇的表面形态特征

1. 人中；2. 人中嵴；3. 唇弓凹；4. 唇峰；5. 唇弓；6. 红唇（上唇）；7. 唇珠；8. 白唇；9. 红唇（下唇）；10. 口角；11. 鼻唇沟；12. 颏唇沟。

唇的厚度是指上、下唇轻闭时上、下唇红的厚度。上唇厚度通常分为四度。①薄唇：厚度小于 4 mm；②中唇：厚度 5～8 mm；③厚唇：9～12 mm；④厚凸唇：厚度超过 12 mm。

上、下唇的比例为 2∶3。理想的情况是：从侧面看，上唇突度比下唇突度高 2 mm，下唇突度比颏的最前端（软组织颏前点）高 2 mm。通常是下唇比上唇饱满，下唇的饱满度决定其切斜度，也影响着颏的外观。

上唇的唇红缘似 M 形，下唇的唇红缘似 W 形。唇的表面形态特征见图 13-1。

（二）下唇表面标志

下唇形态比较单纯，唇弓缘微隆起，呈弧形，红唇较上唇稍厚，突度比上唇稍小，高度比上唇略小，与上唇相协调。下唇与颏部交界处形成一沟，为唇颏沟。唇颏沟的位置决定了颏的垂直高度的外观。唇颏沟的位置高，会使下颏显得大，位置低则会使下颏显得小和明显。唇颏沟的平均深度为 4.5 mm。该沟过深或过浅会影响面容，并常表明有咬合或颌骨畸形存在。

（三）口角

上下唇的结合处是口角，两侧口角的距离是口裂的长度，口裂长度大约相当于在两眼平视时双瞳孔中线向下延伸的垂线上，通常可分为三类：①窄型，小于 35 mm；②中等型，36～45 mm；③宽型，46～55 mm。

（四）口轮匝肌应用解剖

口轮匝肌分为深、浅两层。深层为括约肌，位于黏膜下，环绕口周，主要来源于颊肌。颊肌上、下部肌束分别越过口角到达上、下唇，组成深层口轮匝肌的主要部分。浅层口轮匝肌肌纤维司表情，由上、下两组肌纤维束组成。上束（鼻束）肌纤维主要来自颧大肌、颧小肌、提上唇肌、提上唇鼻翼肌和鼻肌横部。这些肌纤维由上而下汇集成为口轮匝肌的浅层，并分布到上唇的皮下，止于上颌骨的鼻嵴、鼻孔底部和鼻翼根部。下束（鼻唇束）肌纤维主要来自降口角肌，它起于下颌骨体的犬齿和前臼齿部位。肌纤维由下向上汇集于口角，再从口角分布到上唇，止于皮肤形成人中嵴。该束纤维在上唇又分为长、短两种纤维，短纤维止于同侧人中嵴，长纤维在中线交叉后止于对侧人中嵴（图 13-2）。

口腔黏膜可分为干燥部和湿润部，前者无光泽，亦无分泌腺体及分泌功能，称为唇红黏膜；后

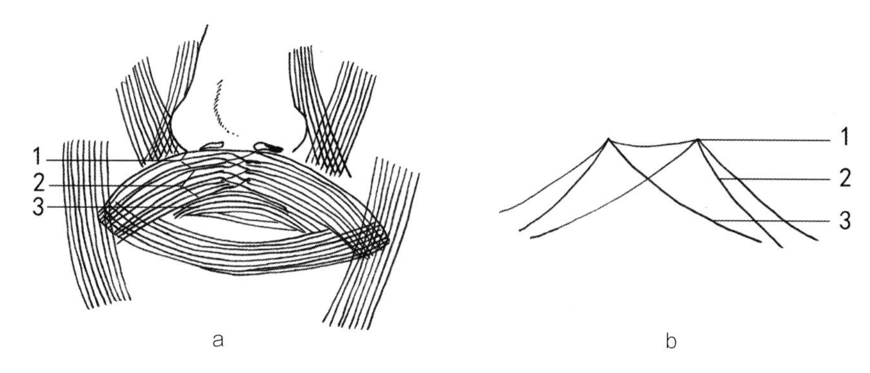

图 13-2　口轮匝肌纤维模式图

a. 冠状面：1. 口轮匝肌浅层鼻束；2. 浅层鼻唇束；3. 口轮匝肌深层；b. 上唇横切面：1. 唇峰－人中嵴；2. 口轮匝肌鼻唇束短纤维；3. 长纤维。

者位于唇部口腔面，有光泽，有分泌腺体及分泌功能，称为唇黏膜。两者同属唇部的黏膜组织，其性质和功能却完全不同。

口唇的血供非常丰富，主要的血液供应来自颈外动脉的分支。上唇动脉的上行支与下唇动脉分别构成上、下唇动脉弓，位于唇红黏膜与唇黏膜交界处深部、黏膜和肌肉层间的结缔组织中。上唇动脉较粗，有时可扪及搏动。在施行口唇部手术时，可压迫两侧口角处的唇动脉，以减少术中出血。静脉位于肌肉偏浅层。上唇的淋巴系统汇集成淋巴管，位于皮肤及黏膜下方，随面静脉汇入颌下淋巴结。唇部组织血供丰富，局部组织抵抗力较强，故唇部创口一般愈合较快，不易发生感染。

二、唇裂及其病理解剖概述

唇裂畸形是颌面部常见的先天性畸形，在世界各地均具有较高的发病率。

（一）唇裂分类

1. **按部位分类**　分为单侧唇裂（左侧或右侧）、双侧唇裂、上唇正中裂和下唇正中裂。后两者相当少见。

2. **按裂隙程度分类**

（1）隐裂：亦称皮下裂。

（2）Ⅰ度唇裂：红唇裂。

（3）Ⅱ度唇裂：红唇和部分白唇裂。白唇裂未超过上唇 1/2 者为浅Ⅱ度裂，超过上唇 1/2 者为深Ⅱ度裂。

（4）Ⅲ度唇裂：上唇裂开直达鼻底。常伴有牙槽突裂和腭裂。

Ⅰ、Ⅱ度唇裂亦称不完全唇裂。Ⅲ度唇裂亦称完全唇裂。双侧唇裂者，两侧裂度可对称，亦可不对称，并可分为双侧不完全唇裂、双侧完全唇裂和双侧混合唇裂（一侧不完全裂，另一侧完全裂）。

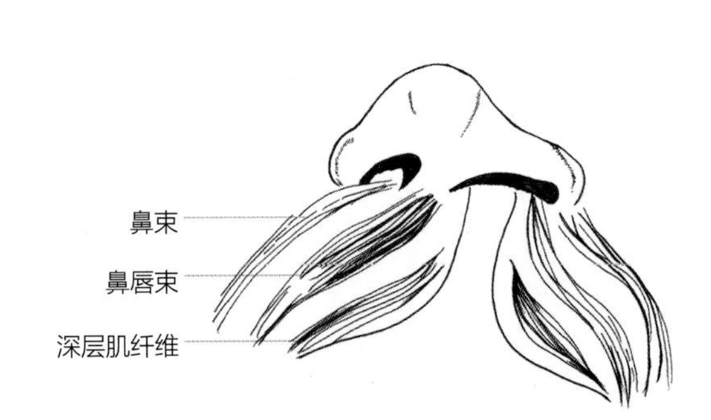

图 13-3 单侧完全裂口轮匝肌病理解剖示意图

（二）唇裂患者口轮匝肌病理解剖学概述

1. **单侧完全唇裂** 深层口轮匝肌纤维末端未到达裂隙处红唇的顶端，而是终止于红唇明显变薄的部位。

浅层口轮匝肌变异显著。①患侧：鼻束止于鼻翼脚深面和鼻唇沟深部骨膜。鼻唇束沿裂隙边缘向上行走，在深部附着于梨状孔外缘的骨膜。肌纤维往往短缩，在鼻翼脚下方、上唇上部形成一肌索性隆起。②健侧：鼻束无明显变异，但因缺乏对侧肌束的抗衡，长期收缩牵拉致鼻小柱和鼻中隔前端向健侧偏斜移位。鼻唇束在中线外侧基本正常，越过中线后亦沿裂隙边缘向上，止于前鼻棘和鼻小柱底部，也构成将鼻小柱向健侧牵拉的动力。在靠近裂隙的半侧人中内，肌纤维薄弱，又无对侧鼻唇束长纤维到达，致该处未能形成人中嵴（图 13-3）。

2. **单侧不完全唇裂** 白唇裂隙超过唇高 2/3 时，口轮匝肌变异情况和完全裂相同。裂隙小于 2/3 时，部分浅层纤维可以从患侧唇通过裂隙顶部组织到达人中。但仍因肌纤维较少，而不足以形成患侧人中嵴。

3. **双侧唇裂**

（1）双侧完全唇裂：两侧唇组织内口轮匝肌的变异情况和单侧完全唇裂的患侧相同。前唇内仅见皮下和纤维结缔组织，没有口轮匝肌或其他任何肌纤维。

（2）双侧不完全唇裂：两侧唇内的口轮匝肌纤维可以通过裂隙顶部的组织顺利到达前唇，因而前唇内有较少的肌组织。这些肌束在唇裂修复时应妥为利用。两侧唇内肌组织情况同单侧不完全唇裂患侧的变化相同（图 13-4）。

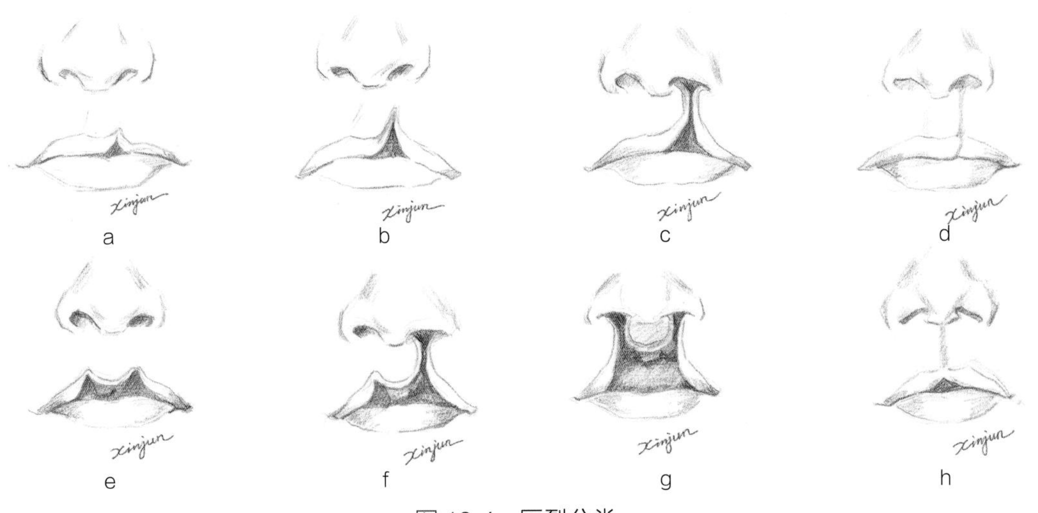

图 13-4 唇裂分类

a. 单侧不完全性；b. 单侧不完全性；c. 单侧完全性；d. 隐裂；e. 双侧不完全性；f. 双侧混合性；g. 双侧完全性；h. 正中裂。

第二节　颏部解剖学

党宁　刘容嘉　李高峰

颏部的解剖层次分为皮肤、皮下脂肪、肌肉、骨膜和下颌体（下颌骨）。其中，降口角肌、降下唇肌区为少脂肪区，该区域皮肤和肌肉连接紧密，较难分离，与上唇的白唇有相同特点。下颌前区有厚层脂肪，分布在颈阔肌的浅面。在颏部正中可触及颏下点，因体表能触及，是手术时的重要参考标记。

颏部表情肌包括颏肌、降下唇肌和降口角肌。颏肌是一成对肌肉，起自下颌骨中线两边的切牙窝。其上部纤维水平走行，下部纤维斜行向下止于颏部皮肤。降下唇肌起自下颌骨联合和下颌骨支之间斜线，止于下唇皮肤，与口轮匝肌纤维混合。降口角肌亦称三角肌，起自颏结节至第一磨牙之间的下颌骨下缘，在降下唇肌下方止于口角皮肤。降下唇肌和降口角肌都是下唇的降肌。

颏肌、降下唇肌和降口角肌受面神经下颌缘支支配。面动静脉在咬肌前缘、面神经下颌缘支深面横过下颌骨缘。降下唇肌、降口角肌与颈阔肌相延续。颏后面附着的是二腹肌前腹、颏舌骨肌、颏舌肌和下颌舌骨肌（图 13-5 和图 13-6）。当做颏部水平截骨时，必须保持颏舌骨肌、下颌舌骨肌和二腹肌前腹附着其骨面的完整性。

颏孔多位于下颌第二前磨牙下方，部分位于第一、二前磨牙之间下方，下颌骨下缘上方约 1 cm 处，内有颏神经血管束穿出（图 13-7）。颏神经为下牙槽神经的分支，在中线与对侧同名神经有吻合。注意颏神经在下颌体的骨管内有一段常低于两侧颏孔的连线水平，因此，截骨线要在颏孔连线下方 0.5 cm 以下才安全。去除颏孔之间的骨质，显露深面结构，包括舌下腺、颌下腺导管和舌骨上肌群。颌下腺导管走行在舌下腺的深面结缔组织中，可以和舌下腺分离。

颏唇（或唇颏）反折也称为颏唇沟。这是一个在正面和侧面视图时明显的区域，形成从下唇软组织到颏的过渡。

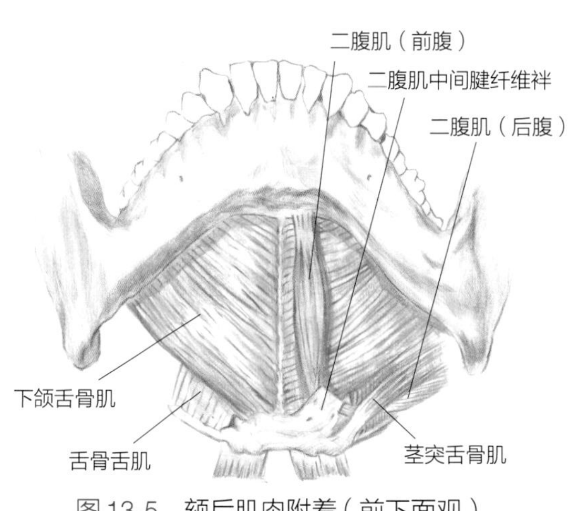

图 13-5　颏后肌肉附着（前下面观）

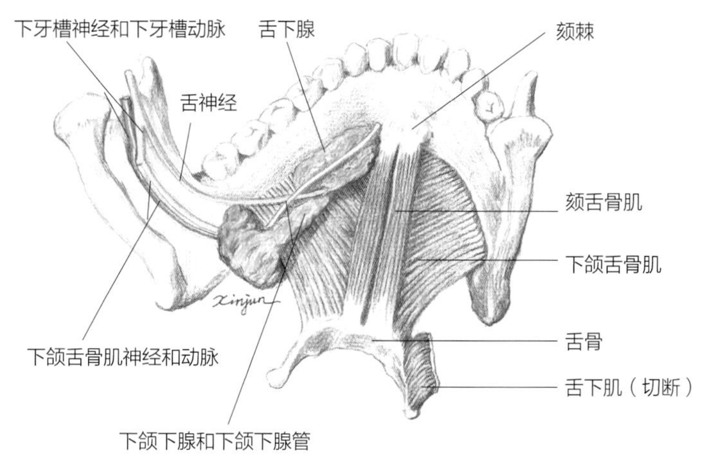

图 13-6　颏部解剖（后上面观）

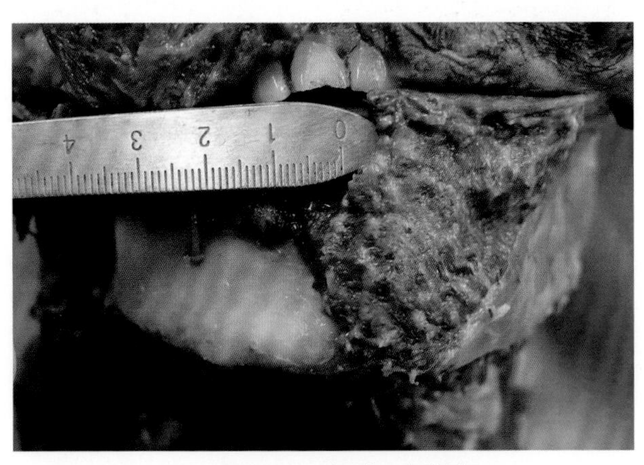

图 13-7　颏孔、颏神经

颏唇沟的深度是指颏唇沟点（Sm）至 H 线（下唇突点与颏前点连线）的垂直距离（图 13-8），为 4 ± 2 mm。男性的颏唇沟深度（6 mm）会较女性（4 mm）略深。

颏唇角是指下唇突点（LL）到颏唇沟点（Sm）的连线与颏唇沟点到颏前点（Pog）连线形成的夹角（图 13-9）。这个角度约为 130°，并且存在明显的个体差异，男性为 115°～145°，女性为 120°～130°。

颏唇角可以被经过唇下点的水平线分为上、下组合角。

上组合角：该角表明了下唇与水平线之间的关系，又可称为下唇 - 颏唇沟倾斜角或者颏唇倾斜度。男性为（47°～50°）± 18°，女性为 50° ± 14°。

下组合角：该角主要体现颏部软组织与水平线的倾斜度。

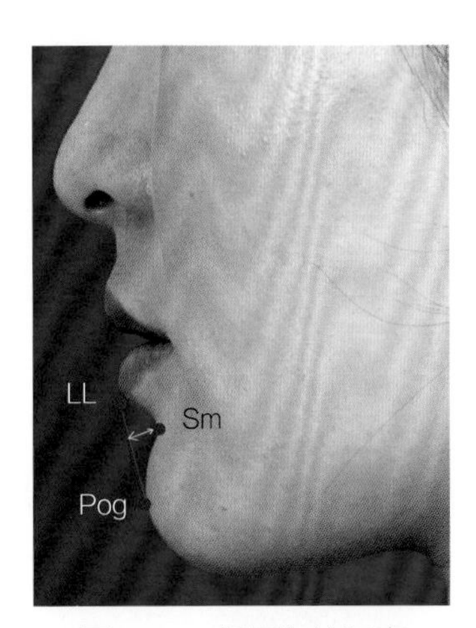

图 13-8　颏唇沟的深度

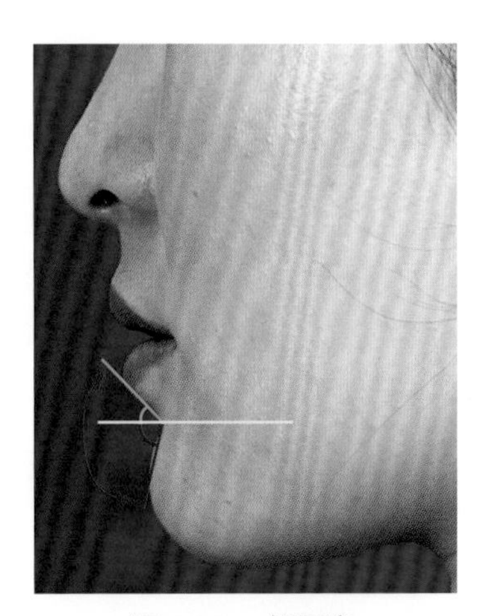

图 13-9　颏唇角

第十四章
颧弓颧突和下颌角整形美容解剖学

石恒　李高峰

第一节　颜面部骨骼解剖概述

面部容貌由骨性结构和软组织共同参与构成，其中骨骼轮廓是构成面部容貌形态的基本框架，是决定面容的结构基础。影响颜面部形态的主要骨性结构包括额骨、鼻骨、上颌骨、颧骨、颞骨、蝶骨和下颌骨。

一、额骨

额骨（frontal bone）位于颅骨前方的前额处，后上方紧接着顶骨，呈近似贝壳形，分为额磷部、眶部和鼻部三部分，是构成面上部的主要骨性结构（图 14-1）。

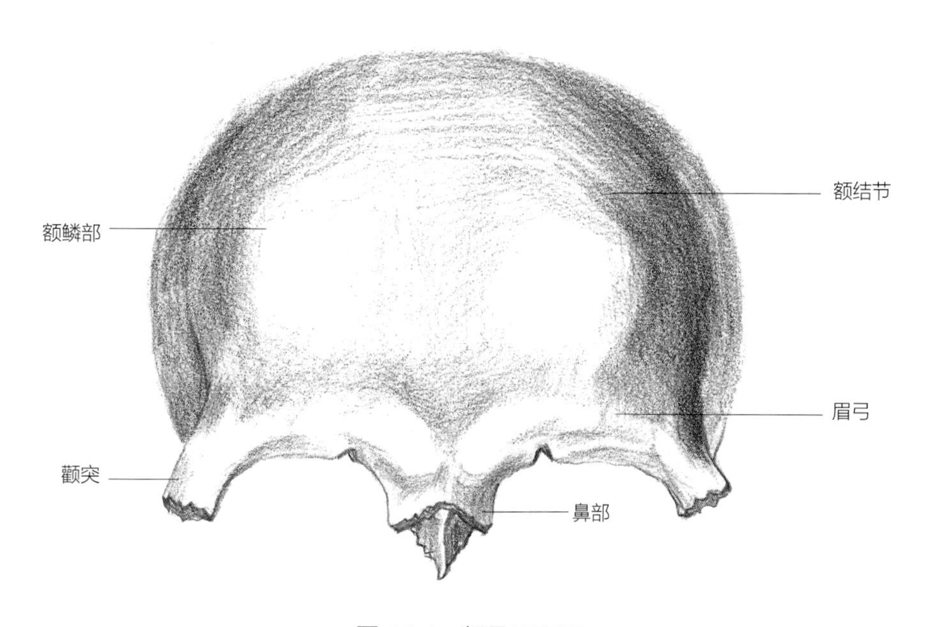

图 14-1　额骨正面观

1. **额鳞部** 额鳞部（frontal squama）是瓢形或贝壳形的扁骨，构成额部的大部分，薄而外凸内凹。额面隆突光滑，两侧各有嵴形隆起，称为颞嵴（temporal crest）。在额鳞中部前下方左右各有一隆起，称为额结节（frontal tuber），距眶上缘中点上方约 3 cm。两结节下方有一对弓状隆起，称眉弓（superciliary arch），眉弓内侧正中为突出而平滑的眉间。眉弓下方为弯曲的眶上缘，在眶上缘中内 1/3 交界处，有一骨孔或切迹，称眶上孔或眶上切迹（supraorbital notch），孔或切迹内有眶上神经及血管通过。在眶上缘内侧，亦有一孔或切迹，称眶内侧孔或切迹，孔或切迹内有滑车神经和血管通过。额鳞下缘于鼻部及眶部之间左右各有一个骨腔，称为额窦，与鼻腔相通。

2. **眶部** 眶部（orbital part）为后伸的水平位薄骨板，构成眶上壁的主要部分，呈三角形薄骨片。左右眶部被筛骨所隔开。眶上缘外侧有坚硬而突出的颧突与颧骨的额突连接，此处内侧面有一浅窝称为泪腺窝，窝内容纳泪腺。

3. **鼻部** 鼻部（nasal part）呈马蹄铁形，位于左右两侧眶上缘之间，是额部中央向下的突出部分，其下部为锯齿状的鼻切迹，下端分别与鼻骨、上颌骨额突及泪骨相连接。

二、鼻骨

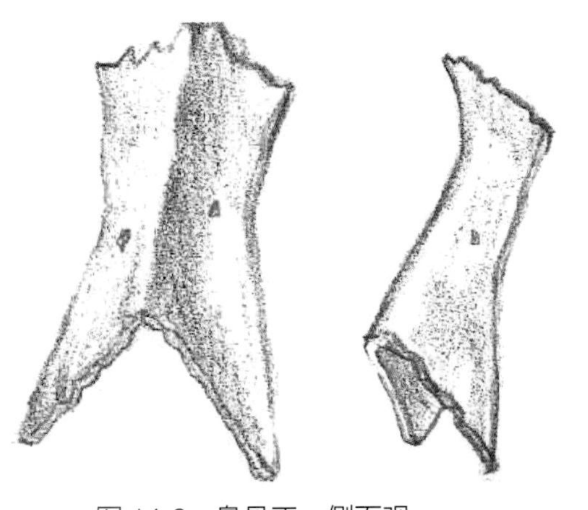
图 14-2 鼻骨正、侧面观

鼻骨（nasal bone）位于颜面中部，是成对的小骨，似梯形，上厚下薄，左右鼻骨并列于上颌骨额突之间，参与构成鼻背，是鼻背的骨性部分。鼻骨有两面和四缘（图 14-2）。

鼻骨上缘窄而厚，与额骨鼻部相连接；下缘宽而薄，构成梨状孔的上缘，并与侧鼻软骨连接，连接处称为键石区（key stone area）；外侧缘邻接上颌骨额突；内侧缘上部厚，与对侧鼻骨内侧缘共同形成向后突出的垂直嵴和一小部分鼻中隔，从上而下与额骨鼻棘、筛骨垂直板和鼻中隔软骨连接。

鼻骨外面横向凸、直向凹，中央有一小的静脉孔；内面横向凹，有筛前神经纵沟。

三、上颌骨

上颌骨（maxilla）居颜面中部，左右各一，两侧对称分布，于正中线部互相连接构成中面部的支架。上颌骨有体部和与 4 个邻近骨相连的骨突构成，如额突与额骨相连，颧突与颧骨相连，腭突在上腭中缝部左右对连，牙槽突即牙齿所在部位的骨质（图 14-3）。

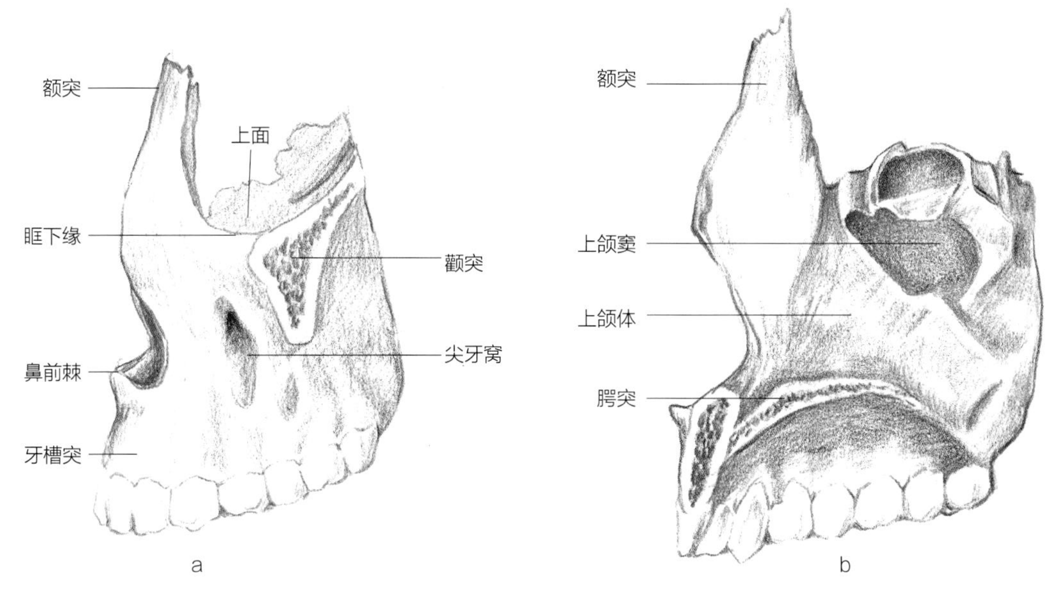

图 14-3　上颌骨前外侧面观（a）及内侧面观（b）

（一）一体

上颌体分为前、后、上、内 4 个面，上颌体内有上颌窦。

1. 前面　又称脸面，表面光滑，上部为眶下缘，下部为牙槽，表面有数个牙槽轭，牙槽轭外上有一尖牙窝，窝上方有一椭圆孔称眶下孔（距眶下缘中点下方 6～8 mm），为眶下神经和血管穿出部。上颌体内下方有一骨性小突起，与对侧突起共同形成鼻前棘（anterior nasal spine）。上颌骨前面内侧有深凹的鼻切迹（nasal notch），双侧合在一起构成梨状孔。

2. 后面　亦称为颞下面，朝向后外，构成颞下窝及翼腭窝的前壁。其下部有较粗糙的隆起，称为上颌结节。

3. 上面　又称眶面，平滑，呈三角形，构成眶下壁大部。其前缘是眶下缘的一部分，后缘形成眶下裂前缘的大部分，中部有眶下沟，向前、内、下通眶下管，并以眶下孔开口于上颌体的前面。眶下管长约 1.5 cm。

4. 内面　又称鼻面，参与形成鼻腔外侧壁。后上部有不规则的上颌窦裂孔通向鼻腔，裂孔之前有一深沟向上与泪沟延续，参与鼻泪管的形成。

（二）四突

上颌骨的 4 个突起分别为额突、颧突、腭突、牙槽突。

1. 额突　位于上颌体的内上方、鼻骨和泪骨之间。额突尖与额骨相连接，其前缘与鼻骨、后缘与泪骨相接，其外侧面组成眶内缘及鼻背的一部分，内侧面形成鼻腔侧壁的上份。在上颌骨骨折累及鼻腔和眶底时，复位操作应注意保证鼻泪管的通畅。

2. 颧突　是前面、颞下面、眶面汇集的一锥状突起，向外上与颧骨相接，向下至第一磨牙处形成颧牙槽嵴，将前面与颞下面分开。

3. 腭突　在上颌骨内侧面下部水平向内侧突出，与对侧上颌骨腭突在中线连接，形成腭中缝，构成鼻腔底部和硬腭的大部分。腭突后缘呈锯齿状与腭骨水平部相接，腭突的下面略凹陷形成腭穹窿，构成硬腭的前 3/4。后外侧近牙槽突处有纵行的沟，有腭大血管及腭前神经通过。

4. 牙槽突　又称牙槽骨，呈弓形，为上颌骨包围牙根周围的突起部分，后端较宽。牙槽突有内、外骨板，均为骨密质。内、外骨板间夹以骨松质。牙槽突容纳牙根的部分称为牙槽窝。

四、颧骨

颧骨（zygomatic bone）位于眶的外下方，构成面中部上分，左右各一，近似菱形，为上颌骨与脑颅骨之间的主要支架。它形成面部的颧突、眶外侧壁、眶底、颞窝、颞下窝的一部分，并参与颧弓的构成，对面部外形起着非常重要的作用。颧骨由坚硬的体部（包含眶面、颊面、颞面）和 4 个突起（上颌突、颞突、额突、蝶突）构成，也是咬肌、颞肌、颧肌及提上唇肌的附着处（图 14-4）。

1. 颊面　为颧骨体的前面及外侧面，其内上部有一小孔名颧面孔，有颧面神经及血管通过。该孔有时缺如。

2. 颞面　为与颞平面交界之面，向后内凹陷，为颞窝的前外侧壁。颞面也有一孔为颧颞孔，有颧颞神经通过。

3. 眶面　平滑内凹，构成眶的外下壁，中部有两孔称颧眶孔，引导神经、血管到颧面孔和颧颞孔。

4. 上颌突　向内下方，与上颌骨颧突相连，交接处为颧颌缝。

5. 额突　与额骨颧突相连，构成眶外侧壁中下部，连接处为颧额缝。

6. 颞突　向后方与颞骨的颧突相连，形成颧骨弓，连接处为颧颞缝。

7. 蝶突　与蝶骨大翼之颧嵴相连，形成颧骨的基部。

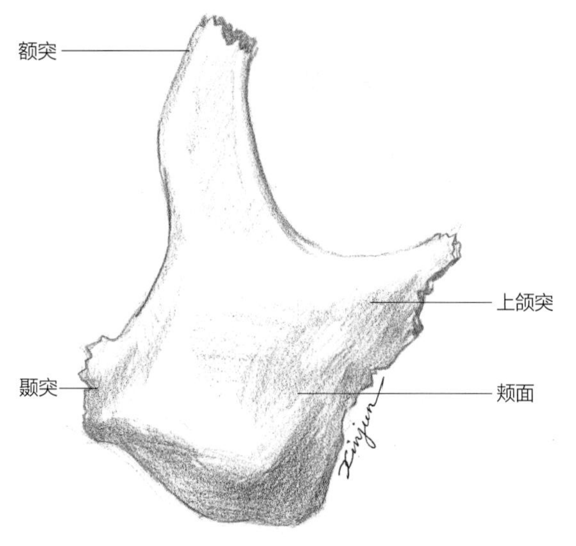

图 14-4　颧骨颊面观

颧骨与周围骨的邻接关系：前上缘光滑、凹陷形成眶的下外侧缘，前下缘与上颌骨连接，后上缘弯曲与额突后缘和颧弓上缘连续，后下缘粗糙，有咬肌起始，后内缘呈齿状，上与蝶骨大翼、下与上颌骨眶面连接。

颧骨与颧弓均位于面部较突起的部位，易受损伤而发生骨折。颧骨骨折往往引起颧骨向下、后、内移位，导致其突起的外形消失。

五、颞骨

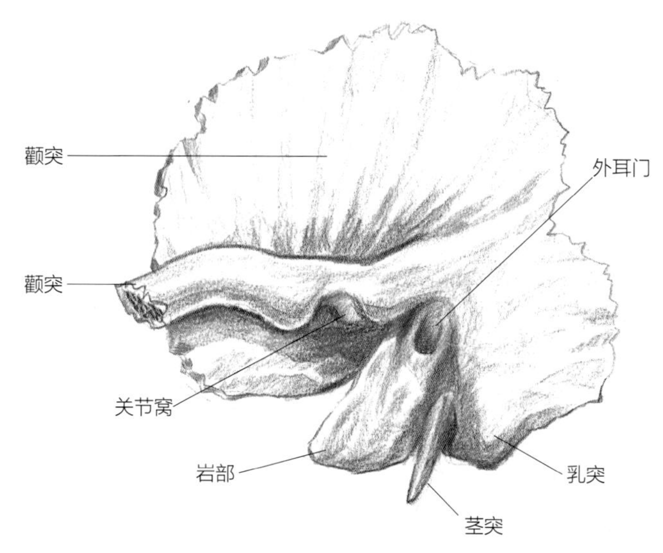

图 14-5　颞骨外面观

颞骨（temporal bone）对面上 1/3 的宽度具有重要影响。其位于头颅两侧，左右各一，共两块，并延至颅底，参与构成颅底和颅腔的侧部，形状不规则。以外耳门为中心，颞骨可分为颞鳞部、乳突部、鼓部和岩部四部分。颞骨嵌于蝶骨、顶骨和枕骨之间，参与组成颅中窝与颅后窝，与大脑及颅内的许多重要神经和血管关系密切（图 14-5）。

1. **岩部**　尖伸向前内，底向外耳门；前面朝向颅中窝，中央为弓状隆起，前外侧为鼓室盖，岩尖处有三叉神经压迹，后面近中央处有内耳门，下面中央有颈动脉管外口，其后方为颈静脉窝，窝后外侧的突起为茎突。岩部内面有面神经管，起自内耳道底上部的面神经管口，初呈水平位向前外，再以直角弯向后外，然后垂直下行，终于茎乳孔，管内有面神经通过。

2. **颞鳞部**　位于外耳门前上方，为薄状骨板，构成颞骨前上部，分为内、外两面。内面：又称大脑面，邻接大脑颞叶，有脑膜中动脉沟。外面：又称颞面，构成颞窝的主要部分，前下方有伸向前的颧突，与颧骨颞突相连成颧弓。颧突上缘较薄，附以颞深筋膜；下缘呈短弓状，有咬肌起始。颧突根部下面为下颌窝，窝前缘有关节结节。

3. **鼓部**　从前、下、后方围绕外耳道。鼓部下缘形成鞘，包绕其后内侧细长的茎突，伸向前下方。茎突为茎突咽肌、茎突舌骨肌、茎突舌肌、茎突下颌韧带和茎突舌骨韧带的起始处。茎突与乳突之间有茎乳孔，面神经由此出颅。

4. **乳突部**　为颞骨的后份，此处有一尖朝下的圆锥形乳突，为胸锁乳突肌的附着处。乳突内侧的深沟为乳突切迹，有二腹肌后腹起始。

六、下颌骨

下颌骨（mandible）是构成面部下 1/3 的主要骨性结构，其宽窄对下面部形态起着重要的影响作用，也是头部唯一能活动的骨骼（图 14-6）。下颌骨分为水平部的下颌体和垂直部的下颌支（即一体两支）。下颌体下缘与下颌支后缘相连接的转角处称为下颌角（mandibular angle），一般呈 90°～120°。下颌骨水平部较粗大 \ 坚实，升支部呈扁平形。下颌角的角度可直接影响面下部的宽窄形态。下颌骨后上方的髁突与颞骨的关节窝参与颞下颌关节的构成，是下颌骨活动的解剖基础。

（一）一体

下颌体呈弓形，分为内外两面和上下两缘（牙槽突和下颌体下缘）。

1. **外面**　在中线处可见正中联合，是胚胎时期左右两侧下颌骨借纤维软骨融合处，在出生1年左右形成骨性联合。此联合下部左右各有一隆起，称颏隆突，也称为颏结节（mental tubercle）。在前磨牙之间或第二前磨牙的下方，下颌体上下缘之间略偏上方处有颏孔（mental foramen），孔内有颏神经、血管通过。从颏结节经颏孔之下向后上延至下颌支前缘的骨嵴，称为外斜线（external oblique line），有降下唇肌及降口角肌附着。外斜线之下有颈阔肌附着。

2. **内面**　与外斜线相对应，自第三磨牙后部向前延伸到正中线下端有一骨嵴称为内斜线（internal oblique line）或下颌舌骨线，有下颌舌骨肌起始。内斜线的后端有翼下颌韧带附着。内斜线前端之上、近中线处有上下两对突起，分别称为上颏棘和下颏棘。上颏棘为颏舌肌的起点，下颏棘为颏舌骨肌的起点。内斜线将下颌体内面分为上、下两部分。内斜线上方、颏棘两侧有三角形的舌下腺窝，与舌下腺相邻；内斜线下方、中线两侧近下颌体下缘处凹陷称为二腹肌窝，为二腹肌前腹起点。二腹肌窝后上方后轻度的凹陷称下颌下腺窝，与下颌下腺相邻。

3. **牙槽突**　与上颌牙槽突相似，形成牙槽弓。下颌牙槽突内、外板均为较厚的骨密质，尤其是磨牙区，很少有小孔通向骨松质。

4. **下颌体下缘**　又称下颌下缘，外形圆钝，为下颌骨骨质最致密处。在相当于第二磨牙下方的下缘有切迹，称角前切迹。下颌体下缘可以作为下颌区手术的切口入路标志，同时也是面颈部的分界线。

（二）二支

下颌支又称下颌升支，左右各一，为几乎垂直的长方形骨板，分为二突（髁突、喙突）、二面（内面、外面）和四缘（前缘、后缘、上缘、下缘）。

1. 二突

（1）髁突（condylar process）：又称髁状突或关节突。髁突上端有关节面，经关节盘与颞骨关节窝关节形成颞下颌关节。髁突之下是较窄的下颌颈，前后稍扁，内侧部前面有一凹陷，称为关节翼肌窝，为翼外肌下头附着处；下颌颈外侧方有颞下颌外侧韧带附着，外有腮腺覆盖。下颌颈内侧与耳颞神经和上颌动脉相邻。髁突是下颌骨的主要生长中心之一，如该处在发育完成之前受到损伤或破坏，将影响下颌骨的生长发育，导致面颌畸形。

（2）喙突（coracoid process）：又称肌突或冠状突，呈扁三角形，其后与髁突之间有下颌切迹，又称乙状切迹。此处有咬肌神经、血管通过。喙突边缘和内侧面有颞肌附着，外侧有向下附着于下颌支的咬肌前部覆盖。颧弓骨折时可压迫喙突，影响下颌运动，导致张口受限。

2. 二面

（1）内面：其中央略偏后上方处有下颌孔，呈漏斗状，开口朝向后上方。此孔进入下颌管，向前下弯曲经下颌体到颏孔。下颌孔约相当于下颌磨牙的咬合平面，女性或儿童位置较低。下牙槽神经、血管从下颌孔进入下颌管向前走行，在颏孔处分出颏神经及血管。

（2）外面：外面的下方骨面较粗糙，称为咬肌粗隆，有咬肌附着。在咬肌附着的前下角处有浅沟，为面动脉压迹，在此处通常可以扪及面动脉搏动，颌面部出血时可在此处压迫面动脉止血。外面的上中部骨面略有突起或明显突起，称为下颌支外侧隆突。该突相当于下颌支内侧，下颌孔前或后 4.7 mm，下颌孔上缘上方 0.9～16.2 mm 处。行下颌支手术时，可以下颌支外侧隆突为标志，保护下颌支内侧的下牙槽神经、血管。

3. 四缘　下颌支上缘薄为下颌切迹；下缘与后缘相遇成下颌角，此处有茎突下颌韧带附着；后缘厚而圆钝，自髁突延伸到下颌角，与腮腺相接触；前缘上部薄，与喙突连续，下部厚，外侧与外斜线连接。

下颌骨表层为骨密质，内部为骨松质，骨松质在一定部位按一定的规律排列成具有加固其内部结构的应力轨道。下颌骨的下颌颈、下颌角、颏孔区、正中联合等处在结构上较为薄弱，为下颌骨骨折好发处。下颌骨有强壮的咀嚼肌附着，由于咀嚼肌的牵拉力量不同，常使骨折发生移位，产生咬合错乱，甚至是舌后坠，引起呼吸困难或窒息。

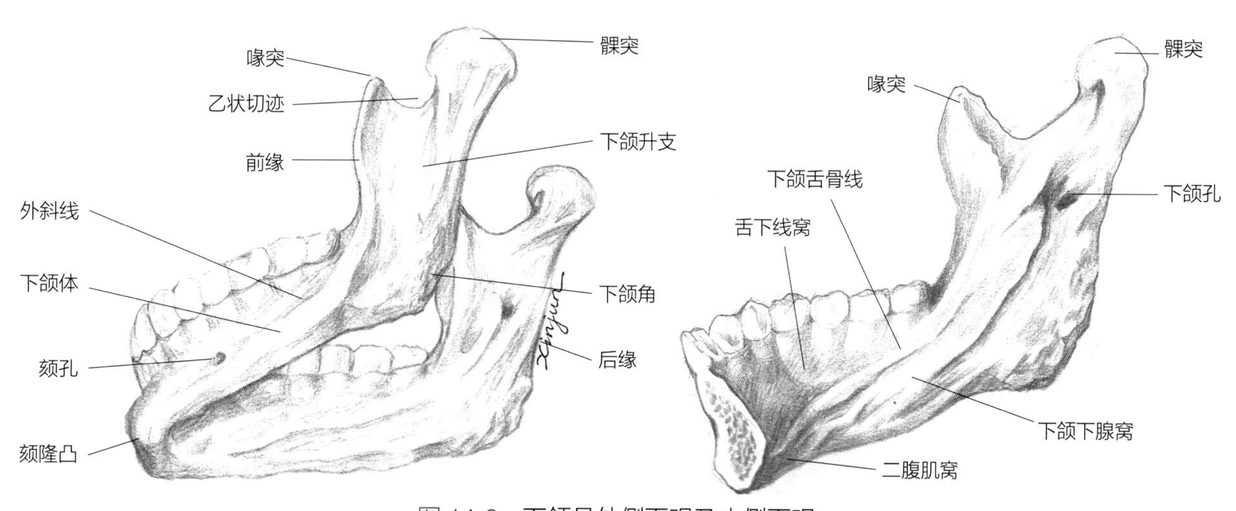

图 14-6　下颌骨外侧面观及内侧面观

第二节　颧骨颧弓整形美容应用解剖学

颧骨颧弓位于面中部上份，其高低、宽窄直接影响面中部以及整个面部的形态。颧骨肥大者，可致颧骨高耸，面中部增宽呈菱形面容；颧骨发育不良者，可致面中部低平、欠饱满，甚至塌陷。颧弓过宽，会致面型宽阔，呈申字形脸、方形脸；颧弓过小，面中部外侧低平甚至凹陷，会致面型狭窄，呈长脸型。颧骨颧弓常见的整形美容手术方式主要包括针对颧骨发育不良、低平进行的颧骨增高术，以及对颧骨颧弓肥大者进行的颧骨颧弓降低术。

颧骨颧弓整形美容手术根据不同手术方式的需求，可分为口内切口入路、下睑缘切口入路和颞区发际内冠状切口入路。三种切口依次经过的层次为：

口内切口入路：上颌前庭沟处的黏膜 - 黏膜下组织 - 骨膜，切开骨膜进入骨膜下分离。注意避免损伤眶下神经血管束。

下睑缘切口入路：肌皮瓣或皮瓣分离至眶下缘，在眶下缘处离断眼轮匝肌支持韧带暴露出眶下缘骨膜，切开骨膜，进入骨膜下剥离。

颞区发际内冠状切口入路：切开头皮暴露出颞深筋膜，沿颞深筋膜表面分离至颧弓上缘上 2.0 cm 左右，切开颞深筋膜浅层进入颞浅脂肪垫，在颞浅脂肪垫中分离至颧弓上缘骨膜，切开颧弓骨膜进入骨膜下分离。

第三节　下颌角整形美容应用解剖学

下颌骨是构成面部下 1/3 的主要骨性结构，其形态对下面部起着决定性作用，尤其是下颌角和下颌支的宽窄在整个面部容貌形态中占据非常重要的地位。东方女性以椭圆形鹅蛋脸为美，显示出女性的柔和、恬静之美。若下面部宽大，则呈现出国字脸、方形脸，不仅对容貌影响较大，而且削弱了女性的温柔、静淑气质，反而衬托出男性的彪悍和刚毅。影响下面部形态的另外一个主要因素是咬肌的厚度。因此，临床上对下颌角进行手术的同时常同时进行咬肌部分切除术，以获得更好的脸型改善效果。

下颌骨包括一体两支，下颌体下缘和下颌支后缘转角处为下颌角。在对下颌角部进行截骨手术时，应注意避免损伤下牙槽神经及血管。该神经、血管位于下颌骨的下颌管内，其入口为下颌孔，距下颌升支后缘 15.70 ± 1.70 mm，升支段在下颌骨升支中部下降，距下颌角 20.45 ± 2.09 mm，体部段位于下颌体中上部，距下颌下缘 11.61 ± 1.83 mm，再止于颏孔，全长为 54.46 ± 3.09 mm。在距下颌升支后缘 13 mm、下颌角 15 mm、下颌体下缘 9 mm 的 L 形区域内截骨是安全的，损伤下牙槽神经血管束的可能性较小。术前应根据影像学资料确定具体的神经走行位置。

下颌骨最厚部位为磨牙区（13.00 ± 1.22 mm），其次为联合部（11.13 ± 1.70 mm）和颏孔区（10.49 ± 1.13 mm），最薄则为下颌角（6.33 ± 1.38 mm）和下颌升支后缘（6.94 ± 1.01 mm）。有学者研究发现，有强力收缩的咬肌附着在下颌骨，骨的生长率特别高，咬肌的强力收缩使肌肉附着处的下颌角产生应力，引起生长期骨皮质的增生，是导致下颌角肥大的原因之一，故下颌角肥大者通常也伴有咬肌肥厚。

咬肌为长方形肌肉，位于下颌骨升支外侧，在解剖上可分为三层，但在下颌角部只能分为外层（即浅层）和内层（即深层）。外层最大，起于上颌骨颧突、颧弓下缘前 2/3，止于下颌角和下颌升支下半部。内层起于颧弓前 2/3 的深面，止于下颌升支的上部和喙突，其血供主要为颌内动脉的分支，回流静脉为面后静脉。

下颌角截骨术可分为口内入路和口外入路，口外入路包括耳后切口入路和下颌下缘切口入路。各切口经过的层次依次为：

口内切口入路：黏膜 - 黏膜下组织 - 骨膜，骨膜下剥离暴露下颌角及下颌升支。

口外耳后切口入路：皮肤 - 皮下脂肪 -SMAS 层 - 腮腺咬肌筋膜 - 咬肌 - 骨膜。

口外下颌下缘切口入路：皮肤 - 皮下脂肪 -SMAS（颈阔肌）- 咬肌筋膜 - 咬肌 - 骨膜。

经口外切口时应注意避免损伤面神经的下颊支、下颌缘支和颈支。经下颌下缘切口时应注意分离方向朝下颌角，避免进入下颌下三角区而损伤下颌下腺、二腹肌等结构。

第十五章
注射填充美容整形应用解剖学

樊雯君　王岩

第一节　注射填充材料治疗应用解剖学

注射材料根据其降解时间可分为非永久性填充材料和永久性填充材料两大类，其中非永久性材料以透明质酸和胶原蛋白为主，永久性材料如含有聚甲基丙烯酸甲酯（PMMA）、液态硅胶等。最常用的透明质酸因其本身的特性，注射过浅可出现丁达尔现象；特殊部位如鼻部注射过量可出现远期变宽的问题；若注射不满意，可使用透明质酸酶溶解恢复。

注射填充可改善面部皱纹、沟槽、凹陷，修饰五官及轮廓。因其操作时间短、即做即走，被称为"午餐美容"，受到广大求美者的喜爱。注射填充的需求与日俱增，注射并发症也屡见不鲜，严重者可致局部皮肤坏死、失明等。因此，注射的安全性也备受关注。通过对面部解剖的深入学习，了解面部重要血管的走行及注射层次可大大增加安全性，可最大程度上减少因注射操作不当引发的严重后果。

面部层次大体分为五层：皮肤、皮下组织、SMAS 层、间隙、骨膜或深筋膜（图 15-1）。其中，皮下脂肪层及间隙层为注射材料主要的填充层次。间隙层多通过骨膜和深筋膜来寻找，因此多数人称其为骨膜浅层注射。以下将分述各部位的填充技术要点及推荐层次。

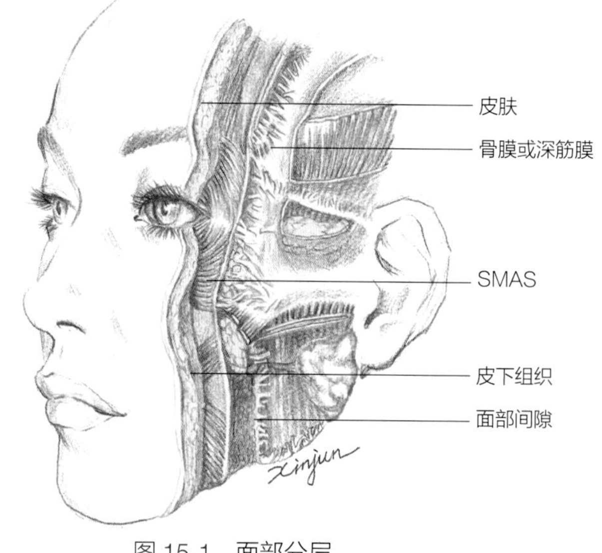

图 15-1　面部分层

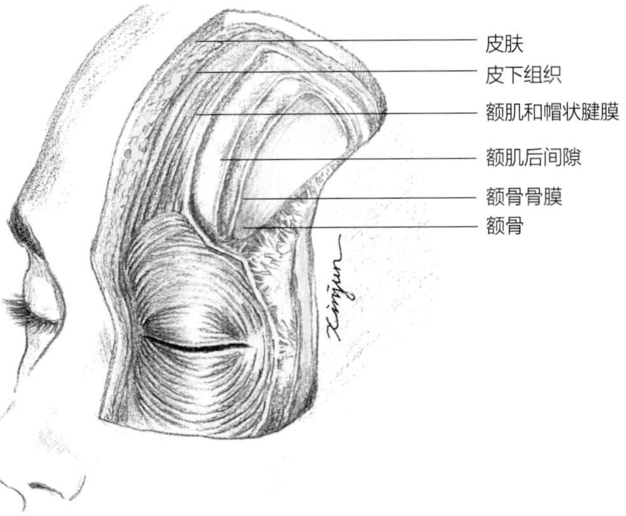

皮肤
皮下组织
额肌和帽状腱膜
额肌后间隙
额骨骨膜
额骨

图 15-2　额部分层

一、额部填充

额部层次：皮肤、皮下脂肪（较薄）、额肌、额肌后间隙、额骨骨膜（图 15-2）。

推荐注射层次：皮下层、额肌后间隙（更优）。

安全区与危险区：眶上缘由内向外有滑车上血管神经束及眶上血管神经束垂直向上走行，由深层逐渐浅出。额肌后间隙更安全。由于两大主要血管逐渐浅出，在额肌后间隙注射时靠近眉弓的位置需更加小心。颞浅动脉额支为颞浅动脉在耳屏前上方发出的向面正中线走行的动脉，走于 SMAS 层，并逐渐浅出（图 15-3）。

注射技巧：选择 23 G 以上的钝针于额部发际向下扇形注射，进针点直抵骨膜。选择 27 G 锐针，针尖斜面抵骨膜保证回抽无血后垂直点状注射，之后按揉平整。沿额颞分界骨膜浅面有眶上神经深支分布（图 15-4），钝针在此区域注射时，患者常述有“拉扯头皮”的不适感，可通过眶缘处眶上神经阻滞及轻柔操作得以预防和缓解。

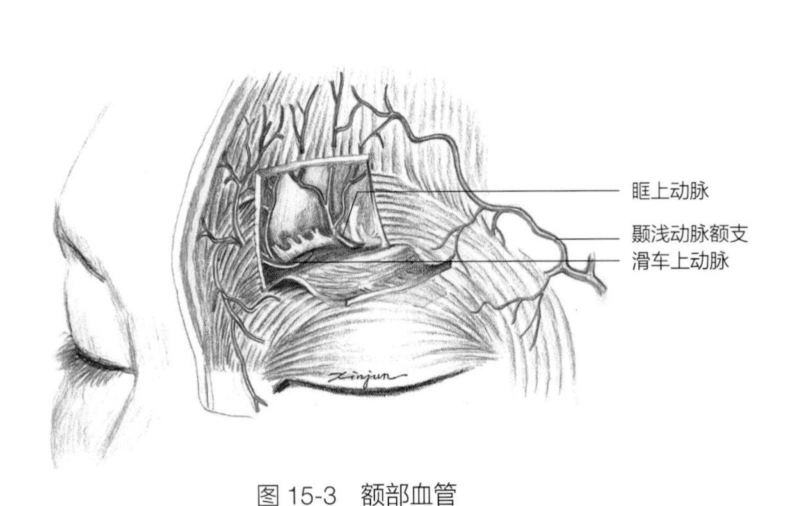

图 15-3　额部血管

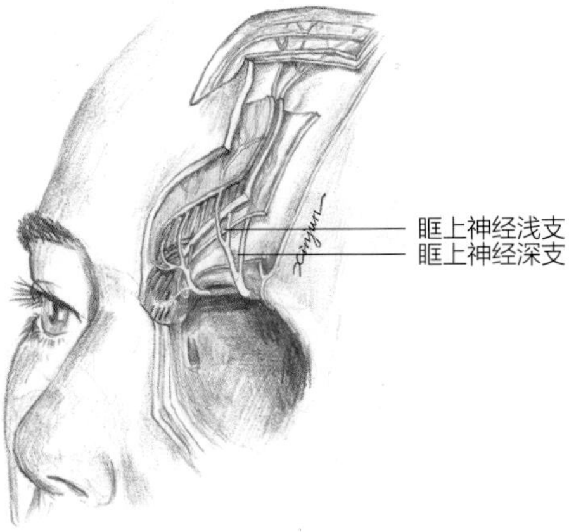

眶上神经浅支
眶上神经深支

图 15-4　眶上神经浅、深支

二、眉弓填充

眉部层次：皮肤（表面有眉毛）、皮下脂肪、眼轮匝肌及额肌交汇处、眉间隙、骨膜。

推荐注射层次：皮下层（更优）、眉间隙（骨膜浅面）。

安全区与危险区：眉内侧 1/3 由内向外有滑车上血管神经束及眶上血管神经束垂直向上走行，由骨膜层逐渐浅出。此区域骨膜浅面填充需谨慎，更推荐皮下层注射。眉外侧 2/3 可行骨膜浅层注射，需注意眉脂肪垫内的横形静脉。

注射技巧：选择 23 G 以上的钝针于眉尾进针，沿骨膜浅面或皮下层注射。27 G 锐针抵骨膜多点注射。

三、颞部填充

颞部层次：皮肤、皮下脂肪、颞浅筋膜、颞中筋膜、颞深筋膜浅层、颞浅脂肪垫、颞深筋膜深层、颞深脂肪垫、颞肌、颞部骨膜（图 15-5）。

推荐注射层次：皮下层、颞间隙（更优）、骨膜浅面。

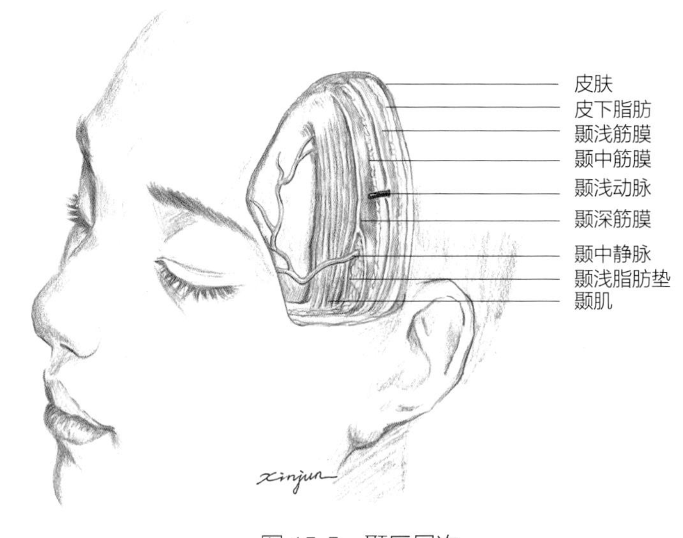

图 15-5 颞区层次

安全区与危险区：颞浅筋膜层有颞浅动、静脉走行，而且颞部皮下脂肪相对薄，因此皮下层注射距离颞浅血管较近，相对危险；颞浅脂肪垫中有粗大的颞中静脉走行，颞深筋膜浅面（颞间隙）注射及垂直进针注射时，不可穿透颞深筋膜浅层，以免损伤此静脉；骨膜浅层并非绝对安全区，有颞深动静脉在此区域的颞肌深面走行，锐针抵骨膜注射时需保证有效回抽。

注射技巧：在皮下层注射时，钝针针孔朝向浅面，远离颞浅筋膜内的粗大血管。此区域皮下脂肪相对薄，注射透明质酸时极易出现不平整，过量填充可有“漂浮感”，需均匀少量平铺。在颞间隙注射时，寻找颞深筋膜是关键点，可借助额肌和颞浅筋膜层为同一层，于额颞交界内侧额骨骨膜处进针。钝针抵骨膜向颞区寻找颞深筋膜，颞深筋膜为致密结缔组织，钝针易于辨别和寻找。

四、面中部填充

“苹果肌”为面中部圆润饱满的轮廓，是面中部重要的美学参数，静态时微微隆起，动态时（微笑）隆起更加明显。面中部的注射填充可一定程度上恢复此部位因衰老而塌陷、下垂的外观。

面中部的第二层皮下脂肪层为颧脂肪垫；第三层为 SMAS 层，上方为眼轮匝肌眶部，下方为提上唇肌、提口角肌，内侧为提上唇鼻翼肌，外侧为颧大、小肌。除眼轮匝肌外，其余肌肉均起自于上方的骨，止于下方的皮肤，从第五层跨越至第一层；面中部第四层内侧为上颌骨前间隙，外侧为颧前间隙；第五层为上颌骨和颧骨的骨膜。

推荐注射层次：皮下层（颧脂肪垫）、颧前间隙（更优）。

安全区与危险区：沿角膜内侧缘的垂线上、眶下缘下 0.8 cm 左右骨面为眶下孔，有眶下血管神经束穿出。眶下缘外下侧骨面为颧面孔，有颧面动、静脉穿出。这两个孔隙均可于体表扪及，按压有酸胀感。注射时须操作轻柔，保证有效回抽。

注射技巧：面部老化浅层脂肪以下移为主，深层脂肪以萎缩为主，因此面中部注射应以深层的容量补充为主，辅以浅层修饰。不可于浅层注射过量，以免导致臃肿及下垂加重。骨膜浅层注射时，可将针尖先对准注射部位，再将组织上提，后于原针尖位置进针注射，可达到一定的锚定提升效果。

五、面颊部填充

面颊部填充多为颧弓下凹陷处的填充，微凹的形态又被称为“美人沟”，可适当保留。对于颧骨过高、面部轮廓线条明显不流畅者，以及咬肌注射肉毒毒素后面颊部塌陷的情况，可考虑注射填充。

面颊部层次：皮肤、皮下脂肪、SMAS 层、咬肌前间隙、腮腺咬肌筋膜、腮腺、咬肌、下颌骨骨膜（图 15-6）。

推荐注射层次：皮下层。

安全区与危险区：咬肌前间隙无粗大的血管、神经分布，为理论上的安全注射层次，但在实际操作过程中，因咬肌筋膜不易辨别和寻找，且其深面有重要的神经、血管走行，故面颊部更推荐的注射层次为皮下层。面神经五支主干由腮腺深面发出，逐渐发出分支并浅出。腮腺导管由腮腺前缘

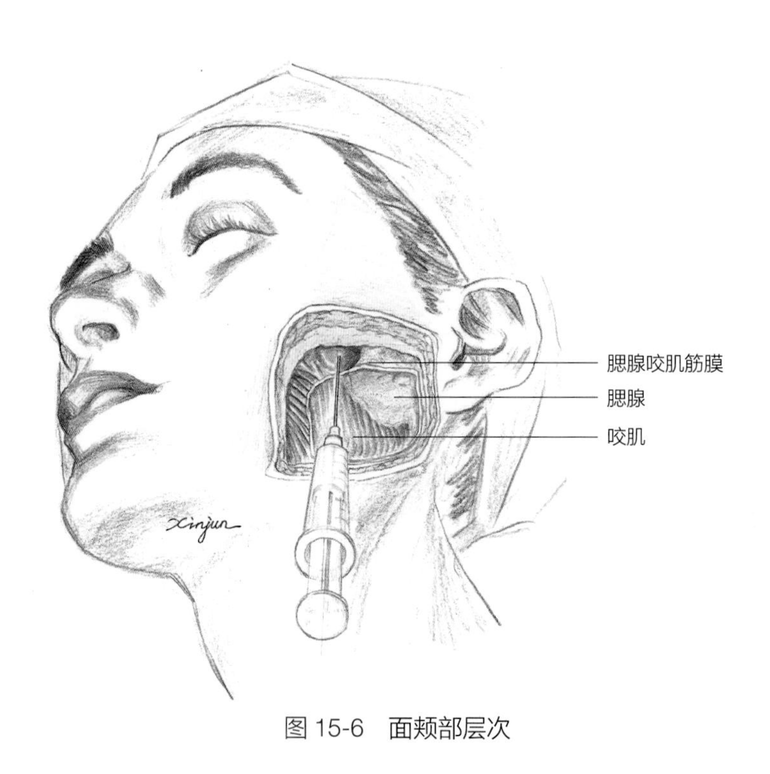

图 15-6　面颊部层次

发出，深入穿过颊脂肪垫及颊肌，开口于颊黏膜处。注射不可过深或者暴力，以免导致面神经损伤或腮腺导管损伤。

注射技巧：于耳屏前下方或口角外上方进针，用 23 G 及以上钝针于皮下层行扇形平铺。

六、鼻部填充

鼻部层次：由皮肤、皮下脂肪、SMAS（鼻肌）、鼻背筋膜后间隙、骨 / 软骨组成，第五层由上而下分别为鼻骨、上外侧软骨、下外侧软骨的骨膜。

推荐注射层次：鼻背筋膜后间隙 / 鼻骨（软骨）浅面，下外侧软骨内侧脚间（图 15-7）。

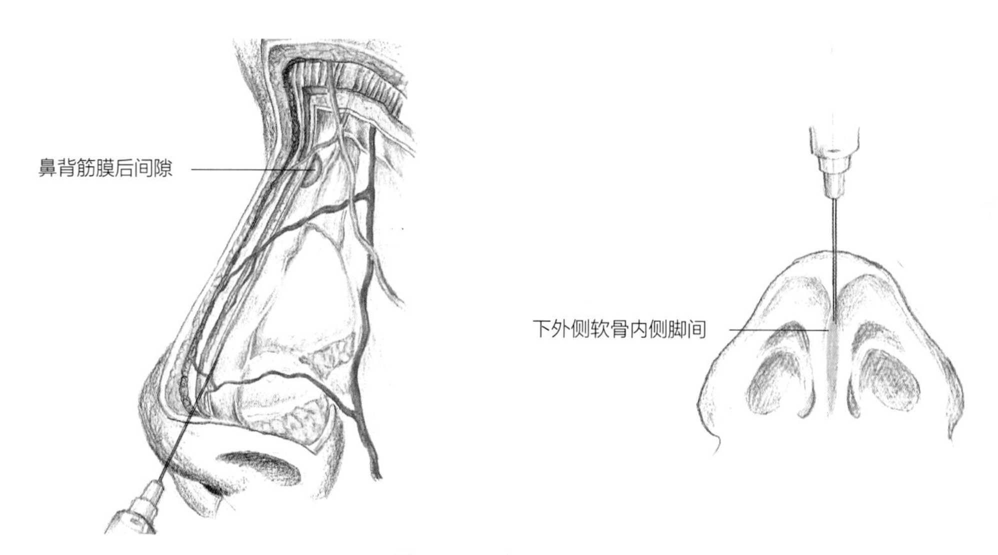

图 15-7　鼻部注射层次

安全区与危险区：鼻根处面动脉与眼动脉分支相交通，鼻背动脉是眼动脉的终末支。注射过程中若栓子进入鼻背动脉或面动脉，可经交通支进入眼动脉，最终导致视网膜中央动脉栓塞而出现失明等严重并发症。鼻小柱处有鼻小柱动脉纵行向鼻尖走行，供应鼻尖区血运。双侧面动脉分为上唇动脉和内眦动脉后，逐渐在鼻中线区域汇集。鼻正中轴为相对乏血管区，血管多走行于鼻背筋膜内。

注射技巧：鼻根及鼻背部以锐针深层注射为主，也可由鼻尖进针（钝针），沿软骨表面注射，穿过驼峰区域隆起处，需将针尾抬起，尽量抵硬骨注射。注射过程中可用左手提捏起鼻背筋膜，增大与危险层次的距离。鼻尖及鼻小柱区域以钝针退针注射为主。此区域注射量小于 0.1 ml，其抬高鼻尖效果欠佳，而且存在因注射剂量过大，导致鼻尖血管压迫、缺血坏死可能。注射后鼻背变宽除受注射产品特性的影响外，多为单点、单隧道、多频次、过量注射所致。为避免此现象的发生，应行多点、多隧道、少量注射的方法。

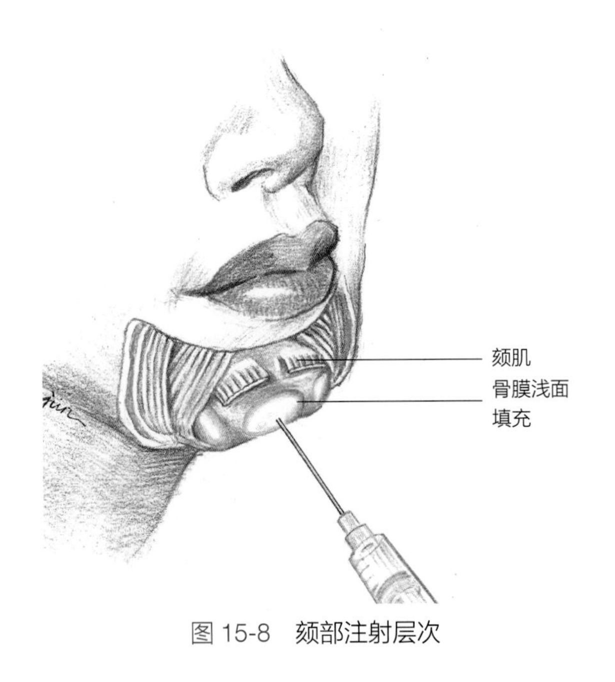

图 15-8 颏部注射层次

七、颏部填充

颏部层次：皮肤、皮下脂肪（致密）、SMAS层（降口角肌、降下唇肌、颏肌）、间隙、下颌骨骨膜。

推荐注射层次：皮下层、骨膜浅面（图 15-8）。

危险区：第一前磨牙和第二前磨牙之间的垂线上，距离下颌缘约 1 cm 处，有颏动脉从颏孔穿出。新近研究发现颏升动脉与舌动脉相交通，是颏部注射出现舌栓塞的解剖学原因。

注射技巧：颏部突出度和长度的增加取决于进针点的选择。于颏部正中线以锐针抵骨膜退针圆锥形注射。颏部长度增加后，会形成与下颌缘衔接不流畅的外观，可于衔接凹陷处骨膜浅面或皮下层少量填充，使下颌缘线条更自然。颏肌明显紧张者，先行肉毒毒素注射，放松肌肉后再填充注射材料，颏部形态更佳。

八、泪沟填充

泪沟形成的主要原因：眼轮匝肌支持韧带内侧部分（又称泪槽韧带）的限制和固定作用；泪槽韧带上方眶隔脂肪突出，使泪沟凹陷更加明显；面中部随年龄增长，浅层脂肪下垂，深层脂肪萎缩，骨质吸收加重，泪沟凹陷。

推荐注射层次：皮下层、眼轮匝肌深层、骨膜浅层。

危险区：眶下动脉睑支由眶下动脉分出后走向下睑方向，在泪沟区域位于眶隔的浅面。眶腔由眶隔封闭，若眶内出血，可因血肿压迫视神经而致失明。

注射技巧：于泪槽韧带的上方及下方用锐针行骨膜浅面点状注射作支撑，用 25 G 钝针于眼轮匝肌深层、皮下层行浅层修饰及平铺。因泪沟区域的皮肤、皮下脂肪菲薄，行透明质酸注射时，皮下层切记少量平铺，以免产生丁达尔现象；亦不可局部堆积，以免做微笑表情时泪沟下方出现条索感。

九、鼻唇沟填充

鼻唇沟形成的主要原因：外上侧及内下侧的浅层脂肪存在厚度差；是面中部表情肌的皮下止点汇集处；颊上颌韧带的静态牵拉作用等。

鼻唇沟的老化因素：外上侧浅层脂肪下移，内下侧浅层脂肪变薄，面颊部深内侧脂肪室萎缩，梨状孔区域局部骨质吸收，面中部表情肌长期反复牵拉作用等。

鼻唇沟层次：皮肤、皮下脂肪、SMAS层（面中部表情肌）、梨状孔间隙、骨膜。

推荐注射层次：皮下层、骨膜浅层（图15-9）。

危险区：鼻唇沟上方有眶下神经血管束由眶下孔发出；面动脉由颈外动脉发出，过下颌骨后沿咬肌前缘走向口角，于口角外侧依次发出下唇动脉、上唇动脉后，沿鼻唇沟上行为内眦动脉，并与鼻背动脉、眼动脉有交通。面动脉在鼻翼水平以下走行于SMAS深面，过鼻翼水平后逐渐浅出至皮下层。鼻唇沟处皮下脂肪相对较薄，SMAS层有面动脉分支，深层有眶下动、静脉走行，故皮下层和骨膜浅层注射仍有较大风险。

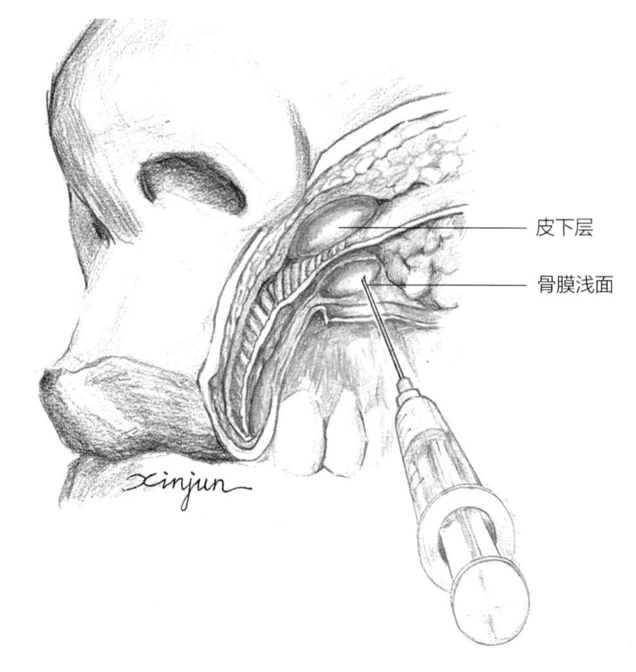

图15-9　鼻唇沟注射层次

注射技巧：根据面动脉的走行，鼻唇沟上1/3段更适合骨膜浅层的注射，下2/3段更推荐皮下层的注射。于鼻唇沟上1/3段骨膜浅层注射时，可用左手按压住眶下孔，短暂阻断眶下动脉的血流，防止栓子进入。注射量不宜过大，避免注射材料向外上方移位，加重鼻唇沟。

十、木偶纹（口角纹、口下颌沟）填充

口角纹又称木偶纹，为表情肌牵拉、重力等因素形成。随年龄增长，皮肤松弛，软组织松弛下垂，下颌骨韧带的固定，导致出现由口角连续至下颌缘的弧形皱褶（口下颌沟），可通过注射填充改善。

层次：皮肤、皮下脂肪、SMAS（降口角肌、颈阔肌）、间隙、下颌骨骨膜。

推荐注射层次：皮下层、骨膜浅层。

危险区：于第一、二前磨牙间垂线，下颌缘上方1 cm颏孔处，有颏动、静脉穿出。面动脉沿咬肌前缘过口角前发出下唇动脉行至下唇。

注射技巧：于口角外侧进针，用23 G及以上钝针向口下颌沟方向皮下层扇形平铺，过渡内下侧及外上侧的高度差。于下颌缘与口下颌沟交界最凹陷处骨膜浅面，以锐针抵骨膜圆锥形注射填充作支撑。

十一、眼台填充

眼台为微笑时睑板前眼轮匝肌收缩形成的形似“卧蚕”样隆起。

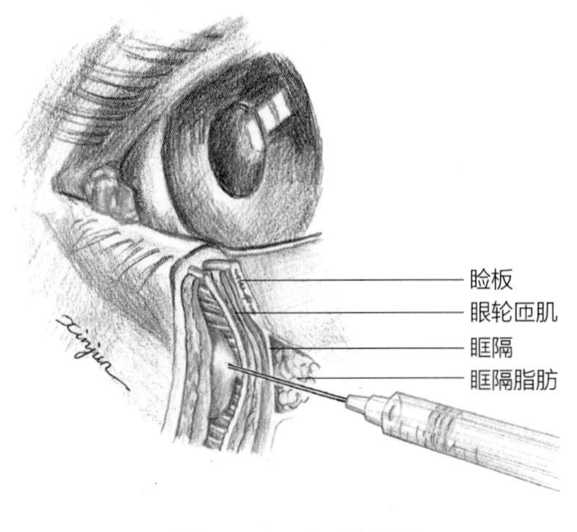

图 15-10 下睑层次

下睑层次：皮肤、皮下脂肪（菲薄）、眼轮匝肌（睑部）、睑板前筋膜、睑板、结膜（图 15-10）。

推荐注射层次：皮下层、眼轮匝肌下。

危险区：下睑区域睑缘动脉弓位于下睑板前眼轮匝肌深面。注射避免过深，以免损伤血管导致淤青。

注射技巧：于外眦外下侧进针，以 25 G 钝针于皮下层水平向内眦方向退针注射，外侧较内侧稍宽。切勿注射过量导致非自然外观和丁达尔现象，过量注射也可形成眼袋外观。

十二、唇部填充

唇缘为红唇与白唇的交界，上唇缘表现为丘比特弓，唇峰处与上方人中嵴相对。白唇最外层为皮肤，红唇最外层为黏膜，由外向内由干唇过渡为湿唇，分界处称为干湿唇交界处，湿唇黏膜下层分布有唇腺。通常唇部注射分为人中嵴填充、唇缘填充及红唇的丰满填充。

推荐注射层次：皮下层、黏膜下层（图 15-11）。

安全区与危险区：口轮匝肌层及口轮匝肌下层分布有唇动脉及其分支，故红唇注射层次以黏膜下层为主，唇缘及人中嵴注射以皮下层为主。

注射技巧：由唇缘处进针，于红唇行锐针多点注射。唇缘丰满以 25 G 钝针退针注射。唇部疼痛敏感且容易淤青，可通过术前冰敷减轻疼痛和预防淤青。上唇行眶下神经阻滞、下唇行颏神经阻滞可缓解疼痛。

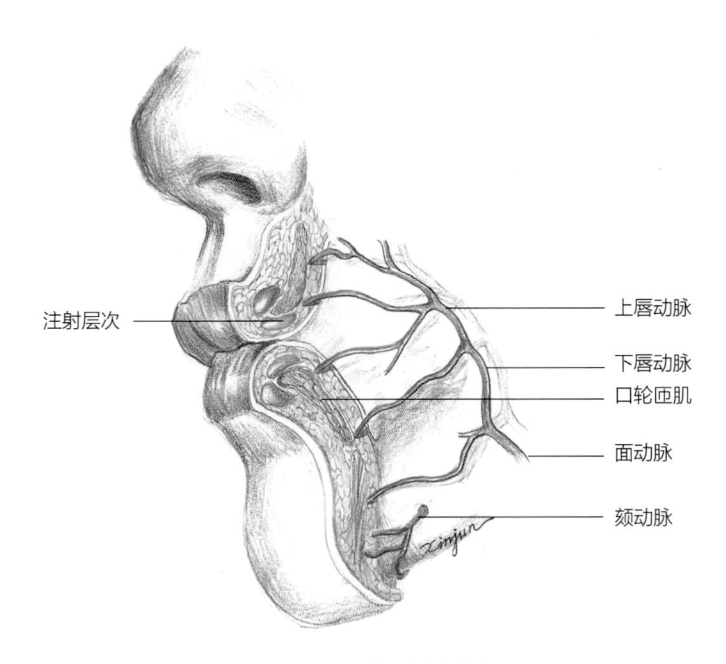

图 15-11 唇部注射层次

十三、耳垂填充

耳垂丰满多被认为是“福气”的象征，因此也成为一个非美观需求的注射部位。耳垂部分前后两层皮肤之间皆为软组织，无软骨及骨组织。

注射技巧：于皮下层以锐针多点注射或钝针退行注射均可。注射不可过量，需均匀，否则易导致外形僵硬。局部量大也会导致血运受阻而发白，应避免。

第二节　A 型肉毒毒素治疗应用解剖学

肉毒毒素是一种能特异性阻断乙酰胆碱释放的物质，而乙酰胆碱可刺激横纹肌、平滑肌收缩以及汗腺等腺体的分泌。临床上，肉毒毒素由肉毒梭状芽孢杆菌产生后经过分离、纯化、稳定，最终作为药物使用。

面部表情肌在收缩时，产生不同的表情运动（表 15-1），并产生与收缩方向相垂直的皱纹。皱纹分为动态皱纹和静态皱纹，静态皱纹由动态皱纹随岁月演化而来。肉毒毒素注射对于动态皱纹有效，而对较深的静态皱纹基本无效，这类皱纹建议联合注射填充改善。根据肌肉收缩方向，面部表情肌可分为提肌和降肌（表 15-2）。介于面部随年龄增长的衰老特性，肉毒毒素应更倾向于作用于降肌而少用于提肌。

A 型肉毒毒素通过注射于面部不同部位的表情肌、咀嚼肌及腺体，达到消除皱纹、改善面部轮廓的目的。以下将分述面部各部位注射 A 型肉毒毒素的相关解剖学要点。

一、额纹

额纹为额肌收缩产生的横行皱纹。额肌属于枕额肌的额腹，其与枕肌通过帽状腱膜相连，在眉水平与眉间肌肉复合体和眼轮匝肌交织，收缩时产生额横纹。额肌收缩可抬高眉毛，抬高拉升上睑，使眉眼间距增宽。额肌为两片肌腹，两片肌腹的分布方式决定了额纹的类型。

注射方法：单排或双排注射，正中线若额纹呈现 V 字，即额纹不连续，中间区域可以减量注射或不注射。最外侧注射点需到达额肌外侧缘，否则会出现眉尾上扬的狰狞外观。通过额纹的间距宽度判断皮下脂肪的厚度，间距越宽，注射深度需越深。注射时避免针尖触及骨膜，否则可加重疼痛。额纹注射量曾推荐为 12～20 U。近年来，更推荐适当保留眉的动态，减少对提肌的影响，注射剂量可减至 6～8 U。为保证药物均匀弥散，可在常规浓度（40 U/ml）下稀释后分点注射。额肌注射 A 型肉毒毒素后可导致重睑宽度变窄，需提前告知患者。若发际线过高，额纹注射需减量，最上排注射远离额部发际线，避免引起发际线后退。严重的上睑下垂及眉下垂者，额纹不宜注射 A 型肉毒毒素。

表 15-1　面部各表情肌及其作用

肌肉名称	作用
额肌	上抬眉毛、眼睑
眉间复合体	聚拢、下拉眉头
鼻肌	展开鼻孔
提上唇鼻翼肌	提升上唇、鼻翼
提上唇肌	提升上唇
颧大肌	向上外侧提升口角
颧小肌	提升上唇
笑肌	向外侧提升口角
颊肌	收紧脸颊和维持口内压力
咬肌	提拉下颌骨
提口角肌	提升口角
口轮匝肌	关闭和收拢双唇
降口角肌	降低口角
降下唇肌	向下牵拉下唇
降鼻中隔肌	向下牵拉鼻尖
颏肌	提升下唇
颈阔肌	固定和向下牵拉面下部肌肉组织

表 15-2　面部提肌与降肌

分区	提肌	降肌
上面部	额肌	皱眉肌、降眉间肌、降眉肌、眼轮匝肌（上半部）
中面部	眼轮匝肌（下半部）、提上唇鼻翼肌、提上唇肌、提口角肌、颧大肌、颧小肌	颈阔肌、眼轮匝肌外侧半
下面部	颏肌	颈阔肌、降口角肌、降下唇肌

二、眉间纹

眉间纹注射的靶向肌肉为眉间肌肉复合体，包括皱眉肌、降眉间肌和降眉肌。

皱眉肌：起自额骨眉弓内侧的骨膜，向外上方走行，止于眉外侧半的皮肤，与额肌交织在一起。皱眉肌有横腹和斜腹两个肌腹，横腹在深层，斜腹在浅层。

降眉间肌：是两块沿中线对称分布的肌肉，起自鼻骨，止于眉间区域的皮肤。降眉间肌收缩牵拉眉内侧向下移动。在鼻根处形成水平的鼻横纹。

降眉肌：起自上颌骨额突、内眦韧带之上的额骨鼻部，穿过眉间与皱眉肌交错，与眼轮匝肌内侧纤维相融合。降眉肌收缩时与皱眉肌、降眉间肌相协同，形成近鼻根处产生的斜行皱纹。

注射方法：鼻根至眉间区域的横纹为降眉间肌收缩引起，可在皱纹间肌肉隆起处较浅层注射。眉内侧半以放松皱眉肌起点为主，注射深度应深，针孔斜面朝向头侧，避免药物向眼睑区域扩散而累及上睑提肌导致上睑下垂。此点注射前务必回抽，避免药物进入滑车上血管。眉外侧半皱纹应注射于皱眉肌皮下止点处，即牵拉所致的皮肤凹陷，注射深度应浅。

三、鱼尾纹、下睑纹

眼轮匝肌环绕眼周，功能为闭眼和保护眼球。眼轮匝肌分为眶部和睑部，睑部又分为睑板前部和眶隔前部。下睑睑板前眼轮匝肌收缩可形成“卧蚕”（即眼台）。眶隔前眼轮匝肌对眶隔脂肪起到限制作用，眶隔前眼轮匝肌过度松弛，可致眼袋加重。眶部眼轮匝肌功能为用力闭眼，下拉眉毛，微笑时在外眼角处形成鱼尾纹。

注射方法：于外眦外侧 1.5～2 cm 以外沿眼轮匝肌环形肌纤维做扇形注射点 2～3 排，每侧注射 5～8 U，在距离外眦 3 cm 以外的点注射肉毒毒素已基本没有必要，因为东亚人外眦到眼轮匝肌外侧缘的平均长度是 3.1 cm。注射鱼尾纹后因眼轮匝肌的环形收缩作用，内眦下方眼轮匝肌代偿性亢进，需于内眦下方注射 1～2 U 肉毒毒素，预防鱼尾纹注射后内眦下方皱纹加重。外眼角外上方眼轮匝肌收缩可下拉眉尾，此部位注射肉毒毒素可使眉尾上扬。下睑纹注射需谨慎，在无明显眼袋的前提下少量注射 1～2 U。下睑区域睑板前眼轮匝肌注射肉毒毒素 1～2 U 可使眼裂增大，但会使“卧蚕”消失，注射前需告知患者。眶周皮肤很薄，皮下脂肪薄，肌层血运丰富，注射应浅，靠药物弥散至肌层。

四、鼻背纹（兔纹、狼纹）

鼻背纹由鼻肌、提上唇鼻翼肌、眼轮匝肌内侧肌带联合收缩在鼻背部产生斜行的皱纹，因形似兔或狼的鼻背纹，又称为兔纹或狼纹。

注射方法：于鼻中线旁开两侧分别注射 1～2 点，每侧注射 2～3 U 肉毒毒素，斜行进针，避免触及鼻骨或上外侧软骨。

五、鼻尖下垂

降鼻中隔肌起自上颌骨切牙窝，止于鼻中隔活动部分（膜性中隔）。微笑时，降鼻中隔肌收缩，下拉鼻尖。阻断降鼻中隔肌可使鼻尖轻度上抬。

注射方法：于鼻小柱基底处，朝向鼻中隔方向注射 4～8 U 肉毒毒素。鼻翼软骨内侧脚表面为双侧的鼻小柱动脉，注射应避免损伤。此处注射疼痛感较明显。

六、鼻唇沟

鼻唇沟处的肌肉由内至外依次是提上唇鼻翼肌、提上唇肌、颧小肌、颧大肌以及深层的提口角肌。这些肌肉均起自于上方的骨膜，止于鼻唇沟外上方的边界。微笑时，可使鼻唇沟加深，注射后改善动态表情时的鼻唇沟加深问题。

注射方法：于鼻唇沟外上侧肌肉收缩明显处，靠近肌肉止点的位置分点注射，每点 1～2 U。相对保守的注射方法为仅放松提上唇鼻翼肌，于双侧鼻翼外上方分别注射 1～2 U。

七、露龈笑

微笑时，由内至外的提上唇鼻翼肌、提上唇肌、颧小肌、颧大肌决定了上唇提升的高度，其中提上唇鼻翼肌位于浅层，提上唇肌位于深层，颧大、小肌位于中层。肌肉活动过度会出现露龈笑，越靠外侧的肌肉对口角影响越大。微笑时，口角提升，而切牙上方的牙龈少露或者是不露看起来更美观。因此，露龈笑的靶肌肉多为靠内侧的表情肌。

注射方法：肉毒毒素注射在提上唇鼻翼肌、提上唇肌、颧小肌的止点处，以放松其抬高上唇的程度，改善露龈笑。牙龈暴露范围越大，需要放松更外侧的肌肉，但会影响面部双侧做微笑表情时嘴角上扬的对称性。因此，轻度的露龈笑以注射提上唇鼻翼肌的为主，于鼻翼缘外侧注射肉毒素 1～2 U。

八、唇纹（吸烟纹）

口轮匝肌为口周环形肌，作用为闭嘴和噘嘴。随年龄增长，可出现口周放射状皱纹，影响唇缘的形态。较早佩戴义齿者由于失去牙齿支撑的力量，唇纹出现更早。唇纹影响唇部饱满的流畅度，易呈现老态，建议微量注射肉毒毒素改善。

注射方法：于唇缘外围浅层分点注射 4～10 U，可稀释后注射，弥散更均匀。唇部注射疼痛感明显，可辅助表面麻醉或神经阻滞麻醉。

九、口角下垂

降口角肌为三角形肌肉，起自下颌骨缘，止于口角轴，与颈阔肌为同一层，较降下唇肌更浅（图 15-2）。肌肉收缩时，下拉口角，出现口角下垂的“撇嘴”外观。降口角肌肉毒毒素注射后下拉口角的作用减轻，达到一定的口角提升效果。与透明质酸注射丰唇联合，形成微笑唇形态。

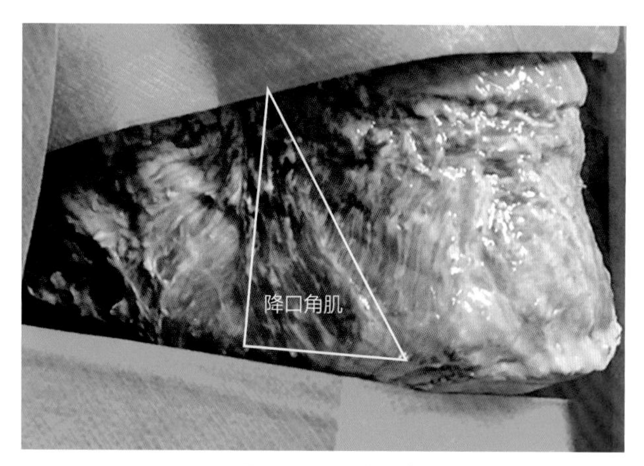

图 15-12　降口角肌

注射方法：于口角外侧 1～1.5 cm 垂线上，距离下颌缘约 1 cm 上方分 1～2 个点注射，层次稍深于皮下层。注射时需注意双侧注射点位对称、层次一致，避免出现双侧降口角肌放松程度不一，以及累及降下唇肌出现口角歪斜的情况。

十、颏肌紧张

颏肌又名颏提肌，起自牙槽骨，止于颏部的皮肤。嘟嘴或噘嘴时，颏部呈现“鹅卵石样”或“核桃皮样”外观。颏肌紧张多见于颏部短缩、牙槽骨前突的人群。透明质酸注射下颏后，因颏肌收缩作用，透明质酸向上移位，使颏部最突点上移，影响美观，联合肉毒毒素注射松弛颏肌，使颏部轮廓圆滑饱满。

注射方法：于颏部中线分上下两点注射，或中线两侧分左右两点注射，前者更可控，不易因药物扩散累及降下唇肌，导致下唇表情不对称。注射量为 8～12 U。

十一、颈阔肌放松、下颌缘提升、颈阔肌条索（火鸡颈）

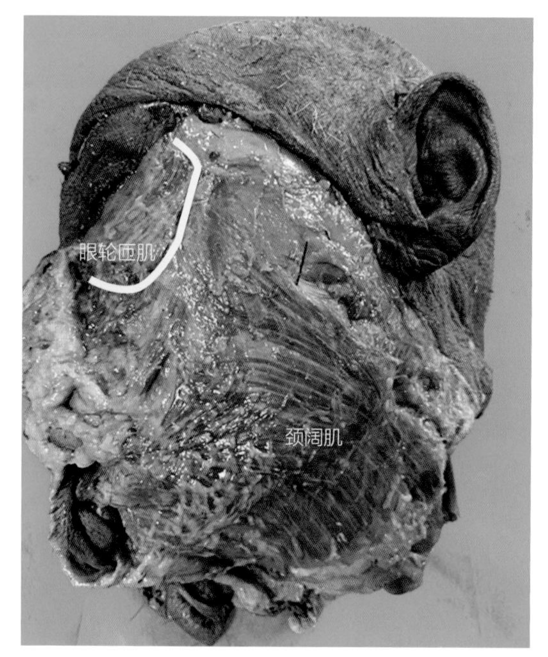

图 15-13　颈阔肌

颈阔肌起自三角肌筋膜和胸大肌，覆盖颈部、下面部，止于口角轴、降口角肌、笑肌、下颌缘，最高可达眼轮匝肌下外侧缘水平（图 15-13）。做龇牙、咧嘴、伸脖子的动作时，颈阔肌收缩，向下牵拉口角，颈部出现颈阔肌条索。颈阔肌为中下面部最大的降肌，放松后可对面部有一定的提升效果。

提升注射方法：于颌缘及颈部分 2～3 排分点注射肉毒毒素，稀释后注射药物弥散更均匀。每侧注射 20～40 U。注射层次应浅，靠近口角外下侧时避免累及降口角肌而致口角偏斜。

颈阔肌条索注射方法：每个肌肉条索间隔 1.5～2 cm 注射 1 个点，每点注射 2 U。

十二、咬肌肥大

咬肌起自颧弓，沿下颌角斜向后方走行，附着于下颌角和下颌缘支。咬肌分浅、中、深三层或分深、浅两层，深层又分两层，由腱膜分开，可影响药物向深层或浅层弥散。前方浅层为笑肌，由腮腺咬肌筋膜走向口角轴，注射累及可致微笑时口角偏斜；上方为颧弓下凹陷处，注射位置过高可致凹陷明显；前方深面为颊肌，累及可致齿龈沟存留食物。

注射方法：于咬肌膨隆处分多点或单点扇形注射，每侧 20～40 U。咬肌肥大明显处需注意药物深浅层的弥散，分层注射，使药物弥散均匀以防出现“蛙腮”。避免注射位置偏斜，累及笑肌和颊肌。

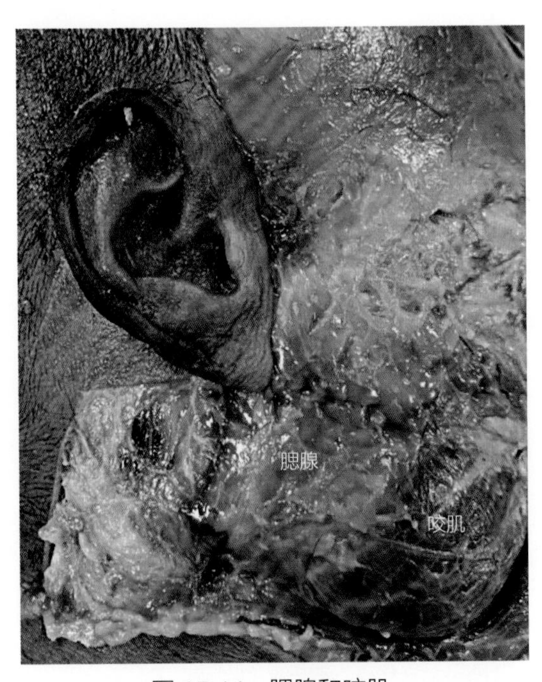

图 15-14　腮腺和咬肌

十三、腮腺良性肥大

腮腺略呈椎形，底向外侧，尖向内侧突向咽旁，可分为浅、深两部，通常以穿过腮腺的面神经作为两者分界（图 15-14）。腮腺肥大使下面部呈方形，耳屏前、下、后方臃肿状。肉毒毒素注射腮腺可使其萎缩，减少下面部宽度。口腔 71% 的唾液来自于颌下腺，因此腮腺注射肉毒毒素很少引发口干。

注射方法：于腮腺突起处分多点注射，每侧 20～40 U。层次深于皮下层，较咬肌注射层次浅。

面部肌肉分布图见图 15-15，肉毒毒素注射点位见图 15-16，可供参考。

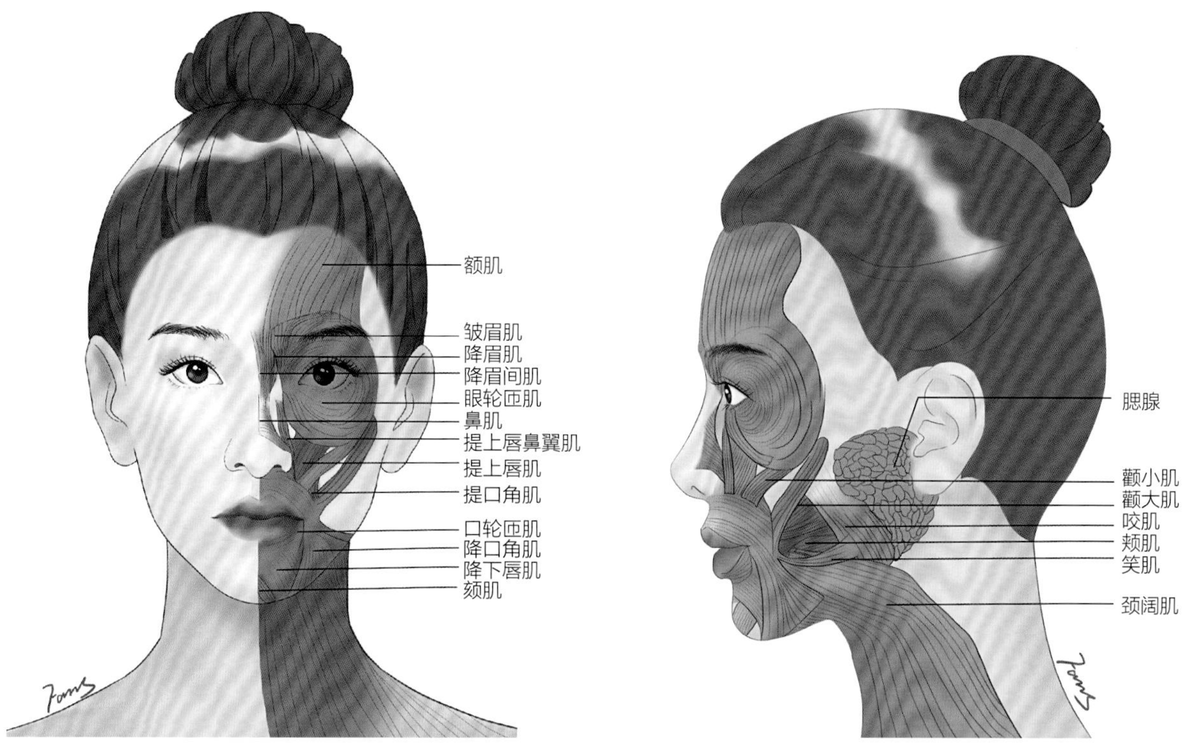

图 15-15 面部肌肉分布图

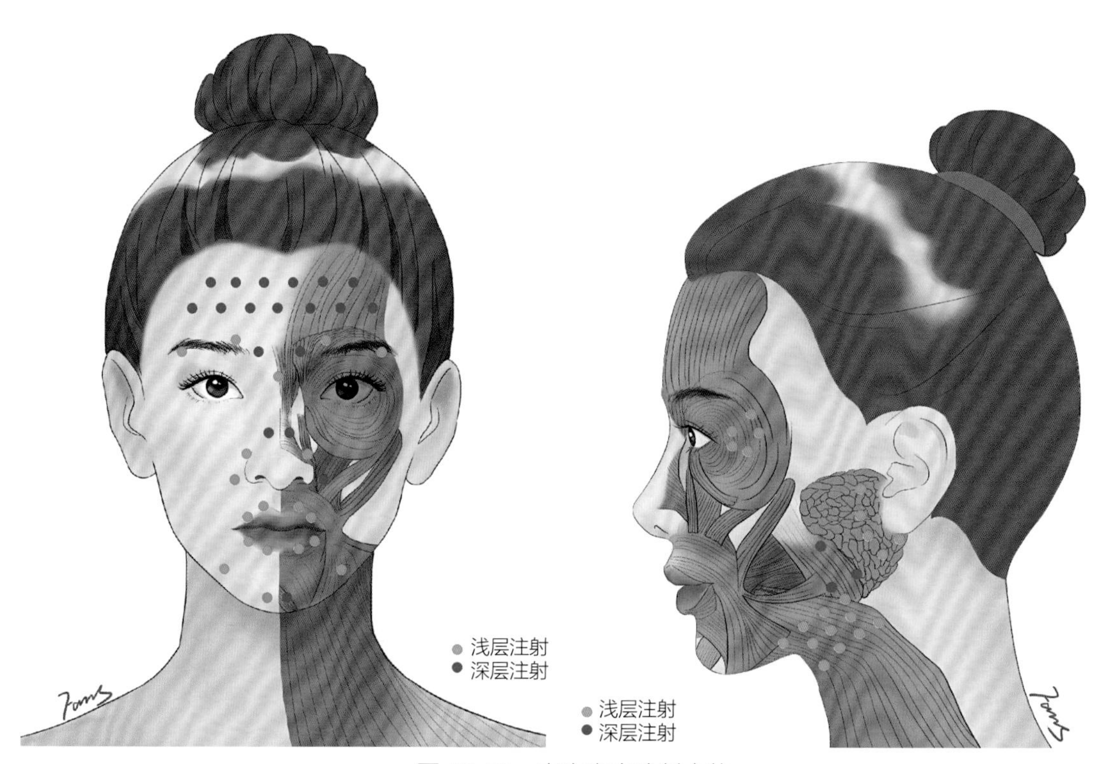

图 15-16 肉毒毒素注射点位

参考文献

[1] Rohrich RJ, Pessa JE. The fat compartments of the face: anatomy and clinical implications for cosmetic surgery. Plast Reconstr Surg, 2007, 119 (7): 2219–2227.

[2] Gierloff M, Stöhring C, Buder T, et al. Aging changes of the midfacial fat compartments: a computed tomographic study. Plast Reconstr Surg, 2012, 129 (1): 263–273.

[3] Lambros V. Observations of periorbital and midface aging. Plast Reconstr Surg, 2007, 120 (5): 1367–1376.

[4] Rohrich RJ, Pessa JE. The retaining system of the face: histologic evaluation of the septal boundaries of the subcutaneous fat compartments. Plast Reconstr Surg, 2008, 121 (5): 1804–1809.

[5] Schenck TL, Koban KC, Schlattau A, et al. The functional anatomy of the superficial fat compartments of the face: a detailed imaging study. Plast Reconstr Surg, 2018, 141 (6): 1351–1359.

[6] Rohrich RJ, Pessa JE, Ristow B. The youthful cheek and the deep medial fat compartment. Plast Reconstr Surg, 2008, 121 (6): 2107–2112.

[7] Hatef DA, Hollier Jr LH. Vascularized membranes determine the anatomical boundaries of the subcutaneous fat compartments. Plast Reconstr Surg, 2009, 124 (1): 315–316.

[8] Rohrich RJ, Arbique GM, Wong C, et al. The anatomy of suborbicularis fat: implications for periorbital rejuvenation.Plast Reconstr Surg, 2009, 124 (3): 946–951.

[9] Donofrio LM. Techniques in facial fat grafting. Aesthet Surg J, 2008, 28 (6): 681–687.

[10] 侯文明，卢乐平，郭秀莲，等. 眉脂肪垫瓣的解剖学基础研究. 中国临床解剖学杂志，2005，23（5）：477–480.

[11] 申京浩，高景恒，吕永利. 前额眉区解剖及在整形美容外科的意义. 实用美容整形外科，1995，6（2）：81–84.

[12] Knize DM. An anatomically based study of the mechanism of eyebrow ptosis. Plast Reconstr Surg, 1996, 97 (7): 1321–1333.

[13] 宋儒耀，方彰林. 美容整形外科学. 3 版. 北京：北京出版社，2002.

[14] 严义坪，张海明. 颊脂肪垫的解剖结构及其在面颊部整形手术中的意义. 中国美容医学杂志，2001，10（4）：272–276.

[15] Mitz V, Peyronie M. The superficial musculo–aponeurotic system (SMAS) in the parotid and cheek area. Plast Reconstr Surg, 1976, 58 (1): 80–88.

[16] Hamra ST. The tri–plane face lift dissection. Ann Plast Surg, 1984, 12 (3): 268–274.

[17] Hamra ST. The deep plane rhytidectomy. Plast Reconstr Surg, 1990, 86 (1): 53–61.

[18] Hamra ST. Compostie rhytidecotmy. Plast Reconstr Surg, 1992, 90 (1): 1–13.

[19] Mendelson BC. Correction of the nasolabial fold: extended SMAS dissection with periosteal fixation. Plast Reconstr Surg, 1992, 89 (5): 822–833.

[20] Baker DC. Lateral SMASectomy.Plast Reconstr Surg, 1997, 100 (2): 509–513.

[21] Mendelson BC, Wong CH. Surgical anatomy of the lower face: the premasseter space, the jowl, and the labiomandibular fold. Plast Reconstr Surg, 2013, 132 (1): 57–64.

[22] Mendelson BC, Wong CH. Surgical anatomy of the middle premasseter space and its application in sub–SMASFace lift surgery. Plast Reconstr Surg, 2013, 132 (1): 57–64.

[23] 王志军，王娜，张晨，等. 两级递进式提紧浅表肌腱膜系统除皱术. 中华医学美学美容杂志，2006，12（6）：335-338.

[24] Wang Z, Wang N, Zhang, C, et al. Faciocervical rhytidectomy by double step SMAS tightening. Chin J Med Aesthet Cosmetol, 2006, 12:335-338.

[25] 王志军，高景恒，李吉. 面部韧带的解剖学研究. 实用整形美容外科杂志，1992，3（3）：127-130.

[26] Wang Z, Gao J, Li J. The anatomical study of facial ligaments. Chin J Pract Aesthet Plast Surg, 1992, 3: 127-130.

[27] 王志军，高景恒，李吉. 面部表浅肌肉键膜系统的解剖学研究. 实用整形美容外科杂志，1992，3（3）：115-118.

[28] Wang Z, Gao J, Li J. Study on the anatomy of superficial musculoaponeurotic system in the face. Chin J Pract Aesthet Plast Surg, 1992, 3: 115-118.

[29] 王志军，高景恒，王毅彪. 关于除皱术中面神经的安全区与危险区. 中华医学美容杂志，1995，1：5-8.

[30] Wong CH, Mendelson B. Facial soft tissue spaces and retaining ligaments of the midcheek: defining the premaxillary space. Plast Reconstr Surg, 2013, 132 (1): 49-56.

[31] Baker TJ, Gordon HL. The relationship of the superficial and deep facial fascias: relevance to rhytidectomy and aging. Plast Reconstr Surg, 1992, 89 (3): 441-449.

[32] Furnas DW. The retaining ligaments of the cheek. Plast Reconstr Surg, 1989, 83 (1): 11-16.

[33] Furnas DW.The superficial musculoaponeurotic plane and the retaining ligaments of the face. In: Psillakis JM (ed)Deep Face-Lifting Techniques. New York: Thieme Medical Publishers, 1994.

[34] Moss CJ, Mendelson BC, Taylor GI. Surgical anatomy of the ligamentous attachments in the temple and periorbital regions. Plast Reconstr Surg, 2000, 105 (4): 1475-1490.

[35] Mendelson BC, Wong CH.Changes in the facial skeleton with aging: implications and clinical applications in facial rejuvenation. Aesthetic Plast Surg, 2012, 36 (4): 753-760.

[36] Gosain AK, Klein MH, Sudhakar PV, et al. A volumetric analysis of soft-tissue changes in the aging midface using high-resolution MRI: implications for facial rejuvenation. Plast Reconstr Surg, 2005, 115 (4): 1143-1152; discussion 1153-1155.

[37] Stuzin JM, Baker TJ, Gordon HL. The relationship of the superficial and deep facial fascias: relevance to rhytidectomy and aging. Plast Reconstr Surg, 1992, 89 (3): 441-449; discussion 450-451.

[38] Brandt MG, Hassa A, Roth K, et al. Biomechanical properties of the facial retaining ligaments. Arch Facial Plast Surg, 2012, 14 (4): 289-294.

[39] 王志军，王毅彪，夏成俊，等. 颞区筋膜结构分析. 实用美容整形外科，1992，（4）：205-207，220.

[40] Yang D, Yang JF, Morris SF. The fascial planes of the temporal region related to the frontal branch of the facial nerve. Plast Reconstr Surg, 2011,127(2): 991-992.

[41] Trussler AP, Stephan P, Hatef D, et al. The frontal branch of the facial nerve across the zygomatic arch: anatomical relevance of the high-SMAS technique. Plast Reconstr Surg, 2010,125(4): 1221-1229.

[42] Stuzin JM. Discussion. The frontal branch of the facial nerve across the zygomatic arch: anatomical relevance of the high-SMAS technique. Plast Reconstr Surg, 2010,125(4): 1230-1231.

[43] Accioli de Vasconcellos JJ, Britto JA, Henin D, et al. The fascial planes of the temple and face: an en-bloc anatomical study and a plea for consistency. Br J Plast Surg, 2003, 56(7): 623-629.

[44] Ridgway JM, Larrabee WF. Anatomy for blepharoplasty and brow-lift. Facial Plast Surg, 2010, 26(3): 177-185.

[45] Campiglio G, Candiani P. Anatomical study on the temporal fascial layers and their relationships with the facial nerve. Aesthetic Plast Surg, 1997, 21 (2): 69-74.

[46] Krayenbu ¨ hl N, Isolan GR, Hafez A,et al. The relationship of the fronto-temporal branches of the facial nerve to the fascias of the temporal region: a literature review applied to practical anatomical dissection. Neurosurg Rev, 2007, 30 (1): 8-15; discussion 15.

[47] Salas E, Ziyal IM, Bejjani GK, et al. Anatomy of the frontotemporal branch of the facial nerve and indications for interfascial dissection. Neurosurgery,1998, 43 (3): 563-568.

[48] Agarwal CA, Mendenhall SD III, Foreman KB, et al. The course of the frontal branch of the facial nerve in relation to fascial planes: an anatomic study. Plast Reconstr Surg, 2010, 125 (2): 532-537.

[49] Coscarella E, Vishteh AG, Spetzler RF, et al. Subfascial and submuscular methods of temporal muscle dissection and their relationship to the frontal branch of the facial nerve: technical note. J Neurosurg, 2000, 92 (5): 877-880.

[50] Myckatyn TM, Mackinnon SE. A review of facial nerve anatomy. Semin Plast Surg, 2004, 18 (1): 5-12.

[51] Ammirati M, Spallone A, Ma J, et al. An anatomicosurgical study of the temporal branch of the facial nerve. Neurosurgery,1993, 33 (6): 1038-1043; discussion 1044.

[52] Punthakee X, Mashkevich G, Keller GS. Endoscopic forehead and brow-lift. Facial Plast Surg, 2010, 26 (3): 239-251.

[53] Babakurban ST, Cakmak O, Kendir S, et al. Temporal branch of the facial nerve and its relationship to fascial layers. Arch Facial Plast Surg, 2010, 12 (1): 16-23.

[54] O'Brien JX, Ashton MW, Rozen WM, et al. New perspectives on the surgical anatomy and nomenclature of the temporal region: literature review and dissection study. Plast Reconstr Surg, 2013,132 (3): 461e-463e.

[55] (美)巴里·弗里德伯格. 美容外科麻醉学. 丑维斌，费剑春，译. 辽宁：科学技术出版社，2015.

[56] 吴建清，徐国成. 局部解剖学. 3 版. 北京：高等教育出版社，2020.

[57] Marti D, Pascal JF, Baudet J, et al. The subreated is land flap:a new donor site. anatomy and clinical applieations as a free or pedicled flap.Plast Reconstr Surg, 1993, 92: 867-873.

[58] Magden O, Edilek M, Tayfur V, et al. Anatomic stady of the vasculature of the submental artery flap.Plast Reconstr Surg, 2004, 114: 1719-1723.

[59] Pinar YA, Govsa F, Bilge O. The anatomical features and surgical usage of the submental artiry.Surg Radilol Auat, 2005, 27 (3): 201-205.

[60] 崔益群，梅光东，韩洵，等. 咀嚼肌的应用解剖学研究 II. 颞肌的动脉与神经. 解剖学杂志，1995，18（4）：300-301.

[61] 齐向东，张斌，周婕，李海艳，等. 注射美容相关的颞部解剖学研究. 中国美容整形外科杂志，2014，25（9）：526-529.

[62] 王志军，高景恒. 面部表浅肌肉筋膜系统的解剖学研究. 实用美容整形外科杂志，1992，3（3）：115.

[63] 王志军，高景恒. 颜面除皱术的解剖学研究及手术进展. 中华整形烧伤外科杂志，1993，9（4）：292.

[64] 高景恒，杜学义，王志军，等. 面部除皱术与相关解剖学. 实用美容整形外科杂志，1992，3（3）：113.

[65] 王炜. 整形外科学. 杭州：浙江科学技术出版社，1999.

[66] Cook B E Jr, Lucarelli MJ, Lemke BN, et al. Depressorsupercilii muscle: anatomy, histology, and cosmetic implications. Ophthal Plast Reconstr Surg, 2001, 17 (16): 404-411.

[67] Sowder JC, Thomas AJ, Ward PD.Essential anatomy and evaluation for functional rhinoplasty. Facial Plast Surg Clin Nroth Am, 2017, 25 (2): 141–160.

[68] Zide BM. Nasal anatomy: the muscles and tip sensation. Aesth Plast Surg, 1985, 9: 193–196.

[69] 邢新，杨超. 眼睑美容与重建外科外科. 浙江：科学技术出版社，2018: 407–461.

[70] Kiranantawat K, Suhk JH, Nguyen AH. The asian eyelid: relevant anatomy. Semin Plast Surg, 2015, 29 (3): 158–164.

[71] 李秋明，郑广英. 眼科应用解剖学. 郑州：郑州大学出版社，2010：215–245.

[72] Choi Y, Kang HG, Nam YS.Three skin zones in the Asian upper eyelid pertaining to the asian blepharoplasty. J Craniofac Surg, 2017, 28 (4): 892–897.

[73] Persichetti P, Di Lella F, Delfino S, et al. Adipose compartments of the upper eyelid: anatomy applied to blepharoplasty. Plast Reconstr Surg, 2004, 113 (1): 373–378.

[74] Byun JS, Hwang K, Huan F, et al. Medial pretarsal fat compartment as related to upper eyelid surgery.J Craniofac Surg, 2012, 23 (4): 1156–1158.

[75] Lieberman DM, Quatela VC. Upper lid blepharoplasty: a current perspective. Clin Plast Surg, 2013, 40 (1): 157–165.

[76] Jeong S, Lemke BN, Dortzbach RK, et al. The Asian upper eyelid: an anatomical study with comparison to the Caucasian eyelid. Arch Ophthalmol, 1999, 117 (7): 907–912.

[77] Kakizaki H, Malhotra R, Selva D. Upper eyelid anatomy: an update. Ann Plast Surg, 2009, 63 (3): 336–343.

[78] Chen WP, Park JD. Asian upper lid blepharoplasty: an update on indications and technique. Facial Plast Surg, 2013, 29 (1): 26–31.

[79] Saonanon P. Update on Asian eyelid anatomy and clinical relevance.Curr Opin Ophthalmol, 2014, 25 (5): 436–442.

[80] Nagasao T, Shimizu Y, Ding W, et al. Morphological analysis of the upper eyelid tarsus in Asians. Ann Plast Surg, 2011, 66 (2): 196–201.

[81] Love LP, Farrior EH. Periocular anatomy and aging. Facial Plast Surg Clin North Am, 2010, 18 (3): 411–417.

[82] Choi Y, Eo S. Outer fascia of orbicularis oculi muscle as an anchoring target tissue in double eyelid surgery. J Craniofac Surg, 2016, 27 (2): 322–327.

[83] Cho I. Aging blepharoplasty.Arch Plast Surg, 2013, 40 (5): 486–491.

[84] Cho I. Revision upper blepharoplasty. Semin Plast Surg, 2015, 29 (3): 201–208.

[85] Spinelli HM. 眼睑及眼周美容外科手术图谱. 李建宁，马勇光，尤维涛，译. 北京：北京大学出版社，2005：2–15.

[86] Kakizaki Hi, Masahiro Z, Takashi N.The levator aponeurosis consists of two layers that include smooth muscle. Ophthalmic Plast Reconstr Surg, 2005, 21 (5): 379–382.

[87] 张�晨. 亚洲人上睑提肌 –Müller 肌复合体组织解剖学研究进展. 组织工程与重建外科，2021，17 (2)：174–177.

[88] Takahashi Y, Nakano T, Ikeda H, et al. Post–levator aponeurosis fat pad. J Craniofac Surg, 2016, 27 (8): 2171–2172.

[89] Kakizaki H, Selva D, Asamoto K, et al. Orbital septum attachment sites on the levator aponeurosis in Asians and whites. Ophthalmic Plast Reconstr Surg, 2010, 26 (4): 265–268.

[90] Kakizaki H, Madge S, Selva D. Insertion of the levator aponeurosis and Müller's muscle on the tarsus: a cadaveric study in caucasians. Clin Exp Ophthalmol, 2010, 38: 635–637.

[91] Kakizaki H, Malhotra R, Madge S, et al.Lower eyelid anatomy: an update.Ann Plast Surg, 2009, 63 (3): 344-351.

[92] Kang H, Takahashi Y, Nakano T, et al. Medial canthal support structures:the medial retinaculum: a review. Ann Plast Surg, 2015, 74 (4): 508-514.

[93] Kang H, Takahashi Y, Ichinose A, et al. Lateral canthal anatomy: a review.Orbit, 2012, 31 (4): 279-285.

[94] Mendelson BC. Correction of the nasolabial fold: extended SMAS dissection with perios teal fixation.Plast Reconstr Surg, 1992, 89 (5): 822-833.

[95] Stuzin JM, Baker TJ, Gordon HL. The relationship of the superficial and deep facial fascias: relevance to rhytidectom and aging. Plast Reconstr Surg, 1992, 89 (3): 441-449.

[96] Mendelson BC.Advances in the understanding of the surgical anatomy of the face.In: Eisenmann-Klein M, Neuhann-Lorenz C, eds. Innovations in plastic and aesthetic surgery.New York: Springer Verlag, 2007: 141-145.

[97] Mitz V, Peyronie M. The superficial musculoaponeurotic system(SMAS)in the parotid and cheek area. Plast Reconstr Surg, 1976, 58 (1): 80-88.

[98] Muzaffar AR, Mendelson BC, Adams WP Jr. Surgical anatomy of the ligamentous attachments of the lower lid and lateral canthus. Plast Reconstr Surg, 2002, 110 (3): 873-884.

[99] Knize DM. Anatomic concepts for brow lift procedures. Plast Reconstr Surg, 2009, 124 (6): 2118-2126.

[100] Ghavami A, Pessa JE, Janis J, et al. The orbicularis retaining ligament of the medial orbit: closing the circle.Plast Reconstr Surg, 2008, 121 (3): 994- 1001.

[101] Mendelson BC, Muzaffar AR, Adams WP Jr. Surgical anatomy of the mid-cheek and malar mounds. Plast Reconstr Surg, 2002, 110 (3): 885-911.

[102] Zhang HM, Yan YP, Qi KM, et al. Anatomical structure of the buccal fat pad and its clinical adaptations. Plast Reconstr Surg, 2002, 109 (7): 2509-2518.

[103] Baker DC, Conley J. Avoiding facial nerve injuries in rhytidectomy: anatomic variations and pitfalls. Plast Reconstr Surg, 1979, 64 (6): 781-795.

[104] Lowe JB 3rd, Cohen M, Hunter DA, et al. Analysis of the nerve branches to the orbicularis oculi muscle of the lower eyelid in fresh cadavers. Plast Reconstr Surg, 2005, 116 (6): 1743-1749.

[105] Furnas DW. Landmarks for the trunks and the temporofacial division of the facial nerve. Br J Surg, 1965, 52: 694-696.

[106] Stuzin JM, Wagstrom L, Kawamoto HK, et al. Anatomy of the frontal branch of the facial nerve: the significance of the temporal fat pad. Plast Reconstr Surg, 1989, 83 (2): 265-271.

[107] Ramirez OM, Santamaria R. Spatial orientation of motor innervation of the lower orbicularis oculi muscle. Aesthet Surg J, 2000, 20: 107.

[108] Ruess W, Owsley JQ. The anatomy of the skin and fascial layers of the face in aesthetic surgery. Clin Plast Surg, 1987, 14 (4): 677-682.

[109] Byrd HS, Andochick SE. The deep temporal lift: a multiplanar, lateral brow, temporal, and upper face lift. Plast Reconstr Surg, 1996, 97 (5): 928-937.

[110] Dingman RO, Grabb WC. Surgical anatomy of the mandibular ramus of the facial nerve based on the dissection of 100 facial halves. Plast Reconstr Surg, 1962, 29: 266-272.

[111] Conley J, Baker DC. Paralysis of the mandibular branch of the facial nerve. Plast Reconstr Surg, 1982, 70

(5): 569-577.

[112] Nelson DW, Gingrass RP. Anatomy of the mandibular branches of the facial nerve. Plast Reconstr Surg, 1979, 64 (4): 479-482.

[113] Sykes JM, Cotofana S, Trevidic P. Upper Face: clinical anatomy and regionalapproaches with injectable fillers.Plast Reconstr Surg, 2015, 136 (5S): 204S-218S.

[114] Knize DM. Limited-incision forehead lift for eyebrow elevation to enhance upper blepharoplasty. Plast Reconstr Surg, 2001, 108 (2): 564-567.

[115] Gonzales-Ulloa M, Costillo A, Stevens E, et al. Preliminary study of the total restoration of the facial skin. Plast Reconstr Surg, 1954, 13 (3): 151-161.

[116] Gregory Stephen LaTrenta. Atlas of Aesthetic Face and Neck Surgery. Philadepphia: Saunders, 2004.

[117] Beer GM, Putz R, Mager K, et al. Variations of the frontal exit of the supraorbital nerve: an anatomic study. Plast Reconstr Surg, 1998, 102 (2): 334-341.

[118] Knize DM. A study of the supraorbital nerve. Plast Reconstr Surg, 1995, 96 (3): 564-569.

[119] Dreizen NG, Framm L.Sudden unilateral visual loss after autologous fat injection into the glabellar area. Am J Ophthalmol, 1989, 15, 107 (1): 85-87.

[120] Hussein S, Ascher G, Acland R. Surgical anatomy and blood supply of the fascial layer of the temporal region. Plast Reconstr Surg, 1986, 77 (1): 17-28.

[121] Yelda AP, Figen G. Anatomy of the superficial temporal artery and its branches: its importance for surgery. Surg Radiol Anat, 2006, 28 (3): 248-253.

[122] Tanvaa T, Prawit A, Phetudom T, et al. An anatomical study of the middle temporal vein and the drainage vascular networks to assess the potential complications and the preventive maneuver during temporal augmentation using both anterograde and retrograde injections. Aesth Plast Surg, 2015, 39 (5): 791-799.

[123] Hwang K, Choi JH.Topographic anatomy of the inferior medial palpebral artery and its relevance to the pretarsal roll augmentation. Plast Reconstr Surg, 2017, 139 (6): 1366e-1368e.

[124] Rohrich RJ, Muzaffar AR, Gunter JP. Nasal tip blood supply: confirming the safety of the transcolumellar incision in rhinoplasty. Plast Reconstr Surg, 2000, 106 (7): 1640-1641.

[125] Byrd HS, Salomon J, Flood J. Correction of the crooked nose. Plast Reconstr Surg, 1998, 102 (6): 2148-2157.

[126] Harris P, Mendelson BC. Eyelid and midcheek anatomy. In: Fagien S, editor. Puttermans cosmetic oculoplastic surgery. 4th edition.London: Elsevier Publishers, 2007.

[127] O'Brien JX, Ashton MW, Rozen WM, et al. New perspectives on the surgical anatomy and nomenclature of the temporal region: literature review and dissection study. Plast Reconstr Surg, 2013, 132 (3): 461e-463e.

[128] Saban Y, Andretto Amodeo C, Hammou JC, et al. An anatomical study of the nasal superficial musculoaponeurotic system: surgical applications in rhinoplasty. Arch Facial Plast Surg, 2008, 10 (2): 109-115.

[129] Schaverien MV, Pessa JE, Saint-Cyr M, et al. The arterial and venous anatomies of the lateral face lift flap and the SMAS. Plast Reconstr Surg, 2009, 123 (5): 1581-1587.

[130] De la Cuadra-Blanco C, Peces-Pe, Carvallo-de Moraes LO, et al. Development of the platysma muscle and the superficial musculoaponeurotic system (human specimens at 8-17 weeks of development). Sci

World J, 2013, 2013: 716962.

[131] Bae JH, Lee JH, Youn KH, et al. Surgical consideration of the anatomic origin of the risorius in relation to facial planes. Aesthet Surg J, 2014, 34 (7): 43-49.

[132] Wong CH, Mendelson B. Facial soft-tissue spaces and retaining ligaments of the midcheek: defining the premaxillary space.Plast Reconstr Surg, 2013, 132 (1): 49-56.

[133] Bryan C Mendelson, Arshad R Muzaffar, William P Adams Jr.Surgical anatomy of the midcheek and malar mounds. Plast Reconstr Surg, 2002, 110 (3): 885-896.

[134] Phillips JH, Gruss JS, Wells MD, et al. Periosteal resuspension of the lower eyelid and cheek following subciliary exposure of facial fractures. Plast Reconstr Surg 1991, 88 (1): 145-148.

[135] Spiegel JH, DeRosa J.The anatomical relationship between the orbicularis oculi muscle and the levator labii superioris and zygomaticus muscle complexes. Plast Reconstr Surg, 2005, 116 (7): 1937-1942.

[136] Pilsl U, Anderhuber F, Neugebauer S.The facial artery-the main blood vessel for the anterior face. Dermatol Surg, 2016, 42 (2): 203-208.

[137] Reece EM, Pessa JE, Rohrich RJ. The mandibular septum: anatomical observations of the jowls in aging-implications for facial rejuvenation. Plast Reconstr Surg, 2008, 121 (4): 1414-1420.

[138] Stuzin JM, Wagstrom L, Kawamoto HK, et al.The anatomy and clinical application of buccal fat pad. Plast Reconstr Surg, 1990, 85 (1): 29-37.

[139] Alan Matarasso. Pseudoherniation of the buccal fat pad : a new clinical syndrome. Plast Reconstr Surg, 2003, 112 (6): 1716-1718.

[140] Ziarah HA, Atkinson ME.The surgical anatomy of the mandibular distribution of the facial nerve. Br J Oral Surg, 1981, 19 (3): 159-170.

[141] Dingman Reed O, Grabb William C.Surgical anatomy of the mandibular ramus of the facial nerve based on the dissection of 100 facial halves. Plast Reconstr Surg, 1962, 29 (3): 266-272.

[142] Molea G, Schonauer F, Bifulco G, et al.Comparative study on biocompatibility and absorption times of three absorbable monofilament suture materials (polydioxanone, Poliglecaprone 25, Glycomer 631). Br J Plast Surg, 2000, 53 (2): 137-141.

[143] Han HH, Kim JM, Kim NH, et al.Combined, minimally invasive, thread-based facelift.Arch Aesthet Plast Surg, 2014, 20 (3): 160-164.

[144] Kim J, Zheng Z, Kim H, et al.Investigation on the cutaneous change induced by face-lifting monodirectional barbed polydioxanone thread. Dermatol Surg, 2017, 43 (1): 74-80.

[145] Yoon JH, Kim SSOh SM, et al. Tissue changes over time after polydioxanone thread insertion: an animal study with pigs. J Cosmet Dermatol, 2018, 18 (3): 885-891.

[146] Farkas LC. Anthropometry of the head and face.Ann Occupat Hyg, 1995, 96 (2): 480.

[147] Burger GC, Menick FJ.The subunit principle in nasal reconstruction. Plast Reconstr Surg, 1985, 76 (2): 239-247.

[148] 牛勇敢，孔晓，王阳，等. 鼻整形应用解剖学. 北京：人民卫生出版社，2019.

[149] Rohrich RJ, Janis JE，Kenkel JM. Male rhinoplasty. Plast Reconstr Surg, 2003, 112 (4): 1071-1085.

[150] 吴丹雯. 中国女性鼻部分析与临床应用. 上海：上海交通大学，2007.

[151] Tessier P, Ciminello FS, Wolfe SA.The arrhinias. Scand J Plast Reconstruc Surg, 2009, 43 (4): 177-196.

[152] Farkas LG, Kolar JC, Munro IR. Geography of the nose:a morphometric study. Aesthetic Plast Surg, 1986,

10 (4): 191-223.

[153] 苏晓玮，杨柠泽，王志军，等. 现代汉族正常青年女性外鼻形态学测量研究. 中国美容整形外科杂志，2012，23（8）: 479-482.

[154] 韩德民. 鼻整形手术图谱. 北京：人民卫生出版社，2008.

[155] Narni，Farhad B. Facial aesthetics: concepts and clinical diagnosis.New Jersey: Wiley，2011，24-237.

[156] 罗少军，刘贻运，汤少明，等. 鼻部表浅肌肉筋膜系统与隆鼻术假体层次关系的探讨. 实用美容整形外科杂志，2002，12（4）: 177-178.

[157] Nakajima H, Imanishi N, Aiso S. Facial artery in the upper lip and nose: anatomy and a clinical application. Plast Reconstr Surg, 2002, 109 (3): 855-861.

[158] Trnsatit T, Phumyoo T, Jiyaree B, et al. Anatomical and ultrasound-based injections for sunken upper eyelid correction. J Cosmet Dermatol, 2020, 19 (2): 346-352.

[159] 许冬明，牛松青，彭东，等. 滑车上神经及滑车上动脉主干坐标的解剖学观测. 中华解剖与临床杂志，2014，19（6）: 474-477.

[160] Choi DY, Bae JH, Youn KH, et al. Topography of the dorsal nasal artery and its clinical implications for augumentation of the dorsum of the nose. J Cosmet Dermatol, 2018, 17 (4): 637-642.

[161] Lee W, Kim JS, OH W, et al. Nsasl dorsum sugmentation using soft tissue filler injection. J Cosmet Dermatol, 2019[online ahesd of print]

[162] Tregaskiss A, Allan J, Gore S, et al. Use of the nasal sidewall island inversion flap for single-stage ala nasi reconstruction: a report of 103 consecutive cases. Plast Reconstr Surg, 2014, 133 (2): 377-385.

[163] Jung DH, Kim HJ, Koh KS, et al. Arterial supply of the nasal tip in Asians. Laryngoscope, 2000, 110 (2 Pt 1): 308-311.

[164] 韩卉，牛朝诗. 临床解剖学头颈部分册. 2 版. 北京. 人民卫生出版社，2014.

[165] Pilsl U, Anderhuber F.The external nose: the nasal arteries and their course in relation to the nasolabial fold and groove. Plast Reconstr Surg, 2016, 138 (5): 830e-835e.

[166] Pinar YA, Bilgo O, Govsa F. Anatomic study of the blood supply of perioral region. Clin Anat, 2005, 18 (5): 330-339.

[167] Jiang L, Yin N, Wang Y, et al. Three-dimensional visualization of blood supply of the upper lip using micro-CT and implications for plastic surgery. Clin Anat, 2021, 34 (2): 191-198.

[168] Lee YI, Yang HM, Pyeon HJ, et al. Anatomical and histological study of the arterial distribution in the columellar area and the clinical implicationg. Surg Radiol Anat, 2014, 36 (7): 669-674.

[169] 吴镝，王新刚，黄晨煜，等. 面动脉的解剖学研究及临床意义. 组织工程与重建外科杂志，2006，2（5）: 256-258.

[170] 郝鹏. 鼻部血管的应用解剖及临床意义. 济南：山东大学，2011.

[171] Lang J, Stell PM. Clinical Anatomy of the Nose, Nasal Cavity，and Paranasal Sinuses. Stuttgart: Thieme Medical Publications, 1989.

[172] Stammberger H. Functional endoscopic sinus surgery. Philadelphia: BC Decker, 1991.

[173] 王海平. 面部分区解剖图谱：手术原理与整形实践. 沈阳：辽宁科学技术出版社，2011.

[174] Sargi ZB, Casiano RR. Surgical Anatomy of the Paranasal Sinuses. Berlin: Springer, 2007.

[175] 王炜. 整形外科学. 杭州：浙江科学技术出版社，1999.

[176] Aston SJ，Steinbrech DS，Walden JL. 美容整形外科学. 李健宁，代金荣，仇侃敏，译. 北京大学医学出版社，2015.

[177] De Souza BA. Avoiding tourniquet complications: a simple idea. Plast Reconstr Surg, 2003, 111 (4): 1574-1575.

[178] 赵士杰，皮昕. 口腔颌面部解剖学. 2 版. 北京：北京大学医学出版社，2013.

[179] 高景恒. 美容外科学. 2 版. 北京：北京科学技术出版社，2012.

[180] 艾玉峰，柳大烈. 面部轮廓整形美容外科学. 杭州：浙江科学技术出版社，2015.

[181] Standring S. 格氏解剖学——临床实践的解剖学基础. 41 版. 丁自海，刘树伟，译. 济南：山东科学技术出版社，2017.

[182] Scheuer JF, Sieber DA, Pezeshk RA, et al. Facial danger zones: techniques to maximize safety during soft-tissue filler injections. Plast Reconstr Surg, 2017, 139 (5): 1103-1108.

[183] Sykes JM, Cotofana S, Trevidic P, et al. Upper face: clinical anatomy and regional approaches with injectable fillers.Plast Reconstr Surg, 2015, 136 (5 Suppl): 204S-218S.

[184] Braz A, Humphrey S, Weinkle S, et al. Lower face: clinical anatomy and regional approaches with injectable fillers.Plast Reconstr Surg, 2015, 136 (5 Suppl): 235S-257S.

[185] Cotofana S, Schenck TL, Trevidic P, et al. Midface: clinical anatomy and regional approaches with injectable fillers. Plast Reconstr Surg, 2015, 136 (5 Suppl): 219S-234S.

[186] Sieber DA, Scheuer JF, Villanueva NL, et al. Review of 3-dimensional facial anatomy: injecting fillers and neuromodulators. Plast Reconstr Surg Global Open, 2016, 4 (12 Suppl Anatomy and Safety in Cosmetic Medicine: Cosmetic Bootcamp): e1166.

[187] Maio MD, Wu W, Goodman GJ, et al. Facial assessment and injection guide for botulinum toxin and injectable hyaluronic acid fillers: focus on the lower face. Plast Reconstr Surg, 2017, 140 (3): 393e-404e.

[188] Watanabe K, Shoja MM, Loukas M, et al. Anatomy for Plastic Surgery of the Face, Head, and Neck. Stuttgart: Thieme Medical Publishers, 2016.

[189] Pessa JE, Rohrich RJ. Facial Topography. Florida: CRC Press, 2012.

[190] Janis JE, Ghavami A, Lemmon JA, et al. The anatomy of the corrugator supercilii muscle: part II. Supraorbital nerve branching patterns.Plast Reconstr Surg, 2008, 121 (1): 233-240.

[191] Noland ME, Lalonde DH, Yee GJ, et al. Current uses of botulinum neurotoxins in plastic surgery.Plast Reconstr Surg, 2016, 138 (3): 519e.

[192] Lee HJ , Kang IW , Seo KK , et al. The anatomical basis of paradoxical masseteric bulging after botulinum neurotoxin type A injection.Toxins, 2016, 9 (1): 14.

[193] Carruthers ACJ. Botulinum toxin. Elsevier Science Health Science div, 2013, 3:52-58.

[194] Yang HM, Kim HJ. Anatomical study of the corrugator supercilii muscle and its clinical implication with botulinum toxin A injection. Surg Radiol Anat, 2013, 35 (9): 817-821.

[195] Choi YJ, Kim JS, Gil YC, et al. Anatomic considerations regarding the location and boundary of the depressor anguli oris muscle with reference to botulinum toxin injection. Plast Reconstr Surg, 2014, 134 (5): 917-921.

[196] Hu KS, Kim ST, Hur MS, et al. Topography of the masseter muscle in relation to treatment with botulinum toxin type A. Oral Surg Oral Med O, 2010, 110 (2): 167-171.

[197] Hur MS, Hu KS, Park JT, et al. New anatomical insight of the levator labii superioris alaeque nasi and the transverse part of the nasalis. Surg Radiol Anat, 2010, 32 (8): 753-756.

[198] Hwang WS, Hur MS, Hu KS, et al. Surface anatomy of the lip elevator muscles for the treatment of gummy smile using botulinum toxin. Angle Orthod, 2009, 79 (1): 70-77.

[199] 张绍祥，张雅芳. 局部解剖学. 北京：人民卫生出版社，2015.

[200] Elluru RG. Physiology of the salivary glands. In: Flint P, Haughey B, Lund V et al. (eds). Cummings Otolaryngology. Philadelphia: Mosby Elsevier, 2010.